Springer-Lehrbuch

Carolin Kröner
Berthold Koletzko

Basiswissen
Pädiatrie

Mit 112 farbigen Abbildungen und 163 Tabellen

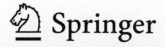 Springer

Dr. med. Carolin Kröner
Klinikum der Universität München
Dr. von Haunersches Kinderspital
Lindwurmstraße 4
80337 München

Univ.-Prof. Dr. med. Berthold Koletzko
Klinikum der Universität München
Dr. von Haunersches Kinderspital
Lindwurmstraße 4
80337 München

ISBN 978-3-540-75457-2 Springer-Verlag Berlin Heidelberg New York

Bibliografische Information der Deutschen Nationalbibliothek
Die Deutsche Nationalbibliothek verzeichnet diese Publikation in der Deutschen Nationalbibliografie;
detaillierte bibliografische Daten sind im Internet über http://dnb.d-nb.de abrufbar.

SpringerMedizin
Springer-Verlag GmbH
Ein Unternehmen von Springer Science+Business Media
springer.de

Planung: Renate Scheddin, Peter Bergmann, Heidelberg
Projektmanagement: Sigrid Janke, Heidelberg
Lektorat: Dr. Susanne Meinrenken, Bremen
Layout und Umschlaggestaltung: deblik Berlin
Titelbild: www.imagesource.com
Abbildungen: Fotosatz-Service Köhler GmbH – Reinhold Schöberl, Würzburg
Satz: Fotosatz-Service Köhler GmbH – Reinhold Schöberl, Würzburg

SPIN: 12123698

Gedruckt auf säurefreiem Papier   15/2117 – 5 4 3 2 1 0

Vorwort

Die Kinder- und Jugendmedizin ist gemeinsam mit Innerer Medizin, Chirurgie und Frauenheilkunde eines der vier Kernfächer der klinischen Medizin. Die große Breite des Faches Pädiatrie, das ganz unterschiedliche Lebensphasen vom kleinsten Frühgeborenen bis zum heranwachsenden jungen Erwachsenen und nahezu das gesamte Spektrum der Medizin von der psychosozialen Entwicklung bis zu molekularen Aspekten spezifischer Organerkrankungen umfasst, stellt für lernende Studierende eine besondere Herausforderung dar. Dieses Buch stellt die wichtigsten Fakten im Sinne des notwendigen Basiswissens in klar strukturierter Form dar und soll insbesondere zur raschen Rekapitulation und zur Prüfungsvorbereitung dienen und so die ausführlicheren Lehrbücher ergänzen.

Unser besonderer Dank gilt allen Kolleginnen und Kollegen, die bei der Entstehung dieses Buches wesentlich mitgeholfen haben. Das Kapitel *Nephrologie* wurde von **Dr. Marcus Benz** und **PD Dr. Lutz Weber** erstellt.

Dr. Regina Ensenauer trug grundlegend zu dem Kapitel *Stoffwechselstörungen* bei, **PD Dr. Markus Loeff** und **PD Dr. Robert Dalla-Pozza** zu dem Kapitel *Herz- und Kreislauferkrankungen* (alle: Dr. von Haunersches Kinderspital, Klinikum der Universität München).

Darüber hinaus danken wir den folgenden Kolleginnen und Kollegen für Ihre engagierte Hilfe bei der Erstellung dieses Buches:

Dr. Roland Böhm
Klinik und Poliklinik für Kinderchirurgie
Universitätsklinikum Leipzig
Liebigstr. 20 A
04103 Leipzig

PD Dr. Philipp Bufler
Kinderklinik und Kinderpoliklinik im Dr. von Haunerschen Kinderspital
Klinikum der Universität München
Lindwurmstr. 4
80337 München

Prof. Dr. Jutta Gärtner
Zentrum Kinderheilkunde und Jugendmedizin
Schwerpunkt Neuropädiatrie
Universitätsmedizin Göttingen
Robert-Koch-Str. 40
37075 Göttingen

Prof. Dr. Orsolya Genzel-Boroviczeny
Kinderklinik und Kinderpoliklinik im Dr. von Haunerschen Kinderspital
Klinikum der Universität München
Lindwurmstr. 4
80337 München

Prof. Dr. Matthias Griese
Kinderklinik und Kinderpoliklinik im Dr. von Haunerschen Kinderspital
Klinikum der Universität München
Lindwurmstr. 4
80337 München

Prof. Dr. Tiemo Grimm
Institut für Humangenetik
Klinikum der Universität Würzburg
Am Hubland
97074 Würzburg

Prof. Dr. Peter Höger
Katholisches Kinderkrankenhaus Wilhelmstift gGmbH
Liliencronstr. 130
22149 Hamburg

Dr. Antonia Kienast
Katholisches Kinderkrankenhaus Wilhelmstift gGmbH
Liliencronstr. 130
22149 Hamburg

Dr. Ingrid Krüger-Stollfuß
Kinderklinik und Kinderpoliklinik im Dr. von Haunerschen Kinderspital
Klinikum der Universität München
Lindwurmstr. 4
80337 München

PD Dr. Irene Schmid
Kinderklinik und Kinderpoliklinik im Dr. von Haunerschen Kinderspital
Klinikum der Universität München
Lindwurmstr. 4
80337 München

Prof. Dr. Heinrich Schmidt
Kinderklinik und Kinderpoliklinik im Dr. von Haunerschen Kinderspital
Klinikum der Universität München
Lindwurmstr. 4
80337 München

Prof. Dr. Karl Schneider
Kinderklinik und Kinderpoliklinik im Dr. von Haunerschen Kinderspital
Klinikum der Universität München
Lindwurmstr. 4
80337 München

Prof. Dr. Gerd Schulte-Körne
Klinik für Kinder- und Jugendpsychiatrie, Psychosomatik und Psychotherapie
Klinikum der Universität München
Pettenkoferstr. 8a
80336 München

Dr. Nina Sellerer
Kinderklinik und Kinderpoliklinik im Dr. von Haunerschen Kinderspital
Klinikum der Universität München
Lindwurmstr. 4
80337 München

Prof. Dr. Michael Weiss
Kliniken der Stadt Köln
Kinderkrankenhaus (Riehl)
Amsterdamer Str. 59
50735 Köln

Prof. Dr. Uwe Wintergerst
Krankenhaus St. Josef Braunau
Ringstr. 60
5280 Braunau
Österreich

München, Oktober 2009
Carolin Kröner
Berthold Koletzko

Die Autoren

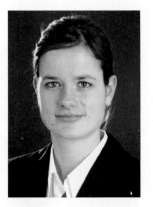

Carolin Kröner

Geboren 1979 in München, studierte zunächst Medizin und Politikwissenschaften an der Yale University, Connecticut. Nach ihrem Abschluss als Bachelor of Arts wurde das Medizinstudium an den Universitäten München und Lausanne, Schweiz fortgesetzt. Sie promovierte an der Universität München und arbeitet seit 2005 als Ärztin im Dr. von Haunerschen Kinderspital in München. Nebenberuflich engagiert sie sich in verschiedenen Stiftungen für medizinisch-humanitäre Hilfsprojekte v. a. in Entwicklungsländern.

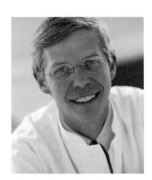

Berthold Koletzko

Leiter der Abteilung Stoffwechselkrankheiten und Ernährungsmedizin am Dr. von Haunerschen Kinderspital, Klinikum der Ludwig Maximilians-Universität München. Pädiatrische Ausbildung an Kinderkliniken in Südafrika, Tanzania und den Kinderkliniken der Universitäten Düsseldorf und Toronto, Kanada.

Wissenschaftliche Tätigkeit auf dem Gebiet des Stoffwechsels und der Biochemie der Ernährung, mit mehr als 600 Veröffentlichungen, Koordinator nationaler und internationaler Forschungs-Verbundprojekte. Träger zahlreicher wissenschaftlicher Auszeichnungen und Preise. Mitarbeit in der Schriftleitung nationaler und internationaler Fachzeitschriften und in zahlreichen wissenschaftlichen Fachgesellschaften und -kommissionen. Gründer und Vorsitzender der gemeinnützigen Stiftung Kindergesundheit.

Das Layout: Basiswissen Pädiatrie

Inhaltliche Struktur: klare Gliederung durch alle Kapitel

5.1 Aminosäurenstoffwechsel

5.1.1 Allgemeines

Ätiopathogenese. Enzymdefekte des Aminosäurenstoffwechsels werden häufig autosomal-rezessiv vererbt, zugrunde liegt meist ein Mangel an Enzym (Apoenzymdefekt) oder ein Mangel eines für die Enzymreaktion notwendigen Kofaktors.

Diagnostik. Frühdiagnose durch Neugeborenen-Screening oder selektives Stoffwechsel-Screening.

Leitsystem: schnelle Orientierung über alle Kapitel und den Anhang

5

Neugeborenenscreening.
- Kapilläre Blutentnahme aus der Ferse (Trockenblut auf Filterpapier) ab der 36. Lebensstunde.
- **Ausnahme:** erste Probenentnahme vor der 36. Lebensstunde (dann 2. Screening notwendig, z. B. bei U2):
  - Vor Bluttransfusion/Austauschtransfusion.
  - Vor Behandlung mit Kortikosteroiden oder Dopamin.
  - Vor Verlegung in eine andere Institution.
  - Bei früher Entlassung vor der 36. Lebensstunde.
- Suche nach folgenden Erkrankungen durch **konventionelle Verfahren**:
  - Hypothyreose, Adrenogenitales Syndrom, Biotinidase-Mangel, Klassische Galaktosämie
- bzw. durch **Tandem-Massenspektrometrie (TMS)**:
  - Aminoazidopathien (Phenylketonurie, Hyperphenylalaninämie, Ahornsiruperkrankung), Fettsäureoxidationsdefekte (MCAD-, VLCAD- und LCHAD/MTP-Mangel)

Aufzählungen: Lerninhalte übersichtlich präsentiert

Schlüsselbegriffe: sind **fett** hervorgehoben

Therapie.
- Symptomatisch: ausreichend Flüssigkeitszufuhr, ggf. Antipyrese (z. B. Paracetamol)
- Bei Juckreiz Antihistaminika (z. B. Fenistil) oder lokale Schüttelmixturen
- Bei immunsupprimierten Patienten Immunglobuline i. v.

Komplikationen. Aplastische Krise bei hämolytischer Anämie; chronische Verläufe bei Immundefekt.

Prognose. Gute Progose bei immunkompetenten Patienten, die Symptome klingen i. d. R. nach 10–12 Tagen spontan ab.

❶ Eine Infektion mit Parvovirus B19 kann bei nichtimmunen Schwangeren zu einer Fetopathie mit Anämie und Hydrops fetalis führen. Schwangere dürfen keinen Kontakt mit infizierten Kindern haben (▶ Kap. 3).

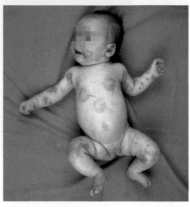

☐ **Abb. 7.9.** Ringelröteln: girlandenförmiges Exanthem mit zentraler Abblassung

Viruserkrankungen mit bläschenförmigem Exanthem
- Varizellen (Windpocken)
- Herpes zoster (Gürtelrose)
- Herpes simplex-Infektionen
  - HSV-1
    - Gingivostomatitis herpetica (Stomatitis aphthosa)
    - Herpes simplex labialis
    - Exzema herpeticatum Kaposi
    - Keratokonjunktivitis herpetica
    - Nekrotisierende Herpesenzephalitis
  - HSV-2: Herpes genitalis

Varizellen (Windpocken)

Definition. Erstinfektion mit dem hochkontagiösen Varizella-Zoster-Virus (VZV), einem DNA-Virus aus der Gruppe der Herpes-Viren.

Übertragung/Epidemiologie.
- Übertragung durch direkten Kontakt mit den Effloreszenzen oder durch Tröpfcheninfektion (»fliegende Infektion«).
- Hoher Kontagions- und Manifestationsindex
- Hoher Durchseuchungsgrad: vor Einführung der Impfung waren >90% der Kinder bis zum 14. Lebensjahr infiziert.
- Lebenslange Immunität nach Infektion

Cave: Vorsicht! Bei falschem Vorgehen Gefahr für den Patienten!

Übersichten: Fakten kompakt und lernfreundlich zusammengefasst

Symptomatik.

- Adduktion und Innenrotation des Arms
- Streckung im Ellenbogengelenk (■ Abb. 3.1)
- Finger können bewegt werden, der Greifreflex ist positiv (DD: untere Plexuslähmung).

❯ Bei der **oberen** Plexuslähmung wird der Arm wie der eines **Ober**kellners gehalten.

Komplikationen. Beteiligung des N. phrenicus (C4) mit Zwerchfellparese und Beeinträchtigung der Atmung.

Therapie/Prognose. Fixierung des im Ellenbogengelenk gebeugten Arms für 10 Tage am Thorax, tägliche Physiotherapie. Bei ausbleibender Besserung ggf. Operation. Die Prognose ist relativ günstig.

Untere Plexuslähmung (Klumpke) – C7/C8/Th1
Ätiopathogenese. Entsprechend der oberen Plexuslähmung.

Symptomatik. Die Nn. ulnaris und medianus sind mitbetroffen, das Handgelenk hängt schlaff herab: »Pfötchenstellung«. Die Finger können nicht bewegt werden, der Greifreflex ist erloschen.

Komplikationen. Evtl. Beteiligung sympathischer Nervenfasern mit **Horner-Syndrom** (Trias: Ptosis, Miosis, Enophthalmos).

Therapie. Schienung der Hand, Physiotherapie.

3.4 Reanimation beim Neugeborenen

Leichte Adaptationsstörung. Bei einer leichten Adaptationsstörung (Neugeborenes zyanotisch, HF>100/min, gute Reaktion auf Stimuli, aber fehlende oder unregelmäßige Atmung) zunächst **Absaugen der Atemwege.** Dabei gilt: erst den Mund absaugen, da Neugeborene über die Nase atmen (»obligate Nasenatmer«) (■ Tab. 3.3).

❶ Beim Absaugen kann es durch Vagusreiz zu Bradykardien kommen.

Unregelmäßige/fehlende Atmung. Bei einer HF<100/min und fehlendem Muskeltonus muss mit Maske und Ambubeutel beatmet werden. Die Maskenbeatmung muss mit einem ausreichendem inspiratorischen Druckplateau erfolgen, um den Thorax für mindestens 3–5 s zu heben, mit dem Ziel, die intraalveoläre Lungenflüssigkeit in das Gefäß- und Lymphsystem zu pressen (so genannte »**Blähatmung**«). Die HF steigt in der Regel schnell an. Bei ausbleibendem Erfolg muss endotracheal intubiert werden

❯ Die Symptome der neonatalen Sepsis sind uncharakteristisch und variabel. Bleiben die oftmals diskreten klinischen Zeichen unerkannt, so kann sich innerhalb kürzester Zeit das Vollbild eines lebensbedrohlichen, septischen Schocks entwickeln. Bei jeglichen Warnzeichen besteht **bis zum Beweis des Gegenteils der Verdacht auf eine neonatale Sepsis.**

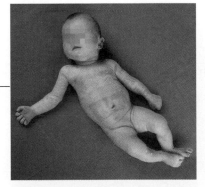

■ **Abb. 3.1.** Erb-Lähmung. Adduktion und Innenrotation des Arms, Streckung im Ellenbogengelenk

■ **Tab. 3.11.** Wichtige Symptome der neonatalen Sepsis

Störung	Symptome
Temperaturinstabilität	Hyper- oder Hypothermie
Atemstörungen	Tachypnoe, Dyspnoe, Apnoe
Gastrointestinale Störungen	Trinkschwäche, Erbrechen, abdominelle Distension
Zirkulatorische Insuffizienz	periphere Mikrozirkulationsstörungen, Blässe, graumarmoriertes Hautkolorit, septischer Schock, Multiorganversagen, DIC
Neurologische Störungen	Hyperexzitabilität, Lethargie, Krampfanfälle

Sagen Sie uns die Meinung!

Liebe Leserin und lieber Leser,

Sie wollen gute Lehrbücher lesen,
wir wollen gute Lehrbücher machen:
dabei können Sie uns helfen!

Lob und Kritik, Verbesserungsvorschläge und neue Ideen
können Sie auf unserem Feedback-Fragebogen unter
www.lehrbuch-medizin.de gleich online loswerden.

Als Dankeschön verlosen wir jedes Jahr Buchgutscheine
für unsere Lehrbücher im Gesamtwert von 500 Euro.

Wir sind gespannt auf Ihre Antworten!
Ihr Lektorat Lehrbuch Medizin

Inhaltsverzeichnis

1 Entwicklung und Vorsorgeuntersuchungen

1

1.1 Vorsorgeuntersuchungen

In Deutschland gibt es gesetzlich garantierte Angebote für Vorsorgeuntersuchungen zur Früherkennung von Krankheiten und Entwicklungsstörungen. Vorsorgeuntersuchungen beinhalten:
- Messung von Größe, Gewicht und Kopfumfang und Eintragen in die Perzentilenkurven
- Gezielte Anamnese und ausführliche körperliche Untersuchung
- Dokumentation der Befunde im gelben Untersuchungsheft
- Überprüfung des Impfstatus und ggf. Impfung (nicht in der eigentlichen Vorsorgeuntersuchung enthalten)

U1

Unmittelbar nach der Geburt:
- Beurteilung des Vitalzustandes des Kindes: Bestimmung des APGAR 1, 5 und 10 min nach der Geburt (▶ Kap. 3)
- Bestimmung des Nabelschnur-pH
- Beurteilung von Reifezeichen und -grad (Gestationsalter) des Kindes (▶ Kap. 3)
- Verabreichung der Blutungsprophylaxe: 2 mg Vitamin K p. o.

U2

Am 3.–10. Lebenstag:
- Klinische Untersuchung
- Abnahme des erweiterten Neugeborenen-Screenings (nicht vor der 36., nicht nach der 72. Lebensstunde abnehmen): kapilläre Blutentnahme an der Ferse oder venöse Abnahme, Auftragen auf spezielle Filterpapierkarten zum Ausschluss zahlreicher angeborener Erkrankungen: Hypothyreose, Phenylketonurie (PKU), Galaktosämie und andere angeborene Stoffwechselerkrankungen, ▶ Kap. 5
- Besprechung der Vitamin-D und Fluoridprophylaxe mit den Eltern (◘ Tab. 1.1)
- Sonographie der Hüfte: Ausschluss Hüftgelenksdysplasie (Inzidenz: 3% aller Neugeborenen, w>m)
- Hörtest (OAE)
- Verabreichung der 2. Dosis der Blutungsprophylaxe: 2 mg Vitamin K p. o.

❯ Im 1. Lebensjahr und im 2. Lebenswinter müssen tgl. 500 IE Vitamin D zur Rachitisprophylaxe verabreicht werden.

◘ **Tab. 1.1.** Fluoridprophylaxe mit Tabletten* (bis zum 2. erlebten Frühjahr kombiniert mit Vit. D)

Alter	Menge
1.–2. Lebensjahr	0,25 mg/Tag
2.–3. Lebensjahr	0,50 mg/Tag
3.–6. Lebensjahr	0,75 mg/Tag

* Werte gelten bei einer Fluoridkonzentration im Trinkwasser <0,3 mg/l. Wenn ab etwa dem 4. Lebensjahr regelmäßig fluoridhaltige Zahnpasta verwendet wird, erhält das Kind keine Fluoridtabletten mehr.

U3

In der 4.–6. Lebenswoche:
- Erweiterte Basisuntersuchung, körperliche Untersuchung
- Beurteilung des Sozialverhaltens (Lächeln), der Sprachentwicklung (Lautentwicklung) und des Spielverhaltens (Fixieren und Verfolgen von Gegenständen)
- Reflexprüfung ◘ Tab. 1.2
- Prüfung der motorischen Entwicklung ◘ Tab. 1.3
- Kontrolle pathologischer Befunde der U1 und U2 (z. B. Kontrollsonographie der Hüfte)
- Erinnerung an die Vitamin D-, Fluorid- und Iodid-Prophylaxe
- Verabreichung der Blutungsprophylaxe: 2 mg Vitamin K p. o.

U4

Im 3.–4. Lebensmonat:
- Untersuchung von Muskeltonus und Koordination
- Sehprüfung (Fixieren von Gegenständen oder Personen)
- Hörprüfung (Hochtonrasseln, Klatschen, Papierknittern)
- Ernährungsberatung
- Ggf. erste Impfungen (gehören jedoch nicht zur Vorsorgeuntersuchung)

U5

Im 6.–7. Lebensmonat:
- Beurteilung der geistigen Entwicklung
- Beobachtung des Kindes und seiner Reaktionen (Blickkontakt, Reaktion auf die Mutter, Interesse an der Umgebung, Greifen nach Gegenständen, Körperhaltung)
- Beurteilung motorischer Meilensteine, Ausschluss zerebraler Bewegungsstörungen:
  Das Kind hat vollständige Kopfkontrolle, es dreht sich von Rücken- in die Bauchlage und umgekehrt,

es stützt sich symmetrisch mit beiden, geöffneten Händen ab, es kann gezielt greifen.
- Sehprüfung, Strabismus?
- Hörprüfung? (Kleinaudiometer)
- Erinnerung an die Vitamin-D- und Fluoridprophylaxe
- Ggfs. Impfungen

U6

Im 10.–12. Lebensmonat:
- Beurteilung des Sozialverhaltens: Fremdeln?
- Beurteilung der Sinnes- und Sprachentwicklung:
  - Silbenverdopplung
  - Reaktion auf leise Geräusche
- Beurteilung der motorischen Entwicklung:
  - Steh- und Schreitreaktion
  - Untersuchung von Einzelheiten an den Spielsachen mit dem Zeigefinger, »Pinzettengriff«
- Sehprüfung, Strabismus?
- Hörprüfung

U7

Im 21.–24. Lebensmonat:
- Beurteilung der motorischen Entwicklung:
  - Gangbild, schnelles Gangbild
  - Vorwärts- und Rückwärtsgehen, Treppen steigen, Bücken, Aufrichten aus der Hocke
- Deformitäten des Skelettsystems:
  - Füße, Beine (Schuhwerk) Wirbelsäule, Beckenschiefstand
- Verhaltensstörungen? (z. B. Schlafstörungen, Schreiattacken, Sprachstörungen, Wutanfälle)
- Fortsetzung der Fluoridprophylaxe (keine Vitamin D-Prophylaxe mehr)

U7a

Im 34.–36. Lebensmonat:
- Altersgemäße Entwicklung? Übergewicht? Zahn-, Mund- und Kieferanomalien?
- Sprachentwicklung (Drei- bis Fünfwortsätze?)
- Untersuchung des Sehvermögens, Strabismus?
- Sozialisations- und Verhaltensstörungen?
- Kindergartenreife?
- Impfstatus?

U8

Im 43.–48. Lebensmonat:
- Verhaltensstörungen? (Enuresis, Enkopresis, Schlafstörungen, Konzentrationsstörungen, Stereotypien, Trotzreaktionen, Aggressivität)
- Sprachentwicklung? (Stammeln, Stottern, Poltern, Dysarthrie)
- Sehprüfung mittels Sehtafeln oder Sehtestgeräten

- Hörprüfung mittels Kleinaudiometer oder Tympanometrie
- Motorik? (Muskeltonus, Ataxie, Koordinationsstörung, Tremor)
- Urinstatus (Teststreifen)
- Ggfs. Tuberkulinprobe

U9

Im 60.–64. Lebensmonat:
- Ausführliche Anamnese: Infektionen, Sprachstörungen, Verhaltensauffälligkeiten, motorische Entwicklung
- Sehprüfung mittels Bildertafeln oder Sehtestgerät
- Einfache Hörprüfung
- Motorik? (Einbeinhüpfen, Seiltänzergang, grobe Kraft der Arme und Beine, Körperhaltung)
- Hand-Augen-Koordination? (Abzeichnen eines Kreises, eines Dreiecks und eines Quadrats)
- Sprachfähigkeit? (Benennen von Bildern)
- Urinstatus (Teststreifen)
- Blutdruckmessung

U10/J1

Im 12.–13. Lebensjahr:
- Ausführliche Anamnese (Erkrankungen, Behinderungen, seelische Störungen, Familie, Schule, psychische Belastungen, Sexualität)
- Körperliche Untersuchung, Beurteilung Pubertätsentwicklung ◻ Abb. 1.2
- Cholesterinbestimmung
- Blutdruckmessung
- Urinstatus (Teststreifen)

1

1.2   Reflexe

Je nach Alter des Kindes sind unterschiedliche Reflexe physiologisch, eine Auswahl ist in ◘ Tabelle 1.2 dargestellt.

◘ **Tab. 1.2.** Reflexe im Kindesalter

Reflex	Beschreibung	Alter
Magnetreflex	Langsames Zurücknehmen des gegen die Fußsohle gedrückten Daumens führt zur Streckung des Beins zur Aufrechterhaltung des Kontakts	bis ca. 3. Monat
Schreitreaktion	Nach Berühren einer Unterlage mit der Fußsohle wird das betroffene Bein gebeugt, das andere gestreckt (langsame Schreitbewegung)	bis ca. 3. Monat
Steigreaktion	Halten des Säuglings, so dass ein Fußrücken eine Kante leicht berührt, der Fuß »steigt« dann über diese Kante und die Großzehe wird dorsal-flektiert	bis ca. 2. Monat
Oraler Einstellreflex	Periorale Berührung führt zu »Suchreflex« mit Drehen des Kopfs zur Reizseite	bis ca. 3. Monat
Saugreflex	Berühren der Lippe und der perioralen Haut führt zur Saugreaktion und rhythmischen Zungenbewegungen	bis ca. 6. Monat
Galant-Reflex	Paravertebrales Entlangstreichen am Rücken führt zu konkaver Bewegung der Wirbelsäule in Richtung des Bestreichers, das Becken wird angehoben, Arm und Bein der entsprechenden Seite strecken sich	bis ca. 9. Monat
Glabellareflex	Bei Druck auf die Stirnmitte werden die Augen geschlossen	bis ca. 3. Monat
Moro-Reflex (Umklamme-rungsreflex)	Legen des Kindes auf den Unteram des Untersuchers und Stützen des Kopfs mit der anderen Hand: bewegt man die Hand, die den Kopf hält, rasch nach unten kommt es zu ■ 1. Phase: Umklammerungsbewegung der Arme nach außen und oben, Spreizen der Finger und Öffnen des Mundes ■ 2. Phase: Schließen des Mundes, die Arme werden gebeugt und an den Thorax zurückgeführt ■ häufig schreien die Kinder (»Schreckreflex«)	bis ca. 3. Monat
Bauer-Reaktion	Liegt das Kind in Bauchlage und drückt man auf die Fußsohlen, beginnt das Kind zu kriechen	bis 5. Monat
Halsstellreflexe (Nackenreflexe): ■ ATNR (asymmetrisch-tonischer Nackenreflex) ■ STNR (symmetrisch-tonischer Nackenreflex)	■ Drehung des Kopfs zur Seite führt zur Streckung der gleichseitigen Extremitäten und zur Beugung der Extremitäten der Gegenseite ■ Beugung des Kopfs führt zu Beugung der Arme und Streckung der Beine, Streckung des Kopfs führt zu Streckung der Arme und Beugung der Beine	■ immer patho-logisch ■ bis 6. Monat
Stützreaktion	Leichtes Kippen des Kindes zur Seite führt zur Streckung des Arms und Abstützen der geöffneten Hand zur Seite	ab 7. Monat
Greifreflex palmar	Bestreichen der Handfläche führt zum Handschluss	bis 6. Monat
Greifreflex plantar	Bestreichen der Fußsohle führt zum Zusammenkrallen der Zehen	bis 13. Monat
LSR (Labyrinthstellreflex)	Legt man das Kind auf den Bauch, stellt sich der Kopf im Raum ein	bis 11. Monat
Landau-Reaktion	Halten des Säuglings in Bauchschwebelage führt zur Streckung von Rumpf und Extremitäten und zum Anheben des Kopfs	5. Monat bis 3. Lebensjahr
Schaltenbrand-Reflex (Sprungbereitschaft)	Abstützreaktion der Arme in Richtung der Unterlage beim Bewegen des Kindes in Richtung Unterlage, zunächst mit geschlossener Hand, später mit vollständig geöffneter Hand	ab 6. Monat

1.3 Meilensteine kindlicher Entwicklung

Die Schritte der kindlichen Entwicklung verlaufen bei Kindern stets in der grundsätzlich gleichen Reihenfolge, aber die Zeitpunkte des Erreichens dieser Meilensteine und die Ausprägung einzelner Verhaltensweisen sind inter-individuell sehr variabel. Bei Frühgeborenen bezieht man das Entwicklungsalter auf den erwarteten Geburtstermin bei Reifgeburt. Eine zeitliche Abweichung des Erreichens der Meilensteine von den in der Tabelle angegebenen Zeiten berechtigt für sich allein nicht die Annahme einer gestörten Hirnfunktion, sie sollte aber zu sorgfältiger Beobachtung und ggf. weiterer diagnostischer Abklärung Anlass geben, um mögliche zugrundeliegende Störungen frühzeitig erkennen und behandeln zu können.

Beziehungsverhalten/Selbständigkeit			
Aufnahme von Blickkontakt	1–3 Mo	versucht selbständig zu essen	ab 12 Mo
soziales Lächeln	1–3 Mo	trinkt und isst selbständig	ab 18 Mo
Fremdeln	ab 6–9 Mo	zieht Kleidungsstücke aus	ab 18 Mo
verteidigt Besitz	ab 21 Mo	zieht Kleidungsstücke an	ab 21 Mo
benutzt seinen Namen	ab 21 Mo	tagsüber trocken und sauber	ab 24 Mo
spricht in Ich-Form	ab 27 Mo		

Motorische Entwicklung			
dreht sich auf den Bauch	6–8 Mo	Hände in Mund (Hand-Mund-Koordination)	0–6 Mo
krabbelt	8–11 Mo	Hände betrachten (Hand-Augen-Koordination)	0–6 Mo
sitzt frei	6–9 Mo	Hände betasten (Hand-Hand-Koordination)	2–6 Mo
setzt sich auf	8–12 Mo	beidhändiges palmares Greifen	4–10 Mo
geht an Möbeln entlang	9–12 Mo	einhändiges palmares Greifen	6–9 Mo
steht frei	10–14 Mo	Scherengriff	7–11 Mo
geht frei	11–16 Mo	Pinzettengriff	9–13 Mo

Entwicklung des Spiels			
orales Explorieren	3–15 Mo	funktionelles Spiel	9–24 Mo
manuelles Erkunden (hantieren)	3–24 Mo	repräsentatives Spiel I (Gegenstand wird	
visuelles Erkunden	ab 6 Mo	funktionell an einer Puppe eingesetzt)	12–24 Mo
Inhalt-Behälter-Spiel	9–21 Mo	repräsentatives Spiel II (die Puppe, geführt	
vertikales Bauen/Stapeln	15–30 Mo	durch das Kind, benützt einen Gegenstand)	ab 24 Mo
horizontales Bauen	21–30 Mo	sequentielles Spiel	ab 27 Mo
		Symbolspiel	ab 18 Mo

Sprachentwicklung			
Nachahmen von Lauten	7–12 Mo	Präpositionen: »in«	15–20 Mo
gezielte Anwendung von »Mama« und »Papa«	10–18 Mo	»auf«	14–22 Mo
erste 3 Wort (außer Mama, Papa)	12–18 Mo	»unter«	22–32 Mo
Zweiwortsätze	19–30 Mo	Benutzen des eigenen Vornamens	18–36 Mo
		»ich«-Form	24–45 Mo

Essen			
selbständiges Trinken aus einer Tasse	12–18 Mo	erste Versuche mit Löffel zu essen	12–18 Mo
Kauen von Speisen	16–25 Mo	selbständiges Essen mit einem Löffel	15–21 Mo

◧ **Abb. 1.1.** Meilensteine der kindlichen Entwicklung

1.4   Pubertätsentwicklung

Die körperlichen Veränderungen während der Pubertät werden in ◘ Abb. 1.2 im Zeitverlauf dargestellt.

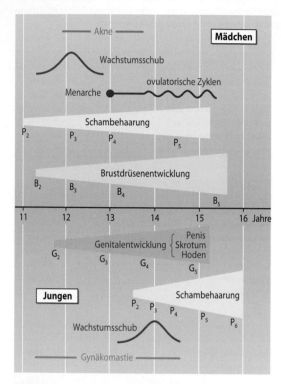

◘ **Abb. 1.2.** Schematische Darstellung der Pubertätsentwicklung. Die Entwicklungsstadien sind als Keile angegeben, um zu verdeutlichen, dass die Entwicklung kontinuierlich über mehrere Jahre verläuft. Nur der Menarchetermin und der maximale Wachstumsschub sind Fixpunkte. Das Symbol einer Welle für den Wachstumsschub steht für Anstieg, Maximum und Abfall der Wachstumsgeschwindigkeit während der Pubertät

2 Pädiatrische Genetik und teratogene Fruchtschädigung

2

2.1 Chromosomenanalysen in der Pädiatrie

Der französische Genetiker Lejeune erkannte als erste Chromosomenaberration beim Menschen die Trisomie 21 beim Down-Syndrom. Seit den 1960er Jahren sind die Chromosomenanalysen fester Bestandteil der pädiatrischen klinischen Diagnostik, meist im Zusammenhang mit Fehlgeburten, Entwicklungsstörungen, Dysmorphien (Gesicht, Ohr und Gliedmaßen) und Organfehlbildungen.

2.2 Übersicht genetische Diagnostik

Chromosomenanalyse (Karyogramm). Mikroskopische Darstellung des Chromosomensatzes aus Zellkulturen (z. B. Hautbiopsie, Fruchtwasser, Chorionzellen etc.); Darstellung nummerischer Aberrationen und struktureller Chromosomenanomalien.

Fluoreszenz-in-situ-Hybridisierung (FISH). Anlagerung von spezifischen, fluoreszenzmarkierten DNA-Sequenzen (DNA-Sonden) an bestimmte Chromosomenabschnitte durch Hybridisierung. Anwendung bei Verdacht auf Mutationen an bestimmten DNA-Abschnitten. FISH bietet eine höhere Auflösung als die Chromosomenanalyse, auch Mikrodeletionen können erfasst werden.

PCR. Die Polymerasekettenreaktion vervielfältigt DNA-Fragmente (z. B. Gen, Abschnitt eines Gens oder nicht-kodierende Region), wobei eine große Kopienanzahl entsteht.

DNA-Sequenzierung. Bestimmung der DNA-Sequenz, d. h. die Abfolge der Nukleotide eines DNA-Moleküls; dient der Erkennung von Mutationen (u. a. Austausch, Deletion, Einschub von Nukleotiden).

2.3 Übersicht über genetische Beratung und Pränataldiagnostik

Definition. Genetische Beratung der Eltern bei vermuteter oder bestehender angeborener Erkrankung in der Familie. Diagnostik zur vorgeburtlichen Diagnose angeborener Erkrankungen.

Indikation.
- Mutter >35 Jahre, Vater >45 Jahre
- Ein von einer genetischen Erkrankung betroffener Elternteil oder ein betroffenes Kind gesunder Eltern

- Pränatale Infektionen oder Exposition teratogener Noxen
- Rezidivierende Aborte ohne andere Ursache
- Konsanguine Eltern
- Auffälliger Triple-Test
- Sonographischer Verdacht auf Fehlbildungen oder Dysplasien (z. B. Nackenödem in der 12. SSW)

Diagnostik. Pränataldiagnostik:
- nichtinvasiv:
  - Ultraschalluntersuchung des Feten
- invasiv:
  - Chorionzottenbiopsie (ab 9.–10. SSW) ermöglicht eine Chromosomenanalyse, DNA-Analyse oder biochemische Untersuchungen (Abortrisiko 1%)
  - Amniozentese (16. SSW, Frühamniozentese 12. SSW) ermöglicht eine Chromosomenanalyse, biochemische Untersuchungen, die Bestimmung von α1-Fetoprotein, Insulin, Bilirubin u. a. (Abortrisiko 0,5–1%)
  - Chordozentese: fetale Blutentnahme aus der Nabelschnur, ermöglicht die Bestimmung von Hb, Bilirubin u. a. (Abortrisiko 2%)

2.4 Nummerische Chromosomen-aberrationen

Definition. Veränderte Chromosomenzahl.

Epidemiologie. Häufigkeit: 1:200 Lebendgeburten. Die Häufigkeit steigt mit dem Alter der Mutter. Meist treten nummerische Chromosomenaberrationen sporadisch auf, durch Fehlverteilung einzelner Chromosomen (Non-disjunction) in der Meiose oder Mitose.

Down-Syndrom (Trisomie 21)

Definition. Syndromatische Erkrankung durch ein zusätzliches Chromosom 21.

Epidemiologie. Häufigkeit: 1:650–700 Geburten; die Häufigkeit steigt mit dem Alter der Mutter: 30 Jahre: 0,1%, 35 Jahre: 0,5%, 40 Jahre: 1%, 45 Jahre: 3%.

Ätiopathogenese.
- Freie Trisomie 21(47+21; >90% der Fälle: zusätzliches, frei vorliegendes Chromosom 21)
- Translokationstrisomie 21 (5% der Fälle: auf ein anderes Chromosom transloziertes Chromosom 21)
- Mosaike (2% der Fälle: neben einer Zelllinie mit freier Trisomie 21 liegt eine Zelllinie mit normalem Chromosomensatz vor, häufig mildere Klinik)

- Pränatal ist in der 12. SSW sonographisch häufig eine vergrößerte Nackenfalte nachweisbar, in 50% der Fälle ist der Femur verlängert.

Symptomatik. ◨ Abb. 2.1.
- Kraniofaziale Dysmorphien: Brachyzephalie, breite Nasenwurzel, offener Mund, gefurchte und hervortretende Zunge, Makroglossie, tiefer Ohransatz, rundliche Ohren, hoher, schmaler Gaumen, kurzer Hals
- Augen: lateral ansteigende (»mongoloide«) Lidachsen, Epikanthus (zarte Hautfalte am inneren Augenwinkel), Hypertelorismus (weiter Augenabstand), »Brushfieldspots« der Iris (helle, weiße Flecken)
- Extremitäten: kurze, breite Hände, Brachy-/Klinodaktylie D5 (Einwärtskrümmung und Verkürzung der Kleinfinger), Vierfingerfurche, Sandalenlücke (vergrößerter Abstand zwischen 1. und 2. Zehe)
- Skelett: Kleinwuchs, Gelenkhyperflexibilität, Hüftdysplasie, Coxa valgae
- ZNS: geistige Behinderung, v. a. des abstrakten Denkens, muskuläre Hypotonie
- Innere Organe: Herzfehler in fast 50% (v. a. AV-Kanal, VSD, ASD), Stenosen und Atresien im Verdauungstrakt (z. B. Duodenalatresie), urogenitale Fehlbildungen, Hypogonadismus
- Sonstiges: erhöhte Infektanfälligkeit, 10- bis 20-fach erhöhte Leukämieinzidenz, erhöhte Inzidenz der präsenilen Demenz, Infertilität bei Männern

Prognose. Die Lebenserwartung liegt in 45% >60 Jahre. Meist können die Patienten einfache Arbeiten verrichten. Das Wiederholungsrisiko liegt bei freier Trisomie 21 bei ca. 1–2% und steigt mit dem mütterlichen Alter.

Edwards-Syndrom (Trisomie 18)

Definition. Syndromatische Erkrankung durch ein zusätzliches Chromosom 18.

Epidemiologie. Zweithäufigste Trisomie, Häufigkeit: 1:6 000–1:8 000; w:m=4:1. Meist freie Trisomie 18, selten Mosaik (20%).

Symptomatik.
- Kraniofaziale Dysmorphien: Mikrozephalus, ausladender Hinterkopf, kleiner Gesichtsschädel, Dreiecksstirn, Hypertelorismus, Epikanthus, kleine Nase, hoher Gaumen oder Gaumenspalte, tief ansetzende, dysmorphe Ohren (»Faunenohren«), Mikroretrognathie, Katarakt, Lippen-Kiefer-Gaumen-Spalte

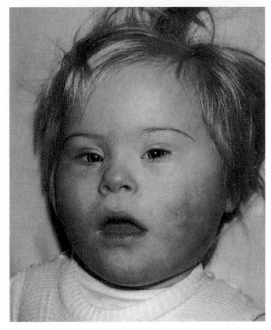

◨ **Abb. 2.1.** Trisomie 21. Kleinkind mit Trisomie 21: lateral ansteigende Lidachsen, Epikanthus, Hypertelorismus, eingesunkene Nasenwurzel, Makroglossie

- Extremitäten: Beugekontrakturen der Finger mit Überlagerung II über III und V über IV, Pes calcaneovarus (»Tintenlöscherfuß«): dorsalflektierter Hallux und hervorspringende Ferse
- Thorax/Abdomen: kurzes Sternum, kleine Mamillen mit weitem Abstand, Inguinal- oder Umbilikalhernien, Rektusdiastase
- Organe: Herzfehler (95%), Nierenanomalien, Ösophagusatresien, Malrotationen
- Genitale: Kryptorchismus
- Sonstiges: niedriges Geburtsgewicht, Gedeihstörung, Ateminsuffizienz, Krampfanfälle, schwere psychomotorische Entwicklungsverzögerung

Prognose. 90% der betroffenen Kinder versterben im 1. Lebensjahr; die durchschnittliche Lebenserwartung beträgt 2–10 Monate.

Pätau-Syndrom (Trisomie 13)

Definition. Syndromatische Erkrankung durch ein zusätzliches Chromosom 13.

Epidemiologie. Häufigkeit: 1:10 000. Meist freie Trisomie 13 (80% der Fälle), Translokationstrisomie oder Mosaik.

2

Symptomatik.
- Klinische Trias: An-/Mikrophthalmie, Lippen-Kiefer-Gaumen-Spalte, ulnare Polydaktylie
- Kraniofaziale Dysmorphien: Mikrozephalie, Kopfhautdefekte (narbige Skalpdefekte entlang der Sagittalnaht), Mikrophthalmie, Iriskolobom, Lippen-Kiefer-Gaumen-Spalte, tiefer Ohransatz, dysmorphe Ohren
- Extremitäten: Hexadaktylie
- Gehirn und innere Organe: Holoprosenzephalie (Fehlbildungssyndrom mit Arhinenzephalie, Mittellinienfehlbildungen, schwerste geistige Schädigung), Herzfehler, Zystennieren, Omphalozele, Malrotation des Darms, Kryptorchismus
- Sonstiges: niedriges Geburtsgewicht, Anfallsleiden

Prognose. 90% der Kinder versterben im 1. Lebensjahr, die durchschnittliche Lebenserwartung beträgt 1 Monat.

2.5 Strukturelle Chromosomenaberrationen

Strukturelle Chromosomenaberrationen entstehen durch Umbauten innerhalb eines Chromosoms (z. B. Deletionen) oder zwischen verschiedenen Chromosomen (z. B. Translokationen). Diese können zum Verlust oder Zugewinn von genetischem Material (unbalancierte Genverhältnisse) oder zu Umbauten ohne Verlust oder Zugewinn von genetischem Material (balancierte Genverhältnisse) führen. Balancierte Aberrationen sind in der Regel phänotypisch unauffällig, unbalancierte Aberrationen führen zu genetischen Syndromen.

2.5.1 Deletionen und Mikrodeletionen

Definition. Als **Deletion** bezeichnet man das Fehlen größerer Chromosomenstücke; dies ist im Karyogramm sichtbar – das jeweils homologe Chromsom ist intakt.

Eine **Mikrodeletion** ist der Verlust kleinerer Chromosomenstücke; sie kann mehrere Gene oder größere Abschnitte eines Gens umfassen und zu verschiedenen Varianten genetischer Syndrome führen (contiguous gene-syndromes) (◘ Tab. 2.1). Der diagnostische Nachweis erfolgt mittels Fluoreszenz-in-situ-Hybridisierung (FISH, ▸ Kap. 2.2).

2.5.2 Translokationen

Definition.
- **Reziproke Translokation**: Stückaustausch zwischen 2 Chromosomen
- **Balancierte Translokation**: Stückaustausch ohne Gewinn oder Verlust von genetischem Material
- **Robertson-Translokation:** die langen Arme von 2 akrozentrischen Chromosomen (13, 14, 15, 21, 22) verschmelzen im Zentromerbereich unter Verlust der kurzen Arme

Ätiopathogenese. Eine balancierte Translokation hat in der Regel keine pathologische Bedeutung für den Träger und kann über mehrere Generationen vererbt werden. Bei Trägern einer balancierten Translokation können jedoch in der Meiose Keimzellen entstehen, in denen ein Chromosomabschnitt fehlt und/oder ein anderer doppelt vorhanden ist. Dies führt dann in der nachfolgenden Generation zu einer unbalancierten

◘ **Tab. 2.1.** Wichtige Mikrodeletionen und Syndrome

Syndrom	Deletion	Symptome
Katzenschrei-Syndrom (Cri-du-chat-Syndrom)[1]	5p15	LKG-Spalte, faziale Dysmorphien, Kopfhautdefekte, Organdefekte, geistige Retardierung
Prader-Willi-Syndrom	15q12(pat)[2]	Neonatale Hypotonie, anfangs Gedeihstörung, Adipositas, Minderwuchs, Hypogenitalismus, geistige Retardierung
Angelman-Syndrom	15q12(mat)[2]	Schwere geistige Behinderung, Epilepsie, Ataxie, Lachanfälle
DiGeorge-Syndrom (Velokardiofaziales Syndrom, Shprintzen-Syndrom)	22q11	Entwicklungsstörungen von Thymus, Nebenschilddrüse und Aortenbogen

[1] Die Mehrheit der Patienten hat größere, lichtmikroskopisch sichtbare Deletionen.
[2] Neben Mikrodeletionen können z. B. auch Punktmutationen oder Isodisomie entsprechende Krankheitsbilder verursachen (vgl. Tab 2.2).

Translokation (wichtige Ursache für Minderwuchs, Dysmorphien, geistige Behinderung, Fehl- und Totgeburten). Jedes der 23 homologen Chromosomen kann an verschiedenen Stellen brechen und sich mit anderen gebrochenen Chromosomen verbinden; es ist also eine große Vielfalt an Translokationen möglich.

2.6 Uniparentale Disomie und Genomic Imprinting

2.6.1 Uniparenterale Disomie

Definition/Ätiopathogenese. Bei der Bildung der Zygote (Befruchtung) werden die 23 Chromosomen der Eizelle und die 23 Chromosomen des Spermiums zu einem Chromosomensatz vereint (46 Chromosomen), d. h. von den 46 Chromosomen (22 Autosomenpaare und 2 Geschlechtschromosomen) stammt normalerweise je ein Chromosom von der Mutter und eins vom Vater. Durch Verteilungsstörungen der Chromosomen während der Meiose können so genannte uniparentale Disomien eines bestimmten Chromosoms entstehen:
- **Maternale Disomie:** beide Chromosomen stammen von der Mutter
- **Paternale Disomie:** beide Chromosomen stammen vom Vater

Diagnostik. Uniparentale Disomie ist nicht im Karyotyp nachweisbar, da sich die Gesamtzahl der Chromosomen nicht unterscheidet; sie ist daher nur mit einer DNA-Analyse nachweisbar.

Symptomatik. Klinisch relevant werden uniparentale Disomien bei rezessiven Gendefekten, wenn diese bei uniparentaler Disomie homozygot vorliegen (◻ Tab. 2.2). Phänotypisch relevant werden sie bei Genomic Imprinting (s. u.).

2.6.2 Genomic Imprinting

Definition. Spezifische, von der elterlichen Keimbahn abhängige Inaktivierung bzw. Prägung von Genen.

Symptomatik. Beispiel für Genomic Imprinting ist das **Prader-Willi-Syndrom**: die Gene sind auf dem väterlichen Chromosom aktiv, auf dem mütterlichen inaktiv. Die 15q12-Deletion beim Prader-Willi-Syndrom liegt ausnahmslos auf dem väterlichen Chromosom 15. Das Fehlen der aktiven elterlichen (väterlichen) Kopie dieser Gene führt deshalb zum völligen Funktionsverlust dieser Gene und somit zur Erkrankung. Beim **Angelman-Syndrom** als weiterem Beispiel liegen die aktiven Gene auf dem mütterlichen Chromosom, hier führt die 15q12-Deletion der mütterlichen Gene zur Erkrankung (◻ Tab. 2.2).

2.7 Gonosomale Chromosomen-aberrationen

Als gonosomal bezeichnet man Aberrationen der Geschlechtschromosomen u. a. mit einer gestörten Geschlechtsdifferenzierung.

Ullrich-Turner-Syndrom (45, X0)

Definition. Genetisches Syndrom basierend auf dem vollständigen oder teilweisen Verlust eines X- oder Y-Chromosoms.

Epidemiologie. Häufigkeit: 1:2 500 Mädchen.

Ätiopathogenese. Ursächlich kann das Fehlen eines X- oder Y-Chromosoms sein, 45,X (ca. 50%), verschiedene Mosaike (ca. 50%, z. B. 46,XX oder 47,XXX) oder Strukturaberrationen eines X- oder Y-Chromosoms.

◻ **Tab. 2.2.** Uniparenterale Disomie und Krankheitsbilder

Chromosom (Disomie)	Erkrankung	Symptome
7 (maternal)	Minderwuchs	Primordialer, proportionierter Minderwuchs (Silver-Russel-Syndrom)
11 (paternal)	Beckwith-Wiedemann-Syndrom	EMG-Syndrom = Exomphalos, Makroglossie, Gigantismus; geistige Behinderung, Tumoren
15 (maternal)	Prader-Willi-Syndrom	◻ Tab. 2.1
15 (paternal)	Angelman-Syndrom	◻ Tab. 2.1

2

Symptomatik. Sehr variabel (◧ Abb. 2.2):
- Kleinwuchs (Endgröße durchschnittlich 145 cm)
- Typische Stigmata: kurzer Hals mit Pterygium colli, Epikanthus, Hypertelorismus, tiefer Haaransatz, Ptosis, Ohrdysplasie, hoher Gaumen, Cubitus valgus, verkürzte Metacarpale D IV, Schildthorax mit weit auseinander stehenden Mamillen, multiple Naevi, postpartal Lymphödeme an Hand- und Fußrücken
- Innere Organe: Aortenisthmusstenose, Transposition der großen Gefäße, Hufeisenniere, hypergonadotroper Hypogonadismus, »Stranggonaden« (Ausbleiben der Pubertät, keine Entwicklung sekundärer Geschlechtsmerkmale, hypoplastisches inneres und äußeres Genitale, primäre Amenorrhoe)

Therapie. Wachstumshormontherapie zur Förderung des Längenwachstums; Östrogensubstitutionstherapie; ggf. chirurgische Therapie bei Fehlbildungen.

Prognose. Hohe intrauterine Letalität (95%); Betroffene haben einen normalen IQ. Es besteht kein Wiederholungsrisiko, das Risiko des Auftretens ist nicht vom Alter der Mutter abhängig.

❶ Ca. 5% der Patientinnen mit Ullrich-Turner-Syndrom zeigen ein Mosaik mit 46,XY; bei ihnen ist die Entfernung der Gonadenrudimente indiziert, da diese ein hohes Malignomrisiko (Dysgerminom, Gonadoblastom) bergen.

Triplo-X-Konstitution (47, XXX)

Definition. Genetisches Syndrom basierend auf einem zusätzlichen X-Chromosom bei weiblichem Karyotyp und Phänotyp.

Epidemiologie. Häufigkeit: 1:1 000 Mädchen.

Ätiopathogenese. In ca. 80% der Fälle liegt ein zusätzliches X-Chromosom bei weiblichem Karyotyp vor (47,XXX); möglich sind auch Mosaike.

Symptomatik. Häufig asymptomatisch. Es können eine verkürzte fertile Phase, eine sprachliche Entwicklungsverzögerung und eine leichte Intelligenzminderung bestehen.

Klinefelter-Syndrom (47,XXY)

Definition. Genetisches Syndrom basierend auf einem zusätzlichen X-Chromosom bei männlichem Karyotyp und Phänotyp.

Epidemiologie. Häufigkeit: 1:1 000 Knaben, nimmt mit dem Alter der Eltern zu.

Ätiopathogenese. In ca. 80% zeigt das Karyogramm 47,XXY, selten sind XXXY oder XXXXY oder Mosaike.

Symptomatik. Die Diagnose wird häufig erst in der Pubertät gestellt:
- »Eunuchoider« Großwuchs
- In der Pubertät:
  - Männlicher Phänotyp mit primärem (hypergondadotropen) Hypogonadismus
  - Verzögerte oder ausbleibende sekundäre Geschlechtsentwicklung: kleine Hoden, Gynäkomastie, weiblicher Behaarungstyp, geringer Bartwuchs, Infertilität (Azoospermie)
- Geistige Fähigkeiten im Mittel um 10 Punkte im Vergleich zu Geschwistern reduziert, häufig nur verzögerte Sprachentwicklung
- z. T. Verhaltensauffälligkeiten (z. B. Kontaktschwäche, Affektlabilität, Ängstlichkeit)

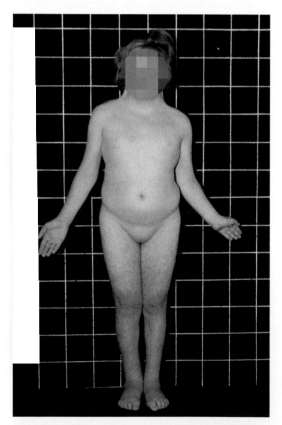

◧ **Abb. 2.2.** Ullrich-Turner-Syndrom: kurzer Hals, Pterygium colli, Cubitus valgus, Schildthorax, hypoplastisches Genitale

Diagnostik. Klinisches Bild; Labor: Androgene erniedrigt, FSH erhöht.

Therapie. Testosteronsubstitution ab dem 12. Lebensjahr.

47,XYY-Konstitution

Definition. Genetisches Syndrom bei männlichem Karyotyp und Phänotyp aufgrund eines zusätzlichen Y-Chromosoms.

Epidemiologie. Häufigkeit: 1:1 000 Knaben, in 90% der Fälle XYY, es kommen auch Mosaike vor.

Symptomatik. Meist asymptomatisch; z. T. bestehen eine überdurchschnittliche Körpergröße, eine sprachliche Entwicklungsverzögerung oder Verhaltensauffälligkeiten (Anpassungsschwierigkeiten, niedrige Frustrationstoleranz).

Fragiles-X-Syndrom (Martin-Bell-Syndrom)

Definition. Genetisches Syndrom aufgrund der Fragilität eines Abschnitts des X-Chromosoms.

Epidemiologie. Häufigste genetisch bedingte Form einer unspezifischen geistigen Behinderung. Häufigkeit: 1:1 000 Jungen. 1:5 000 Mädchen weisen Prä- oder Vollmutationen auf, haben aber nur eine milde Klinik.

Ätiopathogenese. Zugrunde liegt eine **Expansion des trinukleotid repeats** CGG auf dem langen Arm des X-Chromosoms. Es kommt zum Phänomen der **Antizipation**: die instabile Trinukleotid-Sequenz (triplet repeat des Trinukleotids CGG) im Gen des Martin-Bell-Syndroms verlängert sich von Generation zu Generation, die Schwere der Erkrankung nimmt von Generation zu Generation zu. Gesunde Träger haben ca. 10–50 Kopien der CGG-Sequenz, gesunde Überträger ca. 50–200 Kopien (Prämutation), Patienten ca. 200–2 000 Kopien (Vollmutation).

> Weitere Erkrankungen mit Trinukleotidexpansionen und dem Phänomen der Antizipation sind z. B. die Myotone Dystrophie, Chorea Huntington und die spinozerebelläre Ataxie.

Symptomatik.
- Geistige Behinderung unterschiedlicher Ausprägung (durchschnittlicher IQ: 50), Hyperaktivität, Sprachentwicklungsverzögerung
- Großwuchs, langes Gesicht, große Ohren, langes Kinn, vergrößerte Testes

Diagnostik. Nachweis der CGG-Amplifikation in der DNA-Analyse.

2.8 Mitochondriale Gene

Definition. Neben den Chromosomen des Zellkerns enthalten auch die Mitochondrien des Zytoplasmas DNA. Die ringförmige mitochondriale DNA (mtDNA) liegt in 2–10 Kopien pro Mitochondrium vor. Jede Zelle enthält mehrere 100 Mitochondrien, die Eizelle 50 000–100 000.

Heteroplasmie bedeutet, dass in einer Zelle Mitochondrien mit normaler und mutierter DNA vorliegen können.

> Die Mutationsrate der mtDNA ist ca. 10-mal so hoch wie die der nukleären DNA.

Symptomatik. Mutationen der mtDNA verursachen eine Reihe von Erkrankungen, deren Schweregrad u. a. vom Energiebedarf des Gewebes und dem Anteil mutierter Mitochondrien pro Zelle abhängt.

Beispiele:
- **Kearns-Sayre-Syndrom**: Ptosis, Ophthalmoplegie, Retinitis pigmentosa, Ataxie, kardiale Rhythmusstörungen, Muskelschwäche, Ragged-Red-Fibres (RRF)
- **Myoklonus Epilepsie mit Ragged-Red-Fibres (MERRF)**: Myoklonusepilepsie, RRF, zerebelläre Ataxie, Demenz, Myopathie
- **Mitochondriale Enzephalopathie mit Laktazidose und schlaganfallähnlichen Ereignissen (MELAS)**: proximale Myopathie, Ophthalmoparese, Kardiomyopathie, Schlaganfälle, Demenz, Taubheit

2.9 Monogene Vererbung

Monogene Erkrankungen sind Folge pathologischer Genveränderungen an einem Genort, die autosomal-dominant, autosomal-rezessiv, X-chromosomal-rezessiv und X-chromosomal-dominant vererbt werden können.

2.9.1 Autosomal-dominante Vererbung

Definition. Bei heterozygoten Genträgern ist das mutierte Gen allein für die Ausprägung des Merkmals maßgeblich. Bei voller Penetranz und Expressivität des mutierten Gens ist durchschnittlich die Hälfte aller Kinder betroffen. Die Weitergabe des Gens kann am Stammbaum beobachtet werden (»senkrechte Weitergabe«).

◘ Tab. 2.3. Beispiele von autosomal dominanten Erbkrankheiten

Erbkrankheit	Genort	Mutation	Häufigkeit	Symptome
Huntington-Krankheit	4p16	CAG-Repeat im Huntington-Gen	Prävalenz: 1:15 000	Erkrankungsalter beginnt mit 35–40 Jahren, in 10 % sind auch Jugendliche betroffen (bei überwiegend väterlicher Vererbung); Bewegungsstörungen, psychische Veränderungen und Demenz
Marfan-Syndrom	15q21 / 5q25-31	im FBN1-Gen / im FBN2-Gen	Prävalenz: 1:10 000 bis 1:20 000	Bindegewebedefekt, Skelettveränderungen, kardiovaskuläre Veränderungen und Augensymptome
Myotone Dystrophie (Typ 1)	19q13	CTG-Repeat im DMPK-Gen	Prävalenz: 1:8 000 bis 1:20 000	Muskelschwäche, Myotonie, Katarakt, es sind praktisch alle Organe betroffen (Multisystemerkrankung), sehr variable Expressivität; kongenitale Form: generalisierte Muskelhypotonie, Atem- und Trinkprobleme, Intelligenzminderung und Verkürzung der Achillessehne
Achalasie	4p16	im FGFR3-Gen, überwiegend Neumutationen	Inzidenz: 1:30 000	dysproportionierter Minderwuchs mit kurzen Armen und Beinen, Makrozephalus und Gesichtsdymorphien

Ätiopathogenese. Autosomal-dominant vererbte Veränderungen treten sporadisch auf (Neumutation, Keimzellmosaik) oder werden von einem Elternteil vererbt (◘ Tab. 2.3).

2.9.2 Autosomal-rezessive Vererbung

Definition. Bei dieser Form der Vererbung tritt ein Gen nur bei homozygotem oder compound heterozygotem (zwei unterschiedliche Mutationen an einem Genort), nicht aber bei heterozygotem Vorliegen phänotypisch in Erscheinung (◘ Tab. 2.4). Rezessive Erkrankungen treten familiär bei Geschwistern auf und sind gehäuft bei Verwandtenehen (Konsanguinität).

Vererbungsrisiko. Wenn beide Eltern heterozygote Mutationsträger sind, beträgt das kindliche Risiko für die Erkrankungen 25%. Sind beide Eltern homozygot (selbst krank), werden alle Kinder ebenfalls homozygot und krank sein. Viele Stoffwechseldefekte werden autosomal-rezessiv vererbt: in heterozygotem Zustand genügt die genetische Information des nicht betroffenen Gens für eine ausreichende Enzymaktivität, erst in homozygotem und compound heterozygotem Zustand kommt es zum fast völligen Ausfall der Enzymaktivität.

2.9.3 X-chromosomal-rezessive Vererbung

Definition/Vererbungsrisiko. Von gesunden Mutationsträgerinnen (»Konduktorinnen«) wird das Merkmal an durchschnittlich die Hälfte der Söhne weitergegeben, die Töchter haben ein 50%iges Risiko auch Konduktorinnen zu sein. Die Erkrankungen treten

◘ Tab. 2.4. Beispiele für autosomal-rezessive Erbkrankheiten

Erbkrankheit	Genort	Mutation	Inzidenz	Symptome
Mukoviszidose (Cystische Fibrose)	7q31	im CFTR-Gen	1:2 500	Multisystemerkrankung: pulmonale, gastrointestinale und hepatobilliäre Symptome
Phenylketonurie (PKU)	12q24	im PAH-Gen	1:8 000	Ohne Behandlung geistige Retardierung
Spinale Muskelatrophie (SMA)	5q12	überwiegend Deletionen im SMN1-Gen	1:8 000	Proximal betonte, generalisierte Muskelschwäche

◘ Tab. 2.5. Beispiele für X-chromosomal-rezessive Erbkrankheiten

Erbkrankheit	Genort	Mutation	Inzidenz	Symptome
Hämophilie A	Xq28	im FVIII-Gen	1:5 000 männl. Neugeborene	verstärkte Blutungsneigung
Muskeldystrophie Typ Duchenne	Xp21	im Dystrophin-Gen	1:3 000 männl. Neugeborene	Muskeldystrophie, mit 8–10 Jahren rollstuhlabhängig; Lebenserwartung ca. 25 Jahre
Glucose-6-Phosphat-Dehydrogenase-Mangel	Xq28	im G6PD-Gen	sehr variabel	neonataler Ikterus, hämolytische Krisen oder chronische hämolytische Anämie

praktisch nur bei Knaben auf (◘ Tab. 2.5), da diese nur ein X-Chromosom haben; bei Mädchen treten die Erkrankungen nur auf, wenn sie homozygot für das betreffende X-chromosomale Gen sind oder den 45,X-Karyotyp haben. Das Erkrankungsrisiko für Söhne heterozygoter Frauen beträgt 50%. Aufgrund der präferenziellen X-Inaktivierung des X-Chromosoms mit dem normalen Allel können auch bei Konduktorinnen klinische Symptome auftreten.

Ätiopathogenese. Bei sporadischen Fällen kann eine Neumutation vorliegen, bei betroffenen Geschwistern kann auch ein Keimzellmosaik ursächlich sein.

2.9.4 X-chromosomal-dominante Vererbung

X-chromosomal-dominante Erkrankungen treten bei Männern und Frauen auf (◘ Tab. 2.6); sie sind meist beim männlichen Geschlecht stärker ausgeprägt, z. T. so stark, dass die männlichen Feten bereits intrauterin absterben.

2.10 Multifaktorielle (polygene) Vererbung

Definition. Multifaktoriell/polygen vererbte Erbkrankheiten entstehen durch Mutationen mehrerer Gene:
- **Polygen**: Zusammenwirken mehrerer Gene
- **Multifaktoriell**: Zusammenwirken mehrerer Gene mit Umweltfaktoren

Epidemiologie. Multifaktorielle Störungen sind wesentlich häufiger als monogene Erbkrankheiten.

Beispiele.
- Lippen-Kiefer-Gaumenspalte
- Ventrikelseptumdefekt
- Morbus Hirschsprung
- Diabetes mellitus Typ 1
- Spina bifida
- Pylorusstenose
- Hüftgelenksdysplasie
- Fieberkrämpfe
- Idiopathische Epilepsien
- Schizophrenie
- Manisch-depressive Psychose

◘ Tab. 2.6. Beispiele für X-chromosomal-dominante Erbkrankheiten

Erbkrankheit	Genort	Mutation	Inzidenz	Symptome
Vitamin-D-resistente hypophosphatämische Rachitis (Phosphatdiabetes)	Xp22	im PHEX-Gen	1:25 000	Minderwuchs und z.B. Verbiegungen der belasteten langen Röhrenknochen (O-Beine)
Rett-Syndrom	Xq28	im MECP2-Gen	bei Mädchen: 1:10 000 bis 1:15 000	geistige Retardierung, Wachstumsretardierung, Verlust von erworbenen Fähigkeiten, stereotype Handbewegungen

2

❗ Das Wiederholungsrisiko lässt sich bei multifaktoriellen Erbkrankheiten im Gegensatz zu monogenen Erbkrankheiten nicht aus dem Erbgang, sondern nur empirisch bestimmen.

2.11 Embryo- und Fetopathien durch exogene Noxen

Beim Einwirken von Noxen auf das Ungeborene ist die Art der Schädigung abhängig von der Art der Noxe, dem Ausmaß der Exposition und dem Zeitpunkt der Schädigung:

- **Blastogenese (1.–14. Tag):** »Alles-oder-Nichts«-Regel, entweder die Blastula regeneriert sich oder sie stirbt ab (Abort).
- **Embryogenese/Organogenese (15.–90. Tag):** die Periode der Organdifferenzierung ist besonders sensibel für Schädigungen.
- **Fetalperiode (>90. Tag):** Sensibilität für Schäden geringer, teratogene Wirkung manifestiert sich v. a. als Wachstumsstörung oder Differenzierungsstörung des Gehirns oder als Organschaden (z. B. Hepatitis).

2.11.1 Physikalische Noxen/Strahlen

Strahlung führt ab einer Dosis von 200 mSv zu geistiger Retardierung, Mikrozephalie, Augenschädigung, Katarakt und Minderwuchs.

❗ Diagnostische Röntgenaufnahmen sollten in der Schwangerschaft möglichst unterlassen werden. Sie führen bei korrekter Durchführung zu einer Belastung des Uterus von ca. 10 mSv, die kritische Dosis von 100 mSv wird jedoch praktisch nie erreicht.

2.11.2 Chemische Noxen

Alkoholembryopathie

Definition. Embryonale oder fetale Schädigung aufgrund von Alkoholexposition während der Schwangerschaft. Die Kinder weisen eine typische Fazies, eine geistige und motorische Retardierung auf.

Epidemiologie. Häufigkeit: 1:300!

Ätiopathogenese. Ab einer täglichen Einnahme von >50 g reinem Alkohol kommt es zu schweren Schäden des Ungeborenen (0,5 l Bier entsprechen ca. 20 g Alkohol, 0,2 l Wein entsprechen ca. 16 g Alkohol). Niedriger

Alkoholkonsum in der Schwangerschaft wurde mit kindlichen Entwicklungsstörungen assoziiert. Schwangere sollten deshalb keinerlei alkoholische Getränke konsumieren.

Symptomatik.
- Kraniofaziale Dysmorphie: Mikrozephalie, kurze Lidspalten, Epikanthus, Strabismus, kleine Nase mit eingesunkenem, verkürztem Nasenrücken (»Steckdosennase«), verstrichenes Philtrum, schmale Lippen, Lippen-Kiefer-Gaumen-Spalte, fliehendes Kinn (Retrogenie), dysplastische Ohren (◘ Abb. 2.3)
- Innere Organe: Herzfehler, Nierenfehlbildungen, Hernien
- ZNS: geistige Retardierung, muskuläre Hypotonie, Hyperexzitabilität, Hyperaktivität, Konzentrationsstörungen, Verhaltensstörungen, Aufmerksamkeitsstörungen
- Sonstiges: intrauteriner und postnataler Minderwuchs, Sakralgrübchen, Klinodaktylie und Verkürzung der Kleinfinger, Genital- und Gelenkanomalien

Die Einteilung erfolgt nach dem Majewski-Score in die Schädigungsgrade I–III (s. Lehrbücher der Pädiatrie).

Prognose. Hohe perinatale Sterblichkeit, IQ bei den Überlebenden im verbalen Teil in der Regel 60–70, im Handlungsteil 70–80.

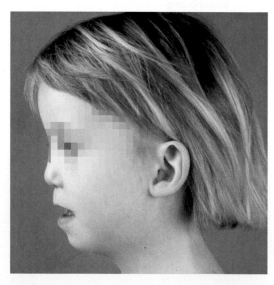

◘ **Abb. 2.3.** Alkoholembryopathie: typische Fazies: Mikrozephalie, verkürzter Nasenrücken, verstrichenes Philtrum, schmale Lippen

Weitere wichtige chemische Noxen für das Ungeborene

- **Valproinsäure**: Neuralrohrdefekte, Auffälligkeiten des Gesichtsschädels
- **Thalidomid**: je nach Zeitpunkt der Schädigung Anotie, Amelie der Arme, Triphalangie der Daumen, Leistenhernien, Phokomelie
- **Hydantoin und Barbiturate**: bei 6% der Kinder von epilepsiekranken Müttern, die während der Schwangerschaft Medikamente einnehmen müssen, kommt es zu Auffälligkeiten im Gesichtsbereich, Minderwuchs, Mikrozephalie oder psychomotorischer Retardierung
- **Warfarin**: kritische Phase in der 4–6. Woche post conceptionem:
  Auffälligkeiten des Gesichts, verkürzte Extremitäten, kalkspritzerförmige Einlagerungen in Wirbelkörpern und Kalkaneus; ein Drittel der Patienten sind geistig mäßig bis stark retardiert.
- **Vitamin A und Abkömmlinge**:
  Anotie, Mikrotie, Hydrozephalus, Mikrozephalus (15%), Herzfehlbildungen (30%), Anomalien des N. opticus (20%)

- **Tabak**: dosisabhängige Schädigung, ab 1 Packung/Tag steigt das Risiko für einen Spontanabort um 70%, das Risiko für eine Placenta praevia verdoppelt sich, das Risiko der Frühgeburtlichkeit steigt um 50% und die perinatale Mortalität verdoppelt sich.
- **Thyreostatika**: in der Schwangerschaft müssen bevorzugt Thyreostatika angewendet werden, die nicht plazentagängig sind. Postpartal müssen die Neugeborenen streng überwacht werden.
- **Zytostatika,** Verknöcherungsstörungen des Gesichtsschädels, Hydrozephalus, faziale Dysmorphien, Gliedmaßenfehlbildungen; v. a. Folsäureantagonisten (Aminopterin, Methotrexat) sind teratogen bzw. letal.
- **Drogen:** ► Kap. 3

❶ 6 Monate vor bis 6 Monate nach jeder zytostatischen Therapie muss ein strenger Konzeptionsschutz eingehalten werden.

3 Neonatologie

3

3.1   Grundlagen

Definitionen
Gestationsalter: Schwangerschaftsdauer vom 1. Tag der letzten normalen Regelblutung der Mutter bis zur Geburt des Kindes
Frühgeborenes: Gestationsalter <259 Tage (<37. vollendete SSW)
Reifes Neugeborenes: Gestationsalter 259–293 Tage (vollendete 37.–41. SSW)
Übertragenes Neugeborenes: Gestationsalter >293 Tage (>42. SSW)
Hypotrophes Neugeborenes (SGA: small for gestational age): Geburtsgewicht <10. Perzentile
Eutrophes Neugeborenes (AGA: appropriate for gestational age): Geburtsgewicht 10.–90. Perzentile
Hypertrophes Neugeborenes (LGA: large for gestational age): Geburtsgewicht >90. Perzentile
Untergewichtige Neugeborene (LBW: low birth weight infant): Geburtsgewicht <2 500 g
Sehr untergewichtige Neugeborene (VLBW: very low birth weight infant): Geburtsgewicht <1 500 g
Extrem untergewichtige Neugeborene (ELBW: extremely low birth weight infant): Geburtsgewicht <1 000 g
Perinatale Mortalität: Sterblichkeit in den ersten 7 Lebenstagen (inkl. Totgeburt)
Neonatale Mortalität: Sterblichkeit in den ersten 4 Lebenswochen, in Deutschland ca. 6‰.

3.2   Physiologie der Neonatalzeit

3.2.1   Postnatale Adaptation

Fetaler Kreislauf. Die O_2-Versorgung des Feten erfolgt in utero durch die Plazenta. O_2-reiches Blut gelangt über die Nabelvene und die V. cava inferior in das rechte Herz, dort wird ca. 90% des Bluts über das offene Foramen ovale und den Ductus arteriosus in den linksseitigen Anteil des Kreislaufs befördert (physiologischer Rechts-Links-Shunt). Die Bewegung von Amnionflüssigkeit im tracheobronchoalveolären System ist entscheidend für die fetale Lungenentwicklung. Fehlende Lungenflüssigkeit (Anhydramnion, Potter-Sequenz, vorzeitiger Blasensprung mehr als 2 Wochen vor der Geburt) führt zur Lungenhypoplasie.

Postnataler Kreislauf. Nach der Geburt wird die intrapulmonale Flüssigkeit durch die Mechanik der ersten Atemzüge über interstitielle Lymph- und Blutgefäße abtransportiert. Neugeborene bauen mit dem ersten Atemzug einen hohen, positiven intrathorakalen Druck auf, der arterielle O_2-Gehalt steigt und der pulmonale Gefäßwiderstand sinkt. Die zunehmende Lungendurchblutung steigert die Füllung des linken Ventrikels und Vorhofs, dadurch kommt es zum Schluss des Foramen ovale. Hämodynamische Veränderungen und erhöhter O_2-Partialdruck lösen den funktionellen Verschluss des Ductus arteriosus Botalli aus; der endgültige Verschluss (Fibrosierung) kann sich über Wochen hinziehen.

Normwerte/-befunde beim Neugeborenen:
- **Atemfrequenz:** 40–60 Atemzüge/min
- **Herzfrequenz:** 120–160/min
- **pH-Wert der Nabelschnurarterie:** durchschnittlich 7,25
- **Blutvolumen:** 80–100 ml/kg (Spätabnabelung steigert das Blutvolumen um ca. 15 ml/kg)
- **Wasserbedarf:** 50–100 ml/kg/d
- **Urinproduktion:** 50–150 ml/kg/d
- **Postnataler Gewichtsverlust:** ca. 10% (Wasserverlust), Geburtsgewicht sollte in den ersten 10 Tagen wieder erreicht werden
- **Urinausscheidung:** innerhalb der ersten 24 h
- **Mekoniumentleerung:** innerhalb der ersten 12–48 h, praktisch steril, die bakterielle Besiedelung des Kolons erfolgt erst postnatal innerhalb der ersten Stunden und Tage
- **Östrogenwirkung** (durch mütterliche Östrogene): Brustdrüsenschwellung, Neugeborenenakne, evtl. Milchsekretion

Temperaturregulation. Das Neugeborene schützt sich nach der Geburt vor Wärmeverlusten durch die O_2-abhängige Oxidation von Fettsäuren im braunen Fettgewebe. Hypoxische, hypotrophe Neugeborene und Frühgeborene haben einen geringeren Anteil an braunem Fettgewebe und eine relativ vergrößerte Körperoberfläche. Dadurch besteht die Gefahr der Hypothermie mit metabolischer Azidose (durch periphere Minderdurchblutung und anaeroben Metabolismus), Hypoxie, Surfactantinaktivierung, Hypoglykämie und erhöhter Mortalität.

Apgar-Index. Postpartal wird die Adaptation des Neugeborenen mit dem Apgar-Schema beurteilt (◘ Tab. 3.1):
Die postnatale **Reifebestimmung (Gestationsalter)** erfolgt anhand verschiedener Scores: Dubowitz-Farr-Score, Ballard-Score, Petrussa-Index (vgl. Lehrbücher).

◘ Tab. 3.1. Apgar-Schema zur Beurteilung von Neugeborenen

Symptom	Apgar-Zahl		
	0	1	2
Hautfarbe	blau oder weiß	Akrozyanose	rosig
Atmung	keine	langsam, unregelmäßig	gut
Herzaktion	keine	< 100 bpm	> 100 bpm
Muskeltonus	schlaff	träge Flexion	aktive Bewegung
Reflexe beim Absaugen	keine	Grimassieren	Schreien

Bestimmung nach 1, 5 und 10 Minuten

◘ Tab. 3.2. Ursachen der perinatalen Asphyxie

Mutter	▬ uteroplazentare Insuffizienz, Gestose ▬ Hypotension ▬ übermäßige Sedierung
Plazenta	▬ Abruptio placentae ▬ Placenta praevia, Vasa praevia ▬ Randsinusruptur
Nabelschnur	▬ Nabelschnurvorfall, -umschlingung ▬ kurze Nabelschnur ▬ Knoten, Riss, Kompression
Geburt	▬ traumatisch (abnorme Lage, Missverhältnis von Becken/Kind, hypertrophes Neugeborenes, Schulterdystokie) ▬ langdauernd, überstürzt, Sturzgeburt
Kind	▬ Anämie (fetomaternale Transfusion, Erythroblastose u. a.) ▬ extreme Unreife ▬ neuromuskuläre Erkrankungen (Myopathie, kongenitale Myasthenia gravis u. a.) ▬ Erkrankungen der Atemwege und Lungen (Choanalatresie, pulmonale Hypoplasie, Zwerchfellhernie u. a.) ▬ Infektionen (Pneumonie, septischer Schock)

Der **Petrussa-Index** (Anwendung bei allen Geburten >30. SSW) beurteilt insbesondere:
- Haut (Verletzlichkeit, Fältelung, Abschilferung)
- Mamillen (Drüsenkörper)
- Ohren (Profil und Knorpelbildung)
- Fußsohlen (Fältelung)
- Genitale (Hoden deszendiert, Größe der Labia minora und majora)

3.3 Perinatale Schäden und ihre Folgen

3.3.1 Asphyxie

Definition. (griech. Pulslosigkeit). Definition nach dem American College of Obstetrics and Gynecologists: Nabelarterien pH <7,00; Apgar 0–3 für mindestens 5 min; neurologische Auffälligkeiten, z. B. Krampfanfälle; Multiorgandysfunktion.

Epidemiologie. Häufigkeit: ca. 1% aller Geburten, ca. 9% aller Frühgeborenen.

Ätiopathogenese. ◘ Tab. 3.2.

Pathophysiologie. Die perinatale Hypoxie führt durch den Anstieg von Laktat (Produkt anaerober Energiegewinnung) und CO_2 zur **metabolisch-respiratorischen Azidose**, die eine **pulmonale Vasokonstriktion** induziert. Die physiologische, postpartale Dilatation der Lungenarterien bleibt aus, es kommt zur **pulmonalen**

Hypertonie, in schweren Fällen zum Persistieren der fetalen Zirkulation mit Rechts-Links-Shunt, ► Kap. 3.6. Der O_2-Mangel im arteriellen Blut verstärkt sich weiter, es resultiert ein circulus vitiosus.

Symptomatik.
- **Intrauterine Warnzeichen**:
  - Fetale Herztondezeleration (Norm: 120–160/min), pathologische Herzfrequenzmuster im CTG (Cardiotokogramm = Ableitung der fetalen Herztöne und der mütterlichen Wehen)
  - Kindliche Bewegungsarmut
  - Mekoniumabgang, grünliches Fruchtwasser (durch vorzeitigen Mekoniumabgang)
  - Laktazidose, pH <7,2 (kapilläre Mikroblutanalyse aus kindlicher Kopfhaut)
- **Neonatale Warnzeichen**:
  - Apgar nach 1 min<4, nach 5 min<6
  - Verminderte Spontanatmung, Apnoe
  - Herzfrequenz <100/min
  - Neonatale Azidose, pH<7,15 (Nabelarterie)
- **Postnatale Zeichen**:
  - Dyspnoe, Atemstillstand, Zyanose, Bradykardie (früher: »blaue Asphyxie«)
  - Seltener: extreme Blässe, Bradykardie, Hypotension (»weiße Asphyxie«)

3

Therapie.
- Rasche, wirksame **Reanimation** (Intubation, maschinelle Beatmung, Kreislaufstabilisierung) zur Durchbrechung des circulus vitiosus.
- Bei schwerer Aspyhxie protektiver Effekt durch **Hypothermiebehandlung** in Erprobung.

Komplikationen.
- **ZNS**: hypoxisch-ischämische Enzephalopathie (s. u.), Krampfanfälle, Gehirnblutungen, periventrikuläre Leukomalazie ► Kap. 3.5.
- **Herzkreislaufsystem**: myokardiale Ischämie, Hypotension
- **Lunge**: persistierende fetale Zirkulation (PFC) ► Kap. 3.6, Atemnotsyndrom (RDS) ► Kap. 3.5, Lungenblutung, Mekoniumaspiration ► Kap. 3.6
- **Niere**: akute tubuläre oder kortikale Nekrose
- **Magendarmtrakt**: Perforation, Ulzeration, nekrotisierende Enterokolitis (NEC) ► Kap. 3.8.5
- **Nebenniere**: Nebennierenrindenblutung
- **Gerinnung**: disseminierte intravasale Gerinnungsstörung ► Kap. 3.7.9
- Hypoglykämie, Hyperglykämie, Hypokalzämie

3.3.2 Hypoxisch-ischämische Enzephalopathie

Definition. Gehirnschädigung durch peri- oder postnatalen Sauerstoffmangel.

Drei Schweregrade der hypoxisch-ischämischen Enzephalopathie (nach Sarnat):
- **Grad I (mild):** Irritabilität, Schreckhaftigkeit, milde muskuläre Hypotonie, Trinkschwäche, nach 3 Tagen keine neurologischen Symptome mehr
- **Grad II (moderat):** Lethargie, Krampfanfälle (Beginn nach 12–24 h), ausgeprägte muskuläre Hypotonie, Sondenernährung notwendig, deutliche Besserung des neurologischen Status innerhalb 1 Woche
- **Grad III (schwer):** Koma, prolongierte Krampfanfälle, schwere muskuläre Hypotonie, häufig keine Spontanatmung, nach kurzfristiger Stabilisierung werden die Neugeborenen komatös und entwickeln prolongierte Krampfanfälle, 50% Mortalität, Überlebende schwer neurologisch beeinträchtigt

---

Therapie.
- Symptomatische Behandlung: Frühförderung, Physiotherapie, ggf. antikonvulsive Therapie
- Ziel ist die Vorbeugung einer hypoxisch-ischämischen Enzephalopathie durch eine rasche und wirksame Reanimation bei Asphyxie und eine optimale weitere Versorgung.

3.3.3 Geburtstraumatische Schäden

Haut und Muskulatur
Caput succedaneum (Geburtsgeschwulst)
Definition/Symptomatik. Teigig-ödematöse, bräunliche Schwellung über der Schädelkalotte, die nicht durch die Schädelnähte begrenzt ist, bildet sich spontan nach einigen Tagen zurück.

Kephalhämatom
Definition/Symptomatik. Subperiostal fluktuierende, durch die Schädelnähte begrenzte subperiostale Blutung (durch Verletzung subperiostaler Gefäße durch Scherkräfte). Die Rückbildung kann Monate bis Jahre dauern, meist keine Therapie notwendig. Cave: Infektionsgefahr.

Hämatom des M. sternocleidomastoideus
Symptomatik. Durch ein Hämatom im M. sternocleidomastoideus auftretende Schwellung und ggf. Schiefhals, physiotherapeutisch gut zu behandeln.

Klavikulafraktur
Symptomatik. Krepitation, Knick tastbar; Häufigkeit 3-4% der Geburten, keine Therapie notwendig, evtl. Ruhigstellung zur Schmerzminderung

Peripheres Nervensystem
Periphere Fazialislähmung
Definition/Therapie. Zur peripheren Fazialislähmung kann es bei Forzepsextraktion kommen. Das Auge muss vor Austrocknung geschützt werden, um Hornhautläsionen zu vermeiden.

Obere Plexuslähmung (Erb-Duchenne) – C5/C6
Ätiopathogenese. Schädigung (Zerrung, Ödem, Hämatom, Nervenausriss, -abriss) des Plexus brachialis durch starke Traktion am Nacken des Kindes oder bei Schulterdystokie mit übermäßiger Lateralflexion des Kopfs, u. a. bei Beckenendlage oder Entwicklung nach Veit-Smellie.

Symptomatik.
- Adduktion und Innenrotation des Arms
- Streckung im Ellenbogengelenk (◘ Abb. 3.1)
- Finger können bewegt werden, der Greifreflex ist positiv (DD: untere Plexuslähmung).

> Bei der **oberen** Plexuslähmung wird der Arm wie der eines **Ober**kellners gehalten.

Komplikationen. Beteiligung des N. phrenicus (C4) mit Zwerchfellparese und Beeinträchtigung der Atmung.

Therapie/Prognose. Fixierung des im Ellenbogengelenk gebeugten Arms für 10 Tage am Thorax, tägliche Physiotherapie. Bei ausbleibender Besserung ggf. Operation. Die Prognose ist relativ günstig.

Untere Plexuslähmung (Klumpke) – C7/C8/Th1
Ätiopathogenese. Entsprechend der oberen Plexuslähmung.

Symptomatik. Die Nn. ulnaris und medianus sind mitbetroffen, das Handgelenk hängt schlaff herab: »Pfötchenstellung«. Die Finger können nicht bewegt werden, der Greifreflex ist erloschen.

Komplikationen. Evtl. Beteiligung sympathischer Nervenfasern mit **Horner-Syndrom** (Trias: Ptosis, Miosis, Enophthalmos).

Therapie. Schienung der Hand, Physiotherapie.

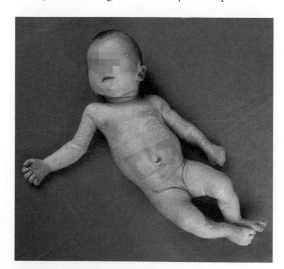

◘ **Abb. 3.1.** Erb-Lähmung. Adduktion und Innenrotation des Arms, Streckung im Ellenbogengelenk

3.4 Reanimation beim Neugeborenen

Leichte Adaptationsstörung. Bei einer leichten Adaptationsstörung (Neugeborenes zyanotisch, HF>100/min, gute Reaktion auf Stimuli, aber fehlende oder unregelmäßige Atmung) zunächst **Absaugen der Atemwege.** Dabei gilt: erst den Mund absaugen, da Neugeborene über die Nase atmen (»obligate Nasenatmer«) (◘ Tab. 3.3).

❗ Beim Absaugen kann es durch Vagusreiz zu Bradykardien kommen.

Unregelmäßige/fehlende Atmung. Bei einer HF<100/min und fehlendem Muskeltonus muss mit Maske und Ambubeutel beatmet werden. Die Maskenbeatmung muss mit einem ausreichendem inspiratorischen Druckplateau erfolgen, um den Thorax für mindestens 3–5 s zu heben, mit dem Ziel, die intraalveoläre Lungenflüssigkeit in das Gefäß- und Lymphsystem zu pressen (so genannte »Blähatmung«). Die HF steigt in der Regel schnell an. Bei ausbleibendem Erfolg muss endotracheal intubiert werden.

> Bei Ateminsuffizienz des Neugeborenen wird zunächst mit Beutel und Maske beatmet (»Blähatmung«). Bei Mekoniumaspirationssyndrom, Zwerchfellhernie, Hydrops fetalis oder schwerer Asphyxie (Apgar 0–3) darf jedoch keine Maskenbeatmung durchgeführt werden, es muss primär endotracheal intubiert werden.

◘ **Tab. 3.3.** Wesentliche Maßnahmen der primären Reanimation bei asphyktischen Neugeborenen

- Adäquate Wärmezufuhr: Abtrocknen und Zudecken des Neugeborenen
- Luftwege freimachen (Mund vor Nase gezielt absaugen. Cave: Begrenzung des Sogs)
- Auskultation
- Beutel-Masken-O_2-Beatmung (21–100 % O_2), initiale »Blähatmung«, assistierte Beatmung (40–60 Atemzüge/min)

Bei Apnoe und/oder Bradykardie (Herzfrequenz < 60/min):
- Endotracheale Intubation (Tubus: 2,5–3,5 mm)
- Beatmungsfrequenz: Herzmassage
- Bei Bedarf Suprarenin 0,01–0,03 mg/kg/KG i. v.
- Peripherer venöser Zugang, evtl. Nabelvenenkatheter (nur in Notfallsituationen, Cave: Pfortaderthrombose), Volumenzufuhr (0,9 % NaCl/5 % Glucose, Erythrozytenkonzentrat)
- Bei Bedarf: Natriumbikarbonat (1:1 mit Aqua dest. verdünnt)
- Bei Bedarf: Naloxon 0,01 mg/kg i. v.; wegen kurzer Wirkdauer evtl. repetitive Dosen

Bradykardie mit HF<60/min. Extrathorakale Herzmassage im Wechsel mit der Beatmung (3–5:1). Der Thorax des Kindes wird von beiden Seiten am mittleren Drittel des Sternums umfasst, und mit einer Frequenz von 100/min um 1–2 cm komprimiert.

Fortbestehende Bradykardien trotz ausreichender Lungenbelüftung. i. v.-Applikation von **Suprarenin** (0,01 mg/kg), in Ausnahmefällen ist eine endotracheale Applikation möglich.

Volumenmangel. i. v.-Infusion von NaCl 0,9% (10–20 ml/kg) aus der Hand.

Azidose. Pufferung mit Natriumbikarbonat, das nur verdünnt und langsam appliziert werden darf. Es besteht ein erhöhtes Risiko einer Gehirnblutung, daher strenge Indikationsstellung.

❶ Bei Kindern heroinabhängiger Mütter ist eine Naloxongabe kontraindiziert, da hierdurch eine schwere Entzugssymptomatik ausgelöst werden kann.

3.5   Frühgeborene

Definition. Geburt vor der vollendeten 37. Schwangerschaftswoche.

Epidemiologie. Häufigkeit: ca. 7% der Geburten erfolgen vor der 37. Woche, ca. 1,5% aller Neugeborenen sind sehr kleine Frühgeborene (Geburtsgewicht <1 500 g).

Ätiopathogenese. Mögliche Ursachen der Frühgeburtlichkeit sind vorzeitige Wehen, Zervixinsuffizienz, vorzeitiger Blasensprung, Amnioninfektionssyndrom, Mehrlingsschwangerschaften, akute Plazentalösung oder mütterliche Erkrankungen, z. B. EPH-Gestose, die Ursache ist nicht immer eindeutig feststellbar.

Therapie.
— Betreuung von Risikoschwangerschaften in Perinatalzentren
— Bei drohender Geburt vor der 32. SSW: maximale Tokolyse und Lungenreifungsbehandlung (Betamethason)
— Atraumatische Geburt, ggf. Sectio
— Verlegung auf eine neonatologische Intensivstation, Inkubator, Monitoring (EKG, Atmung, kontinuierliche transkutane Messung von O_2- und CO_2-Partialdruck, Pulsoxymetrie, Nabelarterienkatheter für Blutgasanalysen)

— Ggf. Ernährung über Magensonde, parenterale Ernährung
— Körperkontakt zur Mutter (»Känguru-Methode«)

Prognose. Die Überlebenschance liegt bei Frühgeborenen mit einem Geburtsgewicht von 600–1 000 g bei >75% und bei einem Geburtsgewicht von 1 000–1 499 g bei >95%. Männliche Frühgeborene und Mehrlingskinder haben schlechtere Überlebenschancen. Ca. 10% der sehr kleinen Frühgeborenen weisen schwere neurologische Defekte auf, ca. 20% leichte neurologische Defekte.

Das Atemnotsyndrom Frühgeborener

Synonym. RDS: respiratory distress syndrome, hyaline Membranen-Syndrom.

Definition. Postpartal progrediente Ateminsuffizienz durch Surfactantmangel.

Epidemiologie. Häufigkeit: ca. 1% aller Neugeborenen und bis zu 60% aller Frühgeborenen <30. Gestationswoche.

Ätiopathogenese. Surfactant (surface-active-agent) wird in Pneumozyten-Typ-II gebildet und besteht aus verschiedenen Phospholipiden und Apoproteinen. Die Hauptkomponente ist Lecithin. Eine ausreichende Surfactantsynthese erfolgt in der Regel ab der 35. SSW. Ein Surfactant-Mangel führt zu einer Verminderung der Oberflächenspannung der Alveolen und zum Alveolarkollaps in der Exspiration mit diffuser Atelektasenbildung, alveolärer Minderbelüftung, Hypoxämie und Anstieg des CO_2-Partialdrucks. In der Folge kommt es zur systemischen Hypotension und zur Vasokonstriktion der pulmonalen Gefäße mit intrapulmonalen Shunts und Rechts-Links-Shunt. Azidose, Hypoxie und der veränderte Lungenstoffwechsel hemmen zusätzlich die Surfactant-Synthese (circulus vitiosus).

Symptomatik.
— Tachypnoe >60/min, Nasenflügeln, exspiratorisches Stöhnen, sternale und interkostale **Einziehungen**
— **Abgeschwächtes Atemgeräusch**
— **Blass-graues Hautkolorit** (Mikrozirkulationsstörung), evtl. Zyanose

Diagnostik.
— **Labor**: Blutgasanalyse, Ausschluss einer Infektion (Blutbild, Diff-BB, CRP, Interleukin-6)
— **Röntgen-Thorax**: verdichtetes Lungenparenchym, unscharfe Herz- und Zwerchfellkonturen, »weiße Lunge«, positives Luftbronchogramm

Therapie.
- Je nach Schweregrad: Sauerstoffgabe über die Nasenbrille, Beatmung über einen Rachentubus, CPAP(continuous-positive-airway-pressure) Beatmung oder endotracheale, kontrollierte maschinelle Beatmung
- »Minimal handling« (möglichst geringe Belastung des Frühgeborenen durch diagnostische und therapeutische Maßnahmen)
- Intrabronchiale Applikation von natürlichem Surfactant (aus Rinder- oder Schweinelungen oder aus menschlicher Amnionflüssigkeit)

Komplikationen.
- Persistierender Ductus arteriosus, Persistierende Fetale Zirkulation (► Kap. 3.6), pulmonale Hypertonie
- Gehirnblutung, periventrikuläre Leukomalazie
- Mögliche Beatmungskomplikationen: pulmonales interstitielles Emphysem, Pneumothorax, Pneumomediastinum, Pneumoperitoneum, Retinopathia praematorum, bronchopulmonale Dysplasie
- NEC

Prävention. Eine Lungenreifungsbehandlung durch Betamethasontherapie der Mutter in den letzten 48 h vor der Geburt bei einer drohenden Geburt vor der 32. SSW kann Inzidenz und Schweregrad des RDS der Frühgeborenen vermindern.

Persistierender Ductus arteriosus (PDA)

Definition. Persistieren der fetalen Verbindung zwischen Arteria pulmonalis und Aorta descendens mit persistierendem Rechts-Links-Shunt; im Verlauf kann es zu einer bedrohlichen Shuntumkehr mit Entwicklung eines Links-Rechts-Shunts kommen.

Epidemiologie. Häufigkeit abhängig vom Geburtsgewicht: <1 000 g: 42%, 1 000–1 500 g: 21%, 1 500–1 700 g: 7%.

Ätiopathogenese. Bei reifen Neugeborenen kommt es normalerweise durch den ansteigenden O_2-Partialdruck zur Konstriktion und zum Verschluss des Ductus arteriosus. Bei unreifen Frühgeborenen wird der Verschluss häufig durch die unreife Muskulatur des Ductus und durch den persistierenden vasodilatatorischen Effekt hoher Prostaglandinkonzentrationen (PGE2) verhindert. Akut kommt es zu einem Rechts-Links-Shunt. Bei Rückbildung des RDS (respiratory distress syndrome) sinkt der pulmonale Gefäßwiderstand, es kann sich ein Links-Rechts-Shunt mit akuter pulmonaler Überflutung, hämorrhagischem Lungenödem und kardialer Insuffizienz entwickeln.

Symptomatik. Der PDA wird häufig zwischen 3. und 5. Lebenstag symptomatisch:
- **Lunge:** pO_2-Schwankungen, Lungenödem, feinblasige Rasselgeräusche
- **Herz:** gesteigertes HZV durch Rezirkulation, Herzinsuffizienz, schwirrendes Präkordium, systolisches Herzgeräusch (80%), Pulsus celer et altus, große Blutdruckamplitude
- Minderperfusion abdomineller Organe, z. B. **Niere:** Oligurie, Anurie. **Magendarmtrakt:** Gefahr der Entwicklung einer nekrotisierenden Enterokolitis
- **Gehirn:** im fortgeschrittenen Stadium Entwicklung einer PVL (periventrikuläre Leukomalazie, s. u.)

Diagnostik.
- **Echokardiographie:** direkter Shunt-Nachweis im (Farb)-Doppler, bei großem PDA Nachweis einer reduzierten diastolischen Perfusion, z. B. im Truncus coeliacus oder der A. renalis.
- evtl. **Röntgen-Thorax:** links verbreitertes Herz durch linksventrikuläre Volumenzunahme

Therapie. Der Ductus sollte innerhalb der ersten 7–10 Lebenstage verschlossen werden, ein möglichst frühzeitiger Verschluss sollte v. a. bei hämodynamisch relevantem PDA und bei Frühgeborenen <1 000 g erfolgen. Nach Surfactanttherapie kommt es z. T. zum Spontanverschluss.

Nicht hämodynamisch relevanter PDA:
- Flüssigkeitsbilanzierung zur Vermeidung von Überwässerung (Herz) und Volumenmangel (Niere)

Hämodynamisch relevanter PDA.
- Medikamentöser Verschluss mit **Indometacin** (Prostaglandinsynthese-Hemmer, Cave: Nebenwirkungen: Oligurie, Thrombozytenaggregationshemmung) oder **Ibuprofen**
- **Operativer Verschluss** bei Erfolglosigkeit, Kontraindikationen zur medikamentösen Therapie oder sehr großem PDA

❗ Indometacin ist bei Thrombozytopenie, Serumkreatinin <1,8 mg/dl oder Oligurie kontraindiziert.

Prognose. 40% Erfolgsquote bei Indomethacintherapie; durch PDA kann es zu einer passageren Minderdurchblutung von Gehirn und Intestinum kommen mit Gefahr der Entwicklung einer NEC (► Kap. 3.8.5) oder einer PVL (s. u.).

Bronchopulmonale Dysplasie

Definition. Chronische Lungenerkrankung Früh- und Neugeborenener, die durch das Zusammenspiel von inflammatorischen Effekten, Lungenunreife, Beatmungstrauma (»Barotrauma«) und O_2-Toxizität entsteht. Ein Beatmungs- oder Sauerstoffbedarf nach einem Alter von 36 Wochen wird als BPD definiert (nach Shennan).

Epidemiologie. Häufigkeit: 10–30% der Frühgeborene mit einem Gewicht <1500 g; erhöhtes Risiko bei PDA und Infektionen.

Ätiopathogenese. Nach einer pulmonalen Inflammationsreaktion mit Akkumulation von neutrophilen Granulozyten, Makrophagen und Enzündungmediatoren im Interstitium und in den terminalen Luftwegen kommt es nach einigen Wochen zum fibrotischen Umbau der Lunge.

Symptomatik.
- Dyspnoe, Einziehungen, Husten, anhaltender Sauerstoffbedarf, Hyperkapnie
- Schwere Verläufe: pulmonale Hypertonie, Cor pulmonale, Rechtsherzversagen, rezidivierende Infektionen, psychomotorische Entwicklungsverzögerung, Glockenthorax

Diagnostik.
- **Blutgasanalyse:** erhöhter pCO_2
- **Echokardiographie:** Rechtsherzbelastung, **EKG:** P-pulmonale
- **Röntgen-Thorax:** verdichtete, atelektatische Areale, Überblähung, große Emphysemblasen, Kardiomegalie

Therapie.
- Adäquate Oxygenierung (Ziel: paO_2 >50 mmHg), eine Hypoxie erhöht den pulmonalen Gefäßwiderstand.
- Diuretika (Hydrochlorothiazid, Spironolacton, Furosemid)
- Bronchodilatatoren (Theophyllin)
- evtl. inhalative Therapie (Salbutamol)
- evtl. Dexamethason-Stoß-Therapie über 3 Tage (wegen schlechterem neurologischen outcome nur in absoluten Notfällen)
- Ausreichende Kalorienzufuhr (vermehrter Atemarbeit)
- Vitamin-A-Supplementation (evtl. protektiver Effekt)
- Antibiotische Therapie bei Infektionen
- Physiotherapie

❶ Die O_2-Zufuhr bei Frühgeborenen darf nur kontrolliert erfolgen, da zu hohe pO_2-Drücke zu einer Retinopathia praematurorum führen können, s. u.

Prognose. Eine graduelle Rückbildung der BPD nach dem 1. Lebensjahr ist möglich, meist bleibt eine bronchiale Hyperreagibilität bestehen. Hohe Mortalität bei pulmonaler Hypertonie. Präventive Impfungen (v. a. Pertussis, Hib).

Retinopathia praematurorum

Definition. Vasoproliferative Erkrankung der Retina Frühgeborener, hervorgerufen durch die toxische Wirkung von Sauerstoff auf die sich entwickelnden retinalen Gefäße.

Epidemiologie. Die Häufigkeit ist abhängig vom Geburtstermin: <25. SSW: 76%, 26.–27. SSW: 54%. Reife Neugeborene entwickeln keine Retinopathie, da die Retina bei Geburt bereits vollständig vaskularisiert ist.

> **Risikofaktoren einer Retinopathia praematurorum**
> - Frühgeborene <1 000 g, Unreife
> - Sauerstoffgabe in den ersten Wochen, Hyperkapnie
> - Blutaustauschtransfusionen, häufige Bluttransfusionen

Ätiopathogenese. Ein erhöhter paO_2 induziert zunächst eine Vasokonstriktion der unreifen, retinalen Gefäße, eine anhaltende Hyperoxie führt zur Gefäßobliteration. Die Ausreifung der Photorezeptoren ist ungestört, jedoch führt die mangelnde Gefäßversorgung der Retina im Folgenden durch eine extraretinale fibrovaskuläre Proliferation zur Ausbildung von Demarkationslinien und Leistenbildung zwischen vaskulärer und avaskulärer Retina. Bei milden Verlaufsformen kommt es zur Neovaskularisierung der peripheren Retina, bei schweren Verlaufsformen ist die gesamte Retina betroffen.

Symptomatik. Einschränkung des Visus. Die Untersuchung der Retina zeigt retinale Neovaskularisation, Leistenbildung bis hin zur Netzhautablösung. Die ersten Veränderungen treten frühestens 3 Wochen nach der Geburt auf, das Maximum besteht zum errechneten Geburtstermin, die Vernarbung erfolgt erst 6 Monate nach der Geburt.

◘ Tab. 3.4. Stadieneinteilung der Frühgeborenenretinopathie (ROP, Retinopathy of Prematurity)

Stadium	Befund
1	charakeristische grau-weißliche Grenzlinie, die die normale Netzhaut von der unreifen Retina trennt
2	erhabener, wallartiger Bindegewebsrand im Bereich der Grenzlinie
3	Bildung von abnormen neuen Blutgefäßen, Vermehrung von Bindegewebe am Rand der wallartigen Veränderung, Blutgefäße und Bindegewebe wachsen in den Glaskörperraum
4	partielle Netzhautablösung durch Traktion von Gefäßen und Bindegewebe
5	komplette Netzhautablösung

Diagnostik. Engmaschige augenärztliche Untersuchungen.

Komplikationen/Prognose: Traktion von Gefäßen, die in den Glaskörper einsprießen, können zu Netzhautablösung, Synechien und Sekundärglaukom führen. Mögliche Folgen sind Schielen, Schwach- und Kurzsichtigkeit, eine progressive Vasoproliferation kann zur Erblindung führen. Eine Netzhautablösung kann sich auch erst Jahre später entwickeln. Milde Formen können sich auch komplett zurückbilden.

Therapie. Im fortgeschrittenen Stadium: Kryo- oder Lasertherapie.

Prävention. Kontrollierte O_2-Gabe; kontinuierliche transkutane SaO_2- und pO_2-Messung (Ziel arterieller pO_2: 50–70 mmHg).

❯ Die Entwicklung einer ROP bei Frühgeborenen wird initial durch eine Hyperoxie begünstigt, bei bestehender ROP kann ein höherer pO_2 jedoch protektiv wirken.

Gehirnblutungen des Frühgeborenen

Definition. Gehirnblutungen gehen bei Frühgeborenen vom fragilen Kapillar-/Arteriolensystem der subependymalen Keimschicht aus.

Epidemiologie. Häufigkeit: bis zu 40% bei Risikopatienten. 90% der Gehirnblutungen treten in den ersten 3 Lebenstagen auf.

Risikofaktoren für Hirnblutungen
- Frühgeborene <1 500 g, Unreife
- Asphyxie, Azidose
- Traumatische Geburt, Reanimation, postpartaler Transport
- Blutdruckschwankungen, Hypothermie, Hyperkapnie
- Volumenexpansion durch Transfusion, Applikation von hyperosmolaren Lösungen (Natriumbikarbonat)
- Pneumothorax
- Persistierender Ductus arteriosus (PDA)
- Gerinnungsstörungen
- Infektionen

Einteilung der Gehirnblutungen nach Papille
- **Grad I:** subependymale Blutung
- **Grad II:** Blutung mit Einbruch in das Ventrikelsystem ohne Ventrikelerweiterung
- **Grad III:** Blutung mit Einbruch in das Ventrikelsystem mit Ventrikelerweiterung
- **Grad IV:** Grad I–III Blutung mit Blutung in das Gehirnparenchym

Symptomatik. Die Symptomatik variiert je nach Schweregrad. Höhergradige Blutungen können zu Temperaturstörungen, metabolischer Azidose, Bewegungsarmut, schlaffen Paresen, generalisierten Krampfanfällen, vorgewölbter Fontanelle, Blutdruckabfall und Atemstillstand führen.

Komplikationen. Akute hämorrhagische Infarzierung; Einbruch der Blutung in das Ventrikelsystem mit Hydrocephalus occlusivus, Arachnoiditis.

Therapie. Blutdruckstabilisierung, ausreichende Oxygenierung, ggf. antikonvulsive Therapie. Nach Blutung müssen die Neugeborenen überwacht werden, der Kopfumfang täglich dokumentiert werden, um einen Hydrozephalus frühzeitig zu erkennen.

Prognose.
- Grad I und II: meist keine bleibenden neurologischen Defekte
- Grad III: in 30% und Grad IV: in 70% schwere, persistierende neurologische Defekte

3

Periventrikuläre Leukomalazie (PVL)

Definition. Hypoxisch-ischämische Schädigung der vulnerablen, periventrikulären weißen Substanz.

Ätiopathogenese. Eine PVL kann durch Hyperventilation maschinell beatmeter Frühgeborener und durch jede prä- und postnatale Komplikation, die mit einer Reduktion der Gehirnperfusion einhergeht, verursacht werden.

> Eine Hyperventilation beatmeter Frühgeborener muss vermieden werden, da es durch Abnahme des arteriellen pCO_2 zu einer drastischen Reduktion der Gehirnperfusion kommt.

Symptomatik.
- Motorische Ausfälle insbesondere der unteren Extremität (spastische Diplegie der Beine)
- Infantile Zerebralparese, Morbus Little (nach Little, engl. Arzt in London 1810–1894); ► Kap. 17.2.

Diagnostik. Klinik, sonographische Darstellung der periventrikulären Veränderungen, ggf. MRT.

Therapie. Symptomatische Therapie: Frühförderung, Physiotherapie.

Apnoen

Definition. Atempausen >20 s, oft mit Bradykardien bei Frühgeborenen.

Epidemiologie. Häufigkeit: bis zu 30% aller Frühgeborenen und bis zu 80% der Frühgeborenen <1 000 g.

Einteilung der Apnoen
- **Zentrale Apnoe** (häufigste): Luftfluss fehlt, Atembewegungen fehlen
- **Obstruktive Apnoe**: Luftfluss fehlt, Atembewegungen vorhanden
- **Gemischte Apnoe**: von obstruktiver Apnoe eingeleitet, Übergang in zentrale Apnoe

---

Ätiopathogenese.
- **Primäre Apnoe** (häufigste): idiopathisch. Ursächlich sind das unreife Atmungszentrum, ungenügende axodentritische Verbindungen der respiratorischen Neurone im Hirnstammbereich und ein vermindertes Ansprechen zentraler und peripherer Chemorezeptoren auf Änderungen der O_2- und CO_2-Partialdrücke.

- **Sekundäre Apnoen** im Rahmen von Begleiterkrankungen:
  - **ZNS**: Blutung, Krampfanfälle, Hypoxie, mütterliche Drogeneinnahme, Medikamente
  - **Respirationstrakt**: Fehlbildungen, verminderter laryngealer Reflex, Atemwegsobstruktion, Atelektase, RDS, Pneumothorax etc.
  - **Infektion**: Sepsis, Meningitis, nekrotisierende Enterokolitis
  - **Intestinal**: orale Nahrungsaufnahme (Bolusreiz), gastroösophageale Refluxkrankheit
  - **Herzkreislaufsystem**: Hypotension, Hypovolämie, Anämie, Hyperviskositätssyndrom, persistierender Ductus arteriosus (PDA)
  - **Metabolisch**: Hypoglykämie, -kalzämie, Hypoxie, Hypo-/Hyperthermie

Diagnostik. Klinisch: Atempausen mit Abfall der Sauerstoffsättigung und oft Bradykardie.

Differenzialdiagnostik. Periodische Atmung: typisches Atemmuster Frühgeborener mit einem Wechsel von Atempausen (5–10 s) und Hyperventilationsphasen (5–15 s).

Therapie. Kutane Stimulation, O_2-Zufuhr unter transkutaner pO_2-Messung, CPAP-Beatmung, medikamentöse Behandlung (Theophyllin, Koffein), bei ausgeprägten Apnoen und Bradykardien ggf. Intubation.

> ❶ Vermehrte Apnoen bei Frühgeborenen können Zeichen einer beginnenden Sepsis sein.

3.6   Lungenerkrankungen des Neugeborenen

Transitorische Tachypnoe (wet lung)

Definition. Häufig zu beobachtende, postpartale Tachypnoe, hervorgerufen durch eine verzögerte Resorption von Fruchtwasser aus den Alveolen.

Risikofaktoren für eine transitorische Tachypnoe
- Perinatale Asphyxie
- Mütterlicher Diabetes
- Geburt per sectio
- Exzessive Analgesie

Symptomatik. Die transitorische Tachypnoe präsentiert sich ähnlich einem mildem Respiratory Distress Syndrome:
- Postpartale Tachypnoe (bis zu 120 Atemzüge/min)
- Einziehungen, Nasenflügeln, exspiratorisches Stöhnen, Zyanose

Diagnose. Röntgen Thorax: periphere Überblähung der Lunge, interlobäre Flüssigkeitsansammlung, kleine Pleuraergüsse.

Komplikationen. Ein erhöhter intrapulmonaler Druck kann zu einem Rechts-Links-Shunt führen; Gefahr der Entwicklung einer persistierenden fetalen Zirkulation.

Therapie.
- Bei Atemfrequenzen >80/min sollte nicht oral ernährt werden (Aspirationsgefahr), i. v. Flüssigkeitssubstitution
- evtl. antibiotische Therapie
- »Minimal handling«

Prognose. Die Tachypnoe sistiert spontan nach 2–3 Tagen.

Mekoniumaspirationssyndrom

Definition. Atemnotsyndrom aufgrund der Aspiration von Mekonium.

Ätiopathogenese. Eine intrauterine Hypoxie führt zu Vasokonstriktion mesenterialer Gefäße mit Darmischämie, konsekutiver Hyperperistaltik und vorzeitigem Mekoniumabgang. Die Aspiration von Mekonium erfolgt in utero durch frühzeitige Atembewegungen oder postnatal. Es folgt eine chemische Inflammation der Lunge mit Atelektasen, intrapulmonalen Shunts, mechanischer Obstruktion mit Überblähung einzelner Areale, ungleicher Ventilationsverteilung und extraalveolärer Luftansammlung. Nach 24–48 h entsteht eine chemische Pneumonie mit Inaktivierung des Surfactant-Systems.

Epidemiologie. Häufigkeit ca. 0,2–6:1 000 Lebendgeborenen, betroffen sind v. a. reife und übertragene Neugeborene.

Symptomatik.
- **Intrauterine Warnzeichen:**
  - Herztondezeleration, silentes CTG (eingeschränkte Fluktuation der fetalen Herzschlagfolge)
  - Prolongierte und komplizierte Geburt

- **Postnatale Zeichen:**
  - Mekonium auf Haut, Fingernägeln und Nabelschnur
  - Ateminsuffizienz, Schnappatmung, Tachypnoe, Dyspnoe, Zyanose
  - Bradykardie, Hypotonie, Schock

Diagnostik. Röntgen-Thorax: fleckige Infiltrate, überblähte Areale, abgeflachte Zwerchfelle, extraalveoläre Luftansammlung.

Therapie. Laryngoskopie möglichst vor dem 1. Atemzug, Intubation, tracheobronchiale Lavage mit NaCl 0,9% (bei hypotonem Kind)
- Surfactant-Gabe
- Frühzeitige antibiotische Therapie

❶ Grünliches Mekonium im Fruchtwasser weist auf eine kindliche Asphyxie in utero hin. Bei Verdacht auf Mekoniumaspiration darf **keine** Maskenbeatmung durchgeführt werden.

Prognose. Letalität 10%.

Pneumothorax

Definition. Eindringen von Luft in den Pleuraspalt mit Kollaps der Lunge (oder Teilen der Lunge). Unterschieden werden:
- **Asymptomatischer** Pneumothorax: kleinerer, symptomloser Pneumothorax; keine Therapie notwendig, ca. 1% der Neugeborenen.
- **Symptomatischer** Pneumothorax; Therapie s. u.
- **Spannungspneumothorax:** Pneumothorax mit lebensbedrohlichem Ventilmechanismus: Luft dringt in den Pleuraspalt, kann aber nicht mehr entweichen.

Ätiopathogenese. Mögliche Ursachen eines Pneumothorax sind:
- Atemnotsyndrom, Mekoniumaspiration, kongenitale Zwerchfellhernie
- Iatrogen verursacht: unsachgemäße Reanimation, Eingriffe im Thoraxraum, maschinelle Beatmung: pathogenetisch kann ein hoher intraalveolärer Druck (hoher Spitzendruck, hoher PEEP) zur Überblähung der Alveolen und Ruptur der Alveolarwand führen.

Symptomatik.
- Plötzliche Atemnot, Dyspnoe, Tachypnoe, Zyanose
- Bradykardie, Blutdruckabfall, Schock (durch Gefäßkompression bei Spannungssymptomatik)

3

- Thoraxassymmetrie, fehlende Atemexkursionen, seitendifferentes Atemgeräusch
- Leise Herztöne, bei Mediastinalverdrängung Verlagerung der Herztöne

Diagnostik. Bei stabilen Patienten:
- **Röntgen-Thorax**: scharfer Herzrand, ggf. Mediastinalverdrängung
- Bei Neugeborenen **Transillumination** mit Kaltlicht: im Bereich des Pneumothorax stellt sich ein großes Halo dar

> Bei symptomatischem Pneumothorax darf keine Zeit mit weiteren diagnostischen Maßnahmen verloren werden, es muss eine sofortige Pleurapunktion erfolgen.

Therapie. Kleinere Pneumothoraces sind nicht therapiebedürftig. Beim **Spannungspneumothorax** muss eine sofortige Pleurapunktion zur Entlastung erfolgen, dann Anlage einer Pleuradrainage.

Lungenhypoplasie

Definition. Intrauterine Fehlentwicklung der Lunge.

Ätiopathogenese. Kompression oder Wachstumsbehinderung der fetalen Lunge u. a. durch:
- Angeborene Zwerchfellhernie
- Hydrops fetalis mit bilateralen Pleuraergüssen
- Chylothorax (bilaterale, aus Lymphflüssigkeit bestehende Pleuraergüsse)
- Chronischer Fruchtwasserverlust bei vorzeitigem Blasensprung >2 Wochen vor der Lebensfähigkeit
- Oligohydramnion, bilaterale Nierenagenesie (Potter-Syndrom), polyzystische Nieren

Symptomatik/Diagnostik.
- Je nach Schweregrad Atemnotsyndrom mit respiratorischer Insuffizienz ▶ Kap. 3.5
- Häufig Entwicklung einer pulmonalen Hypertonie

Therapie. Maschinelle Beatmung, unterstützende Maßnahmen (Surfactant-, NO-Gabe); Säuglinge mit schwerer pulmonaler Hypoplasie überleben selten.

Zwerchfellhernie (Enterothorax)

Definition/Ätiopathogenese. Verlagerung von Bauchorganen in die Thoraxhöhle durch einen (bevorzugt links auftretenden) Defekt im Zwerchfell.

Epidemiologie. Häufigkeit: 1:10 000 Lebendgeborene.

Symptomatik. Lungenkompression, Herzverlagerung, respiratorische und kardiale Insuffizienz:
- Atemnot, Zyanose, Schock
- Asymmetrisch vorgewölbter Thorax ohne Atemexkursion, eingesunkenes Abdomen
- Fehlendes Atemgeräusch, verlagerte Herztöne, evtl. Darmgeräusche im Thorax

Diagnostik. Röntgen-Thorax, Sonographie: Darstellung der Abdominalorgane im Thorax ◘ Abb. 3.2; sonographische Darstellung häufig schon pränatal möglich.

Therapie.
- Sofortige Intubation, **keine Maskenbeatmung.**
- Legen einer großlumigen Magensonde
- Bereits im Kreißsaal Lagerung auf die vom Enterothorax betroffene Seite
- Chirurgische Sanierung

> ❶ Die Zwerchfellhernie ist einer der dringlichsten Notfälle der Neugeborenenchirurgie: durch die Verdrängung von Lunge und Mediastinum kann sich eine lebensbedrohliche Spannungssymptomatik entwickeln.

Neonatale Pneumonien

Definition/Ätiopathogenese. Pneumonien beim Neugeborenen entstehen u. a. durch Aspiration von infiziertem Fruchtwasser, häufig bei vorzeitigem Blasensprung oder mütterlichem Amnioninfektionssyndrom. Das Erregerspektrum ist in ◘ Tab. 3.5 dargestellt. Bei beatmeten Frühgeborenen kommt es z. T. zu Pseudomonas-, Klebsiellen- oder Candida-Pneumonien.

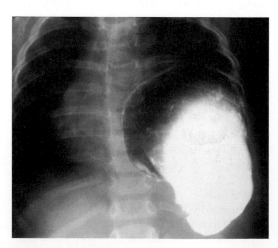

◘ **Abb. 3.2.** Zwerchfellhernie: Verdrängung der Thoraxorgane

◘ Tab. 3.5. Typische Erreger von Pneumonien, die sich bereits intrauterin, prä- bzw. intranatal oder postnatal ausbilden können

Zeitpunkt der Infektion	Erreger
intrauterin	Zytomegalie-Viren Enteroviren Herpes-Viren Röteln (Rubella)-Viren Listerien Treponema pallidum Mycobacterien Toxoplasmen
prä-/intranatal	Streptokokken Gruppe B E. coli Listerien Enterokokken u. a. Herpes-Viren Mykoplasmen Chlamydien Ureaplasmen
postnatal	E. coli S. aureus Klebsiella-Spezies Enterobacter-Spezies Serratien Proteus H. influenzae u. a. Bakterien Pneumocystis carinii

Symptomatik.
- Ähnlich einem RDS: Tachypnoe, Einziehungen, Nasenflügeln, zunehmender O_2-Bedarf
- Sepsiszeichen, Zentralisation: peripher kühle Extremitäten, marmoriert-gräuliches Hautkolorit, verlängerte Rekap-Zeit (Rekapillarisationszeit = erneute Durchblutung einer initial blassen Druckstelle, normal <2–3 sec)

Diagnostik. Labor: Infektionsparameter (BB, Diff-BB, CRP, Il-6), **Erregernachweis** im Rachensekret, ggf. in der **Blutkultur**, ggf. Röntgen Thorax.

Therapie. Antibiotische Therapie nach Antibiogramm, ggf. maschinelle Beatmung.

Persistierende fetale Zirkulation (PFC-Syndrom), persistierende pulmonale Hypertonie des Neugeborenen (PPHN)

Definition/Ätiopathogenese. Lebensbedrohliches Krankheitsbild mit Rechts-Links-Shunt über das offene Foramen ovale, den persistierenden Ductus arteriosus und intrapulmonale Shunts. Pathogenetisch kommt es durch Hypoxie zu einer Azidose, die zu einer pulmonalen Vasokonstriktion mit pulmonaler Hypertonie führt. Der Rechts-Links-Shunt persistiert und verschlechtert seinerseits die Hypoxie (circulus vitiosus).

Epidemiologie. Betroffen sind überwiegend reife oder übertragene Neugeborene.

> **Risikofaktoren für ein PFC-Syndrom**
> - Fetale, subpartale Hypoxie oder Asphyxie, Mekoniumaspirationssyndrom, Pneumonie, Zwerchfellhernie, Lungenhypoplasie
> - Polyglobulie
> - Stress: Hypothermie, Sepsis

Symptomatik.
- Tachypnoe, Dyspnoe, Einziehungen, exspiratorisches Stöhnen, Zyanose
- Postduktale Sauerstoffsättigungsdifferenz (Differenz zwischen prä- und postduktaler SaO_2-Messung)

Diagnostik.
- **Echokardiographie**: Shuntnachweis, Ausschluss anderer Herzfehler
- **Hyperoxietest** (FiO_2 auf ca. 1,0 erhöhen, pO_2-Bestimmung nach ca. 15–20 min, Bestimmung des Shunts (in %) in einem PFC Normogramm)
- ggf. Röntgen-Thorax (jedoch meist nur diskrete Veränderungen sichtbar)

Therapie.
- »Minimal handling«
- Analgosedierung (Morphin, reduziert Stresshormone und pulmonalen Widerstand), Relaxierung (Norcuron)
- Maschinelle Beatmung
- Azidoseausgleich (da die Azidose zur pulmonalen Vasokonstriktion führt)
- Blutdruckstabilisierung (Volumentherapie, Katecholamine)
- Pulmonale Vasodilatation: NO-Beatmung, evtl. Prostacyclin, Sildenafil

Ultima ratio ist die extrakorporale membranöse Oxygenierung (ECMO).

3

Weitere Erkrankungen, die mit akuter Atemnot einhergehen können

Choanalatresie: Angeborene Persistenz eines Knochenseptums oder einer Membran im Bereich der hinteren Nasenmuschel: Verhinderung der normalen Nasenatmung; ggf. Intubation, OP.
Pierre-Robin-Syndrom: Mikrognathie, Gaumenspalte und Glossoptose; beim Zurückfallen der Zunge kommt es zu einer akuten Atemwegsobstruktion; ggf. Intubation, OP, evtl. Gaumenplatte.
Glottische oder subglottische Stenose, z. B. Larynx-, oder Trachealhypoplasie (z. T. letal).
Laryngo/Tracheomalazie ▶ Kap. 12 Atemwegserkrankungen.

3.7   Bluterkrankungen

3.7.1   Fetale Erythropoese

Die embryonale Erythropoese beginnt am 20. Gestationstag. Die fetale Erythropoese erfolgt in Leber und Milz, ab dem letzten Trimenon im Knochenmark. Nach der Geburt wird die fetale Erythropoese innerhalb von 6 Monaten durch die Bildung adulter Erythrozyten ersetzt. Die geringe Lebensdauer von Neugeborenenerythrozyten führt zu vermehrtem Anfallen von Bilirubin, das durch die unreife Leber und die unreife Glukuronierung nur unvollkommen ausgeschieden werden kann.

Normwerte Hämoglobin (Hb):
- 12. Gestationswoche: 8–10 g/dl
- 40. Gestationswoche: 16,5–20 g/dl
- Postpartal: kurzer Hb-Anstieg innerhalb von 6–12 h, dann Abfall bis zum 3.–6. Lebensmonat auf 10 g/dl
- Frühgeborene <32. SSW haben geringere Hb-Ausgangskonzentrationen, der Minimalwert wird schneller erreicht (2 Monate postpartal).

3.7.2   Besonderheiten beim Neugeborenen

Im Vergleich zu adulten Erythrozyten weisen **fetale Erythrozyten** folgende Merkmale auf:
- Kürzere Lebensdauer: 70–90 Tage (Erwachsene: 120 Tage)
- Größeres MCV: 110–120 fl (Erwachsene: 85 fl)
- In den ersten Tagen nach der Geburt: Retikulozytose von 50–120‰
- Bei Geburt: fetales Hb 60–90%
- Nach 4 Monaten: fetales Hb <5%

Die fetalen Erythrozyten enthalten überwiegend Hämoglobin F (2 α- und 2 γ-Ketten). Unmittelbar vor der Geburt setzt bei einem reifen Neugeborenen die Synthese von β-Hämoglobinketten und damit des adulten Hb ein (2 α- und 2 β-Ketten).

Reife Neugeborene haben ein **Blutvolumen** von ca. 85 ml/kg KG; Plazenta und Nabelgefäße beinhalten ca. 20–30 ml/kg Blut.

3.7.3   Neonatale Anämie

Definition. Hb <14 g/dl oder Hk <40% bei einem reifen Neugeborenen am 1. Lebenstag.

Ätiopathogenese.
- **Akuter Blutverlust:** fetomaternale Blutung, Placenta praevia, vorzeitige Plazentalösung, fetofetale Transfusion, Nabelschnureinriss, Vasa praevia, neonatale Blutung (intrakraniell, gastrointestinal)
- **Chronischer Blutverlust:** häufig durch fetomaternale oder fetofetale Transfusion. Eine fetomaternale Transfusion besteht bei 50% aller Schwangerschaften mit z. T. erheblichem Blutverlust. Die Diagnose wird durch den Nachweis Hb-F-haltiger Erythrozyten im mütterlichen Blut gestellt.
- **Verminderte Bildung:** konnatale oder perinatale Infektionen, Blackfan-Diamond-Anämie ▶ Kap. 9, konnatale Leukämie
- **Hämolyse:** Rh-Erythroblastose (▶ Kap. 9), ABO-Erythroblastose (▶ Kap. 9), andere Blutgruppeninkompatibilitäten, Erythrozytenmembrandefekte, selten: Hämoglobinopathien

❶ Nach einem akuten Blutungsereignis können Hämoglobin und Hämatokrit initial noch normal sein, fallen jedoch dann in den ersten Stunden kontinuierlich ab.

Symptomatik
Akuter Blutverlust:
- Blässe, Hypotension, Tachykardie, Tachypnoe, Pulse schwach oder nicht tastbar, Schnappatmung, Schock

Chronischer Blutverlust:
- Blässe bei erhaltender Vitalität, Tachykardie, normaler Blutdruck, Herzinsuffizienz, Hepatomegalie, evtl. Splenomegalie (extramedulläre Blutbildung), evtl. Hydrops

Diagnostik. Labor: Hb und Hk erniedrigt, bei verminderter Blutbildung: Normoblasten und Retikulozyten erniedrigt, Fehlen von Erythrozytenvorstufen im Knochenmark.

Therapie.
- Bei ausgeprägtem akuten Blutverlust (hämorrhagischer Schock, »weiße Asphyxie«): **notfallmäßige Transfusion von 0-Rh-negativem Erythrozytenkonzentrat** ohne vorherige Kreuzprobe.
- Bei allen anderen Transfusionen muss vorher eine **Kreuzprobe** durchgeführt werden.

3.7.4 Polyzythämie, Hyperviskositätssyndrom

Synonym. Neonatale Polyglobulie.

Definition/Ätiopathogenese. Ab einem Hk >65% (Hb >22 g/dl) nimmt die Viskosität des Blutes so stark zu, dass es zu einer vaskulären Stase mit Mikrothrombosierung und Hypoperfusion bzw. Ischämie verschiedener Organe kommen kann.

Epidemiologie. Häufigkeit: 3–5% der Neugeborenen.

> **Risikofaktoren für eine Polyglobulie**
> - Reife, übertragene Neugeborene, intrauterine Wachstumsretardierung, Fetopathia diabetica
> - Späte Abnabelung, Patienten nach fetofetaler oder fetomaternaler Transfusion
> - Schlechtes Trinken, Stillprobleme
> - Hyperthyreose

Symptomatik.
- Plethorisches Aussehen, Belastungszyanose
- Hypotonie, Lethargie
- Hyperexzitabilität, Myoklonien, zerebrale Krampfanfälle

Komplikationen.
- **Kardiorespiratorisch:** Atemnotsyndrom, persistierende fetale Zirkulation, Herzinsuffizienz

- **Niere:** Nierenvenenthrombose: Hämaturie, Oligurie, Nierenversagen
- **Gastrointestinal:** Ileus, nekrotisierende Enterokolitis
- **Sonstiges:** Thrombozytopenie, Hypoglykämie, -kalzämie, Hyperbilirubinämie

Therapie. Therapieziel Hk 55–60%:
- Ausreichende i. v. Flüssigkeitszufuhr
- Ab einem Hk >70% partielle Austauschtransfusion (simultane arterielle Blutentnahme und Ersatz des Blutvolumens mit NaCl 0,9%)

3.7.5 Neugeborenenhyperbilirubinämie

Physiologischer Ikterus

Definition. Vorübergehende Hyperbilirubinämie mit Gesamtbilirubinwerten bis maximal 17 mg/dl.

Ätiopathogenese. Durch den Abbau von Hämoglobin im retikuloendothelialen System entsteht wasserunlösliches unkonjugiertes (indirektes) Bilirubin (aus 1 g Hb entstehen ca. 35 mg Bilirubin), das sich im Blut an Albumin bindet. Nach der Aufnahme in der Leber erfolgt die Konjugation durch die UDP-Glukuronyltransferase; das mit Uridin-5'-Phosphat-Glukuronsäure konjugierte (direkte) Bilirubin ist wasserlöslich und wird über das biliäre System in den Darm ausgeschieden.

Besonderheiten beim Neugeborenen:
- 2- bis 3-fach höhere Erythrozytenkonzentration und verkürzte Überlebenszeit der Erythrozyten führen zu höherer Bilirubinkonzentration.
- Verstärkter »enterohepatischer Kreislauf« bei Neugeborenen durch die verzögerte Darmpassage des mekoniumhaltigen Darms und die fehlende Kolonisation mit Bakterien, die Bilirubin in Urobilinogen umwandeln. **Enterohepatischer Kreislauf:** Hydrolyse des in den Darm gelangten glukuronidierten Bilirubins durch die intestinale Glukuronidase und die Rückresorption des Bilirubins aus dem Darm.

Epidemiologie. Häufigkeit: >50% der reifen Neugeborenen.

Symptomatik. 2–3 Tage nach der Geburt entwickelt sich ein Ikterus (gelbliche Hautfarbe, gelbliche Skleren) mit Maximum am 4.–5. Lebenstag (maximales Gesamtbilirubin 17 mg/dl), dann langsames Abklingen. Bei Frühgeborenen kann der Ikterus stärker ausgeprägt sein, länger andauern und später das Maximum erreichen.

3

◘ Tab. 3.6. Ätiologie der indirekten Hyperbilirubinämie (Erhöhung des unkonjugierten Bilirubins)

Erkrankungen bzw. Störungen mit gesteigerter Hämolyse	Blutgruppeninkompatibilität	Rh, ABO, Kell, Duffy u. a.
	neonatale Infektionen	bakteriell, viral
	genetisch bedingte hämolytische Anämien	**Enzymdefekte:** Glucose-6-Phosphat-Dehydrogenase, Pyruvatkinase **Membrandefekte:** Sphärozytose u. a. **Hämoglobinopathien**
Erkrankungen bzw. Störungen ohne Hämolyse	verminderte Bilirubinkonjugation	physiologischer Ikterus Muttermilchikterus Kinder diabetischer Mütter Crigler-Najjar-Syndrom, (genetisch bedingter Glucuronyltransferasemangel) Gilbert-Meulengracht-Syndrom (verminderte Bilirubinaufnahme in die Leberzelle) Hypothyreose Medikamente
	vermehrter Bilirubinanfall	Polyzythämie Organblutungen Hämatome
	vermehrte enterale Rück-resorption von Bilirubin	intestinale Obstruktion; verminderte Peristaltik unzureichende Ernährung

Pathologischer Ikterus

Definition.
- **Icterus praecox:** Gesamtbilirubin >12 mg/dl in den ersten 36 Lebensstunden
- **Icterus gravis:** >20 mg/dl bei reifen Neugeborenen, >10 mg/dl bei Frühgeborenen
- **Icterus prolongatus:** erhöhtes Bilirubin über den 14. Lebenstag hinaus

Ätiopathogenese. Ursachen der Hyperbilirubinämie fassen ◘ Tab. 3.6 und ◘ Tab. 3.7 zusammen.

◘ Tab. 3.7. Ätiologie der direkten Hyperbilirubinämie (Erhöhung des konjugierten Bilirubins)

Intrahepatische Cholestase	neonatale Hepatitis, Hepatitis B perinatale Infektionen (CMV u. a.) Syndrom der eingedickten Galle parenterale Ernährung α_1-Proteinase-Mangel (synonym: α_1-Antitrypsin) Galaktosämie, Tyrosinose intrahepatische Gallengangshypo-plasie (Alagille Syndrom)
Extrahepatische Cholestase	Gallengangsatresie Choledochuszyste zystische Fibrose (Mukoviszidose)

Symptomatik. Gelbe Hautfarbe, Sklerenikterus (klinisch erkennbar ab einem Bilirubin von 5 mg/dl).

Diagnostik.
- Transkutane Bilirubinmessungen (tcB-Index)
- **Labor:**
  - Bilirubin (gesamt und direkt), Blutgruppe und Rhesusfaktoren von Mutter und Kind, indirekter Coombstest
  - Bestimmung von TSH/T3, T4
  - Ausschluss einer Infektion

Komplikationen. Kernikterus, Leberzirrhose.

Therapie.
- Regelmäßige Kontrolle der Bilirubinwerte
- Je nach Grenzwerten (vgl. Lehrbücher Neonatologie) **Phototherapie:** durch blaues Licht (425–475 nm) wird das in der Haut vorhandene Bilirubin zu nicht-toxischen Bilirubin-Isomeren umgeformt. Eine Phototherapie ist bei reifen Neugeborenen erst nach dem 3. Lebenstag ab Bilirubinwerten >16 mg/dl indiziert.
- oder **partielle Austauschtranfusion** (s. u.)

❶ Phototherapie sollte nur bei gegebener Indikation erfolgen, da sie zu Diarrhoe und Dehydratation führen kann. Zudem ist durch das blaue Licht die Hautfarbe der Neugeborenen nur noch eingeschränkt beurteilbar (Monitorüberwachung notwendig!).

3.7.6 Morbus haemolyticus neonatorum

Definition. Hämolyse kindlicher Erythrozyten, häufig bedingt durch Blutgruppenunverträglichkeit von Mutter und Fetus.

Ätiopathogenese. Beim Übertritt fetaler, inkompatibler Erythrozyten in die mütterliche Blutbahn während einer vorangegangenen Schwangerschaft (oder eines Aborts etc.) oder nach einer vorherigen Transfusion mit nicht blutgruppengleichen Erythrozyten reagiert das mütterliche Immunsystem mit der Bildung spezifischer IgG-Ak (Sensibilisierung). IgG-Ak sind plazentagängig und binden sich nach Übertritt auf das Kind an spezifische Antigenstrukturen fetaler Erythrozyten. In Folge kommt es zu vermehrtem Abbau der fetalen Erythrozyten, zu gesteigerter extramedullärer Blutbildung (Leber, Milz) und zum Auftreten von Erythroblasten in der kindlichen Blutbahn. Durch die gesteigerte Hämolyse fällt vermehrt indirektes Bilirubin an, das über die Plazenta transportiert, vom hepatischen Enzymsystem der Mutter glukuronidiert und biliär ausgeschieden wird. Intrauterin sind daher die kindlichen Bilirubinkonzentrationen kaum erhöht.

Rh-Erythroblastose

Definition. Hämolyse kindlicher Erythrozyten aufgrund von Rhesusinkompatibilität.

Ätiopathogenese. Das erythrozytäre Antigensystem besteht aus 5 Antigenen: C, D, F, c und e; d hat keine antigenen Eigenschaften. Bei 90% der Rhesusinkompatibilitäten liegt folgende Konstellation vor: das D-Antigen des Fetus in der ersten Schwangerschaft sensibilisiert die Rh(d)-negative Mutter, die in Folge IgG-Antikörper bildet (Anti-D-IgG). Das erste Kind ist gesund oder entwickelt nur eine hämolytische Anämie oder eine Hyperbilirubinämie. Die Rh-Erythroblastose manifestiert sich **ab der 2. Schwangerschaft** als Morbus haemolyticus neonatorum mit zunehmendem Schweregrad.

Symptomatik.
- Anämie
- Icterus praecox oder Icterus gravis mit Gefahr der Entwicklung einer Bilirubinenzephalopathie (Kernikterus) ▶ Kap. 3.7.7
- Hepatosplenomegalie (extramedulläre Blutbildung)
- evtl. **Hydrops fetalis**: bei schwerer Anämie (Hb <8 g/dl) entwickelt sich intrauterin eine Hypoxie und eine Hypoproteinämie durch eine verminderte

hepatische Albuminsynthese mit Verringerung des onkotischen Drucks. Es kommt zu generalisierten **Ödemen, Höhlenergüssen** (Aszites, Pleuraergüsse, Perikarderguss), Hypervolämie und **Herzinsuffizienz**, ggf. zerebrale Schädigung oder intrauteriner Fruchttod.

Diagnostik. Labor:
- Retikulozyten und Erythroblasten erhöht
- **Indirekter Coombs-Test**: Nachweis plazentagängiger Antikörper im Serum
- evtl. sequenzielle Amniozentese zur Bilirubinbestimmung des Fetus

❯ Postnatal müssen bei Rh-Inkompatibilität engmaschige Bilirubinkontrollen durchgeführt werden, da die Konzentration des indirekten Bilirubins unmittelbar nach der Geburt stark ansteigen kann.

Therapie. Bei ausgeprägter Anämie muss eine **intrauterine Transfusion** durchgeführt werden; bei ersten Anzeichen eines Hydrops fetalis Sectio caesarea!
- Postnatal ist bei leichten Verläufen eine **Phototherapie** ausreichend
- evtl. **Immunglobuline i. v.**
- Bei schweren Verläufen muss eine **Austauschtransfusion** mit kompatiblem Spender-Vollblut durchgeführt werden: die Austauschtransfusion erfolgt in Portionen von 5–20 ml über den Nabelvenenkatheter; das 2- bis 3-fache Blutvolumen eines Neugeborenen wird ausgetauscht, neben mütterlichen Antikörpern werden ca. 90% der kindlichen Erythrozyten eliminiert. Mögliche Komplikationen einer Austauschtransfusion sind: Infektion, Katheterperforation, Pfortaderthrombose, Hypotension, Azidose, nekrotisierende Enterokolitis und Elektrolyt-Entgleisung.

❯ Nach einer Austauschtransfusion können die nicht eliminierten Anti-D-Antikörper auch noch in den ersten Lebenswochen bzw. -monaten zu einer ausgeprägten Anämie führen (Spätanämisierung).

Prävention. Präventiv sind im Rahmen der Schwangerschaftsvorsorge die Blutgruppenbestimmung und ein Ak-Suchtest (Rh-, Duffy-, Kell- oder andere Blutgruppen-Systeme) notwendig. Eine **Anti-D-Prophylaxe** wird nach Aborten, Amniozentesen oder unsachgemäßer Transfusion mit Rh-positivem Blut sowie bei Rh-negativen Schwangeren mit negativem Anti-D-Nachweis in der 28.–30. Gestationswoche durchgeführt: die bei der ersten Schwangerschaft, Aborten etc. in den mütterlichen Kreislauf gelangten fetalen Eryth-

3

rozyten werden mit Anti-D-Antikörpern beladen und vorzeitig eliminiert.

AB0-Erythroblastose

Definition. Hämolyse fetaler Erythrozyten durch mütterliche Bildung von Anti-A- oder Anti-B-Antikörpern vom Typ IgG gegen kindliche Antigene, z. B. nach Übertritt kindlicher Erythrozyten in den mütterlichen Kreislauf.

Ätiopathogenese. Mütter der Blutgruppe 0 haben Anti-A- und Anti-B-Antikörper (Typ IgM-Antikörper, nicht plazentagängig). Einige Schwangere bilden nach dem Übertritt kindlicher Erythrozyten in die mütterliche Blutbahn plazentagängige IgG-Antikörper, die gegen die kindlichen Blutgruppen-Antigene A, B oder AB gerichtet sind. Die kindliche Antigenität der Blutgruppeneigenschaften ist jedoch gegen Ende der Schwangerschaft noch nicht voll ausgebildet, daher verläuft die AB0-Erythroblastose eher mild. Außerdem tragen auch viele Gewebszellen A- bzw. B-Antigene, wodurch es zur »Ablenkung« der mütterlichen Antikörper von einer ausschließlich erythrozytären Reaktion kommt.

Epidemiologie. Die AB0-Erythroblastose tritt häufig bereits in der ersten Schwangerschaft auf, im Gegensatz zur Rh-Inkompatibilität; keine Gefährdung des Feten.

Symptomatik. Neugeborene haben meist nur geringgradige Anämie, im peripheren Blut finden sich »Sphärozyten«, ggf. besteht eine Hyperbilirubinämie. Die Symptomatik nimmt in der Regel in den nachfolgenden Schwangerschaften zu.

Therapie. Je nach Grenzwerten bei Hyperbilirubinämie: Phototherapie.

3.7.7   Bilirubinenzephalopathie (Kernikterus)

Definition. Irreversible Gehirnschädigung durch unkonjungiertes Bilirubin, insbesondere im Bereich der Basalganglien.

Ätiopathogenese. Unkonjugiertes, nicht an Albumin gebundenes Bilirubin dringt aufgrund seiner lipophilen Eigenschaften leicht in das zentrale Nervensystem ein. Dort inhibiert es den neuronalen Metabolismus durch Hemmung der oxidativen Phosphorylierung und hinterlässt irreversible Schäden im Bereich der Basalganglien, des Globus pallidus, des Nucleus caudatus

(Kernikterus), des Hypothalamus, einiger Hirnnervenkerngebiete und der Großhirnrinde.

> **Risikofaktoren für eine Bilirubinenzephalopathie**
> - Unreife
> - Überschreiten der Albuminbindungskapazitäten durch zu hohe Bilirubinspiegel oder Hypalbuminämie
> - Veränderung bzw. Schädigung der Blut-Hirnschranke nach Asphyxie, neonataler Meningitis u. a.

Symptomatik.
- **Frühsymptome:** Apathie, Hypotonie, abgeschwächte Neugeborenenreflexe, Trinkschwäche, schrilles Schreien, Erbrechen
- **Später:** vorgewölbte Fontanelle, opisthotone Körperhaltung, muskuläre Hypertonie, zerebrale Krampfanfälle
- **Überlebende Patienten:** Taubheit, zerebrale Bewegungsstörung (Choreoathetose), mentale Retardierung

Prävention. Engmaschige Bilirubinkontrollen, rechtzeitige Therapie einer Hyperbilirubinämie.

3.7.8   Das weiße Blutbild Neugeborener

Neonatale Thrombozytopenie

Definition. Thrombozytenwerte <150 000/µl bei Neugeborenen.

Ätiopathogenese. ■ Tab. 3.8.

Symptomatik. Ab Thrombozytenzahlen <50 000/µl können z. T. bedrohliche Blutungen auftreten.

Therapie. Wiederholte Thrombozytentransfusionen, die Halbwertszeit von Thrombozytenkonzentraten beträgt 12 h.

3.7.9   Koagulopathien

Morbus haemorrhagicus neonatorum (Vitamin K-Mangel)

Definition. Durch Vitamin-K Mangel hervorgerufene Blutungen bei Neugeborenen.

◼ Tab. 3.8. Ursachen der neonatalen Thrombozytopenie	
Mütterliche Ursache	▬ idiopathisch thrombozytopenische Purpura der Mutter ▬ Lupus erythematodes der Mutter ▬ Medikamenteneinnahme während der Schwangerschaft ▬ Thrombozyteninkompatibilität: Alloimmunthrombozytopenie
Kindliche Ursachen	▬ konnatale Infektionen: Toxoplasmose, Röteln, Zytomegalie, Herpes simplex, Lues ▬ neonatale Infektionen: Sepsis neonatorum ▬ disseminierte intravaskuläre Gerinnungsstörung nach Asphyxie, Schock etc. ▬ nekrotisierende Enterokolitis ▬ Austauschtransfusion ▬ selten: aplastische Anämie, kongenitale Leukämie, Wiskott-Aldrich-Syndrom, Riesenhämangiom u. a. ▬ Retardierung ▬ Polyzythämie

Ätiopathogenese. Neugeborene haben erniedrigte Plasmakonzentrationen nahezu aller Gerinnungsfaktoren. Gerinnungsfaktoren sind nicht plazentagängig und insbesondere die Synthese Vitamin-K-abhängiger Faktoren (II, VII, IX und X) ist vermindert. Beim Morbus haemorrhagicus neonatorum unterscheidet man folgende Ätiologie:

▬ **Frühe Form** (1. Lebenstag): bedingt duch mütterliche Medikamente (Phenytoin, Phenobarbital, Primidon, Salizylate, Antikoagulanzien), die den Vitamin-K-Metabolismus der Neugeborenen beeinträchtigen.

▬ **Typische Form** (3.–7. Lebenstag): Vitamin K-Mangel bei Muttermilch-ernährten Säuglingen (nur wenig Vitamin K in der Muttermilch), antibiotischer Langzeitbehandlung, parenteraler Ernährung

▬ **Spätmanifestation** (nach 4–12 Wochen): Vitamin K-Mangel bei Muttermilch-ernährten Säuglingen, Vitamin-K-Malabsorption (Mukoviszidose, Cholestase, Gallengangsatresie)

❯ Eine Heparintherapie während der Schwangerschaft führt nicht zum Morbus haemorrhagicus neonatorum, da Heparin nicht plazentagängig ist.

Symptomatik.
▬ Spontane Blutungen: gastrointestinale Blutungen (Melaena vera), Hämatemesis
▬ Epistaxis, Nabelschnur- und Hautblutungen
▬ Intrakranielle Blutungen.

Diagnostik. Labor: Quick erniedrigt; PTT in schweren Fällen verlängert; Faktoren II, VII, IX und X erniedrigt.

Therapie. Vitamin K i. v., ggf. Fresh-Frozen-Plasma.

Prävention. Alle Neugeborene erhalten prophylaktisch **Vitamin K (3-mal je 2 mg p. o.** bei der U1, U2 und U3; ► Kap. 1).

Prognose. Letalität je nach Ausprägung bis zu 20%.

Disseminierte intravaskuläre Gerinnungsstörung (DIC)

Definition, Ätiologie. Erworbene, lebensbedrohliche Gerinnungsstörung durch den Verbrauch von Thrombozyten und Gerinnungsfaktoren, hervorgerufen durch die Freisetzung von gerinnungsaktivierenden Faktoren und Toxinen, u. a. bei
▬ Hypoxie, Asphyxie, Hypotension, Azidose, Hypothermie, Schock
▬ Bakterieller Sepsis, Virämie, nekrotisierende Enterokolitis
▬ Riesenhämangiomen, intrauterinem Tod eines Zwillings
▬ Neoplasie

Symptomatik. Die DIC verläuft in verschiedenen Stadien: initial besteht eine Hyperkoagulabilität, im Verlauf entwickelt sich eine Hypokoagulabilität mit Blutungen, zuletzt kommt es zu Mikrothrombosierung, Multiorganversagen und Schock.

Therapie.
▬ Substitution von Fresh Frozen Plasma
▬ Therapie der Grunderkrankung

3.8 Gastrointestinale Erkrankungen

3.8.1 Angeborene Atresien des Gastrointestinaltrakts

Ösophagusatresie, Duodenalatresie und Analatresie ► Kap. 13.

3

3.8.2 Mekoniumileus

Definition. Verlegung des terminalen Ileums mit einge-dicktem, klebrigen Mekonium, häufig bei Patienten mit zystischer Fibrose.

Symptomatik. Abdominelle Distension, galliges Erbre-chen, fehlender Mekoniumabgang.

Diagnostik.
- **Röntgen-Abdomen:** feine Gasbläschen im Bereich der mekoniumgefüllten Dünndarmschlingen; nach Kontrastmittelfüllung Darstellung eines Mikro-kolons (strangartiger Dickdarm).
- **Ausschluss zystische Fibrose:** DNA-Analyse, Schweißtest.

Differenzialdiagnostik. Mekoniumpropfsyndrom: Darmverschluss bei Frühgeborenen mit geringer Darm-motilität und später oraler Nahrungszufuhr.

Komplikationen. Perforation mit Mekoniumperitonitis (auch pränatal).

Therapie. Bei unkompliziertem Mekoniumileus Darm-spülung mit Kontrastmittel, cave: Perforationsgefahr durch Darmspülung; ein Strangulationsileus ist ein chirurgischer Notfall.

3.8.3 Volvulus mit oder ohne Malrotation

Definition. Verschlingung von Darm, zusätzlich kann eine embryonale Rotationsstörung bestehen.

❶ Eine Malrotation mit intestinaler Obstruktion ist wegen der Gefahr der Darmnekrose und -perforation ein chirurgischer Notfall.

Symptomatik.
- Postnatal: galliges Erbrechen, Mekoniumabgang trotz Volvulus z. T. noch möglich
- Sepsis, Schock
- Assoziierte Fehlbildungen: diaphragmatische Her-nie, Pancreas anulare, Darmatresien

Diagnostik.
- **Röntgen-Abdomen** a. p., Linksseitenlage: dilatier-te Dünndarmschlingen, evtl. Spiegelbildung
- **Kontrastmitteldarstellung** unter Röntgen-Durch-leuchtung: Darstellung eines abnormen Darmver-laufs oder eines kompletten Verschlusses

- **Farbdoppler-Sonographie:** bei Malrotation ab-normer Gefäßverlauf von A. mesenterica superior und V. mesenterica superior

Therapie. Operativ.

3.8.4 Bauchwanddefekte

Omphalozele

Definition/Ätiopathogenese. Mediale Nabelschnur-hernie infolge einer Hemmungsfehlbildung der Bauch-decke mit Vorfall des Darms und evtl. Teilen der Leber in einen aus Nabelschnurhäuten bestehenden Bruch-sack; häufig mit extraabdominellen Fehlbildungen as-soziiert.

Epidemiologie: Häufigkeit: 1:3 000 Geburten.

Diagnostik. Häufig bereits pränatale, sonographische Diagnose.

Therapie.
- Wärmeschutz: Abdecken des Bruchsacks mit ste-rilen, warmen Tüchern, Plastikfolie
- Rechtsseitenlagerung des Kindes, um den Zug auf die intraabdominellen Gefäße durch seitliches Herabhängen der Zele zu vermeiden.
- Magensonde und regelmäßiges Aspirieren, um die Luftfüllung des Darms zu reduzieren.
- Zügige Operation

❶ Bei Omphalozele besteht die Gefahr des Abknickens der V. cava inferior und der Entwicklung eines Low-output Syndroms.

Gastroschisis

Definition. Rechts lateral des Nabels gelegener Bauch-wanddefekt mit Prolaps verschiedener Organe (Darm, Magen, Harnblase, Ovarien), meist ohne Bruchsack (⬛ Abb. 3.3).

Symptomatik. Die strangulierten, torquierten Darm-schlingen sind ödematös verändert, mit Fibrinbelägen und verbacken (»chemische Peritonitis«), häufig ent-zündlich verändert; mit häufig abdominellen Fehlbil-dungen assoziiert.

Diagnostik/Therapie. Siehe Omphalozele, z. T. wird eine frühzeitige Sectio in der 35–37. SSW angestrebt.

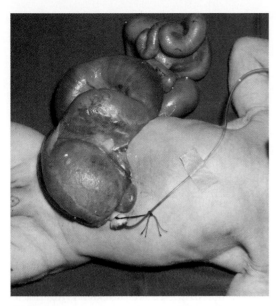

◘ Abb. 3.3. Gastroschisis: Prolaps von abdominellen Organen ohne Bruchsack

3.8.5 Nekrotisierende Enterokolitis (NEC)

Definition. Akute, hämorrhagisch-nekrotisierende Entzündung des Dünn- und Dickdarms.

Epidemiologie. Häufigste Ursache des akuten Abdomens im Neugeborenenalter; Häufigkeit: 3–10% aller Frühgeborenen, 2% aller Neugeborenen.

Risikofaktoren für eine NEC
Hauptrisikofaktor für eine NEC ist die Unreife des Darms. Zusätzliche Risikofaktoren sind Asphyxie, Nabelgefäßkatheterisierung, Blutaustauschtransfusionen, persistierender Ductus arteriosus, Hyperviskositätssyndrom, Hyperalimentation, Ernährung mit hyperosmolarer Nahrung, Medikamente und gastrointestinale Virusinfektionen (Rota-Viren, Entero-Viren).

Ätiopathogenese. Es wird eine multifaktorielle Genese diskutiert: Minderperfusion mesenterialer Gefäße, O_2-Unterversorgung des Darms und **Ischämie**, ödematöse Veränderung der Darmwand mit Mikrozirkulationsstörungen, **Mukosaschädigung**, möglicherweise auch durch hyperosmolare Nahrung, Invasion bakterieller Erreger mit **Infektion** und generalisierter Dissemination, z. T. ausgedehnte Darmnekrosen.

Symptomatik. Schleichender oder fulminanter Beginn (septisches Krankheitsbild):
- Temperaturinstabilität, blass-grau-marmoriertes Hautkolorit
- Apnoen, Bradykardien, Tachypnoe
- Geblähtes und berührungsempfindliches Abdomen, Nahrungsverweigerung, vermehrte Magenreste, galliges, blutiges Erbrechen, schleimig-blutige Stühle
- Ödem und Erythem der prall und schmerzhaft gespannten Bauchhaut, Flankenrötung als Zeichen der Peritonitis
- Azidose, DIC, Schock

Diagnostik.
- Klinische Untersuchung
- **Labor:** Leukozytose, neutrophile Granulozytose, D-Dimere erhöht; metabolische Azidose, CRP (idealer Verlaufsparameter); klassische NEC-Zeichen sind Thrombopenie und Hyponaträmie; Aerobe/anaerobe Blutkulturen
- **Röntgen-Abdomen:** Darmdistension, bläschenförmige, intramurale Luft (Pneumatosis intestinalis), Pneumatosis V. portae, Nachweis freier Luft bei Perforation
- **Sonographie:** Nachweis von Pneumotosis intestinalis und Pneumatosis V. porta

Differenzialdiagnose. Isolierte Darmperforation, häufig bei Frühgeborenen, keine Nekrose, meist weniger dramatischer Verlauf.

Therapie.
- Sofortige Nahrungskarenz, Magenablaufsonde, parenterale Ernährung
- i. v.-antibiotische Therapie (inkl. Anaerobierspektrum, z. B. Metronidazol, umstritten)
- Supportiv: Transfusion von Fresh Frozen Plasma, maschinelle Beatmung, engmaschige klinische, laborchemische und radiologische Kontrollen
- Bei Perforation oder Peritonitis: Operation (Anus praeter), Rückverlagerung meist nach mehreren Wochen bis Monaten möglich.

Komplikationen. Strikturen, Stenosen, Bridenileus

Prognose. Letalität bei Frühgeborenen <1 000 g bis zu 50%.

3

3.9 Fetale und neonatale Infektionen

In der Frühschwangerschaft führen v. a. virale Infektionen (Röteln, Zytomegalie) zur Schädigung des Ungeborenen, in der Spätschwangerschaft eher aszendierende bakterielle Infektionen (Streptokokken B, E. coli, Listerien u. a.).

3.9.1 Konnatale Infektionen

Definition/Ätiopathogenese.
- **Konnatale Infektion**: Infektion des Fetus transplatzentar (hämatogen) oder seltener durch eine Erregeraszension
- **Intranatale/neonatale Infektion:** Infektion bei vorzeitigem Blasensprung oder durch Kontamination des Neugeborenen während der Passage
- **Postnatale Infektion:** Infektion im Rahmen einer mütterlichen Erkankung
- **Vertikale Infektion:** Infektion vor Durchtrennung der Nabelschnur
- **Horizontale Infektion:** Infektion nach dem Abnabeln

Erreger: ◘ Tab. 3.9, die jeweiligen Erkrankungen werden in den folgenden Kapiteln behandelt.

3.9.2 Toxoplasmose

Definition. Infektion von Mutter und/oder Kind mit dem Protozoe Toxoplasma gondii. Die Übertragung erfolgt durch Oozyten im Katzenkot oder durch Verzehr von rohem Schweine- oder Rindfleisch.

◘ Tab. 3.9. Konnatale Infektionen, die unter der amerikanischen Bezeichnung TORCH zusammengefasst werden

T	Toxoplasmosen
O	Others: andere infektiöse Mikroorganismen wie: Varicella-Zoster-Viren Hepatitis-B-Viren HIV-Viren Parvoviren Treponema pallidum, Listeriosen u. a.
R	Rubella-Viren (Röteln)
C	Zytomegalieviren
H	Herpes-simplex-Viren Typ I und II

Epidemiologie. Durchseuchungsgrad 50%; 50% der Toxoplasmose-Primärinfektionen in der Schwangerschaft verlaufen bei der Mutter asymptomatisch, weitere 50% zeigen unspezifische Symptome, wie Schwäche und Lymphadenopathie.

Symptomatik. 40% der Neugeborenen infizierter Mütter erkranken, davon sind ca. 80% zunächst asymptomatisch. Im Verlauf entwickelt sich die typische klinische Trias: Enzephalitis mit intrazerebralen Verkalkungen, Krampfanfällen und Hydrozephalus, Chorioretinitis und Hepatomegalie. Die Kinder sind mental retardiert, haben Seh- und Lernstörungen.

> Charakteristische klinische Trias bei Toxoplasmose: **Enzephalitis**, **Chorioretinis**, **Hepatomegalie**.

Diagnostik. Serologie: IgM-Nachweis (Sabin-Feldmann-Test, Komplementbindungsreaktion, indirekter Immunfluoreszenztest); evtl. **direkter Erregernachweis** aus Nabelschnurblut oder Plazentaresten.

Therapie.
- **Infektion in der Schwangerschaft**: sofortiger Therapiebeginn mit Spiramycin (bis 15. SSW) und Sulfadiazin, Pyrimethamin und Folinsäure (ab 16. SSW).
- **Infektion des Neugeborenen**: sofortiger Therapiebeginn mit Sulfadiazin, Pyrimethamin und Folinsäure.
- **Im Kindesalter**: regelmäßige augenärztliche Kontrollen im Kindesalter zur Früherkennung der Chorioretinitis, regelmäßige neurologische Untersuchungen und Hörprüfungen.

Prävention. In der Schwangerschaft:
- Durchführung eines Toxoplasmose-Screenings in der Frühschwangerschaft
- Vermeidung von rohem oder halbgarem Fleisch, von ungewaschenem Obst und Gemüse; strenge Hygieneregeln bei der Zubereitung
- Tragen von Handschuhen bei der Gartenpflege, Vermeidung von Katzenpflege und Reinigung von Kotkästen

3.9.3 Konnatale Rötelninfektion

Synonym. Gregg-Syndrom (australischer Arzt, Erstbeschreibung 1941).

Definition/Ätiopathogenese. Embryo-/Fetopathie aufgrund einer Primärinfektion in der Schwangerschaft mit dem Rubella-Virus. Eine Infektion in den ersten Schwangerschaftsmonaten führt zum Abort oder zu einer schweren Embryopathie (höchstes Risiko zwischen der 1. und 11. Schwangerschaftswoche), eine Infektion nach dem 4. Schwangerschaftsmonat zeigt meist einen milderen Krankheitsverlauf.

Epidemiologie. Häufigkeit 1:10 000; ca. 10–15% der Frauen im gebärfähigen Alter haben keine Rötelnantikörper.

Symptomatik. Die Klinik variiert beim Kind je nach Zeitpunkt der Schädigung und Viruslast von asymptomatisch bis zu schwerer Embryopathie mit multiplen Fehlbildungen:
- Vitium cordis (70%): persistierender Ductus arteriosus, Pulmonalstenose, Aortenstenose
- Katarakt (30%), Retinopathie (»Pfeffer- und Salzfundus«) (30%)
- Taubheit (90%)
- Dystrophie
- Thrombozytopenische Purpura (30%)
- Floride Meningoenzephalitis bei Geburt (20%)
- Diabetes mellitus (20%)
- Seltener: Mikrophthalmie, Mikrozephalie, Zahndefekte, Glaukom, Hepatitis, interstitielle Pneumonie, Myokarditis, Ostitis, Thyreoiditis, Pankreasinsuffizienz

> Typische Trias der Rötelnembryopathie: Herzfehler, Katarakt, Innenohrschwerhörigkeit.

Diagnostik.
- **Labor**: Leukopenie, Lymphozytose, erhöhte Plasmazellen; **Erregernachweis**: Nachweis von Röteln-DNA (PCR), u.a. im Rachensekret, Blut-/Urinkultur
- **Serologie**: Nachweis von Röteln-IgM

> Neugeborene mit konnataler Rötelninfektion scheiden das Virus für mehrere Monate bis Jahre in Stuhl und Urin aus, sie sind hochinfektiös und müssen während des stationären Aufenthalts streng isoliert werden.

Therapie. Symptomatisch, evtl. operative Korrektur von Herzfehlern.

Prognose. Abhängig vom Schweregrad der Infektion; nach 10 Jahren weisen ca. 25% der Kinder eine schwere mentale Retardierung und ca. 30% Verhaltensauffälligkeiten auf, 5% sind autistisch.

Prävention.
- Aktive Impfung aller Mädchen, spätestens bis zur Pubertät nach STIKO-Empfehlungen
- Kontrolle der Röteln-Antikörper-Titer bei Frauen im gebärfähigen Alter (protektiver Titer: ≥1:32)
- Nach Rötelnkontakt einer seronegativen Schwangeren: passive Immunisierung mit spezifischen Immunglobulinen

3.9.4 Zytomegalie (CMV)

Definition/Ätiopathogenese. Prä-, peri- oder postnatale Infektionen mit dem Zytomegalie-Virus. Infektion im Geburtskanal (10% der Schwangeren haben CMV im Zervikal und Vaginalsekret) oder durch Muttermilch, Körpersekrete (Urin, Speichel) oder Blutprodukte.

Epidemiologie. Häufigste konnatale Infektion, Inzidenz ca. 1%.

Symptomatik.
Konnatale Infektion: diaplazentare Übertragung auf den Fetus bei Primärinfektion in der Schwangerschaft. Die meisten der intrauterin infizierten Patienten sind asymptomatisch, 10–15% entwickeln eine klinisch manifeste Zytomegalie mit:
- Frühgeburt
- Mikrozephalie, periventrikuläre Verkalkungen
- Chorioretinits, Katarakt, Opticusatrophie, Innenohrschwerhörigkeit, Zahndefekte
- Purpura, Ikterus, Hepatosplenomegalie
- Interstitielle Pneumonie, Myokarditis

Perinatale Infektion: 10- bis 20-mal häufiger als die konnatale Form, meist subklinischer Verlauf. Bei sehr kleinen Frühgeborenen z. T.:
- Schwere interstitielle CMV-Pneumonie
- Hepatosplenomegalie, Thrombopenie, Petechien
- Sepsisähnliche Krankheitsbilder

Diagnostik.
- **Labor**: Nachweis von CMV early-Antigen im Urin, Virus-DNA in Urin, Speichel, Blut, Zervikalabstrich
- **Serologie**: Nachweis von CMV-IgG, -IgM (nicht sehr sensitiv)

> **Histologisch** zeigen sich bei CMV-Infektion Riesenzellen, die aus Virusaggregaten bestehende Zellkern-Einschlusskörperchen enthalten (so genannte »Eulenaugen«).

3

Therapie. Symptomatisch; in schweren Fällen, z. B. bei Pneumonie, ggf. Ganciclovir oder Foscarnet i. v. (cave schwerwiegende Nebenwirkungen); evtl. CMV-Hyperimmunglobuline.

Prognose. Die Letalität der konnatalen Form beträgt 20%. 90% der überlebenden Kinder mit konnataler Infektion und 15% mit postnataler Infektion weisen Folgeschäden auf: Hörverlust, Retardierung, Chorioretinitis, Optikusatrophie, Krampfanfälle, mentale Retardierung.

Prävention.
- Vor einer Schwangerschaft muss der CMV-Antikörper-Status erfasst werden; Expositionsprophylaxe aller Schwangeren, die Kontakt mit Kleinkindern haben (hohe CMV-Infektionsrate!).
- Blutprodukte: bei Frühgeborenen oder immundefizienten Patienten dürfen nur leukozytendepletierte Blutprodukte von CMV-seronegativen Spendern transfundiert werden.
- Pasteurisieren der Muttermilch bei unreifen Frühgeburten und seropositiven Müttern

3.9.5 Herpes simplex

Definition. Infektion mit dem Herpes-simplex-Virus (DNA-Virus)
- HSV 1: Haut, Schleimhaut, ZNS, Auge
- HSV 2: Genitale

Epidemiologie. Perinatale Herpesinfektion (85%): Infektion im Geburtskanal mit HSV 2; ca. 50% der vaginal entbundenen Neugeborenen einer Mutter mit genitaler Primärinfektion erkranken, seltener erkranken die Kinder bei rezidivierenden genitalen Herpesinfektionen, da in diesen Fällen protektive mütterliche Antikörper bestehen.
Konnatale Herpesinfektion (5%): diaplazentare Herpes-Infektion.

Symptomatik. Perinatale Herpesinfektion: Manifestation zwischen der 1. und 3. Lebenswoche; klinisch variable Symptomatik von lokaler Haut-/Schleimhautinfektion bis hin zu schwerer, disseminierter Infektion mit
- Temperaturinstabilität, Zirkulationsstörungen
- Apnoen, Ateminsuffizienz
- Lethargie, Erbrechen
- In 60–70% ZNS-Beteiligung: Hyperexzitabilität, Enzephalitis, Krampfanfällen, Opisthotonus, Koma
- In 50–80% Haut-Beteiligung: vesikuläre Effloreszenzen, bullöses Exanthem, Konjunktivitis, orale Ulzerationen

Konnatale Herpesinfektion (selten): Hypotrophie, Mikrozephalie, Mikrophthalmus, Katarakt.

Diagnostik.
- Virusisolation und -typisierung aus Vesikelinhalt oder Abstrichen
- **Serologie**: Nachweis von IgM-Antikörpern (bei perinataler Infektion erst 1–2 Wochen nach Infektionsbeginn nachweisbar)

Therapie/Prognose. Aciclovir oder Foscarnet i. v., die Prognose hängt von einem frühen Therapiebeginn ab.

Prävention.
- Entbindung durch sectio bei Müttern mit florider HSV2 Infektion; bei rezidivierenden Herpes genitalis-Infektionen ist eine vaginale Entbindung möglich, wenn bei Geburt weder Effloreszenzen noch ein positiver Virusnachweis gegeben sind.
- Stationäre Isolation von Kindern mit Herpes-Infektion.

3.9.6 Varizella-Zoster (VZV)

Definition/Ätiopathogenese. Intrauterine oder postnatale Infektion mit dem Varizella-Zoster-Virus (Herpes-Virus) bei Primärinfektion der Schwangeren mit VZV. Varizellen sind hochkontagiös (fliegende Infektion) und haben einen hohen Manifestationsindex. Neonatale Varizellen-Infektionen beim Neugeborene haben häufig schwere, z. T. letale Verläufe. Eine Reaktivierung einer Varizellen-Infektion im Rahmen eines »Zosters« während der Schwangerschaft hat keine Auswirkungen auf das Ungeborene.

Infektiosität. 2–4 Tage vor Auftreten des Exanthems bis 5 Tage nach Auftreten der letzten frischen Effloreszenz.

Inkubationszeit. 14–21 Tage.

Symptomatik.
- Schubweise auftretende, charakterische, vesikuläre Effloreszenzen, stark juckend
- Beginn am Stamm, dann Gesicht, behaarter Kopf, Mundhöhle
- Alle Stadien der Effloreszenzen (Papel, Vesikel, Kruste) bestehen gleichzeitig (Sternenhimmel) (► Kap. 7), z. T. bakterielle Superinfektionen
- Neonatale Varizellen: disseminierte Infektion mit generalisierter Organbeteiligung, Pneumonie, Enzephalitis, häufig letal

Einteilung der Varizella-Zoster-Infektion
Konnatales Varizellensyndrom: Varizellen-Embryopathie bei Infektion im 1. und 2. Trimenon (8.–21. SSW): die Neugeborenen haben hypoplastische Gliedmaßen, sternförmige Hautläsionen, kortikale Atrophie und Augenschäden. Es kann zum Abort oder zur Totgeburt kommen. Letalität 40%, schwerwiegende Folgeschäden bei überlebenden Kindern.
Neonatale Varizellen:
- Erkrankung der Mutter **4 Tage vor bis 2 Tage nach der Entbindung** oder am **5.-10. Tag nach der Entbindung**: ca. 25% der Neugeborene erkranken, es werden nicht ausreichend mütterliche Antikörper auf das Neugeborene übertragen. Die Infektion verläuft meist foudrouyant und disseminiert, häufig letal.
- Erkrankung der Mutter **mehr als 5 Tage vor der Entbindung**: beim Neugeborenen kommt es meist nur zu einem flüchtigen Exanthem, gutartiger Verlauf

Postnatale Varizellen:
- Postnatale, direkte Infektion der Neugeborenen, die Neugeborenen erkranken erst nach der 2. Lebenswoche, gutartiger Verlauf, bei Frühgeborenen jedoch z. T. schwerwiegender Verlauf.

Spätere Infektion: ▶ Kap. 7

Diagnostik. Klinisch (charakteristische Effloreszenzen); **Virusnachweis** aus Bläscheninhalt (PCR); **Serologie:** IgG- und IgM-Nachweis.

Differenzialdiagnose: HSV-Infektion, Impetigo, Röteln, CMV, Toxoplasmose.

Therapie.
- Neugeborene von Müttern, die 5 Tage vor bis 4 Tage nach der Geburt an Varizellen erkranken, sollten unmittelbar postnatal bzw. nach maternalem Erkrankungsbeginn Varizella-Zoster-Immunglobulin erhalten.
- Manifeste neonatale Varizellen: Aciclovir i. v.
- Spätere Infektion, ▶ Kap. 7

Prävention.
- Expositionsprophylaxe Immunsupprimierter, ggf. postexpositionelle Prophylaxe mit spezifischen Anti-Varizellen-Immunglobulinen innerhalb von 96 h nach Exposition
- Immunisierung mit Varizellen-Lebendimpfstoff aller Kinder und Jugendlicher (nach STIKO); aktive Immunisierung auch bei Immunsupprimierten, beruflich exponierten seronegativem Personal oder Frauen vor der Schwangerschaft.

3.9.7 Hepatitis B

Definition. Lebererkrankung des Neugeborenen aufgrund einer Infektion der Mutter mit dem Hepatitis-B-Virus (DNA-Virus). Das Hepatitis-Virus besteht aus 3 Antigenen: HBsAg, HBcAg und HBeAg, gegen die jeweils Antikörper gebildet werden.

Epidemiologie. Die Durchseuchungsrate von Hepatitis B beträgt 6%. 0,3–0,5% der deutschen Bevölkerung sind HBsAg-Träger, 10% der Kinder HBs-positiver Mütter werden infiziert.

Ätiopathogenese. Obwohl das Hepatitis-B-Virus die Plazenta passieren kann, weisen die meisten Neugeborenen zum Zeitpunkt der Geburt kein HBs-Antigen auf, sie entwickeln die Antigenämie erst im Alter von 6–12 Wochen; vermutlich findet die Virustransmission von der Mutter auf das Neugeborene erst während der Geburt statt. Die Übertragung durch Speichel, Muttermilch oder andere Körpersekrete ist seltener.

Symptomatik.
- 50% der Infektionen verlaufen beim Neugeborenen subklinisch
- Wenn klinisch manifest, verläuft die Erkrankung in 2 Phasen:
  - Prodromalstadium: Fieber, Erbrechen, Diarrhoe (2–3 Wochen)
  - Später: Hepatosplenomegalie, Ikterus, Juckreiz, acholische Stühle, dunkler Urin
  - z. T. extrahepatische Manifestation: Gianotti-Crosti-Syndrom (papulöse Akrodermatitis), Arthralgien, Myalgien, Vaskulitis, Kryoglobulinämie, Glomerulonephritis, Myo-/Perikarditis

3

Mögliche Manifestation der Hepatitis B Infektion im Kindesalter:
- Die Kinder werden HBs-Ag positiv, klinisch asymptomatisch, entwickeln aber eine persistierende Antigenämie mit Zeichen einer chronischen Lebererkrankung (»**Carrier-Status**« – die meisten Fälle).
- Die Kinder werden HBs-Ag positiv, klinisch asymptomatisch, entwickeln nur eine passagere Antigenämie und eine milde Hepatitis, die Erkrankung **heilt aus.**
- Die Kinder werden HBs-Ag positiv, entwickeln eine schwer verlaufende, **fulminante Hepatitis** mit Lebernekrose, letaler Verlauf.
- Die Kinder werden **nicht** mit dem Hepatitis-B-Virus **infiziert.**

Diagnostik.
- **Labor:** GOT/GPT, Bilirubin, alkalische Phosphatase, γ-GT, Cholinesterase und Urobilinogen im Urin erhöht, Albumin erniedrigt (verringerte Syntheseleistung der Leber), ggf. Gerinnungsstörung
- **Serologie:** Nachweis von HBs-Ag, HBe-Ag und HBV-DNA bedeutet Infektiosität, Nachweis von Anti-HBs-Ag bedeutet Ausheilung

Therapie. Symptomatisch, evtl. Therapieversuch mit Interferon-α.

Prognose.
- Chronifizierung und Gefahr der Leberzirrhose und des Leberzellkarzinoms bei perinataler Infektion in 95%, bei Infektion zwischen 1. und 5. Lebensjahr in 25–40%, bei Infektion im Schul-/Erwachsenenalter in 5% der Fälle.
- Letalität der fulminanten Hepatitis B: 80%
- Prognostisch günstig ist eine Serokonversion von HBe-Ag zu anti-HBe; Ausheilung bei Konversion zu anti-HBs.

Prävention.
- HBs-Ag Screening der Mutter nach der 32. SSW; bei Neugeborenen HBs-Ag positiver Mütter: passive und aktive Simultanimpfung noch im Kreißsaal
- Aktive Immunisierung aller Säuglinge nach STIKO-Empfehlung
- Nach Hepatitis B Exposition: postexpositionelle Hyperimmunglobulingabe innerhalb von 12 h

3.9.8 Parvovirus-B19

Definition. Infektion mit dem Parvovirus-B19 (DNA-Virus), dem Erreger der Ringelröteln (Erythema infectiosum).

❗ Eine Erstinfektion der Schwangeren mit Parvovirus B19 verläuft bei 35% der Frauen subklinisch ohne das typische Exanthem, dennoch ist eine diaplazentare Übertragung möglich.

Epidemiologie. Durchseuchung im Erwachsenenalter 40–50%; bei Infektion in der Schwangerschaft kommt es in 25% der Fälle zum Hydrops fetalis.

Symptomatik. Parvovirus B19 hemmt die fetale Erythropose und führt zu einer aplastischen Krise in utero. Ab einem Hb <8 g/dl kommt es zur intrauterinen Hypoxie mit verminderter hepatischer Albuminsynthese, Hypoproteinämie, generalisierten Ödemen, Höhlenergüssen (Aszites, Pleuraerguss, Perikarderguss), Hypervolämie und Herzinsuffizienz. Es kommt zum generalisierten Hydrops mit intrauterinem Fruchttod.

Diagnostik. Serologie: Nachweis von IgM- und IgG-Antikörpern; direkter **Virusnachweis** (PCR).

Therapie. Bei Kontakt mit Ringelröteln während der Schwangerschaft ist zunächst der Immunstatus zu überprüfen; bei fehlender Immunität müssen engmaschige sonographische Kontrollen und ggf. eine intrauterine Transfusionen durchgeführt werden, die Prognose ist in diesen Fällen nicht schlecht.

3.9.9 Listeriose

Definition. Infektion mit dem gram-positiven Stäbchenbakterium Listeria monocytogenes. Die Listeriose ist eine Anthropozoonose, Reservoir bilden alle Tiere. Bedeutung hat die Listeriose v. a. als Neugeboreneninfektion und als opportunistische Erkrankung bei immunsupprimierten Patienten:

Symptomatik.
- Bei Infektion in der Schwangerschaft sind die Mütter meist asymptomatisch oder haben Symptome eines unspezifischen, grippalen Infekts.
- Bei hämatogen-diaplazentarer Infektion des Fetus:
  - Generalisierte Organbeteiligung, z. T. Abort oder Totgeburt
  - Pulmonale Infektion bei Fruchtwasseraspiration (miliare Aussaat im Röntgen-Thorax)

- Pathognomonische Hautveränderungen: stecknadelkopfgroße, weißlich-gelbe Knötchen mit rotem Hof
- Je nach Erkrankungsbeginn unterscheidet man die
  - Early-onset-Manifestation vor dem 5. Lebenstag: septisches Krankheitsbild, pulmonale Infektion, Hepatosplenomegalie, Meningitis
  - Late-onset-Manfestation nach wochenlanger Latenz: Meningitis oder Enzephalitis

Diagnostik. Erregernachweis aus Trachealsekret, Mekonium, Liquor, Blut, Granulomen, Urin, Plazenta, Fruchtwasser; histologisch charakteristisch sind Granulome mit zentraler Nekrose in allen Organen (»Granulomatosis infantiseptica«).

Therapie. Antibiotische Therapie der Mutter (z. B. Ampicillin/Amoxicillin und Gentamycin) kann die Übertragung der Erkrankung auf den Fetus verhindern.

Prävention. Meidung von Weichkäse, nichtpasteurisierter Milch, rohem Fisch oder Fleisch während der Schwangerschaft.

3.9.10 Neugeborenensepsis

Definition.
- **SIRS (systemic inflammatory response syndrome):** systemische, entzündliche Reaktion auf Mikroorganismen (Bakterien, Pilze, Viren) oder auf nichtinfektiöse Auslöser (Trauma, Verbrennung).
- **Sepsis:** generalisierte Infektion aufgrund einer Dissemination von Bakterien, Pilzen, Viren oder Parasiten
- **Sepsis = SIRS plus Infektion**

Epidemiologie/Ätiopathogenese. Häufigkeit der Sepsis: 1–4:1 000 (Westeuropa und USA), die Mortalität beträgt 10–50% (◘ Tab. 3.10).

Risikofaktoren für eine neonatale Sepsis
- Vorzeitiger Blasensprung
- Aszendierende Infektion durch Aszension vaginaler Erreger, insbesondere B-Streptokokken
- Deszendierende Infektion bei Bakteriämie der Mutter
- Amnioninfektionssyndrom (mit mütterlichen Infektionszeichen bei der Geburt)
- Frühgeburtlichkeit
- Infektion durch nosokomiale Erreger

◘ **Tab. 3.10.** Verlaufsformen der neonatalen Sepsis

	Frühe Verlaufsform	Späte Verlaufsform
Erkrankungsbeginn	≤ 4 Tage	≥ 5 Tage
Durchschnittliches Erkrankungsalter	20 Stunden	18 Tage
Schwangerschaftskomplikationen	+	+
Herkunft der Erreger	mütterlicher Genitaltrakt	mütterlicher Genitaltrakt, postnatales Umfeld
Klinische Verlaufsform	fulminant	foudroyant oder langsam fortschreitend
Häufige Komplikationen	Pneumonie	Meningitis
Sterblichkeit	15–50 %	10–20 %

Symptomatik. ◘ Tab. 3.11; Leitsymptom ist das »schlechte Aussehen« der Neugeborenen.

❯ Die Symptome der neonatalen Sepsis sind uncharakteristisch und variabel. Bleiben die oftmals diskreten klinischen Zeichen unerkannt, so kann sich innerhalb kürzester Zeit das Vollbild eines lebensbedrohlichen, septischen Schocks entwickeln. Bei jeglichen Warnzeichen besteht **bis zum Beweis des Gegenteils der Verdacht auf eine neonatale Sepsis**.

◘ **Tab. 3.11.** Wichtige Symptome der neonatalen Sepsis

Störung	Symptome
Temperaturinstabilität	Hyper- oder Hypothermie
Atemstörungen	Tachypnoe, Dyspnoe, Apnoe
Gastrointestinale Störungen	Trinkschwäche, Erbrechen, abdominelle Distension
Zirkulatorische Insuffizienz	periphere Mikrozirkulationsstörungen, Blässe, graumarmoriertes Hautkolorit, septischer Schock, Multiorganversagen, DIC
Neurologische Störungen	Hyperexzitabilität, Lethargie, Krampfanfälle

3

Diagnostik.
- **Labor:** BB, Diff-BB, CRP, Il-6, Il-8, BGA; Aerobe, anaerobe Blutkulturen, evtl. Urinkulturen
- Frühzeitige Lumbalpunktion und Liquorkultur
- Erregernachweis aus Haut-, Schleimhautabstrichen, Trachealsekret, Magensekret

Für eine Sepsis spricht das Vorhandensein von mindestens 2 der folgenden Symptome:
- Körpertemperatur >38°C oder <36°C
- Tachypnoe
- Tachykardie
- Leukozyten >12 000/µl oder <4000/µl

> Laborchemische Frühzeichen einer Infektion sind Il-6-Erhöhung, Leukopenie oder Leukozytose und eine Linksverschiebung im Blutbild. Das CRP steigt erst 4–6 h nach Keiminvasion an und ist dann ein idealer Verlaufsparameter.

Komplikationen. Septischer Schock, Multiorganversagen.

Therapie. Sofortige i. v. antibiotische Therapie (bzw. antivirale, antimykotische oder antiparasitäre Therapie) **nach** Abnahme des Materials zur Erregerdiagnostik und Resistenztestung: Kombinationstherapie, z. B. Ampicillin und Aminoglykosid (z. B. Gentamycin) oder Ampicillin und Cephalosporin der 3. Generation (z. B. Cefotaxim).

Prognose. Letalität: bei Neuborenen 15–30%, bei älteren Kindern 10–50%.

3.9.11 Meningitis

Definition. Bakterielle oder virale Infektion des Gehirns, der Gehirnhäute und der Ventrikel.

Epidemiologie. Ca. 0,1–0,4:1 000 Lebendgeborene, Inzidenz abnehmend.

Ätiopathogenese. Eine Meningitis bei Neugeborenen ist häufig Folge einer zu spät erkannten neonatalen Sepsis. Ausgangspunkte für die Streuung der Erreger sind u. a. Pneumonien, Hautinfektionen, Omphalitis, Harnwegsinfektionen, Otitis media und/oder Liquor-Shunt-Systeme.

Symptomatik. Die Symptomatik der Meningitis ist ebenso unspezifisch wie die der neonatalen Sepsis.
- Fieber, Erbrechen
- Berührungsempfindlichkeit, spärliche Spontanbewegungen, schrilles Schreien

- Gespannte Fontanelle, opisthotone Körperhaltung, Nackensteifigkeit (bei offener Fontanelle selten)
- Krampfanfälle (15%)

Diagnostik. Labor: BB, Diff-BB, CRP, Il-6, **Lumbalpunktion**; Liquor- und Blutkulturen.

Therapie. Antibiotische Therapie, je nach Erreger und Resistenztestung in Meningitis-Dosierung und unter Beachtung der Liquorgängigkeit:
- **Neugeborene:** z. B. Kombination aus Cephalosporin, Ampicillin und Aminoglykosid
- **Ältere Kinder:** in der Regel Monotherapie mit Cefotaxim

Prognose. Abhängig von Therapiebeginn und -effektivität; höchste Letalität bei Pneumokokken-Meningitis (6–20%).

Komplikationen.
- Hydrozephalus
- Ventrikulitis (v. a. bei E.-coli-Meningitis)
- Hirnabszesse (v. a. bei Infektion mit Citrobacter diversus, Proteus mirabilis, Enterobacter-Spezies)
- Folgeschäden in 10%: Zerebralparese, Anfallsleiden, mentale Retardierung, Taubheit, Blindheit.

3.9.12 Haut- und Weichteilinfektionen

Impetigo neonatorum
Definition/Epidemiologie. Häufige oberflächliche, hochinfektöse, pustulöse Pyodermie durch Infektion mit Streptokokken (kleinblasige Form) oder Staphylokokken (großblasige Form).

Diagnostik: Klinisches Bild, Erregernachweis aus Abstrichen.

Symptomatik/Therapie Kleine Eiterpusteln, honiggelbe Krusten; Prädilektionsstellen sind Gesicht, behaarter Kopf und Gesäss. Meist ist eine lokale antiseptische Therapie ausreichend, in ausgedehnten Fällen systemische antibiotische Therapie.

Impetigo bullosa oder Pemphigus neonatorum
Definition/Ätiopathogenese. Infektion Neugeborener mit Staphylococcus aureus der Phagozytengruppe II, die das Exotoxin Exfoliatin produzieren.

Symptomatik.
- Große, von einem roten Hof umgebene Blasen, die nach dem Platzen gerötete, nässende Hautstellen hinterlassen.
- 3–5 Tage nach Erkrankungsbeginn: Desquamation von epidermalen Teilen (Stratum cornea)
- Das **Nikolski-Phänomen** – Ablösbarkeit der Epidermis durch Druck auf die Haut – ist **negativ.**

Diagnostik. Klinisches Bild; **Labor:** systemische Infektionszeichen (BB, Diff-BB, CRP, Il-6), **Erregernachweis** in der Blutkultur (in den Blasen nicht nachweisbar).

Differenzialdiagnostik. Vesikuläre Effloreszenzen bei neonataler Herpes simplex-, CMV- oder Varizelleninfektion; bullöse Veränderungen bei Lues connata (Pemphigus syphiliticus).

Komplikationen. Dermatitis exfoliativa neonatorum (Morbus Ritter von Rittershain, Staphyloccus Scaled Skin Syndrome): schwerste Verlaufsform der Impetigo bullosa durch hämatogene Aussaat der Erreger. Im Bereich großflächiger, unscharf begrenzter Erytheme entstehen nach Hautablösung große Wundflächen, das **Nikolski-Phänomen** ist **positiv.**

Therapie.
- i. v. antibiotische Therapie mit penicillasefestem Penicillin
- Lokale Supportivtherapie ähnlich der Verbrennungstherapie
- i. v. Flüssigkeits- und Elektrolytausgleich
- Bei Dermatitis exfoliativa intensivmedizinische Behandlung

3.9.13 Omphalitis

Definition/Ätiopathogenese. Nabelinfektion. Häufig durch Staph. aureus hervorgerufene, eitrige Entzündung des Nabels mit periumbilikaler Rötung, Infiltration, purulentem Sekret und ggf. Ulzeration.

Diagnostik. Labor: Entzündungsparameter, Blutkultur; **Erregernachweis** aus Abstrichen.

Komplikationen. Nabelphlegmone, Sepsis.

Therapie/Prävention. Lokale antiseptische Therapie, i. v.-antibiotische Therapie; vorbeugend effektive Nabelhygiene.

3.9.14 Lokale Candidainfektionen

Definition. Oberflächliche Infektion mit dem Sprosspilz Candida albicans, v. a. im Bereich der Mundschleimhaut oder an sensiblen, feuchten Hautstellen (Windelbereich, intertriginös); begünstigt wird die Infektion durch eine Therapie mit Antibiotika (auch der stillenden Mutter), Zytostatika oder Immunsuppressiva. In schweren Fällen kommt es zur systemischen Candidose.

Symptomatik.
- Mundschleimhaut: weiße, nicht abwischbare Beläge auf rotem Grund
- Perinanale, intertriginöse Dermatitis: blass-gelbliche makulöse Veränderungen mit feuerroten, leicht schälenden Arealen

Therapie. Windeldermatitis:Windel möglichst weglassen; lokale antimykotische Therapie (Nystatin, Miconazol, Amphotericin B); bei systemischer Infektion i. v.-antimykotische Therapie.

3.9.15 Konjunktivitis

Definition, Epidemiologie. Infektion der Bindehaut, u. a. mit Neisseria gonorrhoea, Streptokokken der Gruppe B, Staph. aureus, Chlamydia trachomatis, Herpes-Viren oder bei intensivmedizinisch behandelten Patienten mit Pseudomonas aeruginosa. Die Erreger werden im Geburtskanal oder postpartal durch Schmierinfektion übertragen; betroffen sind 10% aller Neugeborenen.

Symptomatik. Konjunktivale Hyperämie, eitrige Sekretion, Rötung, Schwellung.

Diagnostik. Erregernachweis aus Abstrichen: Direktpräparat, bakteriologische Kultur.

Therapie. Primär lokale Therapie (z. B. Ecolicin Augensalbe); bei Gonokokkeninfektion oder ausgedehnter Infektion systemische, antibiotische Therapie, meist mit Erythromycin. Gleichzeitig immer abschwellende Nasentropfen verabreichen.

❶ Bei Konjunktivitis besteht die Gefahr von Kornea-Ulzerationen, Perforationen, Iridozyklitis, Synechien, Panophthalmitis und Erblindung, v. a. bei Gonokokken- und Pseudomonas-Infektionen.

3

3.10 Neugeborenenkrämpfe

Definition. Krampfanfälle im Neugeborenenalter sind meist Ausdruck einer Grunderkrankung.

Ätiopathogenese. Mögliche Ursachen für Krampfanfälle sind u. a.:

Metabolisch:
- Hypoglykämie, Hypokalzämie, Hypomagnesämie, Hypo- und Hypernatriämie
- Aminoazidopathien, Stoffwechselstörungen organischer Säuren
- Vitamin-B6-abhängige Krampfanfälle (Nachweis durch klinische Besserung und Besserung des EEGs nach Applikation von Vitamin B6)

ZNS:
- Hypoxisch-ischämische Schädigung
- Intrakranielle Blutungen, traumatische Hirnschädigung
- Bilirubinenzephalopathie (▶ Kap. 3.7.7)
- Infektionen (Sepsis, Meningitis, Enzephalitis)
- Angeborene zerebrale Fehlbildungen
- Degenerative zerebrale Erkrankungen
- Polyglobulie, Hyperviskositätssyndrom
- Drogenentzug bei mütterlichen Drogen- oder Medikamentenabhängigkeit
- »Fünftageskrämpfe« (5th day fits): gutartige, selbstlimitierende Krampfanfälle im Neugeborenenalter um den 5. Lebenstag, sistieren spontan, z. T. familiär

Symptomatik. Selten generalisierte tonisch-klonische Krampfanfälle, meist unspezifische Symptomatik:
- Wechselnd lokalisierte Zuckungen kleiner Muskelgruppen (z. B. horizontale Augenbewegungen, rhythmische oder »tanzende« Augenbewegungen, Schmatzen, Saugautomatismen)
- Einteilung in fokal klonische (einzelne Muskelgrupe), multifokal klonische (mehrere Muskelgruppen), myoklonische (symmetrische Zuckungen), selten tonische Krampfanfälle
- Tonusveränderungen, Apnoen, Veränderungen des Hautkolorits: Hautblässe, Blutdruckanstieg, Tachykardie
- Krampfanfälle sind meist durch äussere Reize nicht unterbrechbar
- Häufig sind die Krampfanfälle klinisch nicht erkennbar (im Zweifelsfalls EEG durchführen)

Diagnostik. Klinisches Bild; **Labor:** Elektrolyte, Blutzucker, organische Säuren im Urin, toxikologische Untersuchung, **Liquor:** Zellzahl, Eiweiss, Glukose, Bakteriologie, ggf. Stoffwechselmetabolite; **EEG:** Nachweis epilepsietypischer Potentiale; **Schädelsonographie**, ggf. **MRT/CT:** Ausschluss größerer struktureller Veränderungen.

Differenzialdiagnostik. Abgrenzung zu harmlosen Myoklonien (fokale muskuläre Zuckungen) und Einschlafmyoklonien häufig schwierig.

Therapie.
- Therapie der Grunderkrankung: z. B. Elektrolyt-, Blutzuckerausgleich, Vit-B6 Versuch
- Antikonvulsive Behandlung mit Phenobarbital (1. Wahl), Phenytoin (2. Wahl), evtl. Lorazepam, Clonazepam

Prognose. Abhängig von der Grunderkrankung; »Fünftageskrämpfe« haben eine günstige Prognose.

3.11 Metabolische Störungen

Fetopathia diabetica

Definition. Erkrankung Neugborener von Müttern mit schlecht eingestelltem Diabetes mellitus.

Ätiopathogenese. Glukose diffundiert ungehindert durch die Plazenta. Die mütterliche Hyperglykämie führt zur Hyperglykämie beim Feten mit Hyperplasie der fetalen pankreatischen β-Zellen und Hyperinsulinismus. Insulin stimuliert die Lipogenese und Proteinsynthese, hemmt die Lipolyse und wirkt als fetales Wachstumshormon. Es kommt zu Organvergrößerungen, Makrosomie und Hypertrophie der Neugeborenen.

❶ Postnatal besteht bei Fetopathia diabetica die Gefahr der Hypoglykämie, da sich der intrauterin bestehende Hyperinsulinismus nur langsam zurückbildet.

Symptomatik.
- Makrosomie, cushingoides Aussehen, geburtstraumatische Komplikationen: Schulterdystokie, Frakturen, Asphyxie
- Verzögerte Surfactantsynthese in utero, Atemnotsyndrom
- Hypertrophe Kardiomyopathie durch Glykogeneinlagerungen
- Plethora, Polyzythämie und Hyperviskositätssyndrom, Gefahr der Nierenvenenthrombose
- Hepatomegalie, Hyperbilirubinämie
- Hypoglykämie, -kalzämie, -magnesämie
- Assoziierte Fehlbildungen: kaudale Regression, Neurolrohrdefekte, gastrointestinale Atresien, Nierenfehlbildungen

◻ Tab. 3.12. Ursachen der neonatalen Hypoglykämie	
Verminderte Substrat-Verfügbarkeit	intrauterine Hypo- und -Dystrophie Frühgeburtlichkeit wachstumsretardierter 2. Zwilling
Vermehrter Glucose-verbrauch	Hyperinsulinismus: Kinder diabetischer Mütter Erythroblastosis fetalis Nesidioblastose Beckwith-Wiedemann-Syndrom
Polyzythämie	
Störung des Glucosestoffwechsels	Glykogenose Galaktosämie hereditäre Fruktoseintoleranz Aminosäurestoffwechselstörungen
Verschiedene Erkrankungen des Neugeborenen	Asphyxie Sepsis neonatorum endokrinologische Erkrankungen Hypothermie

Therapie. Regelmäßige Blutzucker-, Elektrolyt-, BB- und Bilirubinkontrollen: ggf. Blutzucker- und Elektrolytausgleich.

Prävention. Strenge Einstellung des mütterlichen Diabetes mellitus während der Schwangerschaft.

Hypoglykämie

Definition. Blutzuckerwerte bei Neugborenen und Frühgeborenen <47 mg/dl, bei älteren Kindern <50 mg/dl und bei Erwachsenen <55 mg/dl.

Ätiopathogenese. ◻ Tab. 3.12.

Symptomatik. Häufig asymptomatisch, oder:
- Apnoen, Tachypnoe, Tachykardie, Unruhe, Schwitzen
- Schrilles Schreien
- Hypotonie, Apathie, Trinkschwäche
- Blässe, Hypothermie
- Hyperexzitabilität, Krampfanfälle

Diagnostik. Klinisches Bild, Blutzuckerkontrollen, ggf. in der Hypoglykämie: Bestimmung freier Fettsäuren, β-Hydroxybuttersäure, Laktat, Insulin und C-Peptid; ggf. Schilddrüsenparameter, Wachstumshormon, ACTH.

Therapie. Engmaschige Blutzuckerkontrollen; frühe Nahrungszufuhr; bei nachgewiesener Hypoglykämie: sofortige i. v.-Glucosezufuhr, nur in schweren Fällen

Glukagon (nicht bei Frühgeborenen), Octreotid oder Diazoxid.

Hypokalzämie

Definition. Kalzium im Serum <7,2 mg/dl, ionisiertes Kalzium (biologisch aktive Form) <4 mg/dl (1,0 mmol/l).

Epidemiologie. Häufigkeit: 3–5% der Neugeborenen; v. a. bei hypotrophen Neugeborenen und Frühgeborenen.

Ätiopathogenese. Ursache ist ein transitorischer Hypoparathyreoidismus und ein vermindertes Ansprechen der Parathyreoidea auf den nach der Geburt plötzlich einsetzenden, physiologischen Abfall des Kalziumspiegels. Eine späte Hypokalzämie (>7 Tage) kann sich aufgrund einer zu hohen Phosphatzufuhr (Kuhmilchernährung), Malabsorptionssyndrome oder inadäquater Vitamin-D-Zufuhr entwickeln.
Sonstige Ursachen:
- Frühgeburtlichkeit, Sepsis, Schock, Fetopathia diabetica
- Hypothyreose
- Alkalose
- Diuretika, Niereninsuffizienz

Symptomatik.
- Hyperexzitabilität, Tremor, Myoklonien, Laryngospasmen, Apnoen, Krampfanfälle
- Gelegentlich, v. a. bei älteren Kindern:
  - Chvostek-Zeichen (bei Beklopfen der Wange treten Zuckungen im Fazialisgebiet auf)
  - Trousseau-Zeichen (Pfötchenstellung der Hand)

Diagnostik. Labor: Bestimmung von ionisiertem und Serumkalzium, Phosphat, Magnesium, ggf. Vitamin D, PTH

Differenzialdiagnostik. Angeborene Aplasie der Parathyreoidiea (Di-George-Syndrom, Thymusaplasie).

Therapie.
- Orale Kalziumsubstitution, bei Frühgeborenen schon präventiv
- Symptomatische Hypokalzämie: langsame i. v.-Injektion von 2 ml/kg einer 10%igen Kalziumglukonatlösung unter Monitorkontrolle, da Gefahr von Bradykardien; Nekrosegefahr bei paravasaler Gabe
- ggf. Ausgleich einer Hypomagnesiämie
- evtl. hochdosiert Vitamin D oder Kalzitriol

3

3.12 Maternale Drogenabhängigkeit und neonatale Entzugssymptomatik

Definition. Postnatale Entzugssymptomatik der Neugeborenen in Folge mütterlicher Drogenabhängigkeit. Die Heroinersatztherapie mit Methadon hat ähnlich gravierende Auswirkungen auf das Neugeborene wie Heroin, Entzugserscheinungen treten jedoch verzögert auf und können mehrere Wochen anhalten. Entzugssymptomatik kann auch nach Absetzen bei längerfristiger Therapie der Kinder mit Sedativa, wie Morphin, Phenobarbital o. ä. aufteten.

Symptomatik. In Abhängigkeit von Dosis und Intervall bis zur letzten Dosis:
- Hyperexzitabilität, Tremor, Unruhe, hochfrequentes Schreien
- Erbrechen, Diarrhoe
- Tachykardie
- Rhinitis, auffälliges Niesen
- Selten: zerebrale Krampfanfälle
- Einteilung nach dem Finnigan-Score (Schweregrad der Entzugssymptomatik, vgl. weiterführende Lehrbücher)

Diagnose. Urin-Toxikologie: Mutter und Kind, **Labor**: BB, BZ, Elektrolyte, Schilddrüsenparameter, evtl. Hepatitis-/HIV-Serologie.

Therapie. Symptomatisch, Tinctura opii p. o. (1% Morphinlösung), evtl. Phenobarbital, Chloralhydrat, evtl. Clonidin (umstritten).

4 Ernährung und Ernährungsstörungen

4

4.1 Ernährung des gesunden Säuglings

Alter	kcal/kg/Tag		Protein (g/kg/d)	Fett (% der kcal/d)
	männlich	weiblich		
0–3 Monate	94	91	1,5–2,7	45–50
4–12 Monate	90	91	1,1–1,3	35–45
1–3 Jahre	91	88	1,0	30–40
4–6 Jahre	82	78	0,9	30–35
7–9 Jahre	75	68	0,9	30–35
10–12 Jahre	64	55	0,9	30–35
13–14 Jahre	56	47	0,9	30–35
15–18 Jahre	46	43	0,9 (m.) 0,8 (wbl.)	30

Angaben als Bedarf pro kg Körpergewicht und Tag (/kg/d) oder als Bedarf pro Tag (/d); modifiziert nach den Empfehlungen der Deutschen, Östereichischen und Schweizerischen Gesellschaften für Ernährung
Beachte: Der Bedarf des einzelnen gesunden und v. a. kranken Kindes kann individuell erheblich von diesen Werten abweichen

4.1.1 Stillen

Muttermilch ist die ideale Ernährung für gesunde Säuglinge. In den ersten Tagen nach der Geburt triggern die postnatal fallende Östrogenspiegel und die Prolaktinsekretion des Hypophysenvorderlappens die Milchbildung. Nach initial nur in geringer Menge gebildeter Milch folgt am 3.–5. Tag der »Milcheinschuss«. Durch kindliches Saugen wird über neuronale Afferenzen (Hypophysenhinterlappen, HHL) die Freisetzung des Hormons Oxytocin stimuliert, das die Ejektion der Milch und eine beschleunigte Uterusinvolution fördert.

Die Milchzusammensetzung ändert sich im Laufe der Laktation und ist an den kindlichen Bedarf angepasst:
- **Kolostrum** (1.–5. Tag): hoher Gehalt an Proteinen, Immunglobulinen (IgA), Leukozyten, guter Infektionsschutz

Bestandteil	Reife Muttermilch (≥14. Tag) Angabe in g/100 g	Kuhmilch Angabe in g/100 g
Protein	1,0	3,4
davon Kasein	0,4 (40% des Proteins)	2,8 (80% des Proteins)
Fett	3,8	3,7
Laktose	7,0	4,6
Mineralstoffe	0,2	0,8
Kalorien	66	65

- **Transitorische Milch** (5.–10. Tag): höherer Energiegehalt, niedrigerer Protein- und Mineralgehalt, zunehmender Laktose- und Fettgehalt
- **Reife Milch** (ab 3. Woche): nochmals höherer Energiegehalt (Fett), niedrigerer Proteingehalt (◘ Tab. 4.2)

Während einer Stillmahlzeit werden zunächst Proteine, Mineralien und wasserlösliche Vitamine abgegeben, am Ende der Mahlzeit erhöht sich der Fettgehalt um das 1,5- bis 3-fache. »Der Säugling stillt zuerst den Durst, dann den Hunger.«

Stillen: Vorteile, Nachteile und praktische Empfehlungen

Vorteile des Stillens:
- Bedarfsgerechte **Nährstoffzufuhr**:
  - Bessere Bioverfügbarkeit einiger **Nährstoffe aus der Muttermilch** z. B. bessere Resorption der Muttermilchfette durch die »Frauenmilchlipase« (die in Kuhmilch nicht vorkommt)
  - »Muttermilchstühle« (weich, hellgelb) enthalten einen höheren Anteil an Bifidusbakterien.
  - Bessere Resorption von Kalzium und Eisen bei geringerem Gehalt der Muttermilch.
  - Gute Vitaminversorgung (bis auf Vitamin D und K, diese müssen substituiert werden).
- **Infektionsschutz** durch hohen Anteil an antiinfektiösen Komponenten (◘ Tab. 4.3): mit Muttermilch ernährte Säuglinge haben eine niedrigere Erkrankungsrate v. a. an infektiösen Durchfallerkrankungen. Im späteren Alter zeigt sich eine geringere Inzidenz von malignen Lymphomen, Diabetes mellitus und Morbus Crohn.

Tab. 4.3. Wichtige antiinfektiös wirksame Komponenten der Muttermilch	
Humorale Komponenten	Immunglobuline (vorwiegend sekretorisches IgA, daneben IgG, IgM, IgD)
	Lysozym (Lyse von Bakterienzellmembranen)
	Laktoferrin (entzieht eisenabhängigen Bakterien das Eisen)
	Laktoperoxidase (oxidative Inaktivierung von Mikroorganismen)
	Oligo- und Polysaccharide, Glykokonjugate
	Monoglyzeride, nicht veresterte Fettsäuren (Lyse von Bakterienzellmembranen)
	Membranen der Milchfettkügelchen (bakterielle Adhäsion)
Zelluläre Komponenten	Neutrophile Granulozyten
	Makrophagen
	Lymphozyten
	Epithelzellmembranen (bakterielle Adhäsion)

Nachteile des Stillens:
- Tab. 4.4.

Tab. 4.4. Mit dem Stillen verbundene, potenzielle Nachteile für das Neugeborene	
Stärkere postpartale Gewichts-abnahme	**Cave:** dystrophe Neugeborene, Frühgeborene, Neugeborene diabetischer Mütter!
Verstärkter und verlängerter Neugeborenenikterus	Bilirubin im Mittel um etwa 1 mg/dl höher (meist ohne Bedeutung)
Übertragung mütterlicher Infektionen	z. B. Zytomegalie (unreife Frühgeborene!), Virushepatitis, HIV, Tbc
Risiko marginaler Nährstoff-versorgung des Kindes	je nach mütterlicher Versorgung, z. B. Vitamin K, D, B_{12}, Jod
Belastung mit von der Mutter aufgenommenen Fremdstoffen	Nikotin, Medikamente, Alkohol, allergen wirksame Proteine aus der mütterlichen Nahrung (z. B. intakte Kuhmilchproteine, bedeutsam ggf. bei allergisch sensibilisierten Säuglingen)
Belastung mit Umweltschad-stoffen	Vor allem lipophile Schadstoffe aus dem mütterlichen Fettgewebe (z. B. PCB, DDT, Dioxine). **Cave:** Reduktionsdiäten mit starker Gewichtsabnahme erhöhen die Belastung der Milch!

Praktische Empfehlungen zum Stillen
- Ausschließliches Stillen **für 4–6 Lebensmonate**, dann Zufütterung (Beikost) und weiteres Teilstillen
- Frühes Anlegen der Neugeborenen zum Stillen möglichst innerhalb der ersten 90 min nach der Geburt
- In den ersten Tagen häufiges Anlegen zur Förderung der Milchbildung (mindestens alle 6 h für jeweils 5–10 min an beide Brüste)

Nicht gestillt werden sollte bei:
- Bestimmten mütterlichen Infektionen, z. B. HIV, TBC (CMV bei sehr unreifen Frühgeborenen; dann ggf. Milch pasteurisieren)
- Konsumierenden Erkrankungen der Mutter, z. B. Malignome, Herzfehler, chronische Nierenerkrankungen
- Mütterlicher Einnahme von ACE-Hemmern, Aminoglykosiden, Benzodiazepinen, Chloramphenicol, Cumarin, Immunsuppressiva oder Thyreostatika (eingeschränkte Empfehlungen je nach Präparat zudem bei Antikonvulsiva, Antibiotika, Laxanzien, Ergotamin-Präparaten)
- Nikotin-, Alkohol- und Koffeinabusus
- Bestimmten Stoffwechselstörungen des Kindes, z. B. Galaktosämie

4.1.2 Supplementierung

Alle Säuglinge erhalten zur Bedarfsdeckung zusätzlich zum Stillen (und auch zur Flaschenernährung):

- **Vitamin K**: 3-mal je 2 mg Vitamin K p. o. bei der U1, U2 und U3 (Prophylaxe der Vitamin-K-Mangelblutungen)
- **Vitamin D** und **Fluorid**: Zunächst bis zum 2. erlebten Frühjahr Kombinationspräparat mit 500 I.E. Vitamin D p. o. (Prophylaxe der Vitamin-D-Mangelrachitis) plus 0,25 mg Fluorid (Kariesprophylaxe), danach nur Fluorid bis ca. 4. Lebensjahr (wenn regelmäßig fluoridierte Zahnpasta verwendet wird).
- **Iod**: Substitution der stillenden Mutter mit tgl. 100–150 µg

❶ Bei vegan (rein pflanzlich) ernährten Frauen kann es zu einer Vitamin-B12-Mangelversorgung des gestillten Kindes mit schweren und irreversiblen neurologischen Schäden beim Kind kommen. Hier ist unbedingt eine Supplementierung von Mutter und Kind erforderlich.

4.1.3 Säuglingsnahrungen

Säuglingsmilchnahrungen auf Kuhmilchbasis sind die Standardflaschennahrungen für gesunde Säugline.

Säuglingsanfangsnahrungen (ab der Geburt): »Pre-Nahrungen« enthalten Laktose als einziges Kohlenhydrat, sind am stärksten an die Muttermilch angepasst; Fütterung ad libitum, wie Muttermilch, auch zusätzlich zur Muttermilch. Sie können für die Dauer des ersten Lebensjahres gegeben werden.

»**1**«-**Nahrungen**: enthalten verschiedene Kohlenhydrate, nicht nur Laktose.

Folgenahrungen (Beginn möglich ab Einführung der Beikost): sind weniger an die Muttermilch angepasst, höherer Protein und Energiegehalt, höherer Eisengehalt.

Säuglingsanfangs- (oder Folgenahrung) auf Sojabasis: nur bei spezieller Indikation (z. B. Galaktosämie, weltanschaulich begründete Ablehnung von Kuhmilchnahrung).

Hypoallergene Nahrung (HA): antigenreduziert durch mäßiggradige Eiweißhydrolyse, für die Dauer des ersten Lebenshalbjahres für nicht (voll) gestillte Kinder mit familiärer Allergiebelastung (als Pre-Nahrungen, »1«-Nahrungen und Folgemilch erhältlich).

Hochgradige Eiweißhydrolysatnahrungen oder Aminosäuremischungen: zur Therapie bei gesicherter Kuhmilcheiweißallergien und ggf. bei Malabsorption, sehr teuer, strenge Indikationsstellung.

❶ Flaschennahrung sollte keinesfalls selbst hergestellt werden (infektiologische Risiken, mangelhafte Zusammensetzung, nicht an den kindlichen Bedarf angepasst).

4.1.4 Säuglingsernährung und Allergieprävention

Die Neugeborenenperiode ist eine kritische Phase für die allergische Sensibilisierung durch Nahrungsmittelproteine. Die Permeabilität des unreifen Gastrointestinaltrakts ist für intakte Fremdproteine erhöht, die Proteine werden vermehrt in Mukosa-assoziiertem lymphatischen Geweben präsentiert und führen so zur Sensibilisierung. Für familiär belastete Neugeborene mit Eltern oder Geschwistern mit allergischer Rhinitis, allergischem Asthma oder Neurodermitis werden die in ◘ Tab. 4.5 genannten Maßnahmen empfohlen.

◘ **Tab. 4.5.** Empfohlene Ernährung bei Säuglingen mit familiärer Allergiebelastung zur Allergieprävention

1. Vollstillen über mindestens 4 Monate
2. Vermeidung der Zufütterung des Kindes mit Nahrungen, die intaktes Fremdprotein enthalten (Säuglingsnahrungen mit Kuhmilch- oder Sojaeiweiß, Zubereitungen aus Schaf-, Ziegen-, Esels- oder Stutenmilch, Mandelmus u. a.)
3. Nicht oder nicht voll gestillte Säuglinge sollten während der ersten 6 Lebensmonate ausschließlich antigenreduzierte Säuglingsnahrungen erhalten
4. Beikostprodukte nicht vor dem 5. Monat einführen, initial nur eine begrenzte Zahl von Beikostprodukten verwenden

4.1.5 Beikost

Beikost sollte schrittweise ab **dem 5.–7. Lebensmonat** eingeführt werden, zur Sicherung einer bedarfsgerechten Versorgung (z. B. Eisen, Zink, Ballaststoffe). Die kindlichen Eisenspeicher sind gegen Ende des 1. Lebenshalbjahres entleert, Muttermilch liefert nicht mehr ausreichend Eisen.

- Ab dem 5.–7. Monat: Ersatz einer Milchmahlzeit durch Gemüse-Kartoffel-Brei mit Fleisch oder Eigelb
- Ab dem 6.–8. Monat: Ersatz einer 2. Milchmahlzeit durch Obst-Getreidebrei
- Ab dem 7.–9. Monat: Ersatz einer weiteren Milchmahlzeit durch einen 3. Brei (Obst-Getreide-Brei)

- Bis zum Ende des 1. Lebensjahres sollte mindestens 1 Milchmahlzeit pro Tag gegeben werden.
- Im 1. Lebensjahr ist das Trinken handelsüblicher »Vollmilch« nicht empfohlen; ihr Eisengehalt ist nur gering und die Eisenresorption aus anderen Nahrungsmitteln wird vermindert.

4.2 Ernährung im Kleinkind und Schulalter

Ab dem 10.–12. Lebensmonat findet der Übergang zur Kleinkinder- bzw. Familienkost statt.

❗ Gezuckerte Tees oder Fruchtsäfte sollten nicht in Nuckelflaschen angeboten werden: Kariesgefahr (»nursing bottle caries«).

Empfehlung für Kleinkinder und Schulkinder:
- Abwechslungsreiche Mischkost aus Gemüse, Obst, Vollkornprodukten, Milchprodukten (1,5% Fett), pflanzlichen Ölen, Seefisch, Fleisch (wichtig für Eisen- und Zinkversorgung).
- Regelmäßiger Fleischverzehr zur Deckung des Eisenbedarfs empfohlen besonders für Kleinkinder (rasches Wachstum) und für Mädchen in der Pubertät (erhöhter Eisenbedarf durch Menstruationsverluste).
- Prävention hoher Cholesterinwerte und früher atherosklerotischer Gefäßveränderungen durch sparsame Zufuhr gesättigter Fette (tierische Fette) und Cholesterin.
- Vermeidung von übermäßigem Verzehr zuckerhaltiger Speisen (Kariesprävention), insbesondere als Zwischenmahlzeit. Zuckerzufuhr während der Hauptmahlzeiten führt zur Anregung des Speichelflusses durch stärkeres Kauen, der Zahnschmelz wird besser geschützt.
- Hohe Zufuhr an resorbierbarem Kalzium durch Milch- und Milchprodukte (bevorzugt fettreduziert); die Knochendichte wird dadurch langfristig positiv beeinflusst.

4.3 Untergewicht

Definition.
- **Kindliches Untergewicht**: im Verhältnis zur Körperlänge vermindertes Körpergewicht (<3. Perzentile).
- **Gedeihstörung**: Abknicken der vom Kind etablierten Gewichtsperzentile, kann bereits vor dem Erreichen von Untergewicht erfasst werden (z. B. Abknicken von der 60. auf die 15. längenbezogene Gewichtsperzentile)

$$\text{Längensollgewicht (\%):} \quad \frac{Körpergewicht \cdot 100}{Gewichtsmedian\ für\ Körperlänge}$$

- Normalgewicht: 90%–110%
- Übergewicht 110–120%
- Adipositas >120%
- Untergewicht <90%

$$\text{BMI (Body-Mass-Index):} \quad \frac{Gewicht\ (kg)}{Körpergröße\ (m^2)}$$

Für Erwachsene gilt:
- Norm: 20–25
- Übergewicht: 25–30 (Grad I)
- Adipositas II: 30–40 (Grad II)
- Schwere Adipositas: >40 (Grad III)

Für Kinder gelten altersnormierte Referenzwerte; im Kindesalter erfolgt die Beurteilung daher anhand von Perzentilen.

Ätiopathogenese. Verminderte Nahrungszufuhr:
- Nahrungsmangel (z. B. Armut, Vernachlässigung, Stillhindernisse), Fehlernährung (z. B. Diäten), Erbrechen (z. B. Pylorusstenose), Anorexia nervosa, psychosoziale Probleme

Gestörte Nahrungsresorption:
- Anatomische Störungen (z. B. Kurzdarm), Darmerkrankungen (z. B. Zöliakie, Mukosaschädigung), Nahrungsmittelunverträglichkeiten (z. B. Allergien, Immundefizienz), Pankreaserkrankungen (z. B. Mukoviszidose), entzündliche Darmerkrankungen (z. B. Morbus Crohn, bakterielle Infektionen, Fehlbesiedlungen)

Exzessiver Kalorienverbrauch:
- Hypermotorik (z. B. Hochleistungssport), chronische Systemerkrankungen (z. B. Infektionen, Morbus Crohn, maligne Erkrankungen), Hypermetabolismus (z. B. Hyperthyreose), Substratverlust (z. B. Diabetes mellitus, nephrotisches Syndrom)

Symptomatik. Gesunde Säuglinge haben ein Fettpolster. Bei dystrophen Kindern verschwindet dieses zunächst an Bauchhaut, Extremitäten und Gesäß (»Tabaksbeutelgesäß«). Die Muskulatur verliert an Volumen, die Bauchdecke wird schlaff und dünn (◻ Abb. 4.1).
- **Fortschreitende Dystrophie:** Abzehrung des Kindes, vollständiger Fettschwund (inkl. Bichat-Fettpropf der Wangen), greisenhaftes Gesicht, bleiche, schlaffe Haut und Atrophie.

4

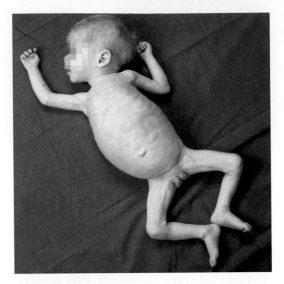

Abb. 4.1. Dystrophie

- **Vita minima:** Hypothermie, herabgesetzter O_2-Bedarf, Bradykardie, Hypoglykämie. Ein plötzlicher, terminaler Gewichtssturz kann schnell zum Tode führen.

Vor allem in Entwicklungsländern kommt es z. T. zu schwerer Protein-Energie-Malnutrition: **Marasmus** (vorwiegend Energiemangel) und **Kwashiorkor** (vorwiegend Eiweißmangel, s. weiterführende Lehrbücher der Pädiatrie).

❶ Bei untergewichtigen Kindern kann z. T. durch Ödeme oder große Raumforderungen ein normales Gewicht vorgetäuscht werden.

Diagnostik.
- **Anamnese und Untersuchung**: Länge, Gewicht, Kopfumfang, Längensollgewicht, Perzentile (Verlauf, U1–U9, J1), Pubertätsstadien nach Tanner, Messung der Fettfaltendicke zur Bestimmung der Fettmasse.
- **Labor:** BB, CRP, Elektrolyte, BGA, Ammoniak, Elektophorese, BZ, TSH, T4,Kreatinin, Harnstoff, GOT, GPT, γ-GT, AP, Bilirubin, IgG, IgM, IgA, t-Transglutaminase, AK, Urin auf organische Säuren und Aminosäuren.
- Ggf. **Zusatzdiagnostik**: Schweißtest (CF), Sonographie des Abdomens und des Schädels, Elastase im Stuhl, Stuhl auf pathologische Keime, Würmer, Parasiten, pH-Metrie, Helicobacter-Atemtest, Bildgebung Schädel, Chromosomenanalyse, TORCH-Diagnostik (► Kap. 3).

Differenzialdiagnostik.
- **Unterernährung**: überproportionaler Abfall der Gewichtsperzentile bei zunächst normalem Verlauf von Längen- und Kopfumfangsperzentile
- **Konstitutionelle/genetische/exogene Schädigung:** proportionale Retardierung von Gewicht, Länge und Kopfumfang

Komplikationen. Untergewicht kann zu zahlreichen Komplikationen führen, u. a. zu Imbalancen des Flüssigkeits- und Elektrolythaushalts, Infektanfälligkeit, eingeschränktem Längen- und Kopfwachstum, verzögerter Pubertätsentwicklung, eingeschränkter mentaler Entwicklung, sekundären Immundefekten und gestörter Wundheilung.

Therapie.
- Steigerung der oralen Nahrungszufuhr, ggf. Sondenernährung (z. B. PEG).
- energetische Anreicherung der Säuglingsnahrung z. B. mit Maltodextrin (Glucosepolymere) oder Öl
- Hochkalorische Trink- und Sondennahrung
- ggf. kausale Therapie

❶ Nach einer Phase mangelnder Nahrungszufuhr, insbesondere beim Säugling, sollte das Nahrungsangebot nur allmählich qualitativ und quantitativ gesteigert werden, da ein sekundärer Mangel an Verdauungsenzymen bestehen kann, der nur allmählich reversibel ist.

4.4 Übergewicht

Definition. Erwachsene gelten ab einem BMI >25 als übergewichtig, bei Kindern gelten altersnormierte Referenzwerte, die Beurteilung erfolgt daher anhand der Perzentilen. **Übergewicht** im Kindesalter entspricht einem Gewicht >90. Perzentile, oder einem Gewicht von >120% des Längensollgewichts.

Epidemiologie. Ca. 6% der 3- bis 17-jährigen Kinder sind adipös, ca. 15% übergewichtig.

Ätiopathogenese. Differenzialdiagnose zur **alimentären Adipositas**:
- **Monogenetische Adipositas:** z. B. genetischer Leptindefekt (sehr selten!)
- **Hirnorganische Adipositas:** z. B. bei Enzephalitis, Tumoren des Dienzephalons, Dystrophia adiposogenitalis kann es zu einer Störung im Bereich des Esszentrums mit Hyperphagie kommen.
- **Hormonelle Störungen:** Wachstumshormonmangel, Hypothyreose, Hyperkortisolismus (z. B. Morbus Cushing)

- **Syndrome**: z. B. Prader-Labhart-Willi Syndrom, Laurence-Moon-Bardet-Biedl-Syndrom

Diagnostik.
- **Anamnese und Untersuchung**: Gewicht, Länge, Perzentile, Messung der Fettfaltendicke an bestimmten Körperstellen, Bestimmung der Impedanz (Messung der elektrischen Leitfähigkeit), Blutdruck
- **Labor**: BZ, Harnsäure, nüchtern Triglyzeride, Lipidstatus (Cholesterin, LDL, HDL, LDL/HDL, VLDL, Homocystein, Lp(a))
- Ernährungsprotokoll

Alimentäre Adipositas

Definition. Häufigste Form der Adipositas: Übergewicht aufgrund eines Ungleichgewichts zwischen Energieverbrauch (körperliche Aktivität) und -zufuhr (Speisen und Getränke).

Ätiopathogenese. Die Patienten nehmen eine kalorienreiche Ernährung zu sich, haben jedoch nur wenig regelmäßige Bewegung. Nicht selten besteht eine psychosoziale Belastung (wenig Zuwendung, emotionale Spannung, Ersatzbefriedigung Essen, Ablehnung durch Altersgenossen, weitere Isolation, Frustration).

Symptomatik. Kinder wachsen normal bis groß, haben z. T. sogar ein akzeleriertes Knochenalter. Es kommt zu einer generalisierten Zunahme des Subkutanfetts (Bauch, Oberschenkel); bei schwerer Ausprägung Striae distensae durch Überdehnung der Subkutis. Bei Knaben besteht oft eine Pseudogynäkomastie und ein Pseudohypogenitalismus (das Genitale wirkt im Verhältnis zum Körper zu klein, v. a. präpubertär).

Diagnostik.
- **Anamnese und Untersuchung**: Größe, Gewicht, Bauchumfang etc.
- **Labor**: BB, CRP, TSH, T3, T4, Kreatinin, Harnstoff, Leberwerte: γ-GT, AP, Bilirubin, STH, GH, Kortisol, Lipidstatus
- Ernährungsprotokoll

Differenzialdiagnostik.
- Organische Adipositas: Kinder sind eher zu klein
- Hyperkortisolismus: Striae distensae sind tiefer rot

Therapie. Übergewicht ist behandlungsbedürftig. Folgeerkrankungen im Erwachsenenalter (Diabetes mellitus, Arteriosklerose, orthopädische Probleme) und psychosoziale Folgen müssen vermieden werden:

- Gezielte Kalorienbregrenzung (sättigende Speisen, Obst und Gemüse, wenig Fett und Zucker, häufige kleine Mahlzeiten, bewusst langsames Essen, keine Fastenkuren)
- Psychotherapeutisches Begleitprogramm (Spiel- und Bewegungstherapie in Gruppen)
- Einbeziehen der Familie

4.5 Vitaminmangel und Hypervitaminosen

Physiologie. Wasserlösliche Vitamine sind vorwiegend als Kofaktoren biochemischer Reaktionen wirksam, sie werden im Körper nur in begrenztem Umfang retiniert und bei überschüssiger Zufuhr in der Regel mit dem Urin ausgeschieden. Fettlösliche Vitamine (A, D, E, K) können in größerem Umfang gespeichert werden.

Diagnose. Bei Vitaminmangel entwickeln sich charakteristische klinische Bilder, eine Bestätigung erfolgt laborchemisch.

Therapie. Substitution des fehlenden/mangelnden Vitamins.

4.5.1 Wasserlösliche Vitamine

☐ Tab. 4.6.

Folsäure-Mangel (Vitamin B9-Mangel) und Vitamin B12 Mangel
▶ Kap. 9, Hämatologie

Vitamin-C-Mangel (L-Ascorbinsäure-Mangel): Skorbut

Definition. Seltene, nur bei schwerer Fehlernährung auftretende Hypovitaminose C.

Symptomatik. Blutungen, Gingivitis; vermehrte Infektanfälligkeit; gestörte Kollagensynthese, schlechte Wundheilung.

Infantiler Skorbut (Möller-Barlow-Krankheit)
Ätiopathogenese.
- Bei Säuglingen, die mit hausgemachten Kuhmilchzubereitungen ohne adäquate Vitamin-C-Zugabe ernährt wurden.
- Bei gestillten Säuglingen mit unzureichender Vitamin-C-Zufuhr der Mütter

4

Hypervitaminose D

Ätiopathogenese. Eine Vitamin-D-Überdosierung führt zu einer vermehrten Resorption von Kalzium aus Darm und Skelett und zur Hyperkalzämie.

Symptomatik.
- Hyperkalzämie, Hyperkalziurie
- Polyurie, Polydipsie, Dehydratation
- Erbrechen, Obstipation
- Bradykardie und Herzstillstand
- Kalziumablagerungen in Leber, Niere (Nephrokalzinose), Blutgefäßen

Therapie. Stopp der Vitamin-D-Zufuhr und stark eingeschränkte Kalziumzufuhr; in schweren Fällen: Kortikoide (Vitamin-D-Antagonist), Kalzitonin.

5 Stoffwechselstörungen

Carolin Kröner, Berthold Koletzko, Regina Ensenauer

5.1 Aminosäurenstoffwechsel

5.1.1 Allgemeines

Ätiopathogenese. Enzymdefekte des Aminosäurenstoffwechsels werden häufig autosomal-rezessiv vererbt, zugrunde liegt meist ein Mangel an Enzym (Apoenzymdefekt) oder ein Mangel eines für die Enzymreaktion notwendigen Kofaktors.

Diagnostik. Frühdiagnose durch Neugeborenen-Screening oder selektives Stoffwechsel-Screening.

Neugeborenenscreening.
- Kapilläre Blutentnahme aus der Ferse (Trockenblut auf Filterpapier) ab der 36. Lebensstunde.
- **Ausnahme**: erste Probenentnahme vor der 36. Lebensstunde (dann 2. Screening notwendig, z. B. bei U2):
  - Vor Bluttransfusion/Austauschtransfusion.
  - Vor Behandlung mit Kortikosteroiden oder Dopamin.
  - Vor Verlegung in eine andere Institution.
  - Bei früher Entlassung vor der 36. Lebensstunde.
- Suche nach folgenden Erkrankungen durch **konventionelle Verfahren**:
  - Hypothyreose, Adrenogenitales Syndrom, Biotinidase-Mangel, Klassische Galaktosämie
- bzw. durch **Tandem-Massenspektrometrie (TMS)**:
  - Aminoazidopathien (Phenylketonurie, Hyperphenylalaninämie, Ahornsiruperkrankung), Fettsäureoxidationsdefekte (MCAD-, VLCAD-

und LCHAD/MTP-Mangel), Carnitinzyklusdefekte (Carnitin-Palmitoyl-Transferase (CPT)-I/II- und CACT-Mangel), Organoazidurien (Glutarazidurie Typ I, Isovalerianazidämie)

5.1.2 Störungen des Stoffwechsels aromatischer Aminosäuren

Phenylketonurie

Definition. Gestörte Umwandlung von Phenylalanin zu Tyrosin durch defekte **Phenylalaninhydroxylase** (PAH) oder Störung des Kofaktors Tetrahydrobiopterin (BH_4). Vermehrte Urinausscheidung von Phenylbrenztraubensäure (ein Keton, daher der Name »Phenylketonurie«) (■ Abb. 5.1).

Einteilung. Drei Schweregrade je nach Enzymrestaktivität: ■ Tab. 5.1.

Epidemiologie. Häufigkeit: ca. 1:7000.

Ätiopathogenese. Hohe Phenylalaninkonzentrationen hemmen die Tyrosin- und Tryptophanhydroxylase, dadurch Defizit der Neurotransmitter Dopamin, Serotonin, Noradrenalin, Adrenalin und Melanin. Zudem hemmt Phenylalanin die intrazerebrale Protein- und Myelinsynthese und fördert den Myelinabbau.

Symptomatik. Bei früher Diagnose und Therapie: unauffällige Entwicklung.

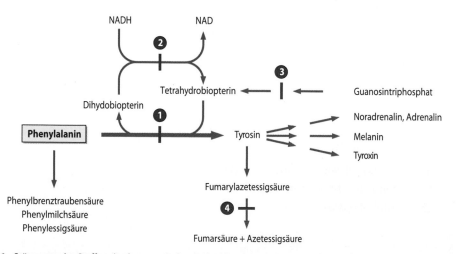

■ **Abb. 5.1.** Störungen des Stoffwechsels aromatischer Aminosäuren.
1 Phenylalaninhydroxylase-Defekt→PKU, HPA
2 Dihydropteridinreduktase-Defekt→atypische PKU
3 Tetrahydrobiopterinsynthese-Defekt→atypische PKU
4 Fumarylazetoazetase-Defekt→Hypertyrosinämie Typ-1

◻ Tab. 5.1. 3 Schweregrade der PKU

	Phenylalanin i. S.	Restaktivität des Enzyms (PAH)
Klassische PKU	>1 200 μmol/l	<1%
Milde PKU	600–1 200 μmol/l	1–3%
Milde Hyperphenyl-alaninämie	120–600 μmol/l	3–10%

Unbehandelt:
- Anfangs normale Entwicklung, ab 4.–6. Lebensmonat: fortschreitende **psychomotorische Retardierung, Krampfanfälle, hellblonde Haare, blaue Augen,** exzematöse Hautveränderungen, Mäusekot- oder pferdestallähnlicher **Uringeruch** nach Phenylessigsäure.
- Progrediente ZNS-Schädigung bis zur Pubertät, in ca. 50% schwere mentale Retardierung.

Diagnostik.
- Neugeborenen-Screening: Phenylalaninkonzentrationen im Trockenblut erhöht (>2 mg/dl=120 μmol/l)
- Labor: Plasmaphenylalaninspiegel erhöht, Phenylalanin/Tyrosin-Ratio erhöht
- Ausschluss eines BH$_4$-Defekts (s. u.) durch:
  1. Bestimmung des Pterin-Musters im Urin und der Dihydropterin-Reduktase (DHPR)-Aktivität im Blut
  2. BH$_4$- oder kombinierter Phenylalanin-/BH$_4$-Belastungstest
- Mutationsanalyse des PAH-Gens

Therapie. Diätetische Therapie mit dem Ziel der Normalisierung der erhöhten Phenylalaninspiegel:
- **Phenylalaninfreie Säuglingsdiät** in den ersten Tagen zur raschen Senkung der Phenylalaninspiegel.
- Dann **phenylalaninarme Diät.** Phenylalanin ist eine essenzielle Aminosäure und muss in kleinen Mengen mit der Nahrung zugeführt werden, bei Säuglingen durch begrenzte Mengen Muttermilch oder Säuglingsnahrung.
- Später **eiweißreduzierte Nahrung**: keine Milchprodukte, kein Fleisch oder Fisch; eiweißarme Lebensmittel. Natürliche Proteine enthalten ca. 5% Phenylalanin; **Eiweißsubstitution** mit phenylalaninfreiem Aminosäuregemisch.

Ziel: Phenylalaninspiegel:
- 0,7-4 mg/dl (bis 10. Lebensjahr), 0,7-15 mg/dl (bis 16. Lebensjahr), 0,7–20 mg/dl (>16. Lebensjahr).

❯ Bei PKU ist eine lebenslange Therapie erforderlich.

Komplikationen. **Maternale Phenylketonurie:** Erhöhte Phenylalaninspiegel in der Schwangerschaft führen zu einer Embryo-Fetopathie mit Fehlgeburten, Dystrophie, Mikrozephalie, mentaler Retardierung und kardialen Fehlbildungen. Bei Kinderwunsch ist eine streng phenylalaninarme Diät bereits vor der Konzeption und während der gesamten Schwangerschaft einzuhalten, welche Schäden verhindern kann.

Prognose. Bei Diagnose und konsequenter Diät ab der Neugeborenenperiode altersentsprechende Entwicklung; bei später einsetzender Diät meist noch Besserung möglich.

Hyperphenylalaninämien durch Tetrahydrobiopterinmangel (BH$_4$)

Definition. Früher Mangel an **Tetrahydrobiopterin (BH$_4$)** (Kofaktor der Phenylalaninhydroxylase) führt zu erhöhtem Blut-Phenylalanin. Zudem wird BH$_4$ für die Neurotransmittersynthese benötigt (Hydroxylierung von Tyrosin und Tryptophan).

Diagnostik.
- Im Neugeborenen-Screening erhöhte Phenylalaninspiegel.
- Neurologische Symptome trotz phenylalaninarmer Diät.
- **BH$_4$-Belastungstest**: orale BH$_4$-Gabe aktiviert Phenylalaninhydroxylase, innerhalb weniger Stunden Phenylalanin-Abfall und Tyrosin-Anstieg im Blut.

Therapie. Keine Durchführung einer phenylalaninarmen Diät (außer: DHPR-Mangel), sondern Substitution von Tetrahydrobiopterin und Neurotransmittervorstufen (L-Dopa/Karbidopa, 5-OH-Tryptophan).

Hypertyrosinämien
Hypertyrosinämie Typ I (hepatorenale Hypertyrosinämie)
Definition. Defekte **Fumarylazetoazetase** (Fumarylazetoazetat-Hydrolase, FAH), katalysiert den Umbau von Fumarylazetessigsäure zu Fumarsäure und Azetessigsäure (Abbauweg des Tyrosins, ◻ Abb. 5.1).

Epidemiologie. Häufigkeit: 1:700 (Quebec) bis zu 1:50 000 (Norwegen).

Symptomatik. Akutes Leberversagen oder chronische Leberzirrhose mit Gefahr der Entwicklung eines hepatozellulären Karzinoms; renaltubuläre Dysfunktion (De-Toni-Debré-Fanconi-Syndrom, ▶ Kap. 5.1.4).

Diagnostik.
- Labor: Succinylaceton in Plasma und Urin erhöht; 5-Aminolävulinsäure-Dehydratase-Aktivität erniedrigt (Inhibierung durch Succinylaceton); evtl. Tyrosin-, Methionin- und Phenylalanin-Konzentrationen im Plasma erhöht.
- FAH-Aktivität in Leber oder Fibroblasten erniedrigt.
- Mutationsanalyse des FAH-Gens

Therapie.
- NTBC (2-(2-Nitro-4-Trifluoromethyl-benzoyl)-1,3-zyklohexadion) hemmt die Bildung von Succinylaceton und anderer toxischer Tyrosinabbauprodukte.
- Tyrosin- und phenylalaninarme Diät
- Ggf. Lebertransplantation

Prognose. Ohne Therapie häufig frühes Leberversagen.

❶ Bei Leberversagen im Kindesalter muss immer auch an eine Hypertyrosinämie Typ I gedacht werden.

☐ **Tab. 5.2.** Weitere Störungen des Stoffwechsels aromatischer Aminosäuren

	Hypertyrosinämie Typ II (okulokutane Hypertyrosinämie)	Alkaptonurie	Albinismus (okulokutane Form)
Definition	Störung der zytosolischen Tyrosin-Aminotransferase, die am Abbau von Tyrosin zu 4-Hydroxyphenylpyruvat beteiligt ist.	Defekt der Homogentisinsäure-Dioxygenase	Defekt der Melaninbildung bei der Umwandlung von Tyrosin über Dopa und Dopa-o-Chinon
Pathogenese	Akkumulation von Tyrosin in Plasma und Liquor, kristalline Ablagerung von Tyrosin in der Kornea.	Akkumulation von Homogentisinsäure und ihres Derivats Benzoquinonazetat, Ablagerung in Haut, Schleimhaut und Knorpeln	Fehlen von Melanin
Symptomatik	- Palmare und plantare Hyperkeratosen - Bds. Herpetiforme Keratokonjunktivitis mit Ulzerationen - Entwicklungsstörung (60%)	- Typische Trias: - Nachdunkeln des Urins durch Oxidation der Homogentisinsäure - Ochronose: Dunkelfärbung von Knorpel und Skleren durch Ablagerung - Arthritis: bei älteren Patienten degenerative Veränderungen an allen großen Gelenken und der Wirbelsäule	- Weiße, sehr sonnenempfindliche Haut - Weißes Haar - Transparente Iris mit durchscheinender Choroidea: zentrale Skotome, beeinträchtigte Sehschärfe
Diagnostik	Tyrosin im Plasma ↑↑↑, 4-Hydroxyphenylpyruvat, -laktat, -acetat im Urin ↑, Enzymaktivität in der Leber ↓, Mutationsanalyse	Im Urin: Homogentisinsäure ↑↑	Klinisch
Therapie	Tyrosin- und phenylalaninarme Diät	Eiweißarme Diät	Sonnenschutz von Haut und Makula
Prognose	Unter Therapie Rückbildung der kornealen und kutanen Veränderungen	Normale Lebenserwartung, jedoch Komplikationen durch Ablagerungen an Gelenken, Gefäßen und Myokard	Erhöhte Inzidenz an Hauttumoren, Sehschärfe beträgt nur ca. 10% der normalen Sehschärfe.

5.1.3 Störungen des Stoffwechsels verzweigtkettiger Aminosäuren

Ahornsirupkrankheit (Maple Syrup Urine Disease, MSUD)

Definition. Mangel des verzweigtkettigen **2-Oxosäuren-dehydrogenase-Komplexes** mit gestörtem Abbau (gestörter oxidativer Dekarboxylierung) von Leucin, Isoleucin und Valin (BCAAs = Branched-Chain Amino Acids).

Epidemiologie. Häufigkeit: 1:100 000 bis 1:200 000.

Einteilung der Ahornsirupkrankheit
Klassische (akut-neonatale) Form: Akute Dekompensation in den ersten Lebenstagen mit Somnolenz, Trinkschwäche, Ketose, Enzephalopathie, Koma, Uringeruch nach Ahornsirup (wie Maggi, Lakritz).
     Bei Restaktivität des Enzyms **Intermediärform (chronische Form)**: rezidivierendes Erbrechen, Gedeihstörung, Entwicklungsstörung, oder **Intermittierende (»late-onset«) Form**: unauffällige Entwicklung, Symptome nur im Rahmen kataboler Phasen (z. B. Infekte), intermittierende metabolische Entgleisungen mit Lethargie, Ataxie.

Ätiopathogenese. Akkumulation von Leucin, Isoleucin und Valin und ihrer korrespondierenden 2-Oxosäuren in Organen und Körperflüssigkeiten.

Diagnostik.
- Frühdiagnose im Neugeborenenscreening (TMS)
- Labor: Leucin, Isoleucin, Valin und Alloisoleucin (beweisend) im Plasma erhöht, schwere Ketose oder Ketoazidose; Urin: Verzweigtkettige 2-Oxo- und 2-Hydroxysäuren erhöht

Therapie. Akuttherapie (intensivmedizinisch):
- Stopp der Zufuhr von natürlichem Eiweiß (nicht länger als 12 h).
- Hochkalorische, parenterale Anabolisierung (Insulin, Glukose und Lipide i.v.) und Weiterführung der enteralen Zufuhr von BCAA-freiem Aminosäurengemisch zum Durchbrechen des Katabolismus.
- Ggf. Detoxifikation durch Austauschtransfusion, Hämodialyse, -filtration zur Entfernung der toxischen Metabolite.

Dauertherapie:
- Eiweißarme Nahrung, Eiweißsubstitution durch BCAA-freie Aminosäuremischungen (angereichert mit Vitaminen und Spurenelementen).
- Bei katabolen Zuständen (OP, Infekt): hochdosierte Glukose- und Insulininfusion
- Evtl. begleitend Thiamingabe bei nachgewiesener Thiaminsensitivität

Prognose. Bei frühzeitiger Therapie befriedigende Prognose. Unbehandelt Tod im Säuglingsalter.

❶ Bei MSUD besteht bei Katabolismus (z. B. Infekt, OP) die Gefahr der Entwicklung einer schweren, lebensbedrohlichen Ketoazidose und eines Gehirnödems.

Organoazidurien

Definition. Störungen im Abbau der verzweigtkettigen Aminosäuren (BCAAs) Leucin, Isoleucin oder Valin, dadurch vermehrte Ausscheidung organischer Säuren (◻ Tab. 5.3).

Ätiopathogenese. Akkumulation organischer Säuren, dadurch:
- Hemmung der Pyruvatdehydrogenase und sekundärer Laktatanstieg mit **metabolischer Azidose**
- Hemmung der Pyruvatcarboxylase und **Hypoglykämie**
- Hemmung der Acetylglutamatsynthetase mit **Hyperammonämie** und der Entwicklung eines Gehirnödems
- Endogene Detoxifizierung durch Veresterung mit Carnitin, es resultiert ein **Carnitinmangel.**

Symptomatik. Leitsymptom sind periodisch auftretende **metabolische Azidosen**, ausgelöst v. a. durch Katabolie (Infekte, Fasten, OP).

Diagnostik.
- Neugeborenenscreening bei IVA
- Labor: metabolische Azidose, Hyperlaktatämie, Hyperammonämie, Hypoglykämie, freies Carnitin im Blut erniedrigt, im Urin organische Säuren
- Erniedrigte Enzymaktivität in Fibroblasten, Mutationsanalyse

Therapie. Ziel: Vermeidung von Hypoglykämien durch tagsüber häufige Mahlzeiten (alle 2–3 h), nachts Dauersondierung. Etwa 60% der Kalorien werden durch Kohlenhydrate gegeben (bevorzugt langsam resorbierbare Kohlenhydrate; nach dem 1. Lebensjahr ungekochte Maisstärke mit verzögerter Glukosefreisetzung und -resorption im Darm). Begrenzte Zufuhr von Fruktose (Gemüse, Früchte) und Meidung von Laktose, um die Laktazidose nicht zu verstärken.

Bei Glykogenose Typ Ib: zusätzlich antibiotische Dauerprophylaxe, evtl. G-CSF bei Granulozyten <200/µl.

Prognose. Bei anhaltender Normoglykämie normale Entwicklung; bei Adoleszenten/Erwachsenen erhöhte Inzidenz von hepatozellulären Adenomen und Übergang in Karzinome, Osteoporose, Niereninsuffizienz.

Glykogenose Typ II (Pompe)

Definition. Defekt der lysosomalen **Alpha-1,4-Glukosidase** (saure Maltase) und dadurch defekter Abbau und lysosomale Speicherung von Glykogen.

Symptomatik. Infantile Form: schwere Muskelhypotonie; Makroglossie (vergrößerte Zunge), Hyporeflexie, Kardiomegalie. Tod meist im 1. Lebensjahr durch Herzinsuffizienz oder Aspirationspneumonie.

Juvenile Form: Motorische Entwicklungsverzögerung, progrediente Muskelschwäche, die Patienten versterben meist vor dem Erreichen des Erwachsenenalters an Ateminsuffizienz. Meist keine kardiologischen Komplikationen.

Adulte Form: Beginn der Muskelschwäche in der 3.–4. Lebensdekade, nahezu normale Lebenserwartung.

Diagnostik.
- Labor: Erhöhung der Transaminasen, CK, CK-MB (infantile Form); keine Hypoglykämien; Lymphozytenvakuolen im Blutausstrich. Urin: pathologisches Muster der Oligosaccharide
- EKG: verkürzte PR-Zeit, große QRS-Komplexe. EMG: verändert.
- Muskel-/Hautbiopsie: Glykogenspeicherung in vakuolären Lysosomen
- Enzymaktivität in Fibroblasten, Muskel, Lymphozyten erniedrigt
- Mutationsanalyse des GAA-Gens

Therapie. Symptomatisch, i.v.-Enzymersatztherapie.

5.2.3 Störungen des Galaktosestoffwechsels

Galaktose (Stereoisomer der Glukose) kommt überwiegend in Milchzucker (Laktose) vor. Laktose wird durch die Laktase in der Dünndarmschleimhaut in Glukose und Galaktose gespalten. Vorkommen auch in Obst, Gemüse und Hülsenfrüchten. Im Körper ist Galaktose ein wichtiger Bestandteil von Glykolipiden und Glykoproteinen.

Galaktosämie

Definition. Mangel an **Galaktose-1-Phosphat-Uridyltransferase** (GALT), dadurch Anhäufung von Galaktose-1-Phosphat und Galaktose in Leber, Niere, Darm, Gehirn.

Epidemiologie. Häufigkeit: 1:40 000–1:60 000.

Symptomatik. Wenige Tage nach Milchfütterung (Muttermilch und Säuglingsmilchen enthalten Laktose): **Verfall** mit Trinkschwäche, Erbrechen, Durchfall, Gedeihstörung, **Sepsis**neigung (meist gram-negative Sepsis), **Leber**: Hepatomegalie, Ikterus, Gerinnungsstörungen, **Niere**: Tubulopathie mit Hyperaminoazidurie, **Auge**: Katarakt durch Ablagerung von Galaktitol, **ZNS**: ggf. psychomotorische Retardierung.

Diagnostik.
- **Neugeborenenscreening**: Analyse der Galaktose-Konzentration und/oder »Beutler-Test« (Bestimmung der GALT)
- **Labor**: Bilirubin ↑, Transaminasen ↑, Gerinnungsstörung; **Urin**: Hyperaminoazidurie, positive Reduktionsprobe; **Erythrozyten**: Galaktose-1-Phosphat ↑, Enzymaktivität ↓; Mutationsanalyse des GALT-Gens

Differenzialdiagnose. Duarte-Variante: harmlose genetische Variante der Galaktosämie mit partiellem GALT-Mangel ohne klinische Symptome.

Therapie. Akuttherapie: Stopp der Milchzufuhr, Ernährung mit laktosefreier (z. B. Soja-) Nahrung. Bei schweren Gerinnungsstörungen: Vitamin K und FFP i.v. Bei Sepsis antibiotische Therapie.

Dauertherapie: Lebenslang laktosefreie, galaktosereduzierte Diät (komplette Elimination von Galaktose unmöglich, da in vielen Nahrungsmitteln wie Obst und Gemüse enthalten). Kalzium-Supplementierung (niedrige Nahrungszufuhr durch Milchelimination).

◻ Tab. 5.6. Übersicht Glykogenosen

	Glykogenose Typ I (von Gierke) und II (Pompe)	Glykogenose Typ III (Cori, Forbes)	Glykogenose Typ VI (Hers)	Glykogenose Typ IX
Definition	s.o.	Defekt des »debranching enzymes« Amylo-1,6-Glukosidase, das die Glukosemoleküle an den Verzweigungen abspaltet. ■ Typ IIIa: Leber und (Herz-)Muskel betroffen ■ Typ IIIb: nur Leber betroffen	Vollständiger oder partieller Defekt der Leber-Phosphorylase	■ X-chromosomal vererbter Defekt der Phosphorylase-b-Kinase (PHK) der Leber oder ■ Autosomal-rezessiv vererbter Defekt der Phosphorylase-b-Kinase in Leber und Muskel oder ■ Weitere 4 Subtypen
Pathogenese		Speicherung eines abnormen Glykogens mit kurzen Verzweigungsketten in fast allen Körperzellen		
Symptomatik		Hepatomegalie (bildet sich im Verlauf der Pubertät z. T. zurück), progrediente Myopathie, Kardiomyopathie	Häufig asymptomatisch oder milde Symptome, Hepatomegalie bis zur Pubertät, evtl. Minderwuchs	s. Typ VI, myopathische Formen mit muskulärer Belastungsintoleranz, Muskelkrämpfen und Myoglobinurie
		■ Geringere Hypoglykämieneigung als bei Typ I, kaum Laktaterhöhung ■ Transaminasen, CK, Lipide ↑, Ketoazidose beim Fasten, Enzymaktivität in Leber, Muskel bzw. Erythrozyten, Leukozyten und Fibroblasten↓, Mutationsanalyse des GDE-Gens	■ Seltener Hypoglykämien, Transaminasen ↑, Lipide leicht ↑ ■ Laktat normal oder leicht ↑ ■ Glukosebelastungstest: Laktat ↑ ■ Enzymaktivität in der Leber ↓ ■ Mutationsanalyse des PYGL-Gens	■ S. Typ VI ■ Enzymaktivität in Leber, Erythrozyten und Leukozyten normal oder ↓, Mutationsanalyse verschiedener PHK-Gene
Therapie		Weniger strenge Diät als bei Typ I, hohe Proteinzufuhr, Fruktose und Laktose sind erlaubt	Meist keine Therapie notwendig, falls im Säuglingsalter Hypoglykämien auftreten: Therapie s. Typ I.	s. Typ VI, sehr gute Prognose, Rückbildung der Symptome bis zur Pubertät, unsicherere Prognose für myopathische Formen

Prognose. Bei frühzeitiger laktosefreier Ernährung bilden sich die akuten klinischen Symptome zurück. Die Langzeitprognose ist jedoch unsicher: variabel eingeschränkte Intelligenz, Störungen der visuellen Perzeption, des Sprach- und Rechenvermögens, z. T. Ataxie, Tremor, Wachstumsverminderung. Bei Mädchen ovarielle Dysfunktion, hypergonadotroper Hypogonadismus.

5.2.4 Störungen des Fruktosestoffwechsels

Fruktose wird aus der Nahrung als freie Fruktose aufgenommen oder entsteht aus dem Disaccharid Saccharose, das im Darm in Glukose und Fruktose gespalten wird.

Hereditäre Fruktoseintoleranz

Definition. Mangel an **Fruktose-1-Phosphat-Aldolase (Aldolase B)**, dadurch starker Anstieg von Fruktose-1-Phosphat, das nicht weiter metabolisiert werden kann und toxisch für Leber und Niere ist. Es entsteht ein Mangel an ATP, GTP und anorganischem Phosphat. Glukoneogenese und Glykogenolyse werden gehemmt.

Epidemiologie. Häufigkeit: 1:20 000.

Symptomatik. Wenige Tage nach Einführung einer fruktose- oder saccharosehaltigen Nahrung (Gemüse, Obst):
- **ZNS**: hypoglykämische Krampfanfälle, Blässe, Schwitzen, Erbrechen, Apathie, Koma
- **Leber**: Hepatomegalie, Ikterus, Gerinnungsstörung mit Blutungsneigung
- **Niere**: renale proximal-tubuläre Dysfunktion

Ältere Kinder zeigen eine ausgeprägte Abneigung gegenüber fruktose- und saccharosehaltigen Nahrungsmitteln (Obst und Süßigkeiten).

Diagnostik. Labor: Hypoglykämien, Transaminasen ↑, Gerinnungsstörung, proximal-tubuläres Syndrom (chronisch renal-tubuläre, metabolische Azidose). Enzymaktivität in Lebergewebe erniedrigt. Mutationsanalyse des ALDOB-Gens (3 häufige Mutationen).

Therapie. Fruktosefreie bis -arme Diät (<1 g Fruktose täglich), Multivitamin-Substitution.

Prognose. Ohne Behandlung kann es zum Tod durch Leber-/Nierenversagen kommen. Bei rechtzeitiger Diagnose gute Prognose.

❶ Früher verwendete Infusionslösungen mit Fruktose (Laevulose) oder Sorbit (zu Fruktose umgewandelt) können bei hereditärer Fruktoseintoleranz tödliches Leberversagen auslösen.

5.2.5 Diabetes mellitus

Definition. Absoluter oder relativer Insulinmangel kann akut zur ketoazidotischen Entgleisung, langfristig zu zahlreichen Folgeschäden führen. Verschiedene Formen des Diabetes mellitus sind in ❏ Tab. 5.7 aufgeführt.

Epidemiologie. Ca. 5% der Bevölkerung in Deutschland betroffen, jährlich 3 000 Neuerkrankungen zwischen 0 und 19 Jahren.

Physiologie. Insulin senkt die Blutglukose, fördert die zelluläre Aufnahme von Glukose und Aminosäuren, wirkt anabol (»aufbauend«), fördert die Glykogen-, Fettsäure- und Triglyzeridsynthese und hemmt die

❏ Tab. 5.7. Einteilung des Diabetes mellitus

Formen	Ätiologie	Pathophysiologie
Typ-I-Diabetes (Juveniler Diabetes, Insulin-dependent diabetes mellitus IDDM)	Immunologisch bedingt oder idiopatisch (selten)	Mangel oder verminderte Wirksamkeit von Insulin
Typ-II-Diabetes (Non-insulin-dependent diabetes mellitus NIDDM)		Insulinresistenz und mangelnde Insulinsekretion
MODY Typ 1–6 (Maturity onset diabetes of the young)	Autosomal-dominant	Genetische Defekte der β-Zellen mit mangelhafter Insulinsekretion
Sekundäre Formen (Beispiele)	Mukoviszidose Pankreaserkrankungen	
	Endokrinopathien	z. B. Akromegalie, Cushing, Phäochromozytom, Hyperthyreose, Glukagonom
	Medikamentös induziert	z. B. Glukokortikoide, Schilddrüsenhormone, Diazoxid, Thiazide
	Syndrom-assoziiert	z. B. Down-, Klinefelter-, Turner-Syndrom
	Schwangerschaft	Gestationsdiabetes

Glykogenolyse und die Lipolyse. Insulinantagonisten sind Glukagon, Adrenalin, Kortisol (Kortikosteroide) und GH.

Ätiopathogenese. Typ-I-Diabetes: Autoimmune Zerstörung der β-Zellen des Pankreas (insulinproduzierende Zellen), Meist besteht eine genetische Prädisposition (z. B. HLA DR 3/4), häufig Triggerung der Diabetes-Erstmanifestation durch Infektionen (z. B. Mumps, Coxsackie B4). Meist Auto-Ak gegen Insulin und/oder Inselzellen.

Insulinmangel führt zu verminderter zellulärer Glukoseaufnahme mit **Hyperglykämie** und **Hyperosmolarität**, bei Überschreiten der Nierenschwelle (bei BZ >160 mg/dl) zu **Glukosurie** und Polyurie mit **Elektrolytverlusten** und **Dehydratation**. Die verstärkte Lipolyse führt zum Anstieg freier Fettsäuren, die zu Ketonkörpern verstoffwechselt werden. Es kommt zur metabolischen Azidose (**Ketoazidose**). Eine persistierende Hyperglykämie führt zur Glukoseanlagerung an Strukturproteine und **Gewebsschädigung.**

Symptomatik. Akute Präsentation (ketoazidotische Stoffwechselentgleisung): Übelkeit, Erbrechen, Azetongeruch; Bauchschmerzen (Pseudoappendizitis); Exsikkose, Kussmaul-Atmung; Bewusstseinstrübung, Coma diabeticum.

Schleichender Beginn: Polyurie (oder erneutes Einnässen), Polydipsie (vermehrter Durst), Gewichtsabnahme, allgemeine Leistungsschwäche.

Diagnostik.
- **Anamnese:** typische Symptome, s. o.
- **Diagnosestellung:**
  - Klassische Symptome und ein Gelegenheitsblutzucker ≥200 mg/dl oder
  - wiederholte Bestimmung eines Gelegenheitsblutzucker ≥200 mg/dl oder
  - Nüchternblutzucker ≥110 mg/dl (kapillär) bzw. ≥126 mg/dl (venös) oder
  - 2 h-Wert im oralen Glukosetoleranztest ≥200 mg/dl.
  - evtl. Metabolische Azidose (BGA), häufig Leukozytose, erhöhtes HbA1c (glykosylierter Hb-Anteil, reflektiert Blutzucker der letzten 2–3 Monate).
  - Inselzellantikörper (ICA/GADA Autoantikörper gegen Glutamat-Decarboxylase), IAA (Insulinautoantikörper), IA-2A (Autoantikörper gegen Tyrosinphosphatase IA-2).
  - **Urin:** Glukose und Keton positiv (U-Stix)

Komplikationen. Akut:
- Ketoazidose
- Hypoglykämien (◘ Tab. 5.4) unter Therapie bei unzureichendem Nahrungsangebot, erhöhtem Glukoseverbrauch (körperliche Belastung), Insulinüberschuss.

Chronisch:
- Mikroangiopathie:
  - Diabetische Retinopathie, Katarakt
  - Diabetische Nephropathie (Typ I: Morbus Kimmelstiel-Wilson, Typ II: unspezifisch)
  - Diabetische Neuropathie (v. a. Polyneuropathie, diabetischer Fuß)
- Makroangiopathie (KHK, pAVK, zerebraler Insult)
- Häufig Komorbidität: Zöliakie, Hashimoto-Thyreoiditis, perniziöse Anämie, Morbus Addison.

Therapie. Notfalltherapie der Ketoazidose:
1. Flüssigkeitssubstitution mit NaCl 0,9%: vorsichtige Reduktion der Hyperosmolarität, **Gefahr des Hirnödems** bei zu schnellem Ausgleich
2. Normalinsulin 0,05–0,1 IE/kg × h i.v. zur langsamen Glukosereduktion, nicht schneller als 100 mg/dl pro Stunde reduzieren; ab Blutzucker von 290 mg/dl → zusätzlich Glukose 5% i.v.
3. Kaliumsubstitution, da Gefahr der Hypokaliämie durch:
   - Azidoseausgleich (Bei extrazellulärer Azidose kommt es zu einem Einstrom von H^+ in die Zellen im Austausch zu K^+. Die Azidose fördert eine Hyperkaliämie, eine Alkalose und ein Azidoseausgleich führen durch den umgekehrten Mechanismus zu einer Hypokaliämie.)
   - Insulinwirkung (Insulin fördert den Transport von Kalium in die Zelle)
4. Azidoseausgleich erst bei pH <7,10: Pufferung mit Natriumbikarbonat

Notfalltherapie der Hypoglykämie (BZ <50 mg/dl):
1. Rasch resorbierbarer Zucker p.o. (Traubenzucker, Fruchtsaft), nicht bei Bewusstlosigkeit!
2. Bei Bewusstlosigkeit: Glukagon i.m. oder s.c.
3. In schweren Fällen: Glukose i.v.

Dauertherapie (Typ-I-Diabetes): Die Dauertherapie beruht auf Diät, Bewegungsförderung und Insulingabe (Blutzuckerziel: 70–160 mg/d), Patientenschulung und Überwachung.
1. **Diät:** Verhältnis von Kohlenhydrate:Fett:Eiweiß ca. 55%:30%:15%. Bevorzugt langsam resorbierbare Kohlenhydrate. Häufige Mahlzeiten (ca. 6–7). 1 BE entspricht 12 g Kohlenhydrate.

2. **Bewegungsförderung:** erhöht die Insulinsensitivität der Muskulatur
3. **Insulingabe:** Verwendung von humanidentischem Insulin mit unterschiedlicher Wirkdauer (erreicht durch Zusätze, welche die Resorption am Injektionsort verlängern):
   - Insulinanalog: sehr kurz
   - Altinsulin, Normalinsulin: kurz
   - Basalinsulin, NPH: mittellang
   - Zinkinsulin: lang
- **Arten der Insulintherapie:**
  - Konventionelle Insulintherapie: 2-mal tägliche Injektion von Alt- und Basalinsulin, festgelegte Nahrungsmenge und Nahrungszeitpunkte
  - Intensivierte Insulintherapie (Basis-Bolus-Prinzip): niedrige Dosis von Basalinsulin (meist morgens und spätabends) und an die Mahlzeiten angepasste Dosen von Altinsulin; ermöglicht freiere Lebensführung und bessere Stoffwechseleinstellung, erfordert jedoch gute Schulung und hohe Eigenverantwortung.

- Insulinpumpentherapie: kontinuierlich intrakutan oder intraperitoneal appliziertes Insulin über Insulinpumpen, nur bei hoch motivierten und verlässlichen Patienten verwendbar.
- In Studien: intranasales Insulin
4. **Überwachung:**
- 3- bis 5-mal tgl. BZ-Messung; bei Infekt, Sport etc. häufiger
- Genaue Protokollierung von BZ, Insulindosis, BE
- HbA1c geeignet zur Kontrolle der langfristigen Einstellung (normal <6%, Ziel <6,5%)
- Augenärztliche Kontrollen 1-mal/Jahr

Therapiekomplikationen.
- Hypoglykämie (s. o.)
- **Dawn-Phänomen:** morgendliche Hyperglykämie durch nachlassende Insulinwirkung und vermehrte Ausschüttung antiinsulinärer Hormone in den Morgenstunden. Therapie: spätere Applikation von lang wirksamen Insulin (gegen 23.00 Uhr).

◻ Tab. 5.8. Differenzialdiagnose des Typ-I-Diabetes und Typ-II-Diabetes

Parameter	Typ-I-Diabetes	Typ-II-Diabetes
Manifestationsalter	Kinder, Jugendliche, junge Erwachsene	Mittleres bis höheres Erwachsenenalter
Auftreten	Akut, subakut	Schleichend
Symptome	Polyurie, Polydipsie, Gewichtsverlust, Müdigkeit	Meist keine Beschwerden
Körpergewicht	Meist normalgewichtig	Oft übergewichtig
Familiäre Häufung	Manchmal	Typisch
Erbgang	Multifaktoriell (polygen)	Multifaktoriell
Konkordanz bei eineiigen Zwillingen	30–50%	>50%
Ketoseneigung	Ausgeprägt	Keine bis gering
Insulinresistenz	Keine oder gering	Oft ausgeprägt
Insulinsekretion	Vermindert bis fehlend	Subnormal bis hoch
Stoffwechsel	Labil	Stabil
Antikörper nachweisbar	Meistens	Nicht
HLA-Assoziation	Vorhanden	Nicht vorhanden
Orale Antidiabetika	Selten Erfolg	Zunächst meist guter Erfolg
Insulintherapie	Erforderlich	Meist nach jahrelangem Verlauf der Erkrankung mit nachlassender Insulinsekretion notwendig

◻ Tab. 5.9. Differenzialdiagnose ketoazidotisches/hyperosmolares Koma

	Ketoazidotisches Koma	Hyperosmolares Koma
Symptomatik	**Akuter Beginn** mit Durst, Polyurie, Polydipsie, Erbrechen, Exsikkose, Bauchschmerzen (Pseudoperitonitis), Kussmaulatmung, Schock	**Schleichender Beginn** mit Durst, Polyurie, Polydipsie, Erbrechen, starke Exsikkose! Schock
Laborwerte	Glukose >250 mg/dl Ketone im Plasma und Urin positiv Metabolische Azidose	Glukose >600 mg/dl Osmolarität >310 mosmol/l
Charakteristisch für	Typ-I-Diabetes	Typ-II-Diabetes

― **Somogyi-Phänomen**: morgendliche Hyperglykämie als Reaktion auf nächtliche Hypoglykämien bei zu hoher nächtlicher Insulindosis. Therapie: Reduktion des Abend-/Spätinsulins.

Differenzialdiagnose. Typ-I-/Typ-II-Diabetes (◻ Tab. 5.8); ketoazidotisches/hyperosmolares Koma (◻ Tab. 5.9).

Prognose. Lebenserwartung gegenüber Gesunden um 15–20 Jahre reduziert. Schwangerschaftskomplikationen häufig, daher unbedingt optimale Einstellung vor und während einer Schwangerschaft.

5.3 Fettstoffwechsel

Lipide (Triglyzeride, Cholesterin und Phospholipide) sind wasserunlöslich und zirkulieren im Blut an Eiweiße (Apolipoproteine) gebunden als sogenannte »Lipoproteine«. Erhöhte Konzentration von VLDL und insbesondere LDL, sowie erniedrigte Konzentration von HDL erhöhen das Atheroskleroserisiko. Triglyzerider-

höhungen (VLDL, Chylomikronen) bergen die Gefahr einer Pankreatitis und sind mäßig atherogen. Die Lipoproteine werden nach ihrer elektrophoretischen Mobilität in verschiedene Dichteklassen eingeordnet (◻ Tab. 5.10).

Diagnostik. Normwerte im Kindesalter (altersabweichend leichte Modifikationen):
― Cholesterin: <170 mg/dl
― LDL-Cholesterin: <110 mg/dl
― HDL-Cholesterin: >35 mg/dl
― Triglyzeride: <120 mg/dl
― LDL/HDL: 1–4

❯ HDL ist gefäßprotektiv, LDL ist atherogen.

5.3.1 Hyperlipoproteinämien (HLP)

Definition. Erhöhung der Plasmalipide über die altersentsprechenden Normwerte.

◻ Tab. 5.10. Dichteklassen der Lipoproteine

Lipoprotein	Elektrophoretische Mobilität	Aufgabe
Chylomikronen	Keine Wanderung im elektrischen Feld	Transport von exogenen Triglyzeriden zur Leber
HDL (high-density-lipoproteins)	α-Lipoproteine	Transport von Cholesterin zur Leber
LDL (low-density-lipoproteins)	β-Lipoproteine	Endprodukt von VLDL nach Abgabe des Lipids, Transport von Cholesterin zu extrahepatischen Zellen
VLDL (very-low-density lipoproteins)	prä-β-Lipoproteine	Transport von endogenen Triglyzeriden

Einteilung der Hyperlipoproteinämien
Primär genetische (hereditäre, familiäre) Hyperlipoproteinämien, z. B. familiäre Hypercholesterinämie (LDL-Rezeptordefekt), familiär kombinierte
Hypercholesterinämie, familiäre Hypertriglyzeridämie, familiäre Dysbetalipoproteinämie, Lp(a) Erhö-
hungen

Sekundäre Hyperlipoproteinämien:
- Bei kalorien-, zucker- und fettreicher Ernährung,
  Alkoholkonsum
- Bei anderen Erkrankungen, z. B. bei Diabetes melli-
  tus, Nephrotischem Syndrom, Niereninsuffizienz,
  Glykogenose Typ I, Cholestase, Hypothyreose, Idiopa-
  tischer Hyperkalzämie, Medikamente: z. B. Steroide

◻ Tab. 5.11. Weitere Hyperlipoproteinämien

	Familiäre Chylomikronämie	Familiäre Hypertriglyzerid-ämie	Familiär kombinierte Hyper-lipoproteinämien
Synonym	Hyperlipoproteinämie Typ I oder V nach Frederickson, HLP nach Bürger-Grütz, familiärer Lipoproteinlipasemangel	Hyperlipoproteinämie Typ IV nach Frederickson	
Definition	Autosomal-rezessiver Defekt der Lipoproteinlipase (LPL), die für den Abbau von Chylomikro-nen verantwortlich ist, oder Mangel an Apolipoprotein CII, dem Aktivator der LPL. Chylo-mikronen ↑↑, die zu 95% aus Triglyzeriden bestehen.	Autosomal-dominant vererbte Fettstoffwechselstörung mit Er-höhung des VLDL	Autosomal-dominant vererbte Fettstoffwechselstörung mit erhöhtem Cholesterin und er-höhten Triglyzeriden
Epidemiologie	Selten	Häufig	Häufigkeit: bis zu 1:300
Symptomatik	- Rezidivierende Abdominal-koliken durch Pankreatitis-schübe - Hepatosplenomegalie - Lipaemia retinalis - Xanthome (◻ Abb. 5.3), v. a. an den Streckseiten der Extremitäten, Gesäß und Gesicht - **Keine** frühzeitige Athero-sklerose	- Meist asymptomatisch - Als »metabolisches Syn-drom« assoziiert mit Adipo-sitas, Störung der Glukose-toleranz, Hyperurikämie und Hypertonus. - Bei hohen Triglyzerid-werten Pankreatitisgefahr	Erhöhtes Atheroskleroserisiko
Diagnostik	- Milchiges (lipämisches) Nüchternserum, Triglyzeri-de und Chylomikronen ↑↑ (evtl. VLDL ↑)	Triglyzeride, VLDL und Chylo-mikronen↑	Familienanamnese: Wechsel des Lipidphänotyps über die Zeit, Cholesterin und Tri-glyzeride moderat ↑
Therapie	- Diät: maximale Fettrestrik-tion, mittelkettige Fette (MCT-Öl und -Margarine) sind erlaubt - Akut: Lipidapherese, bei ApoCII-Mangel Gabe von Apo CII (in FFP)	- Vermeidung rasch resor-bierbarer Kohlenhydrate - Gewichtsabnahme, Sport - Ggf. Fibrate, Nikotinsäure	Diät, gutes Ansprechen

Familiäre Hypercholesterinämie

Definition. Autosomal-dominanter Defekt im LDL-Rezeptor (familiäre Hypercholesterinämie, FH). Homozygote FH-Patienten haben eine schwerst ausgeprägte Klinik, heterozygote Patienten sind später betroffen.

Phänotypisch sehr ähnlich manifestiert sich der familiäre Defekt des an den Rezeptor bindenden Apolipoprotein B.

Epidemiologie. Häufigkeit: homozygot: 1:1 Mio, heterozygot: 1:500 (familiärer Apolipoprotein B-Defekt ca. 1:700).

Diagnostik. Familienanamnese. **Labor:** Gesamtcholesterin und LDL-Cholesterin erhöht (Heterozygotie: 2- bis 3-fach, Homozygotie: 4- bis 8-fach). Mutationsanalyse.

Symptomatik. Heterozygotie: Als Kinder häufig asymptomatisch, im Erwachsenenalter stark erhöhtes kardiovaskuläres Risiko.

Homozygotie: Tendinöse oder tuberöse Xanthome, Arcus lipoides cornea, Atherosklerose und kardiovaskuläre Komplikationen bereits im 1. Lebensjahrzehnt.

Therapie.
- **Diät:** Begrenzte Zufuhr an gesättigten Fettsäuren.
- **Medikamentös:** Statine (HMG-CoA-Reduktase-Hemmer, Pravastatin); Ezetimib (Hemmung der Cholesterinresorption im Darm)

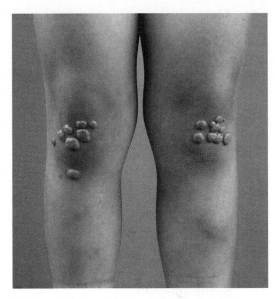

◧ **Abb. 5.3.** Xanthome bei Hyperlipoproteinämie Typ-I

- **Homozygote Patienten:** extrakorporale LDL-Apherese z. B. alle 10–14 Tage

5.3.2 Hypolipoproteinämien

Definition. Fehlen oder Mangel an Lipoproteinen. Beispiele sind in ◧ Tab. 5.12 aufgeführt.

◧ **Tab. 5.12.** Beispiele Hypolipoproteinämien

	Familiäre A-Beta-Lipoproteinämie (Kornzweig-Bassen-Syndrom)	Familiäre Hypobeta-lipoproteinämie	Familiärer HDL-Mangel
Definition	Fehlen des Apolipoproteins B (autosomal-rezessiv)	Erniedrigtes Apolipoprotein B	Fehlen des Apolipoprotein A1 durch Defekt im ApoA1-Gen oder Tangier-Krankheit (autosomal-rezessiv): gestörter Cholesterin-Efflux aufgrund eines Defekts des ABCA1-Gens
Symptomatik	Fettmalabsorption mit Steatorrhoe und Gedeihstörung, Vitamin-A- und -E-Mangel, Ataxie, Neuropathie, Retinopathie, Akanthozytose	Ähnlich des Kornzweig-Bassen-Syndroms; heterozygote Patienten schwächer betroffen als homozygote	Deutlich erhöhtes Atheroskleroserisiko durch Mangel an protektivem HDL, Korneainfiltration, Xanthome. Tangier-Erkrankung: zusätzlich große, gelbliche Tonsillen, Hepatosplenomegalie, periphere Neuropathie
Diagnostik	Triglyzeride und Cholesterin ↓, Chylomikronen, LDL, VDL und ApoB fehlen		
Therapie	Substitution von Vitamin A, D, E und K, Fettrestriktion	s. Kornzweig-Bassen-Syndrom	

5.4   Sterolstoffwechselstörungen

Smith-Lemli-Opitz Syndrom

Definition. Störung der endogenen Cholesterinsynthese durch Mangel der **7-Dehydrocholesterin-Reduktase**, dadurch Akkumulation von 7-Dehydrocholesterin bei erniedrigtem Cholesterin.

Symptomatik.
- Faziale Dysmorphien (Mikrozephalie, Ptosis, Epikanthus, antevertierte Nasenöffnung, Mikrognathie)
- Syndaktylie der 2. und 3. Zehe
- Mentale Retardierung
- Organ-, Genitalfehlbildungen

Therapie. Cholesterin, Simvastatin.

5.5   Sphingolipidosen

Definition. Lysosomale Enzymdefekte, die zur intrazellulären Speicherung von Makromolekülen (Sphingolipiden) in Ganglienzellen, Neuroglia, Markscheiden, Nierenepithelien und im retikulohistiozytären System von Leber, Milz, Knochenmark und Lymphknoten führen.

Gangliosidosen

Ganglioside sind Glykolipide, die aus einem Ceramidkörper (Sphingosin, Fettsäuren) aufgebaut sind, der über eine Hydroxylgruppe glykosidisch mit einem Oligosaccharid (bestehend aus Glukose, Galaktose, N-Acetylgalaktosamin und obligatorisch N-Acetylneuraminsäure) verbunden ist.

GM₂-Gangliosidose (Morbus Tay-Sachs)

Definition. Defekt der **Hexosaminidase A**, früher »amaurotische Idiotie«.

Ätiopathogenese. Speicherung des normalerweise im Gehirn nur in geringen Mengen vorkommenden GM_2-Gangliosids.

Epidemiologie. Häufig bei Kindern jüdischer Abstammung (Ashkenazi): 1:2 500; Nicht-Ashkenazi-Juden: 1:200 000.

Symptomatik. Infantile Form: Normale Entwicklung bis zum 2. Lebenshalbjahr, dann Muskelhypotonie und Verlust bereits erworbener statischer Fähigkeiten. Myoklonische Schreckbewegungen (Frühsymptom), Makrozephalie, Nystagmus, Erblindung, Muskel-

atrophie, Krampfanfälle, Opisthotonus, Tetraspastik, Froschschenkelstellung. Im 2.–4. Lebensjahr Kachexie und Dezerebrationsstarre.

Auch juvenile und adulte Verläufe (Fehldiagnose: Psychose)

Morbus Sandhoff (Defekt der Hexosaminidasen A und B): ggf. auch Hepatosplenomegalie, Knochenabnormalitäten.

Diagnostik.
- Kirschroter Makulafleck (DD: GM_1-Gangliosidose, Morbus Niemann-Pick). Bildgebung (CT oder MRT): Atrophie der Hirnrinde, später: Volumenzunahme des Gehirns durch Gliaschwellung. Enzymaktivität in Leukozyten, Fibroblasten erniedrigt. Mutationsanalyse des HEXA-Gens (3 häufige Mutationen bei Ashkenazi-jüdischen Patienten).

Therapie. Keine kausale Therapie, Lebenserwartung bei der infantilen Form 2–4 Jahre.

GM₁-Gangliosidose

Definition. Mangel an **β-Galaktosidase** mit variablem Verlauf: Hypotonie, Entwicklungsverzögerung, Hepatosplenomegalie, Ataxie, Nystagmus, kirschroter Makulafleck, Krampfanfälle.

Sphingomyelinose (Morbus Nieman-Pick)

Definition. Defekt der **Sphingomyelinase** führt zur lysosomalen Speicherung von Sphingomyelin in Knochenmark, Leber, Milz und Gehirn.

Symptomatik. Typ A: akute infantile neuronopathische Form: Beginn in den ersten Lebensmonaten mit Dystrophie, Gedeihstörung; aufgetriebener Leib durch extreme Hepatosplenomegalie (Leber >> Milz), Aszites, Beinödeme, gelblich-bräunliche Pigmentation der Haut. Lipidzellinfiltrationen der Lunge mit miliaren und bronchopneumonischen Herden. ZNS: progrediente muskuläre Hypotonie und Spastik, ab 6. Monat Neurodegeneration.

Typ B: chronisch viszerale Form: milderer Verlauf ohne ZNS-Beteiligung.

Diagnostik.
- Labor: Lymphozytenvakuolen im Blutausstrich, Chitotriosidase-Aktivität im Serum ↑ (Marker der Makrophagen-Aktivierung). Knochenmark: »Niemann-Pick-Schaumzellen«. Kirschroter Makulafleck (50%). Röntgen-Thorax: interstitielle Zeichnungsvermehrung. Enzymaktivität in Fibroblasten erniedrigt. Mutationsanalyse des SMPD1-Gens.

Therapie/Prognose. Keine kausale Therapie; Typ A: Tod im 2. Lebensjahr, Typ B: annähernd normale Lebenserwartung.

Glukocerebrosidose (Morbus Gaucher)

Definition. Defekt der **Glukocerebrosid-β-Glukosidase** (β-Glukocerebrosidase), die für die Glukoseabspaltung vom Cerebrosidmolekül verantwortlich ist. Vermehrte Speicherung von Glukocerebrosid im retikuloendothelialen System von Milz, Leber, Knochenmark, Lymphknoten, miliare Infiltration der Lunge.

Symptomatik. Typ I (viszerale Form, 80–90% der Fälle): Chronischer Verlauf, Manifestation vom Säuglings- bis zum Erwachsenenalter. Hepatomegalie, massive Splenomegalie mit Hypersplenismus (Thrombopenie, Anämie, ggf. Leukopenie). Knochenschmerzen, avaskuläre Knochennekrosen, Spontanfrakturen, ggf. Lungenbeteiligung mit diffuser Infiltration. **Keine ZNS-Beteiligung.**

Typ II (akute infantile neuronopathische Form): Akut progredienter Verlauf **mit ZNS-Beteiligung.** Hirnstamminsuffizienz (Augenmuskelparese, Stridor, Schluckstörung), Spastik, Opisthotonus, Dezerebration. Hepatosplenomegalie, Gedeihstörung. Tod im 1.–2. Lebensjahr.

Typ III (subakute oder chronische neuronopathische Form): Wie Typ II, nur späterer und protrahierterer Verlauf.

Diagnostik.
- Labor: Saure Phosphatase↑, ACE↑, Aktivität der Chitotriosidase ↑. Knochenmark: Nachweis von Gaucher-Zellen (Retikulumspeicherzellen mit vakuoliger Zytoplasmastruktur, »zerknitterter Zellstoff«) mit Verdrängung der Hämatopoese. Enzymaktivität in Leukozyten, Fibroblasten ↓. Mutationsanalyse des GBA-Gens.

Therapie. i.v.-Enzymersatztherapie bei Typ I und evtl. III (bei Typ II wirkungslos; Enzym kann die Blut-Hirn-Schranke nicht passieren). Substratreduktionstherapie (Miglustat). Evtl. Splenektomie bei ausgeprägtem Hypersplenismus.

Sulfatidose (Metachromatische Leukodystrophie, MLD)

Definition. Defekt der **Sulfatidase (Arylsulfatase A)** mit Speicherung von Sulfatiden (Galactocerebrosidsulfat) in Gehirn, peripheren Nerven, Niere, Leber, Gallenblasenwand. Normalerweise sind in der weißen Hirnsubstanz 10–25% Sulfatide vorhanden, bei Patienten mit MLD 70–80%.

Symptomatik. Klassische, spätinfantile Form (Manifestation im 1.–2. Lebensjahr): Hypotonie, Verlust der erworbenen psychomotorischen Fähigkeiten (Verlernen des Laufens). Neuropathie, Ataxie, Tremor, Nystagmus, Optikusatrophie mit Blindheit, progrediente Demenz, Tetraspastik.

Juvenile und adulte Formen (seltener)

Diagnostik.
- Liquor: Protein ↑, Urin: Sulfatide ↑. ENG: Nervenleitgeschwindigkeit ↓, MRT: Demyelinisierung. Enzymaktivität in Leukozyten, Fibroblasten erniedrigt (cave: Pseudodefizienz). Mutationsanalyse des ARSA-Gens.

Therapie/Prognose. Keine kausale Therapie, evtl. Knochenmarktransplantation; **spätinfantile Form:** Tod nach 3–6 Jahren, **juvenile Form:** Tod nach 5–10 Jahren.

Globoidzell-Leukodystrophie (Morbus Krabbe)

Definition. Defekt der **Galaktocerebrosid-β-Galaktosidase (β-Galaktocerebrosidase),** dadurch Akkumulation von Galaktosylcerebrosid (in multinukleären Globoid-Zellen) und von Galaktosylsphingosin (Psychosin), das zur Zerstörung von Oligodendrozyten und zur Demyelinisierung führt.

Symptomatik. Infantile Form (>85% der Fälle): ZNS: Irritabilität, Hyperpyrexie, Neuropathie, Blindheit, Taubheit, Spastik, Opisthotonus, Dezerebration.

Late-onset (spätinfantile, juvenile und adulte) **Formen.**

Diagnostik.
- Liquor: Protein ↑. ENG: Nervenleitgeschwindigkeit ↓, MRT: Demyelinisierung. Enzymaktivität in Leukozyten, Fibroblasten vermindert. Mutationsanalyse des GALC-Gens.

Therapie/Prognose. Keine kausale Therapie, Tod im 1.–2. Lebensjahr (infantile Form).

5.6 Peroxisomale Störungen

Zellweger-Syndrom (zerebro-hepato-renales Syndrom)

▶ Kap. 17, Neurologie.

Refsum-Krankheit (Heredopathia atactica polyneuritiformis)

Definition. Verwertungsstörung und Speicherung von exogen zugeführtem Lipid aufgrund eines peroxisoma-

6 Endokrinologie – Erkrankungen des hormonproduzierenden Systems

6.1 Definitionen und Grundlagen

6.1.1 Portalkreislauf der Hypophyse

Physiologie. Im Hypothalamus werden Releasing-Hormone gebildet, die in über den Portalkreislauf der Hypophyse zu den Zellen des Hypophysenvorderlappens (HVL) gelangen (○ Abb. 6.1) und dort die Bildung der HVL-Hormone stimulieren. Die HVL-Hormone werden in die Blutbahn sezerniert und stimulieren an peripheren, endokrinen Organen die Hormonbildung und -sekretion (STH, TSH, ACTH, FSH, LH) oder wirken direkt auf die Effektororgane (GH, Prolaktin). Die Hormone des Hypophysenhinterlappens, Oxytocin und ADH, werden im Hypothalamus gebildet, in den Zellen des Hypophysenhinterlappens gespeichert und bei Bedarf sezerniert. Sie stimulieren die peripheren Effektororgane direkt.

Rückkopplungsmechanismus: Die peripheren Hormonspiegel werden über einen Regelkreislauf reguliert. **Positiver Feed-back-Mechanismus** am Beispiel des Kortisols: Kortisol wird in der Nebennierenrinde unter Einfluss von ACTH produziert. Der Kortisolspiegel wird in hypothalamischen Zentren registriert. Sinkt der Kortisolspiegel in der Peripherie, setzen hypothalamische Zentren Kortikotropin-Releasing-Hormon frei (CRH), das über den Portalkreislauf im HVL die ACTH-Produktion stimuliert; zusätzlich wird der CRH-Impuls durch ACTH verstärkt. ACTH gelangt auf dem Blutweg zur Nebennierenrinde und induziert dort die Kortisolbildung. **Negativer Feed-back-Mechanismus:** ab einer bestimmten Kortisol-Konzentration wird die CRH-Produktion im Hypothalamus gehemmt, es wird weniger ACTH gebildet, der periphere Kortisolspiegel sinkt.

Störungen des endokrinen Systems:
- **Primäre Störung:** Defekt der endokrinen Drüse selbst, z. B. Schilddrüse
- **Sekundäre Störung:** Störung des direkt übergeordneten Steuerungsorgans, z. B. TSH-Ausfall bei Hypophysendefekt
- **Tertiäre Störung:** hypothalamische Defekte, z. B. CRH-Mangel nach Schädel-Hirn-Trauma

6.1.2 Wirkmechanismen

Hormone sind Botenstoffe, meist Proteine, Steroide oder Aminosäurederivate. Es werden verschiedene Wirkmechanismen unterschieden:
- **Endokrine Sekretion:** Hormone werden in die Blutbahn sezerniert und wirken an entfernten Zellen und Organen
- **Parakrine Sekretion:** Hormone werden in benachbarte Zellen sezerniert und wirken dort
- **Autokrine Sekretion:** Hormone wirken auf die Zellen der Bildung zurück

Proteohormone (Eiweißhormone, z. B. ACTH, STH, Insulin) binden an spezifische Rezeptoren der Zelloberfläche. Durch diese Bindung werden intrazellulär »second messenger« aktiviert (z. B. cAMP), die über Enzyminduktion und andere Kaskaden bestimmte Stoffwechselvorgänge der Zelle in Gang setzen.

Steroidhormone (z. B. Kortisol, Testosteron) dringen als fettlösliche Substanzen durch die Zellmembran und binden an zytoplasmatische Rezeptoren. Die Hormon-Rezeptor-Komplexe gelangen in den Zellkern

○ **Abb. 6.1.** Hypothalamo-hypophysäre Steuerung

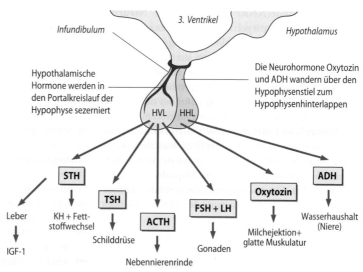

6

6.2.3 Störungen der Hormonausschüttung aus dem HHL

Diabetes insipidus

Definition. ADH-Mangel mit den Leitsymptomen Polyurie und Exsikkose. Unterschieden wird der **zentrale Diabetes insipidus** mit mangelnder ADH Ausschüttung aus dem HHL und der **nephrogene Diabetes insipidus** (seltener) mit ADH-Rezeptordefekten an der Niere.

Physiologie. ADH wird im Nucleus supraopticus und Nucleus paraventricularis des Hypothalamus gebildet und im HHL gespeichert. Bei Wassermangel steigt die Serumosmolarität; erreicht sie Werte >280 mosm/l, wird aus dem HHL vermehrt ADH freigesetzt, das in der Niere die Rückresorption von Wasser fördert. Die Serumosmolarität sinkt, die Osmolarität des Urins steigt.

Ätiopathogenese. Diabetes insipidus:
- **Zentraler Diabetes insipidus** (Diabetes insipidus centralis oder neurohumoralis):
  - Idiopathisch (30%)
  - Familiär (autosomal-dominant vererbt)
  - Autoimmune Ak-Produktion gegen ADH-produzierende Zellen
  - Entzündungen, z. B. Meningitis, Sarkoidose
  - Traumata, Operationen
  - Tumoren, z. B. Kraniopharyngeom, Langerhans-Histiozytose
- **Nephrogener Diabetes insipidus:**
  - X-chromosomal vererbt; Defekt eines Wassertransportkanals in der Niere (Aquaporin 2) und des Vasopressin-Typ 2-Rezeptors

Symptomatik.
- Polyurie und Polydipsie, unerträglicher Durst
- Häufiges, nächtliches Wasserlassen und sekundäre Enuresis nocturna
- Fehlende Harnkonzentration (Asthenurie), Hyperosmolarität im Serum
- Appetitverlust, Gewichtsabnahme
- Bei Säuglingen: Fieber, Dehydratation

Diagnostik.
- **Serum**: Osmolarität↑, Hypernatriämie; bei zentralem Diabetes insipidus inadäquat niedrige ADH-Spiegel
- **Urin**: Osmolarität↓, spezifisches Gewicht↓
- **Durstversuch**: mangelnder Anstieg der Urinosmolarität nach »Dursten« bei steigender Serumosmolarität

- **ADH-Test**: Anstieg der Urinosmolarität nach Gabe des ADH-Analogon DDAVP (Desamino-D-Arginin-Vasopressin, Minirin) bei zentralem Diabetes insipidus; mangelnder Anstieg bei nephrogenem Diabetes insipidus.
- **Bildgebung**: CT, MRT zum Ausschluss einer Raumforderung

Differenzialdiagnostik.
- Diabetes mellitus
- Hyperkalzämie, Hypokaliämie
- Polyurische Phase der Niereninsuffizienz
- Psychogene Polydipsie (niedrige Serum- und Urinosmolarität durch Verdünnungseffekt)

Therapie. Therapie der Grunderkrankung; DDVAP (Minirin) intranasal.

❗ Bei DDAVP-Therapie muss bei Säuglingen und Kleinkindern die Flüssigkeitszufuhr eingeschränkt werden, da es zu Überwässerung mit Elektrolytstörungen kommen kann.

Inadäquate ADH-Sekretion (Schwartz-Bartter-Syndrom)

Definition. Inadäquat gesteigerte ADH-Sekretion mit Wasserretention und Hyponatriämie.

Ätiologie.
- Entzündungen: Meningitis, Enzephalitis
- Schädel-Hirn-Traumata
- Pneumonien, Bronchopulmonale Dysplasie
  - ▶ Kap. 3.5
- Paraneoplastische ADH Produktion: kleinzelliges Bronchialkarzinom bei Erwachsenen
- Medikamente: Carbamazepin, Morphin, Nikotin, Vincristin, Barbiturate, Cyclophosphamid

Symptomatik.
- Reduzierte Urinausscheidung, konzentrierter Urin
- Gewichtszunahme, Ödeme
- Schwindel, Bewusstseinsstörungen, Krampfanfälle

Diagnostik. Serum: Osmolarität↓, Natrium↓; **Urin**: Osmolarität↑, Natrium↑.

Therapie. Therapie der Grunderkrankung; Flüssigkeitsrestriktion; evtl. Ausgleich der Hyponatriämie mit NaCl 0,9% (cave: zentrale pontine Myelinolyse ▶ Kap 14).

6.3 Wachstumsstörungen

6.3.1 Kleinwuchs

Definition. Körpergröße <3. Perzentile, Wachstumsrate <25. Perzentile.

Einteilung:
- **Primärer Kleinwuchs:** anlagebedingte Störung des wachsenden Gewebes; die Endgrösse bleibt vermindert und kann nicht beeinflusst werden, ◨ Tab. 6.1.
- **Sekundärer Kleinwuchs:** Störung der wachstumsregulierenden Faktoren im Rahmen verschiedener Grunderkrankungen, Verzögerung des Knochenalters gegenüber dem Lebensalter, verzögerte Pubertät und verspätetes Erreichen der Endgröße, ◨ Tab. 6.2.

Diagnostik.
- **Anamnese:** SS, Geburt, Begleitsymptome, Traumata?, Familienanamnese, Perzentilen (Verlauf, U1–U9, J1), Meilensteine der Entwicklung, Dentition, Ernährung
- **Auxologie:** Größe, Gewicht, Kopfumfang, Armspanne (entspricht ca. der Körperhöhe), Sitzhöhe, Wachstumsgeschwindigkeit
- **Zielgröße** des Kindes ermittelt aus der mittleren Elterngröße (MEG = arithmetisches Mittel der Größe der Eltern): Knaben: MEG +6,5 cm, Mädchen: MEG –6,5 cm
- **Körperliche Untersuchung:** proportionierter/disproportionierter Minderwuchs, Dysmorphiezeichen, Pubertätsstadien nach Tanner
- **Bestimmung des Knochenalters:** bis 18 Monate Röntgen linkes Knie, ab 18 Monate Röntgen linke Hand (Knochenalter nach Greulich und Pyle)
- **Labor:** BB, alkalische Phosphatase, Vitamin D, TSH, fT4, IGF1, IGF-BP3, GOT, GPT, Kreatinin, Harnstoff, Kalzium, Phosphat, t-Transglutaminase AK, Chromosomenanalyse

◨ Tab. 6.1. Ursachen des primären Kleinwuchses

	Beispiele	Klinik
Skelettdysplasien	Achondroplasie	Verschobene Körperproportionen, Extremitäten<Rumpf
	Osteogenesis imperfecta	
Knochenstoffwechselstörungen	Mukopolysaccharidosen Mukolipidose	▶ Kap. 5
Chromosomenanomalien	Down-Syndrom	▶ Kap. 2
	Ullrich-Turner-Syndrom	▶ Kap. 2 Endgröße ca. 145 cm
	Noonan-Syndrom	Ähnlich dem Ullrich-Turner-Syndrom, Endgröße ca. 3. Perzentile ▶ Kap. 2
	Trisomie 13	▶ Kap. 2
	Trisomie 18	▶ Kap. 2
	Katzenschreisyndrom	▶ Kap. 2
Kleinwuchssyndrome	Russel-Silver-Syndrom	Intrauterine Dystrophie Großer Schädel Dreieckige Gesichtsform Hohe Stirn, spitzes Kinn Körperasymmetrie Klinodaktylie 5. Finger
	Cornelia-de-Lange-Syndrom	Komplexes Fehlbildungssyndrom mit mentaler Retardierung und Synorphys (über der Nasenwurzel zusammenlaufende Augenbrauen) ▶ Kap. 2
▼	Prader-Willi-Labhardt-Syndrom	▶ Kap. 2

6

◻ Tab. 6.6. Ursachen des Hyperparathyreoidismus

Form	Ursache
Primärer Hyperpara-thyreoidismus	Epithelkörperchenadenom Epithelkörperchenhyperplasie (idiopathisch oder autosomal-dominant oder -rezessiv) multiple endokrine Neoplasien (MEN): ▪ MEN I (Typ I): Hyperparathyreoidismus, Pankreastumore, HVL-Tumore ▪ MEN IIa (Sipple Syndrom): Hyperparathyreoidismus, C-Zell-Karzinom, Phäochromozytom
Sekundärer Hyper-parathyreoidismus	Reaktive gesteigerte PTH-Ausschüttung bei ▪ kalzipenischer Rachitis ▪ Niereninsuffizienz, Urämie ▪ Malassimilation ▪ Pseudohypoparathyreoidismus
Tertiärer Hyperpara-thyreoidismus	Infolge eines sekundären Hyperparathyreoidismus kann es bei lang anhaltender, reaktiver Über-funktion der Epithelkörperchen zu einer autonomen Überfunktion kommen.

Ätiopathogenese. ◻ Tab. 6.6.

Symptomatik. Hyperkalzämie mit Symptomen an fol-genden Organsystemen:
- **Gastrointestinaltrakt**: Übelkeit, Erbrechen, Ge-wichtsabnahme
- **Niere**: (Polyurie, Polydipsie) Nephrokalzinose, Nephrolithiasis
- **Skelett**: Osteopenie, Knochenschmerzen
- **ZNS**: psychische Veränderungen

Diagnostik.
- **Labor**: Kalzium↑, Phosphat↓, PTH↑; **Urin**: Kal-zium↑, Phosphat↑
- **Bildgebung**: Sonographie Abdomen, CT, MRT zum Ausschluss einer Raumforderung
- **Röntgen**: aufgrund der PTH Wirkung auf den Knochen **Osteitis fibrosa generalisata** mit Resorp-tionslakunen und subperiostalen Defekten an den Radialseiten der Mittelphalangen.

❯ Differenzialdiagnose Hyperkalzämie:
- Hyperparathyreoidismus, Hyperthyreose, NNR-Insuffizienz
- paraneoplastisch: Bronchial-, Mamma-, Prostata-karzinom (über PTH und Vitamin D3 Erhöhung),
- Nierenversagen, Thiaziddiuretika, familiäre hypo-kalzurische Hyperkalzämie (selten)
- Vitamin-D, Vitamin-A Intoxikation
- Sarkoidose, Morbus Hodgkin
- Immobilisation

Therapie. Akute Hyperkalzämie:
- Unterbrechung der Kalziumzufuhr, NaCl 0,9% i. v.
- Furosemid (fördert die Kalziumausscheidung)

- Prednison (hemmt die Kalziumresorption und för-dert die Kalziumausscheidung)
- Bisphosphonate (hemmen die Osteoklastenakti-vität und somit die Kalziumfreisetzung aus dem Knochen)

Bei Adenomen: operative, solitäre Adenomentfernung oder Entfernung aller 4 Epithelkörperchen und auto-loge Transplantation von einem Epithelkörperchen in den Unterarm.

6.6   Erkrankungen der Nebenniere

Physiologie. In der Nebennierenrinde werden 3 Grup-pen von Steroidhormonen gebildet (◻ Abb. 6.3):
- Zona glomerulosa (außen): Mineralokortikoide, z. B. Aldosteron
- Zona fasciculata: Glukokortikoide, z. B. Cortisol
- Zone reticularis (innen): Sexualsteroide, z. B. De-hydroepiandrosteron (DHEA), Androstendion

Aldosteron
Aldosteron steigert die Natrium- und die Wasserrück-resorption, sowie die Kalium und H^+-Ausscheidung in der Niere. Die Aldosteron Sekretion wird stimuliert durch Angiotensin II (über das Renin-Angiotensin-Aldosteron-System ▶ Kap. Lehrbücher Physiologie), und durch Hyperkaliämie, Hyponatriämie und Volumen-mangel.

Kortisol
Kortisol steigert die Glukoneogenese, die Lipolyse und wirkt katabol durch Stimulation des Protein- und Kno-chenabbaus. Kortisol steigert den Blutzuckerspiegel

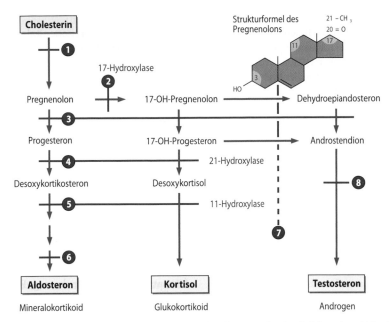

Abb. 6.3. Schema der Steroidsynthese. Beim Defekt der Enzyme 1–5 ist die Kortisolsynthese eingeschränkt. Beim Defekt des Enzyms 4 (klassisches AGS) oder des Enzyms 5 (AGS mit Hypertension) kommt es durch vermehrte Androgenproduktion (»im Überlauf«) zur Virilisierung. Der mögliche Salzverlust bei den Defekten 1, 4 und 6 ist durch mangelhafte Aldosteronproduktion bedingt. Dagegen ist die Hypertension beim Defekt 5 Folge einer vermehrten Bildung von Desoxy-kortikosteron. Bei den Defekten 1 und 3 ist die Bildung aller biologisch aktiven Steroide (auch Sexualsteroidhormone) eingeschränkt, beim Defekt 2 ist dagegen die Produktion von Mineralokortikoiden nicht behindert, eher erhöht. Defekte der Schritte 7 (17,20-Desmolasedefekt) und 8 (Steroid-17-Reduktase) bedingen eine mangelhafte Androgenproduktion und dadurch bei männlichen Feten einen Pseudohermaphroditismus masculinus

(insulinantagonistisch), wirkt immunsuppressiv und z. T. mineralokortikoid (Förderung der Natrium- und Wasserrückresorption). Kortisol wird über den CRH-ACTH-Regelkreis (negativer Feed-back-Mechanismus) gesteuert und unterliegt einem ausgeprägt zirkadianen Rhythmus, die maximale Ausschüttung erfolgt in den frühen Morgenstunden.

Nebenniereninsuffizienz

Definition. Ausfall oder verminderte Produktion der NNR-Hormone.

Ätiologie.
Primäre Nebennierenrindeninsuffizienz (ACTH reaktiv erhöht):
- Autoimmunadrenalitis aufgrund von Autoimmunantikörpern gegen hormonproduzierende Zellen der NNR (**Morbus Addison**, ca. 50–80%)
- Aplasie und Hypoplasie der NNR
- X-chromosomal-vererbte NNR-Insuffizienz
- Autoimmune Polyendokrinopathien
- Adrenogenitales Syndrom (AGS) mit Salzverlust
- Perinatale NNR-Blutungen

- Waterhouse-Friderichsen-Syndrom (perakute NNR-Nekrose mit petechialen Hautblutungen bei Sepsis)
- Adrenoleukodystrophie ▶ Kap. 5
- Metastasen
- Infektionen (z. B. Tbc)

Sekundäre Nebennierenrindeninsuffizienz (ACTH erniedrigt):
- Insuffizienz des HVL: Isolierter ACTH-Ausfall oder Panhypopituitarismus ▶ Kap. 6.2

Tertiäre Nebennierenrindeninsuffizienz (ACTH erniedrigt):
- Insuffizienz des Hypothalamus ▶ Kap. 6.2
- Längere Kortikosteroidbehandlung mit Supprimierung des Regelkreises (häufigste Form)

❶ Bei längerer Kortikosteroidtherapie (>1 Woche) dürfen die Kortikosteroide nicht abrupt abgesetzt werden, da die Gefahr einer Addison-Krise besteht.

6

◨ **Abb. 6.4.** Cushing-Syndrom: Stamm-
fettsucht, Striae rubrae

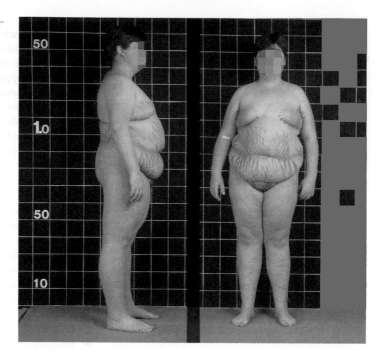

Ätiologie.

- Aldosteron-produzierende Adenome, selten Karzinome der NNR
- Mikronoduläre, bilaterale Hyperplasie der Zona
  glomerulosa der NNR

Symptomatik.

- Polydipsie, -urie
- Arterielle Hypertonie, Kopfschmerzen, Parästhe-
  sien
- Hypokaliämie: Muskelschwäche, Obstipation,
  EKG-Veränderungen, metabolische Alkalose

Diagnostik.

- **Labor**: Natrium↑, Kalium↓, hypochlorämische
  Alkalose, Aldosteron↑ in Plasma und Urin, Renin
  reaktiv↓
- **Bildgebung**: CT/MRT zum Ausschluss Adenom

Therapie. Bei Raumforderungen: operative Entfernung.

**Differenzialdiagnostik. Sekundärer Hyperaldostero-
nismus** über ein stimuliertes Renin-Angiotensin-Sys-
tem, u. a. bei Nierenarterienstenose, maligner Hypertonie, einem reninproduzierenden Tumor, Volumenmangel bei nephrotischem Syndrom, Rechtsherzinsuffizienz, Ödemen oder Lakritzabusus.

6.7 Erkrankungen des Nebennierenmarks

Neuroblastom, Phäochromozytom (▶ Kap. 10).

6.8 Störungen der Pubertäts-entwicklung

Physiologie. ▶ Kap. 1.

Definition.

- **Primäre Geschlechtsmerkmale**: Organe, die der
  Fortpflanzung dienen (Hoden, Nebenhoden, Sa-
  menwege, Penis, Ovarien, Tuben, Uterus, Vagina,
  Vulvula)
- **Sekundäre Geschlechtsmerkmale**: Geschlechts-
  merkmale, die nicht direkt der Fortpflanzung die-
  nen (Bart, Körperbehaarung, tiefe Stimme, Brüste,
  Schambehaarung)
- **Thelarche**: Beginn der Entwicklung der weiblichen
  Brustdrüse
- **Menarche**: Auftreten der ersten Regelblutung
- **Pubarche**: Beginn der Schambehaarung
- **Adrenarche**: Beginn der Androgenproduktion in
  der NNR, Beginn der Achsel- und Schambehaa-
  rung

- **Gynäkomastie:** Vergrößerung der männlichen Brustdrüse

6.8.1 Pubertas praecox

Definition. Auftreten von Pubertätszeichen vor dem 8. Lebensjahr bei Mädchen, vor dem 9. Lebensjahr bei Jungen, als **Pubertas praecox vera**: zentral, GnRH-vermittelt oder **Pseudopubertas praecox**: nicht GnRH-vermittelt.

Pubertas praecox vera

Definition. Prämature Pubertät durch vorzeitige Gonadotropinausschüttung (LH, FSH) aufgrund einer hypothalamischen oder hypophysären Störung mit vorzeitiger Reifung der Gonaden und prämaturer Entwicklung von Pubertätsmerkmalen.

Epidemiologie. Häufigkeit: 1:5 000–1:10 000.

Ätiologie.
- Idiopathisch (90%): w>m, meist um das 3.–4. Lebensjahr
- Hypothalamusläsionen (10%): Tumor, Bestrahlung, Meningitis, Hydrozephalus

Symptomatik.
- Brustdrüsen- und Hodenvergrößerung
- Vorzeitiges Auftreten sekundärer Geschlechtsmerkmale
- Wachstumsspurt (Kinder sehr groß), aber durch übermäßige Androgenproduktion frühzeitiger Schluss der Epiphysenfugen mit Wachstumsstillstand (Erwachsene klein)
- Prämature Menarche, frühe Fertilität
- Diskrepanz zwischen psychischer und somatischer Entwicklung

Diagnostik.
- **Labor:** basales LH, FSH↑, Mädchen: Östrogene ↑, Jungen: Testosteron ↑
- **LHRH-Test:** nach i. v.-Applikation von LHRH starker Anstieg der Gonadotropine
- **Röntgen linke Hand:** Knochenalter anfangs normal, später beschleunigt
- **Bildgebung:** Sonographie (vergrößerte Ovarien und Testes), MRT-Schädel zum Ausschluss einer Raumforderung

Therapie. LHRH-Analoga (Enantone) 1-mal/Monat s. c.: durch Bindung an die LHRH-Rezeptoren des HVL kommt es zur Down-Regulation der FSH/LH-Ausschüttung.

Prognose. Häufig Kleinwuchs.

❯ Bei Pubertas praecox besteht eine psychosoziale Belastung durch die Diskrepanz zwischen psychischer und somatischer Entwicklung. Eine zerebrale Raumforderung muss ausgeschlossen werden.

Pseudopubertas praecox

Definition. Prämature Pubertät durch gesteigerte Ausschüttung von Sexualhormonen, die Gonadotropin-Ausschüttung ist nicht gesteigert. Vorzeitige Entwicklung sekundärer Geschlechtsmerkmale bei infantilen Gonaden.

Ätiologie.
Isosexuelle Pseudopubertas praecox:
Östrogen-Überschuss bei Mädchen durch:
- Ovarialzysten, -tumoren
- McCune-Albright-Syndrom (genetische Erkrankung mit den Leitsymptomen Café-au-lait Flecken, fibröse Knochendysplasie und Pubertas praecox)
- Exogene Östrogenzufuhr

Androgen-Überschuss bei Jungen durch:
- Testotoxikose: autosomal-dominant vererbte, GnRH-unabhängige Reifung von Sertoli- und Leydig-Zellen mit prämaturer Pubertät
- Adrenogenitales Syndrom ▶ Kap. 6.6
- Tumoren: Leydig-Zell-Tumor, Teratom, HCG-sezernierenden Tumor
- Exogene Androgenzufuhr

Heterosexuelle Pseudopubertas praecox
- Androgen-Überschuss bei Mädchen durch:
  - Adrenogenitales Syndrom
  - Tumore: androgen-produzierende Tumoren, Nebennierenrindentumor
  - Exogene Androgenzufuhr

- Östrogen-Überschuss bei Jungen durch:
  - Sertoli-Zell-Tumor
  - Exogene Östrogenzufuhr

Symptomatik. Infantile Gonaden, aber frühzeitige Ausbildung sekundärer Geschlechtsmerkmale.

7 Infektionskrankheiten

Definitionen

- **Kontagionsindex:** Zahl der Infizierten von 100 Exponierten
- **Manifestationsindex:** Zahl der Erkrankten von 100 Infizierten
- **Endemie:** Wiederholte Erkrankungen in einer begrenzten Region
- **Epidemie:** Zahlreiche Erkrankte in einem begrenzten Gebiet und Zeitraum
- **Pandemie:** Eine Epidemie, die einen Großteil der Bevölkerung eines Landes oder eines Kontinents betrifft.

7.1 Bakterielle Infektionskrankheiten

7.1.1 Streptokokkeninfektionen

Definition. Infektion mit Streptokokken (gram-positive Kokken). Sie werden nach Lancefield nach den gruppenspezifischen Kohlenhydraten der Zellwand und nach ihrer Hämolyseart typisiert (◘ Tab. 7.1).

Epidemiologie.
- 10–20% der Menschen sind symptomlose Keimträger
- Streptokokken sind Teil der Standortflora der oberen Luftwege
- Übertragung per Tröpfcheninfektion
- Hoher Kontagionsindex

Pathogenese. Wirkung durch typenspezifische, immunogene Wirkung der M-Oberflächenproteine, die als Virulenzfaktoren:
- die Phagozytose behindern
- die Invasivität steigern

- eine typenspezifische Immunantwort induzieren
- bei Infektion mit anderen M-Typen zu einer erneuten Infektion führen.

Bildung von:
- Hämolysinen (Streptolysin)
- Enzymen (Streptokinase, Hyaluronidase, Exotoxine)

Streptokokkenpharyngitis (Angina tonsillaris)

Definition. Infektion mit Streptococcus pyogenes (β-hämolysierend), ab dem 3. Lebensjahr gehäuft auftretend.

Inkubationszeit/Infektiosität. Inkubationszeit: 2–4 Tage, die Infektiosität endet 24 h nach Beginn der antibiotischen Therapie.

Symptomatik.
- Plötzlicher Beginn mit Halsschmerzen, Fieber, Kopfschmerzen
- Übelkeit, Erbrechen, Bauchschmerzen
- Hochrote, geschwollene Tonsillen, meist mit eitrigen Stippchen
- Bei tonsillektomierten Patienten: Pharyngitis

Diagnostik. Nasopharyngealabstrich (Kultur oder Streptokokken-Schnelltest).

Therapie.
- Penicillin V über 10 Tage
- Bei ausbleibender Entfieberung nach 48 h: orales Cephalosporin, z. B. Cefuroximacetil
- Bei Penicillinallergie: Makrolide

Scharlach

Definition. Angina tonsillaris mit dem scharlachtypischen Exanthem, verursacht durch Streptococcus pyogenes (β-hämolysierend), der ein erythrogenes Exotoxin produziert.

◘ Tab. 7.1. Einteilung der Streptokokken

Lancefieldgruppe	Hämolyseart	Erkrankungen
A – S. pyogenes	β	s. o.
B – S. agalactiae	β	Neugeborenensepsis, Pneumonie, Meningitis
D – S. faecalis	α, (β)	Endokarditis, Harnwegsinfektionen, Gallenwegsinfektionen, Peritonitis
– – S. pneumoniae	α	Pneumokokken-Pneumonie, -Meningitis
Nicht typisierbar – »vergrünende Streptokokken«, S. viridans	α	Mitverursacher von Karies, Endokarditis

7

Übertragung/Epidemiologie.

- Übertragung durch Tröpfcheninfektion
- Die Erreger vermehren sich auf dem zilientragenden Epithel der Atemwege.
- Hoher Kontagionsindex, hoher Manifestationsindex
- Sorgfältige Expositionsprophylaxe junger Säuglinge notwendig, da für Pertussis kein Nestschutz besteht.
- Früher trat Pertussis v. a. bei Kleinkindern, heute gehäuft auch bei Erwachsenen auf. Die Immunität bleibt nicht lebenslang bestehen.

Symptomatik.

Stadium catarrhale (Dauer: 1–2 Wochen):
- Respiratorische Symptome, Husten, Rhinitis, Konjunktivitis, Fieber

Stadium convulsivum (Dauer: 4–6 Wochen):
- Meist kein Fieber
- Paroxysmale Hustenattacken (häufig nachts): auf eine tiefe Inspiration folgt ein »Stakkatohusten« mit 15–20 Hustenstößen. Die Kinder werden erst rot, dann zyanotisch-blau, sie scheinen zu ersticken. Es folgen eine krächzende Inspiration und erneute Hustenstöße (»reprise«); Angestrengtes Herausstrecken der Zunge, das Herauswürgen von zähem Schleim oder Erbrechen beendet den Anfall.
- Konjunktivalblutungen durch hohen intrathorakalen Druck und venöse Einflussstauung, Petechien, Nasenbluten
- Nabel-, Leistenhernien, Rektumprolaps durch intraabdominelle Drucksteigerung möglich

Stadium decrementi (Dauer: 2–4 Wochen):
- Anzahl und Heftigkeit der Hustenattacken nehmen ab.

❶ Bei Säuglingen kommt es statt der Hustenattacken zu lebensbedrohlichen Apnoeanfällen, bei Erwachsenen besteht meist nur ein trockener Husten, ohne die typischen Attacken.

Komplikationen.

- **Superinfektionen**: Bronchitis, Bronchopneumonie, eitrige Otitis, interstitielle Keuchhustenpneumonie, verantwortlich für die meisten Pertussis bedingten Todesfälle im Säuglingsalter
- **Lunge**: Atelektasen, Bronchiektasen, Emphysem, alveoläre Rupturen, chronisch-bronchitische Symptome
- **ZNS**: zerebrale Krampfanfälle, Enzephalopathie mit Defektheilung

Diagnostik.

- Klinik: typische Hustenattacken
- Labor: Leukozytose mit relativer Lymphozytose, Erregernachweis und -kultur aus dem Nasenrachenabstrich, PCR, Serologie: Nachweis spezifischer Antikörper ca. 2–4 Wochen nach der Erkrankung

❯ Der Tod an Pertussis ist meldepflichtig.

Therapie.

- Makrolide (Erythromycin oder Clarithromycin) über 14 Tage, möglichst Beginn im Stadium catarrhale
- Säuglinge müssen aufgrund der Apnoegefahr stationär überwacht werden
- Stadium convulsivum: Ruhe, Anwesenheit der Mutter, häufige kleine Mahlzeiten, Sedierung, Anfeuchten der Luft, O_2-Zufuhr
- Chemoprophylaxe mit Erythromycin nach Exposition von Säuglingen und immunsupprimierten Kleinkindern

Prophylaxe. Standardimpfung (aktive Immunisierung) ab dem 3. Monat.

7.1.4 Tetanus (Wundstarrkrampf)

Definition. Infektion mit dem anaeroben Sporenbildner Clostridium tetani, der die neurotoxischen Exotoxine Tetanospasmin und Tetanolysin produziert.

Epidemiologie. Clostridium tetani gehört zur normalen Darmflora von Tieren und Menschen; der Erreger tritt über Haut- und Schleimhautverletzungen durch kotverseuchte Erde ein; in industrialisierten Ländern ist Tetanus aufgrund der Regelimpfung selten geworden, tritt aber bei nicht Geimpften weiter auf. In tropischen Ländern hohes Risiko durch Nabelinfektion (Neugeborenentetanus).

Inkubationszeit. 8–10 Wochen; eine kürzere Inkubationszeit geht mit einer schlechteren Prognose einher.

Pathogenese. Das Exotoxin (Tetanospasmin) gelangt über die Blutbahn in Rückenmark und Gehirn; es verhindert dort die Freisetzung von Neurotransmittern, die normalerweise die Erregung hemmen, es kommt zu Muskelkrämpfen.

Symptomatik.
- Schleichender Beginn mit Schwitzen, Schlaflosigkeit, Frösteln
- Dann Muskelsteifigkeit, v. a. der Nacken- und Massetermuskulatur. Typisch sind:
    - **Trismus:** Masseterkrampf
    - **Risus sardonicus:** Krampf der mimischen Muskulatur
    - Zwerchfellkrämpfe, Larynxkrämpfe
    - Muskelspasmen des gesamten Körpers, **Opisthotonus** (Streckkrämpfe des Rumpfes und der Extremitäten), evtl. Wirbelkörperfrakturen
- Starke Schmerzen bei vollem Bewusstsein

Diagnostik. Klinisches Bild; Toxinnachweis in speziellen Zentren; der Antikörperstatus dient der Überprüfung der Immunisierung.

Komplikationen. Sekretverhalt, Aspiration und Pneumonie.

Therapie.
- Sedierung, Muskelrelaxierung
- Sofortige Simultanimpfung mit Tetanustoxoid (aktiv) und Tetanusimmunglobulin (passiv)
- Chirurgische Wundtoilette
- Penicillin G i. v. über 14 Tage

Prognose. Die Letalität beträgt 20–50%, beim Neugeborenentetanus >50%.

Prophylaxe. Regelimpfung aller Säuglinge ab dem 3. Lebensmonat; Auffrischimpfungen alle 10 Jahre, auch im Erwachsenenalter.

❗ Bei jeder noch so kleinen Verletzung muss der Impfstatus überprüft werden, ggf. eine Booster-Impfung durchgeführt werden (❑ Tab. 7.2). Fehlende Impfungen der Grundimmunisierung sind entsprechend den für die Grundimmunisierung gegebenen Empfehlungen nachzuholen.

7.1.5 Haemophilus-Influenzae-Infektion

Definition. Infektion mit dem unbeweglichen, sporenlosen Stäbchen Haemophilus influenzae (gram-negativ, Serotypen A–F).

Inkubationszeit/Epidemiologie.
- Die »invasiven« Infektionen (Meningitis, Epiglottitis, Arthritis, Osteomyelitis, Zellulitis) sind meist Folge einer Infektion mit Haemophilus influenzae Typ B (Hib).
- Haemophilus gehört zur Normalflora des Rachenraums
- Übertragung durch Tröpfcheninfektion, meist bei Kindern <6. Lebensjahr
- Inkubationszeit: wenige Tage
- Seit Einführung der Hib-Impfung kam es zu einem deutlichen Rückgang der invasiven Infektionen.

❑ **Tab. 7.2.** Tetanus-Immunprophylaxe im Verletzungsfall (Quelle: Robert Koch Institut)

Vorgeschichte der Tetanus-Immunisierung (Anzahl der Impfungen)	Saubere, geringfügige Wunden Td[2]	Saubere, geringfügige Wunden TIG[3]	Alle anderen Wunden[1] Td[2]	Alle anderen Wunden[1] TIG[3]
Unbekannt	Ja	nein	Ja	ja
0–1	Ja	nein	Ja	ja
2	Ja	nein	Ja	nein[4]
3 oder mehr	nein[5]	nein	nein[6]	nein

[1] tiefe und/oder verschmutzte (mit Staub, Erde, Speichel oder Stuhl kontaminierte) Wunden, Verletzungen mit Gewebszertrümmerung und reduzierter Sauerstoffversorgung oder Eindringen von Fremdkörpern (z. B. Quetsch-, Riss-, Biss-, Stich-, Schusswunden) → schwere Verbrennungen und Erfrierungen, Gewebsnekrosen, septische Aborte
[2] Kinder <6 Jahren T, ältere Personen Td (d. h. Tetanus-Diphtherie-Impfstoff mit verringertem Diphtherietoxoidgehalt)
[3] TIG= Tetanus-Immunglobulin, im Allg. werden 250 IE verabreicht, die Dosis kann auf 500 I.E. erhöht werden; TIG wird simultan mit Td/T-Impfstoff angewendet
[4] ja, wenn die Verletzung >24 h zurückliegt
[5] ja (1 Dosis), wenn seit der letzten Impfung >10 Jahre vergangen sind
[6] ja (1 Dosis), wenn seit der letzten Impfung >5 Jahre vergangen sind

Symptomatik.
- HNO: Sinusitis, Otitis media, Mastoiditis
- Lunge: Bronchitiden, Pneumonien
- Haut: Phlegmone, Zellulitis, Empyeme, Abszesse
- Invasive Infektionen: Arthritis, Osteomyelitis, Sepis, Endokarditis, Meningits, Epiglottitis

Diagnostik. Erregernachweis in Blut, Liquor, Abstrichen, Eiter.

Therapie. Ampicillin, Cefuroxim oder Amoxicillin und Clavulansäure; bei invasiven Erkrankungen: Cefotaxim.

Prophylaxe. Aktive Immunisierung aller Säuglinge ab dem 3. Lebensmonat; Umgebungsprophylaxe bei invasiven Erkrankungen mit Rifampicin p. o. über 4 Tage.

7.1.6   Meningokokken-Infektion

Definition. Infektion mit den Diplokokken Neisseria meningitidis (gram-negativ), es gibt 12 Serotypen (Meningitis durch Typ A–C, in Mitteleuropa kommt v. a. Typ B vor).

Inkubationszeit/Epidemiologie.
- Meningokokken gehören zur normalen Standortflora des Nasenrachenraums, von hier aus können sich die Erreger hämatogen in Meningen, Haut, Gelenken, Lunge o. Ä. ausbreiten und dort vermehren.
- Übertragung durch Tröpfcheninfektion.
- Inkubationszeit: 1-10 Tage, meist <4 Tage.

Symptomatik. Die Infektion beginnt katarrhalisch oder als Harnwegsinfektion. Die Symptomatik ist im Verlauf progredient mit Fieber, Lethargie, Erbrechen, Meningismus und Krämpfen.

Das **Waterhouse-Friderichsen Syndrom** ist die schwerste Form einer Meningokokkensepsis (◘ Abb. 7.2):
- Charakteristische, hämorrhagische Hautefloreszenzen, zunächst petechial, dann großflächige Hautblutungen, verteilt über den ganzen Körper.
- Disseminierte Verbrauchskoagulopathie (DIC), Schock
- Schwere Erkrankung, fulminanter Verlauf innerhalb weniger Stunden
- Gelenkschmerzen, Muskelschmerzen, Meningismus

Diagnostik.
- Labor: Leukozytose, Linksverschiebung, Thrombozytopenie, CRP↑
- Liqour: Pleozytose (>5 000 Zellen/μl), Eiweiß ↑, Glukose ↓
- Erregernachweis und -kultur aus Blut, Liquor, Abstrichen: Gramfärbung.
- Antigennachweis in Liquor und Urin
- Es besteht Meldepflicht bei Erkrankung und Tod.

Differenzialdiagnose:
- Akute allergische Vaskulitis
- Toxic-shock-Syndrome
- Purpura Schoenlein-Henoch
- Leukämie ▸ Kap. 9

Therapie.
- Schocktherapie
- Penicillin G i. v., bei Resistenzen: Cefotaxim oder Ceftriaxon i. v.
- evtl. Dexamethason vor i. v.-Antibiose bei eitriger Meningitis

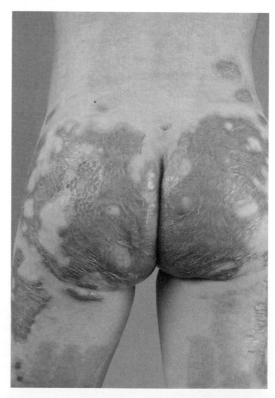

◘ **Abb. 7.2.** Waterhouse-Friderichsen-Syndrom: schwerstes Schocksyndrom innerhalb weniger Stunden mit Ausbildung flächenhafter Hautblutungen bei Verbrauchskoagulopathie

❶ Einschleichende Dosierung der antibiotischen Therapie bei Meningokokken-Meningitis, da sonst die Gefahr einer plötzlichen Endotoxinausschüttung besteht (**Jarisch-Herxheimer-Reaktion**).

Komplikationen.
- Multiorganversagen, Schock, Nebennierenrindenblutung
- Schwere Gewebsdefekte und Nekrosen
- Perikarditis, Myokarditis
- Arthritis, Pneumonie
- Spätfolgen: Taubheit, Blindheit, Krampfanfälle

Prognose. Die Letalität variiert: Meningitis: 1–4%, Meningokokkensepsis: 5–25%, Waterhouse-Friderichsen-Syndrom: 95%

Prophylaxe. Standardimpfung gegen Typen A und C im Säuglingsalter, gegen Typ B gibt es keine Impfung. Nach Exposition Chemoprophylaxe enger Kontaktpersonen mit Rifampicin p. o. über 2 Tage.

7.1.7 Bakteriämie und Sepsis

Definition. Bakteriämie: vorübergehendes Eindringen von Bakterien in die Blutbahn ohne klinisch relevante Symptome, z. B. bei chirurgischen Eingriffen.

Sepsis: generalisierte Infektion infolge der Aussaat von Erregern von einem Herd ausgehend in die Blutbahn. ▶ Kap. 3.

Ätiologie. Klassische Erreger sind (◘ Tab. 7.3): Koagulase-positive Staphylokokken, Streptokokken, Meningo-

◘ **Tab. 7.3.** Zu erwartende Erreger bei Bakteriämie und Sepsis in verschiedenen klinischen Ausgangssituationen (Aus: Koletzko: Kinderheilkunde und Jugendmedizin, 12. Auflage)

Situation	Wahrscheinlicher Erreger
Ventrikuloatrialer Shunt	Staphylokokken, koagulase-negativ
Ventrikuloperitonealer Shunt	Erreger der Darmflora, aerob und anaerob
Zentraler Venenkatheter	Staphylococcus epididermidis
Blasenkatheter	gram-negative Erreger
Intubation mit maschineller Beatmung	Staphylokokken, Pseudomonas aeruginosa
Agranulozytose	Pseudomonas aeruginosa

kokken, Haemophilus influenzae und gram-negative Enterobakterien.

Die ausgeprägte Symptomatik ist meist Folge der Endotoxinfreisetzung aus Bakterien, die zur Ausschüttung endogener Mediatoren (TNF, Interleukine) führt mit peripherer Vasodilatation, »Capillary-Leak-Syndrom«, Störung der peripheren O_2-Aufnahme und -Abgabe. Im pulmonalen Kreislauf führt dies zu Vasokonstriktion und Mikrothromben. Besonders gefährdet sind Patienten mit Immundefekten, malignen Erkrankungen, immunsuppressiv behandelte Patienten, Asplenie und Patienten mit Fremdkörpern, z. B. ZVK.

Symptomatik.
- **Neugeborene:** ▶ Kap. 3
- **Ältere Kinder:** Schweres Krankheitsgefühl, hohes Fieber, Schüttelfrost, Tachypnoe, Tachykardie, Hypotension, Zyanose, Zentralisation, Oligurie, Hyper- oder Hypothermie bis zu Bewusstseinsstörung, Koma.

Diagnostik.
- **Labor**: Leukozytose und Linksverschiebung oder Leukopenie, CRP↑, BKS ↑; IL-6 ↑ (sensibelster Parameter)
- **Erregernachweis** aus Blutkulturen, Abstrichen, Liquorpunktion, Urin(-kulturen), Trachealsekret, **Antigennachweis** aus Urin und Liquor

Therapie. Nach Abnahme des Materials zur Erregerdiagnostik:
- Beseitigung der Infektionsquelle
- »**Empirische Antibiotikatherapie**«: Erfassung aller möglichen Erreger, z. B. Cefotaxim plus Aminopenicillin plus Aminoglykosid, ggf. antivirale, antiparasitäre oder antimykotische Therapie
- Nach Erhalt des Antibiogramms bzw. Erfassung individueller Faktoren (Niereninsuffizienz, Liquorgängigkeit) ggfs. Anpassen der antibiotischen Therapie
- Supportive Therapie: Schocktherapie (s. u.)

Bei **septischem Schock**:
- Volumensubstitution bei intravasaler Hypovolämie i. v.
- Katecholamine (bei kardialer Insuffizienz)
- Fiebersenkung (Paracetamol)
- O_2-Gabe, z. B. über die Nasenbrille
- Azidose-, Elektrolyt- und Blutzuckerausgleich
- evtl. Kortikoide
- evtl. Pentaglobin bei gram-negativer Sepsis
- evtl. G-CSF bei Granulozytopenie
- evtl. Intubation und Beatmung

Prognose. Die Letalität beträgt bei Neugeborenen 15–30%, bei älteren Kindern 10–50%, beim septischen Schock 60–70%.

7.1.8 Tuberkulose

Definition. Chronische Erkrankung durch Infektion mit dem säurefesten, unbeweglichen Stäbchen Mycobacterium tuberculosis. Weitere Bakterien des Myobacterium-tuberculosis-Komplexes sind M. bovis, M. africanum (selten).

Übertragung/Epidemiologie.
- Weltweit erkranken jährlich ca. 8 Mio. Menschen (90% in Entwicklungsländern), jährlich sterben ca. 3 Mio.
- Übertragung durch Tröpfcheninfektion, evtl. durch Sputumkontakt; die Darmtuberkulose wird z. T. durch infizierte Nahrung übertragen.
- Ca. 5% der Infizierten erkranken symptomatisch, bei Immunschwäche (z. B. AIDS) ein deutlich höherer Anteil.

Risikofaktoren für Tbc
- Koinfektion mit HIV; AIDS
- Medizinische Unterversorgung, hohes Bevölkerungswachstum, Armut, Krieg, Migration, Gefängnisaufenthalte
- Malnutrition, Diabetes mellitus, Morbus Hodgkin, Immundefekt, zytostatische Therapie, Maserninfektion
- Alkoholismus, Drogenabusus

Inkubationszeit/Infektiosität. Inkubationszeit: 4–12 Wochen; Reaktivierung auch noch nach Jahrzehnten möglich. Höchste Infektiosität besteht solange säurefeste Stäbchen im Sputum nachweisbar sind. Unter Therapie klingt die Infektiosität nach 2–3 Wochen ab.

Symptomatik. Die Symptome unterscheiden sich je nach Krankheitsstadium:
1. **Primär-Tbc** (Erstinfektion):
   Milde Infektionszeichen, evtl. Erythema nodosum
   - **Primäre Lungentuberkulose** (◘ Abb. 7.3):
     – Meist im frühen Kindesalter in Ländern mit hoher Prävalenz
     – **Primärkomplex**: Lungenherd mit regionalem Lymphknoten (auf dem Röntgenbild meist nicht sichtbar)
     – **Primärinfiltrat**: stärkere Entzündung und röntgenologisch sichtbare Infiltrate
     – Evtl. Einschmelzen des Primärherdes oder Übergreifen auf die Gegenseite
     – Abheilung (Einschmelzen, Kaverne, Verkapselung, Verkalkung)
   - **Miliartuberkulose:**
     – Disseminierte Tuberkulose, die durch hämatogene oder lymphogene Ausbreitung entsteht.
     – Plötzliches, hohes Fieber, septisches Krankheitsbild
     – Röntgen-Thorax: multiple kleine Rundherde: »Schneegestöber« (◘ Abb. 7.4)
   - **Hiluslymphknoten-Tbc**
   - **Pleuritis exsudativa**
2. **Postprimär-Tbc** (Organ-Tbc nach durchgemachter Primärinfektion):
   - **Lungentuberkulose** bei Jugendlichen und Erwachsenen:
     – Meist Reaktivierung eines Primärherdes
     – Lappeninfiltration, exsudative Pleuritis, Atelektasen, Kavernen
     – Symptomatik: Husten, Auswurf, Fieber, Nachtschweiß, Gewichtsverlust
     – Röntgen: infraklavikulärer Rundherd entspricht einem Frühinfiltrat
   - **Generalisierte Tuberkulose:**
     – **Meningitis:** v. a. bei Kleinkindern nach Primärinfektion, v. a. an der Hirnbasis (Basalmeningitis)
       Symptomatik: Kopfschmerzen, Fieber, Erbrechen, schrilles Schreien, Wesensveränderung, evtl. Paresen, Hirnnervenausfälle, Koma
       Liquor: klar, Zellzahl↑, Eiweiß↑, Glukose↓, Spinngewebsgerinnsel
     – **Pleuritis und Perikarditis:** 3–6 Monate nach der Primärinfektion, Mitreaktion der Pleura oder des Perikards bei nahe gelegenem Primärherd
       Symptomatik: Fieber, Reizhusten, atemabhängige Thoraxschmerzen
   - **Extrapulmonale Tuberkulose:**
     – **Gastrointestinal-Tbc:** nach Verschlucken von Mykobakterien bei offener Tbc, Primärherd häufig an der Ileozökalklappe, meist rasches Abheilen, evtl. Ulzera, Perforation, Obstruktion, Fistelung, Blutung
     – **Halslymphknoten-Tbc:** häufig Primärherd in den Tonsillen oder postprimär hämatogene Streuung, schmerzlose Schwellung, Einschmelzung, evtl. Fistelung, Patienten sonst meist asymptomatisch.

– **Urogenital-Tbc:** Mitbeteiligung der Niere bei Lungenbefall, klinisch meist stumm, evtl. Dysurie, Flankenschmerzen, charakteristische »sterile Leukozyturie«
– **Skelett-Tbc:** immer durch hämatogene Streuung, meist Spondylitis der HWS oder oberen BWS, häufig Senkungsabszesse: Psoasabszess, Rückenschmerzen, evtl. Skoliose, Gibbusbildung, evtl. Coxitis; Röntgen: Verschmälerung der Zwischenwirbelräume

Diagnostik:

▬ **Labor:** BKS ↑
▬ **Erregernachweis** aus Nüchternmagensaft an 3 Tagen, auch möglich aus Sputum, Bronchialsekret, Urin, Liquor; die Erreger sind allerdings schwer kultivierbar. Typenidentifikation und Resistenztestung; Ziehl-Neelsen-Färbung, Auraminfärbung oder Immunfluoreszenz; PCR: DNA-Nachweis (schneller und empfindlicher Erregernachweis)
▬ **Röntgen-Thorax**
▬ Bei Verdacht auf Tuberkulose: **intrakutaner GT-10-Test** nach Mendel-Mantoux: gereinigtes Tuberkulin der Stärke 10, PPD, wird intrakutan appliziert. Der Test ist positiv, wenn nach 48–72 h eine tastbare Induration (nicht nur eine Rötung) vorliegt. Die Beurteilbarkeit ist eingeschränkt bei durchgeführter BCG-Impfung oder Infektion mit atypischen Mykobakterien. Zur Bestätigung Tbc-Elispot anwenden.
▬ Es besteht Meldepflicht bei aktiver Erkrankung und Tod.

Therapie.

▬ Meist Kombinationsbehandlung über 6–9 Monate, z. B. 3-Fach-Kombination (INH, PZA, RMP) für 2 Monate, dann 2-Fach-Kombination (INH, RMP) für 4 Monate (◘ Tab. 7.4)
▬ Medikamentenwahl je nach Resistenztestung

◘ **Abb. 7.3.** Tuberkulose, Primärinfiltrat

◘ **Tab. 7.4.** Tuberkulostatika

Medikament	Nebenwirkungen
INH (Isoniacid)	Akne, Hepatitis, periphere Neuropathie, Agranulozytose, bei Säuglingen Vitamin B6-Supplementierung!
RMP (Rifampicin)	Hepatopathie, Enzyminduktion und Medikamenteninteraktion, rot gefärbter Urin, Thrombopenie
PZA (Pyrazinamid)	Hyperurikämie, Übelkeit, Appetitstörungen, Hepatopathie, Arthralgien, Exanthem, Photosensibilisierung
EMB (Ethambutol)	Optikusneuritis, Störung des Farbsehens
SM (Streptomycin)	Exanthem, Schwindel, ototoxisch, nephrotoxisch, Ataxie, Hörverlust, Agranulozytose

❶ Strenge Überwachung der Compliance bei Tuberkulosetherapie, sonst Gefahr der Resistenzentwicklung.

Prophylaxe. Die BCG-Impfung wird nicht mehr empfohlen; nach Tuberkuloseexposition INH-Prophylaxe über 3 Monate.

7.1.9 Bakterielle Durchfallerkrankungen

Komplikationen. Die häufigste Komplikation von Durchfallerkrankungen ist die Dehydratation. Insbesondere für Säuglinge, Kindern mit schwerer Allgemeininfektion und schon vorbestehenden, chronischen Darmerkrankungen ist die Dehydratation besonders gefährlich, es besteht die Gefahr der Entwicklung eines prärenalen Nierenversagens.

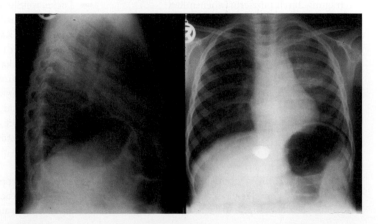

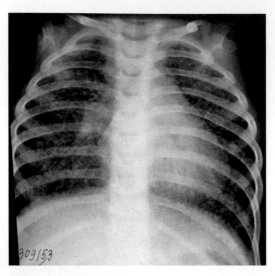

◘ Abb. 7.4. Miliartuberkulose

Salmonellosen

Definition: Bakterielle Infektion, primär des Gastrointestinaltrakts, mit Salmonellen, beweglichen Stäbchen (gram-negativ) aus der Familie der Enterobacteriaceae. Salmonellen sind klassifizierbar nach den Zellwandantigenen (O-Antigen), den Geißelantigenen (H-Antigene) und den Virulenzantigenen (Vi). Es gibt über 2 400 Serovare und mehrere Serogruppen.

Epidemiologie/Übertragung: Je nach Gruppe unterscheiden sich die Übertragungswege:
- Salmonella enteritidis: Reservoir Tiere, Übertragung durch infizierte Nahrungsmittel (Geflügel, Ei, Milch) und Trinkwasser
- Salmonella typhi: Reservoir Mensch, Übertragung fäkal-oral, u. a. über Dauerausscheider
- Salmonella typhimurium: Reservoir Tiere, Übertragung durch infizierte Lebensmittel
- Salmonella paratyphi: Reservoir Mensch, Übertragung fäkal-oral

Salmonellengastroenteritis

Definition. Akute Gastroenteritis aufgrund einer Infektion häufig mit Salmonella enteritidis oder typhimurium.

Inkubationszeit. Wenige Stunden bis Tage.

Symptomatik.
- Akute Bauchschmerzen, Erbrechen
- Wässrig-schleimige Durchfälle, z. T. blutig
- Fieber, Kopfschmerzen, Krankheitsgefühl
- Abklingen der Symptome nach wenigen Tagen

Akute Lebensmittelvergiftung: bei Aufnahme von Nahrungsmitteln mit hohem Erregergehalt kommt es zu heftigem Erbrechen, Durchfall, schweren Flüssigkeits- und Elektrolytverlusten bis hin zum Schock.

Diagnostik.
- **Labor**: Leukozytose, selten Leukopenie; **Blutkultur** häufig positiv
- Erregeranzüchtung und Antigennachweis aus Stuhl
- Es besteht Meldepflicht bei Erkrankung.

Therapie.
- Orale oder parenterale Rehydrierung
- In schweren Fällen, bei Säuglingen <6 Monate oder immunsupprimierten Patienten: Ampicillin i. v. oder Cefotaxim i. v. je nach Resistenztestung.

Komplikationen. Dauerausscheider (Erregernachweis >6 Monaten im Stuhl, bei Kindern selten) stellen aufgrund der fäkalen-oralen Übertragung eine Gefahr dar, v. a. bei Beschäftigung in öffentlichen Einrichtungen, z. B. Restaurants.

Typhus abdominalis

Definition. Infektion mit Salmonella typhi, paratyphi A oder B.

Epidemiologie. Übertragung: fäkal-oral, von Mensch zu Mensch.

Inkubationszeit. 2 Wochen.

Symptomatik. Typischer treppenförmiger Fieberverlauf mit Stadium incrementi, acmis und decrementi.
- Schleichender Beginn mit Fieber, Müdigkeit, Kopfschmerzen
- Gelegentlich Bronchitis, Angina
- Dicke, weißliche Beläge auf der Zunge
- Blassrote Roseolen auf der Bauchhaut (Erregerembolien in Kapillargefäßen)
- Hohes Fieber mit Bradykardie (normalerweise bei Fieber Tachykardie), **Fieber-Kontinuum** (bei Kindern nicht immer)
- Durchfälle (meist blutig) oder Obstipation, später: Erbsbreistühle
- Splenomegalie
- Bewusstseinstörungen (typhos: Dunst, Nebel)

Diagnostik.
- **Labor**: Leukopenie, Neutrophilie, Linksverschiebung (infektbedingtes vermehrtes Auftreten von stabkernigen und jugendlichen Granulozyten, die

weiter »links« in der Entwicklungsreihe der Granulozyten lokalisiert sind), ab der 2. Woche Lymphozytose. **Blutkultur** meist zu Krankheitsbeginn positiv. **Serologie**: Antikörpernachweis oft erst nach der 2. Krankheitswoche möglich.
- **Erregernachweis** in Stuhl und Urin oft erst nach der 1. Krankheitswoche möglich.
- **Meldepflicht** bei Krankheitsverdacht, Erkrankung oder Tod.

Therapie.
- Ausgleich von Wasser- und Elektrolytverlusten, orale und i. v.-Rehydrierung
- Antibiotische Therapie mit Ampicillin, Cotrimoxazol, Cephalosporinen oder Ciprofloxacin je nach Resistenztestung
- Bei Bewusstseinsstörungen und Schock: Dexamethason

Komplikationen.
- Darmblutung und Perforation
- Hämatogene Streuung und fokale Infektion anderer Organe (septische Metastasen)
- Myokarditis

Prophylaxe. Passive oder aktive Immunisierung bei Expositionsrisiko (Reisen, Kontakt mit Dauerausscheidern, Laborpersonal); präventive, hygienische Maßnahmen.

Staphylokokkengastroenteritis, »akute Nahrungsmittelgastroenteritis«

Definition. Enteritis aufgrund einer Infektion mit enterotoxinbildenden Staph. aureus Stämmen. 30% aller Staph.-aureus-Stämme bilden hitzestabile Enterotoxine (A–E), die eine Nahrungsmittelintoxikation verursachen können.

Inkubationszeit/Epidemiologie. Inkubationszeit: 2–8 h; Übertragung durch Keimträger, die z. B. an Pyodermie oder Panarteritiden erkrankt sind.

Symptomatik. Hochakuter Beginn mit Erbrechen, Koliken, Durchfall bis hin zum hypovolämischen Schock; Symptome klingen nach 12–48 h ab.

Diagnostik. Ggf. Erregernachweis aus Stuhl.

Therapie. Rehydrierung, Flüssigkeits- und Elektrolytersatz.

Escherichia coli-assoziierte Gastroenteritiden

Definition. Enteritis aufgrund einer Infektion mit Escherichia coli, es gibt 5 E. coli-Gruppen (◨ Tab. 7.5).

Epidemiologie. Übertragung durch kontaminierte Nahrungsmittel.

Inkubationszeit. Stunden bis wenige Tage.

Diagnostik. Erreger- und Endotoxinnachweis im Stuhl, Antigennachweis.

Therapie. Rehydrierung, Flüssigkeits- und Elektrolytsubstitution, bei schwerem Verlauf Cotrimoxazol

Prophylaxe. Meidung nichtpasteurisierter Milch.

◨ **Tab. 7.5.** E. coli-Gruppen

Art	Name	Klinik
ETEC	enterotoxisch	Ruhrähnliche Diarrhoe: wässrige, nicht blutige Diarrhoe durch Toxinbildung für ca. 12 Wochen
EPEC	enteropathogen	Säuglingsdiarrhoe mit protrahiertem Verlauf, 10–20 Stühle pro Tag für ca. 2 Wochen
EaggEC	enteroaggregativ	Persistierende, wässrige Diarrhoe, v. a. bei Säuglingen
EHEC	enterohämorrhagisch Verotoxinbildung	Durchfall, hämorrhagische Kolitis, hämolytisch-urämisches Syndrom ► Kap. 14
EHEC, Serotyp 0157:H7		Hämolytisch-urämisches Syndrom ► Kap. 14
EIEC	enteroinvasiv	Blutig-schleimige Diarrhoe, Fieber, Erbrechen, Tenesmen, krampfartige Bauchschmerzen

Campylobacter

Definition. Infektion mit den gram-negativen darm-pathogenen Stäbchen Campylobacter jejuni und Campylobacter fetus.

Inkubationszeit/Epidemiologie. Inkubationszeit: 1–8 Tage; Reservoir sind Haustiere und infizierte Menschen; die Übertragung erfolgt durch infizierte Nahrungmittel. Betroffen sind v. a. Neugeborene und junge Säuglinge.

Symptomatik. Akut Fieber und Diarrhoe, z. T. mit blutigen Stühlen; nach Wochen entwickeln sich z. T. Folgeerkrankungen: Postinfektiöse Arthritis (HLA-B 27 assoziiert), Guillain-Barré-Syndrom ▶ Kap. 17, Reiter-Syndrom ▶ Kap. 8, Erythema nodosum ▶ Kap. 16.

Therapie. Erythromycin kann den Verlauf signifikant abkürzen; in der Regel kommt es aber zur Spontanheilung unter symptomatischer Therapie (Rehydratation).

Yersinien

Definition. Enteritis durch Infektion mit den gram-negativen Stäbchenbakterien Yersinia enterocolitica, Yersinia pestis (Erreger der Pest) oder Y. pseudotuberculosis.

Inkubationszeit/Epidemiologie. Inkubationszeit: 4 Tage bis 2 Wochen; Reservoir sind Nagetiere, Katzen und Vögel.

Symptomatik.
- Y. enterocolitica verursacht eine Gastroenteritis.
- Y. pseudotuberculosis führt bei Kindern <6 Jahren zu mesenterialer Lymphknotenschwellung, das klinische Bild ähnelt einer Appendizitis.

Komplikationen. Bei Patienten mit Immundefekt sind septische Verläufe sind möglich.

Diagnostik. Erregernachweis in Stuhl, Blutkultur, Lymphknotengewebe; Serologie: Antikörpernachweis.

Therapie. Symptomatisch: Rehydrierung; bei septischen Krankheitsbildern Cotrimoxazol, Cefotaxim oder Aminoglykoside.

Shigellen

Definition. Infektion mit Shigellen, gram-negativen, unbeweglichen, enterotoxinbildenden Bakterien, die zur Familie der Enterobacteriaceae gehören. Es gibt 4 Subgruppen:
- Gruppe A: S. dysenteriae
- Gruppe B: S. flexneri
- Gruppe C: S. boydii
- Gruppe D: S. sonnei

Inkubationszeit/Epidemiologie. Inkubationszeit: 2–7 Tage; In Deutschland ist v. a. Shigella sonnei relevant (85%). Die Übertragung erfolgt von Mensch zu Mensch, durch Erkrankte oder Keimträger, durch Schmierinfektion oder über Nahrungsmittel.

Symptomatik. Im Rahmen einer akuten, ulzerierenden Kolitis kommt es zu Bauchschmerzen, wässrig-blutig-eitrigen Durchfällen, fadem Geruch, evtl. Erbrechen. Die Patienten haben hohes Fieber, z. T. zerebrale Krampfanfälle.

Komplikationen.
- Meningitisch-enzephalitische Verläufe
- Myokarditis
- Otitis
- Pneumonien
- S. dysenteriae bildet das Shigatoxin 1 und kann ein hämolytisch-urämisches Syndrom auslösen, ▶ Kap. 14.

Diagnostik. Erregernachweis aus frischem Stuhl.

Therapie. Symptomatisch; bei schweren Verläufen Cotrimoxazol oder Ampicillin.

Botulismus »Lebensmittelvergiftung«

Definition. Infektion mit dem Anaerobier Clostridium botulinum, der die Neurotoxine A–G bildet.

Übertragung/Pathogenese. Die Erreger vermehren sich im anaeroben Milieu. Die Intoxikation erfolgt durch verdorbene Nahrung: geräuchertes Fleisch, Schinken, Wurstwaren oder Konserven. Die Neurotoxine hemmen die Acetylcholinfreisetzung an den motorischen Endplatten und blockieren so die Erregungsübertragung.

Inkubationszeit. 16–48 h.

Symptomatik. Neben gastrointestinalen Beschwerden mit Erbrechen, Durchfall oder Obstipation, kommt es zu folgenden Symptomen:
- ZNS: Augenmuskellähmung: Doppelbilder, Ptosis, Mydriasis, Schlucklähmung, Sprachstörung. Das Bewusstsein ist voll erhalten.
- Trockener Mund, quälendes Durstgefühl
- Atmung: Ateminsuffizienz, Schnappatmung, Tod durch Atemlähmung oder Aspirationspneumonie

Diagnostik.
- Erregernachweis aus Magensaft, Erbrochenem, Stuhlkultur, Blutkultur.

Therapie.
- Intensivmedizinische Betreuung, Magendarm-Entleerung
- Sofortige Applikation von Botulinum-Antitoxin vom Pferd
- Antibiotika sind unwirksam.
- Es besteht Meldepflicht.

❶ Bei der Applikation von Botulinum-Antitoxin kann es zu anaphylaktischen Reaktionen kommen.

Komplikationen. Der **Säuglingsbotulismus** bis zum Alter von 8 Monaten wird durch Sporen im Erdboden oder in Nahrungsmitteln (Bienenhonig) übertragen. Daher sollten Säuglinge **keinen** Honig erhalten (z. B. zum Süßen des Breis oder Bestreichen des Schnullers).

Antibiotika-assoziierte Enterokolitis

Definition. Enteritis aufgrund einer Infektion mit den anaeroben, gram-positiven, sporenbildenden Stäbchenbakterien Clostridium difficile, die das Toxin A (Enterotoxin) und Toxin B (Zytotoxin) bilden.

Pathogenese. Bevorzugt während oder nach antibiotischer Behandlung (v. a. mit Clindamycin) entwickelt sich eine pseudomembranöse Kolitis mit toxinbedingter Plaquebildung (Pseudomembranen) im Kolon.

Symptomatik. Der Schweregrad der Symptomatik variiert von leichter Diarrhoe und Meteorismus bis hin zu schwerer Enterokolitis mit blutig-wässriger Diarrhoe, hohem Fieber und schlechtem Allgemeinzustand.

Diagnostik. Stuhlkultur mit Toxinnachweis, ggs. Sigmoidoskopie mit Biopsie.

Therapie. Absetzen des Antibiotikums; Vancomycin oder Metronidazol p. o. über 2 Wochen.

Komplikationen. Kreislaufschock; toxisches Megakolon und Darmperforation.

Prognose. Es besteht eine hohe Letalität.

❶ Enterokokken in Krankenhäusern sind häufig vancomycinresistent, daher sollte die Indikation zur Vancomycintherapie streng gestellt werden.

7.1.10 Lyme-Borreliose

Definition. Infektion mit den beweglichen, spiralförmigen Spirochäten Borrelia burgdorferi. »Lyme« war der Ort einer Epidemie Mitte der 1970er in Connecticut, USA.

Inkubationszeit/Epidemiologie.
- Inkubationszeit: 1–3 Wochen
- Reservoir sind Nage-, Wild- und Haustiere
- Übertragung durch Zecken (v. a. Ixodes ricinus, »Holzbock«), 30% der Zecken in Mitteleuropa sind infiziert.
- Das Infektionsrisiko steigt mit der Dauer der Saugaktivität, die Erreger sitzen im Darm der Zecken.
- Die Krankheit hinterlässt keine Immunität.

❶ In ca. der Hälfte der Fälle ist kein Zeckenbiss erinnerlich.

Symptomatik.
- **Lokales Frühstadium/Stadium I** (1–3 Wochen nach Stich) mit **Erythema migrans**: rötliche, livide, runde Effloreszenz, ausgehend von der Stichstelle, zirkuläre Ausbreitung unter zentraler Abblassung und leichter Schuppung (◨ Abb. 7.5), Juckreiz, unspezifische Krankheitssymptome
- **Generalisiertes Frühstadium/Stadium II:**
  - **Lymphadenosis cutis benigna** (Lymphozytom): reaktives lymphozytäres Infiltrat als solitärer Hauttumor, derbe, infiltrativ, gerötet; v. a. an Ohr, Mamille und Skrotum, kann Wochen bis Monate persistieren (◨ Abb. 7.6).
  - **Lyme-Neuroborreliose:** meist plötzlich auftretende, einseitige periphere Fazialisparese; z. T. seröse, lymphozytäre Menigitis mit Kopfschmerzen, Müdigkeit, Nackenschmerzen
  - **Meningoradikulitis Bannwarth:** lymphozytäre Meningopolyneuritis, radikuläre Schmerzen und Sensibilitätsstörungen (typischerweise bei Erwachsenen).
  - **(Endo)myokarditis, Herzrhythmusstörungen (AV-Block), Perikarditis**: eher selten
- **Spätstadium/Stadium III** (>1 Jahr):
  - **Acrodermatitis chronica atrophicans (Herxheimer):** ödematöses, atrophisches Erythem der Haut, bräunlich-livide verfärbt (meist bei Erwachsenen)
  - **Progressive Enzephalomyelitis**: selten bei Kindern
  - **Lyme-Arthritis:** meist oligoartikuläre Arthritis, frühestens 4 Wochen nach Zeckenbiss, oft chronisch rezidivierend

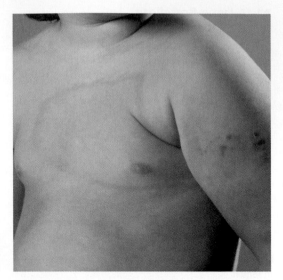

7

■ **Abb. 7.5.** Erythema migrans: handflächengroße, wandernde Rötung (Einstichstelle der Zecke)

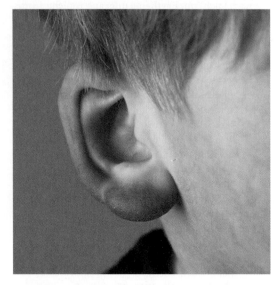

■ **Abb. 7.6.** Lymphozytom am Ohrläppchen mit Rötung und derber Infiltration als seltenere Hautmanifestation einer Lyme-Borreliose

Diagnostik.
━ Klinisches Bild
━ Serologie: Nachweis spezifischer Antikörper in Blut, Liquor, Gelenkpunktat; Erregernachweis (PCR)
━ Lumbalpunktion (sollte bei Zweifel immer durchgeführt werden): Zellzahl↑, Erregernachweis

Therapie. Je nach Stadium:
━ Erythema migrans, Lymphozytom: Amoxicillin p. o., ab 9. Lebensjahr: Doxycyclin p. o.
━ Neuroborreliose, Arthritis, Karditis: Cefotaxim, Ceftriaxon oder Penicillin G i. v. über 2 (-3) Wochen

Prophylaxe. Zeckenschutz (lange Kleidung, Repellents); nach Entdecken einer Zecke sollte diese schnell entfernt werden (per Zeckenzange, kein Leim oder Öl verwenden).

❶ Bei Fazialisparese muss eine Lumbalpunktion durchgeführt werden, da eine Fazialisparese im Kindesalter in 50% der Fälle durch eine Borrelieninfektion bedingt ist.

7.2   Virale Infektionskrankheiten

7.2.1   Virale Infektionskrankheiten mit flächenhaftem Exanthem, Bläschen oder ohne obligates Exanthem

> **Viruserkrankungen mit flächenhaftem Exanthem:**
> ━ Masern (Morbilli)
> ━ Röteln (Rubella)
> ━ Exanthema subitum (Drei-Tage-Fieber)
> ━ Exanthema infectiosum (Ringelröteln)

Masern (Morbilli)
Definition. 2-phasige Erkrankung aufgrund einer Infektion mit dem Masernvirus (RNA-Virus, Familie der Myxoviren).

Epidemiologie:
━ Übertragung durch Tröpfcheninfektion, Eintrittspforten sind Respirationstrakt und Augen
━ Hoher Manifestations- (99%) und Kontagionsindex
━ Erwachsene erkranken selten, bei Säuglingen besteht bis zum 6.-8. Lebensmonat Nestschutz
━ Lebenslange Immunität nach Impfung oder durchgemachter Infektion

Inkubationszeit/Infektiosität. Inkubationszeit: 9-12 Tage bis zum Auftreten der ersten Symptome, 12-15 Tage bis zum Auftreten des Exanthems; Infizierte sind 4 Tage vor bis 4 Tage nach Auftreten des Exanthems infektiös; Erkrankte dürfen Gemeinschaftseinrichtungen frühestens 5 Tage nach Auftreten des Exanthems wieder aufsuchen.

Symptomatik. Prodromalstadium (3–5 Tage):
- Katarrhalische Symptome: Rhinitis, Konjunktivitis, Lichtscheu, gedunsenes Gesicht, bellender Husten. Es besteht Fieber um 39°C.
- Am 2.–3. Tag treten **Koplik-Flecken** auf: weiße Flecken auf der stark geröteten Wangenschleimhaut (kalkspritzerartig, nicht wegwischbar) gegenüber den unteren Molaren

Im **Exanthemstadium** (ab dem 5. Tag):
- Plötzlicher, erneuter Fieberanstieg bei stark reduziertem Allgemeinzustand
- **Makulopapulöses, konfluierendes Exanthem**, hochrot, z. T. livide bis bräunlich verfärbt, z. T. hämorrhagisch zunächst hinter dem Ohr, dann breitet es sich auf Gesicht und Körper aus (■ Abb. 7.7). Das Exanthem verblasst nach ca. 3–4 Tagen: Rückbildung in der Reihenfolge des Auftretens, z. T. mit kleieförmiger Schuppung, das Fieber ist rückläufig.
- Begleitend besteht eine generalisierte Lymphadenopathie, Durchfall, Konjunktivitis, Laryngitis, Tracheobronchitis.

Eine **abgeschwächte Verlaufsform** bezeichnet man als mitigierte Masern.

Diagnostik.
- Klinik
- Erregernachweis: Nachweis der Masern-DNA mittels PCR; die Virusisolierung erfolgt aus Blut, Rachensekret, Konjunktivalflüssigkeit, Urin (keine Standarddiagnostik).

Therapie. Symptomatisch: Antipyrese, Flüssigkeitssubstitution, ggf. hustenstillende Medikamente.

Komplikationen.
- **Bakterielle Superinfektionen**: Bronchopneumonie, Otitis media, Laryngitis durch transitorische Immunschwäche für ca. 6 Wochen
- **Masernenzephalitis** (Häufigkeit: 1:500 bis 1:2 000): am 3.–9. Exanthemtag kommt es zu Somnolenz, Koma, Krampfanfällen; Letalität: 20%, Defektheilung: 10–30%
- **SSPE (subakut sklerosierende Panenzephalitis)** (Häufigkeit: 1:100 000): so genannte Slow-Virusinfektion, die sich nach 5–10 Jahren als degenerative Erkrankung der weißen Hirnsubstanz manifestiert mit Verhaltensstörungen, Myoklonien, Krampfanfällen, Dezerebrationsstarre; der Tod tritt nach 3–5 Jahren ein.

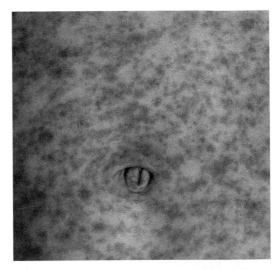

■ **Abb. 7.7.** Hochrotes, makulopapulöses, konfluierendes Masernexanthem

Prognose. Unkomplizierte Masern haben eine gute Prognose, die Komplikationen sind jedoch gefürchtet, daher striktes Einhalten des Impfschutzes.

Prophylaxe:
- Standardimpfung: aktive Immunisierung mit Lebendvakzine (zusammen mit Mumps und Röteln, MMR); es können »Impfmasern« mit Fieber, flüchtigem Exanthem, Konjunktivitis auftreten.
- »Inkubationsimpfung«: aktive Impfung bis zu 3 Tage nach Exposition (»Riegelungsimpfung«)
- Bei immundefizienten Patienten besteht die Möglichkeit einer passiven Masern-Immunisierung mit Immunglobulinen
- Isolierung infizierter Patienten

Röteln (Rubella)

Definition. Hochkontagiöse Erkrankung aufgrund einer Infektion mit dem Rubivirus (RNA-Virus) aus der Familie der Togaviren.

Epidemiologie.
- Übertragung durch Tröpfcheninfektion
- Hoher Kontagionsindex, niedriger Manifestationsindex
- Die Erkrankung führt zu einer lebenslangen Immunität; bei Säuglingen besteht in den ersten 6 Monaten Nestschutz durch mütterliche Antikörper.

Inkubationszeit/Infektiosität. Inkubationszeit: 2–3 Wochen; Infizierte sind 7 Tage vor bis 7 Tage nach Exanthemausbruch infektiös.

7

7.2.2 HIV-Infektion und AIDS (acquired immune deficiency syndrome)

Definition. Chronische Infektionskrankheit mit dem Retrovirus HIV (Humanes Immundefizienz-Virus) aus der Familie der Lentiviren. Die Infektion führt zu einem progredienten Immundefekt und schließlich zum klinischen Vollbild AIDS (◘ Tab. 7.6). Es gibt 2 Virusformen: HIV-1 (v. a. Nordamerika und Europa) und HIV-2 (v. a. Westafrika und Indien, mit milderem Verlauf und seltenerer vertikaler Infektion).

Pathogenese. HIV dringt in den menschlichen Organismus ein und reagiert mit dem zellulären CD4-Rezeptor, der vorwiegend auf T-Helfer-Zellen, seltener auf Makrophagen, Nervenzellen u. ä. exprimiert ist. Die Reverse Transkriptase fertigt von der Virus-RNA eine DNA-Kopie an, die in die menschliche DNA eingebaut wird und dort lebenslang persistiert. Mittels Transkription entstehen neue HIV, die die Wirtszelle verlassen und neue Zellen infizieren. Es kommt zu einem progredienten, humoralen und zellulären Immundefekt mit Abfall der CD4-positiven T-Zellen, u. g. klinischen Symptome (◘ Tab. 7.6), opportunistischen Infektionen und Malignomen.

— **B-Zell-System:** Immunglobuline, v. a. IgG und IgA↓, spezifische Impfantikörper nach Impfung↓

— **T-Zell-System:** T-Helfer-Zellen (CD4-positiv) zunehmend↓

Übertragung/Epidemiologie. Im **Kindesalter** erfolgt die Übertragung häufig als vertikale Infektion, während der Geburt, oder beim Stillen durch infizierte Mütter. Im Kindesalter seltener ist die Übertragung durch Gerinnungskonzentrate, Blutprodukte, Transplantate, infizierte Nadeln und Transfusionsbestecke, Geschlechtsverkehr, sexuellen Missbrauch oder i. v.-Drogenabusus.

Symptomatik. Die Symptomatik der HIV-Infektion im Kindesalter ist in ◘ Tab. 7.6 dargestellt.

Kategorie C sind AIDS-definierende Erkrankungen, z. B.:

— Virale Erkrankungen (u. a. HSV-Pneumonie, -Bronchitis; HIV-Enzephalitis; CMV-Infektionen außerhalb von Leber, Milz oder Lymphknoten bei Kindern >1 Monat; EBV-Pneumonie)
— Bakterielle Infektionen (z. B. disseminierte oder extrapulomonale Tbc)
— Pilzinfektionen (z. B. Kandidiasis von Ösophagus, Trachea, Bronchien, Lunge, disseminierte oder extrapulmonale Kryptokokkose, extrapulmonale Pneumocystis-jirovecii-Pneumonie)
— Parasitäre Infektionen (z. B. ZNS-Toxoplasmose bei Kindern >1 Monat, Kryptosporidiose)
— Tumoren (Kaposi-Sarkom und Lymphome)

◘ **Tab. 7.6.** Center of disease control: Symptome der HIV-Infektion bei Kindern

Kategorie N – nicht symptomatisch	Kategorie A – milde Symptome	Kategorie B – mäßig bis schwere Symptome
Keine Symptome Nur ein Symptom aus Kategorie A	Lymphadenopathie (>0,5 cm an mehr als 2 Lymphknotenstationen) Hepatosplenomegalie Dermatitis Parotitis Rezidivierende/persistierende Infektionen der oberen Luftwege, Sinusitis, Otitis media	Fieber >1 Monat Anämie, Neutropenie, Thrombopenie >30 Tage Kardiomyopathie/Karditis Lymphoide interstitielle Pneumonie Hepatitis Nephropathie Rezidivierende/chronische Durchfälle CMV-Infektion vor dem 1. Lebensmonat Herpes-simplex-Stomatitis > 2-mal/Jahr Herpes-simplex-Bronchitis, -Pneumonie, -Ösophagitis vor dem 1. Lebensmonat Herpes zoster >2-mal oder an mehr als einem Dermatom Disseminierte Varizellen Bakterielle Meningitis, Pneumonie, Sepsis Nokardiose Oropharyngeale Kandidose >2 Monate, bei Kindern >6 Monate Toxoplasmose vor dem 2. Lebensmonat Leiomyosarkom

(nach CDC-center of disease control); Kategorie C s. Text

◻ Tab. 7.7. Center of disease control: Stadieneinteilung bei HIV-Infektion bei Kindern >5 Jahren

CD4-Helfer-Lymphozyten	Kategorie A milde Symptome	Kategorie B mäßig bis schwere Symptome	Kategorie C schwere Symptome AIDS-Indikatoren
>500/µl	A1	B1	C1
200–499/µl	A2	B2	C2
<200/µl	A3	B3	C3

Diagnostik.
- **Labor: CD4-positive T-Zellen** im Serum ↓, Nachweis von spezifischem **HIV-Antigen** (p24), Nachweis von **HIV-DNA** aus Lymphozyten, **HIV-RNA** aus dem Plasma mittels PCR, **Virusquantifizierung**: RNA-Kopien/ml Plasma
- **Serologie**: Nachweis von HIV-Antikörpern im Serum: Suchtest (ELISA) und Bestätigungstest (Immunoblot)
- HIV-**Resistenztestung** (Medikamentenauswahl)

⊕ Vor HIV-Diagnostik ist eine Einverständniserklärung von Patient oder Erziehungsberechtigtem erforderlich.

Therapie. Ziel der Therapie ist es, die Viruslast auf <50 Kopien/ml zu senken durch eine **antiretrovirale Kombinationstherapie** (HAART – highly active antiretroviral therapy) aus:
- Reverse-Transkriptase-Inhibitoren (NRTI, Nukleosid-Analoga, z. B. Zidovudin, Lamivudin),
- Nicht-Nukleosid-Reverse-Transkriptase-Inhibitoren (NNRTI, z. B. Nevirapin, Efavirenz) und
- Protease-Inhibitoren (z. B. Nelfinavir, Indinavir)

⊙ Die regelmäßige Einnahme der Medikamente ist essenziell, da bei mangelnder Compliance die Gefahr des Therapieversagens und der Resistenzentwicklung besteht.

Supportivtherapie: Immunglobuline i. v. bei rezidivierenden bakteriellen oder viralen Infekten.
Prophylaxe von Begleiterkrankungen: Cotrimoxazol als Dauerprophylaxe der Pneumocystis-jiroveci-Pneumonie.

Prognose. Die Morbidität konnte durch die verbesserten Therapieoptionen deutlich gesenkt werden, dennoch ist die Prognose immer noch infaust.

Vertikale HIV-Infektion

Definition. Intrauterine und perinatale Infektion des Kindes durch eine HIV-infizierte Mutter, in Deutschland beträgt die vertikale Transmissionsrate ohne Prophylaxe 15% und mehr, mit Prophylaxe <1%.

Symptomatik. Infizierte Kinder kommen gesund zur Welt; ohne Therapie werden ein Drittel der Patienten in den ersten 3 Lebensjahren symptomatisch, zwei Drittel erst nach 6–7 Jahren.

Diagnostik. Die von der Mutter diaplazentar übertragenen mütterlichen HIV-IgG-Antikörper und die kindlichen HIV-Antikörper sind in den ersten 18 Monaten nicht zu differenzieren, daher ist postpartal der Nachweis spezifischer DNA oder RNA aus kindlichen Lymphozyten notwendig (innerhalb der ersten 4–6 Wochen nachweisbar).

Prophylaxe. HIV-Testung vor und während der Schwangerschaft; ist die Mutter HIV-positiv:
- Zidovudin p. o. ab der 32. SSW
- Elektive Sektio nach der vollendeten 36. SSW, vor Eintritt des Blasensprungs/der Wehen
- Prä- und perioperativ Zidovudin i. v., die Neugeborenen erhalten Zidovudin i. v. für 10 Tage
- unmittelbar postpartal: Reinigung von Mund und Nasenöffnung
- Nicht stillen

7.2.3 Virusinfektionen der Atemwege

Epidemiologie. Die meisten Infektionen im Kindesalter betreffen die Atemwege mit saisonaler Häufung in den Herbst- und Wintermonaten.

Ätiologie. Folgende Viren sind typische Erreger von Atemwegsinfektionen: Influenza, Parainfluenza, ECHO-Viren, Coxsackie A und B, RS-Viren, Rhinoviren, Reoviren, Enteroviren, Adenoviren und Polioviren.

Inkubationszeit/Infektiosität. Inkubationszeit: ca. 2–7 Tage, hohe Infektiosität.

7

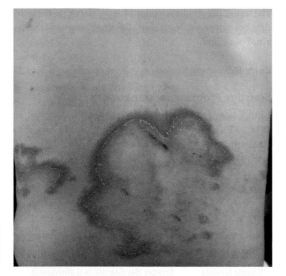

■ **Abb. 7.13.** Trichophyteninfektion

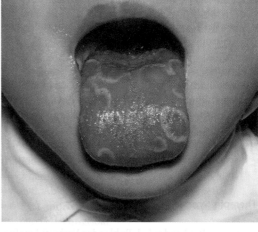

■ **Abb. 7.14.** Mundsoor

Symptomatik. ■ Tab. 7.9 fasst die Symptomatik zusammen.

Diagnostik. Direktpräparate, kultureller Nachweis aus Abstrichen, Blut- und Urinkulturen; Serologie: Antikörpernachweis wenig sensitiv.

■ **Tab. 7.9.** Erkrankungen durch Kandida

Erkrankung	Symptome
Mundsoor (Stomatitis) (■ Abb. 7.14)	Weiße, nicht-abwischbare Beläge im Mund, leicht blutend
Windeldermatitis	Vesikulo-papulöse Effloreszenzen auf stark geröteter Haut, Mazerationen
Hautkandidose	Blasen und gelbe Makulae auf rotem Grund, oft intertriginös
Vulvovaginitis, Balanitis	Weiße Beläge auf Vulva und Penis, Juckreiz
Chronische mukokutane Kandidose	Befall von Haut, Schleimhäuten und Nägeln bei Immundefekt
Kandidasepsis	Aussaat in die Blutbahn bei Immundefekt: Fieber, Hepatosplenomegalie, rasche Verschlechterung
Organbefall	Befall von Lunge, Knochen, Ösophagus, Auge (Endophthalmitis)

Therapie.
- Lokale Infektion: topische Applikation von Nystatin, Amphotericin B
- Systemische Infektion: Amphotericin B, liposomales Amphotericin B, Fluconazol i. v.

Prognose. Je nach Grunderkrankung selbstlimitierend bis letal.

Infektionen durch Aspergillus spp.

Definition. Infektion durch die Schimmelpilze Aspergillus fumigatus, A. flavus, A. niger oder A. nidulans, u. a.

Epidemiologie. Aspergillen kommen ubiquitär vor, werden meist aerogen übertragen und führen zu einem invasiven Organbefall v. a. der Atemwege. Eine Aspergilleninfektion tritt fast ausschließlich bei chronisch kranken bzw. immunkompromitierten Patienten auf.

Risikofaktoren
Invasive Aspergillose:
- Septische Granulomatose (Granulozytenfunktionsstörung)
- Leukämie

Allergische Aspergillose:
- Atopie
- Mukoviszidose

Symptomatik. Symptome der Aspergilleninfektion fasst ◘ Tab. 7.10 zusammen.

◘ Tab. 7.10. Klinik der Aspergilleninfektion

Art	Symptome
Aspergillom	Myzel mit eingeschlossenen Aspergillen, kreisrunder Herd, meist pulmonal bei Patienten mit Immundefekt
Invasive Aspergillose	Befall innerer Organe, hohes Fieber
Allergische Aspergillose	Asthmaähnliche Beschwerden, keine Organinvasion

Diagnostik.
- Labor: IgE-Erhöhung und Eosinophilie; Erregernachweis im Sputum, Erregerkultur; Serologie: Nachweis spezifischer Antikörper
- Im Röntgen-Thorax bei Aspergillom Nachweis eines Rundherdes

Therapie. Invasive Aspergillose: Amphotericin C und 5-Fluorocytosin i. v.; evtl. chirurgische Intervention; allergische Aspergillose: Kortison, Itraconazol p. o.

Prognose. Abhängig von der Grunderkrankung; die invasive Aspergillose hat eine schlechte Prognose.

7.5 Impfungen

Folgende Impfungen werden in Deutschland empfohlen (◘ Tab. 7.11, ◘ Abb. 7.15).

◘ Tab. 7.11. Empfohlene Impfungen

Impfung	Art der Impfung	Besonderheiten
Diphtherie	Toxoidimpfstoff (entgiftetes Diphtherietoxin)	Nebenwirkungen: häufig Lokalreaktionen, v. a. bei älteren Kindern, daher ab 6. Lebensjahr Impfung mit reduziertem Diphtherietoxingehalt (d)
Tetanus	Toxoidimpfstoff (entgiftetes Tetanustoxin)	Grundimmunisierung s. Impfkalender, Auffrischimpfung im 6. Lebensjahr, dann alle 10 Jahre. Impfung im Verletzungsfall, ◘ Tab. 7.2 Gut verträglich
Pertussis	Totimpfung (azelluläre Pertussis-impfstoffe (aP) aus gereinigten, zellfreien B. pertussis-Bestandteilen)	Neu seit 2006: Die Auffrischimpfung Td im Alter von 5–6 Jahren wurde ersetzt durch eine Td-aP-Auffrischimpfung, die Auffrischung zwischen 9 und 17 Jahren bleibt erhalten. Gute Wirksamkeit (90%), gute Verträglichkeit.
Haemophilus influenzae Typ B	Totimpfung (Konjugatimpfstoffe aus Polyosaccharidkapselantigen von Hib)	Gute Verträglichkeit, gute Wirksamkeit (>90%)
Poliomyelitis	Heute: Totimpfung nach SALK i. m. Früher: Lebendimpfung nach SABIN p. o. (heute nicht mehr empfohlen!)	Orale Schluckimpfung nach SABIN wegen des Risikos impf-assoziierter Poliomyelitis-Fälle nicht mehr empfohlen
Hepatitis B	Totimpfung (gentechnisch hergestellt)	Seit 1995 für alle Säuglinge empfohlen, Nebenwirkungen: gelegentlich Fieber, Leberenzymerhöhung, gastrointestinale Beschwerden Simultanimpfung Neugeborener HbsAg-positiver Mütter im Kreißsaal, aktive Immunisierung und kontralaterale Applikation von HBV-Immunglobulin
Varizellen	Lebendimpfung	Gute Verträglichkeit

◻ Tab. 7.11 (Fortsetzung)

Impfung	Art der Impfung	Besonderheiten
Masern	Lebendimpfung (vermehrungsfähiges, attenuiertes Masernvirus)	Meist in Kombination mit Mumps, Röteln, gute Wirksamkeit (95%), guter Schutz vor SSPE; Nebenwirkungen: i. A. gute Verträglichkeit, evtl. Auftreten von Impfmasern (nicht ansteckend, s. u.), Enzephalitis (umstritten, ca. 1:1 000 000), evtl. allergische Reaktionen bei Hühnereiweiß-Unverträglichkeit. Kontraindikationen: Säuglinge <11. Monat, Schwangerschaft, Überempfindlichkeit gegen Neomycin, akute Erkrankungen, Immundefekte (außer HIV)
Mumps	Lebendimpfung (attenuiertes Mumpsvirus)	Meist als MMR-Kombinationsimpfung, gute Wirksamkeit, Nebenwirkungen: evtl. Fieber und leichte Parotisschwellung. Kontraindikationenen s. Masern
Röteln	Lebendimpfung (attenuierte Rötelnviren)	Titerkontrolle von Frauen im gebärfähigem Alter, ggfs. Nachimpfung, gute Wirksamkeit, Nebenwirkungen: evtl. Fieber, Exanthem, Lymphadenopathien, Arthralgien v. a. bei Adoleszenten
Pneumokokken-Konjugat Impfung	Totimpfstoff (Konjugat-Impfstoff)	Kinder ab dem vollendeten 2. Lebensjahr, Jugendliche und Erwachsene mit erhöhter gesundheitlicher Gefährdung infolge einer Grunderkrankung (chronische Erkrankung, Immundefekt etc.)
Meningokokken Typ C Konjugatimpfstoff	Totimpfung (konjugierter MenC Impfstoff oder Polysaccharidimpfstoff)	Kinder <2 Jahre konjugierter MenC-Impfstoff, nach vollendetem 2. Lebensjahr im Abstand von 6–12 Monaten durch 4-valenten Polysaccharidimpfstoff ergänzen.
Rotaviren	Orale Lebendimpfung (attenuierte Rotaviren)	Je nach Hersteller 2 oder 3 Dosen zwischen 7 Wochen und 6 Monaten. Bei Drucklegung (Sept. 2009) allgemein empfohlen durch Sächsische Impfkommission. STIKO: die Impfung junger Säuglinge kann entsprechend einer individuellen Risiko-Nutzen-Abwägung sinnvoll sein.

Grundsätze
- Dokumentation im Impfbuch und in der Patientenkartei ist Pflicht, jeweilige Chargennummer asservieren
- Bei jeder Arztkonsultation sollte der Impfstatus überprüft werden
- Bevorzugt sind Kombinationsimpfstoffe anzuwenden, um unnötige Zusatzinjektionen zu vermeiden
- Impfungen sollten möglichst frühzeitig durchgeführt werden:
  - Grundimmunisierung vor dem 14. Lebensmonat abschließen
  - Spätestens ab Schuleintritt ist der vollständige Impfschutz sicherzustellen
  - Spätestens bis zum 18. Lebensjahr sind versäumte Impfungen nachzuholen
- Lebendimpfungen werden entweder gleichzeitig appliziert oder in 4 Wochen Abstand
- Bei Totimpfungen gibt es keine Mindestabstände zu anderen Impfstoffen
- Es gibt keine unzulässig großen Abstände zwischen den Impfungen; jede Impfung gilt, so muss eine für viele Jahre unterbrochene Grundimmunisierung nicht neu begonnen werden.

ROBERT KOCH INSTITUT

Impfkalender (Standardimpfungen) für Säuglinge, Kinder, Jugendliche und Erwachsene
Empfohlenes Impfalter und Mindestabstände zwischen den Impfungen
(Quelle: Empfehlungen der Ständigen Impfkommission (STIKO) am RKI / Stand: Juli 2009,
Epidemiologisches Bulletin 30/2009, S. 280)

Impfstoff/ Antigen-kombinationen	Alter in Monaten						Alter in Jahren				
	Geburt	2	3	4	11–14	15–23 siehe a)	5–6 siehe a)	9–11 siehe a)	12–17 siehe a)	ab 18	≥ 60
T *		1.	2.	3.	4.		A	A		A ******	
D/d * siehe b)		1.	2.	3.	4.		A	A		A ******	
aP/ap *		1.	2.	3.	4.		A	A		A *******	
Hib *		1.	2. c)	3.	4.						
IPV *		1.	2. c)	3.	4.			A			
HB *	d)	1.	2. c)	3.	4.			G			
Pneumokokken **		1.	2.	3.	4.						S
Meningokokken					1. e) ab 12 Monate						
MMR ***					1.	2.					
Varizellen ***					1.	2.	s. Tab. 2				
Influenza ****											S
HPV *****									SM		

Um die Zahl der Injektionen möglichst gering zu halten, sollten vorzugsweise Kombinationsimpfstoffe verwendet werden. Impfstoffe mit unterschiedlichen Antigenkombinationen von D/d, T, aP/ap, HB, Hib, IPV sowie von MMR und MMR-Varizellen sind verfügbar. Bei Verwendung von Kombinationsimpfstoffen sind die Angaben des Herstellers zu den Impfabständen zu beachten. Zur gleichzeitigen Gabe von Impfstoffen sind die Angaben der Hersteller zu beachten. Der Zeitpunkt der empfohlenen Impfungen wird in Monaten und Jahren angegeben. Die Impfungen sollten zum frühestmöglichen Zeitpunkt erfolgen. Die untere Grenze bezeichnet vollendete Lebensjahre bzw. Lebensmonate. Die obere Grenze ist definiert durch den letzten Tag des aufgeführten Alters in Jahren/Monaten. Beispiel: 12–17 Jahre: Vom vollendeten 12. Lebensjahr (12. Geburtstag) bis zum Ende des 18. Lebensjahres (letzter Tag vor dem 18. Geburtstag).

A   Auffrischimpfung: zu den Impfabständen bei Verwendung von Kombinationsimpfstoffen, die Td-Antigen beinhalten, siehe Anwendungshinweis in den Neuerungen der Empfehlungen der STIKO *Epid. Bull. 33/2009*
G   Grundimmunisierung aller noch nicht geimpften Jugendlichen bzw. Komplettierung eines unvollständigen Impfschutzes
S   Standardimpfungen mit allgemeiner Anwendung = Regelimpfungen
SM   Standardimpfung für Mädchen

a)   Zu diesen Zeitpunkten soll der Impfstatus unbedingt überprüft und gegebenenfalls vervollständigt werden.
b)   Ab einem Alter von 5 bzw. 6 Jahren wird zur Auffrischimpfung ein Impfstoff mit reduziertem Diphtherietoxoid-Gehalt (d) verwendet.
c)   Bei monovalenter Anwendung bzw. bei Kombinationsimpfstoffen ohne Pertussiskomponente kann diese Dosis entfallen.
d)   Siehe Anmerkungen „Postexpositionelle Hepatitis-B-Prophylaxe bei Neugeborenen" (S. 281)
e)   Zur Möglichkeit der Koadministration von Impfstoffen sind die Fachinformationen zu beachten.

*   Abstände zwischen den Impfungen der Grundimmunisierung mindestens 4 Wochen; Abstand zwischen vorletzter und letzter Impfung der Grundimmunisierung mindestens 6 Monate
**   Generelle Impfung gegen Pneumokokken für Säuglinge und Kleinkinder bis zum vollendeten 2. Lebensjahr mit einem Pneumokokken-Konjugatimpfstoff; Standardimpfung für Personen ≥ 60 Jahre mit Polysaccharid-Impfstoff; Wiederholungsimpfung im Abstand von 5 Jahren nur bei bestimmten Indikationen (vgl. Tabelle 2)
*** Mindestabstand zwischen den Impfungen 4 bis 6 Wochen
**** Jährlich mit dem von der WHO empfohlenen aktuellen Impfstoff
***** Grundimmunisierung mit 3 Dosen für alle Mädchen im Alter von 12 bis 17 Jahren
****** Jeweils 10 Jahre nach der letzten vorangegangenen Dosis
******* Alle Erwachsenen sollen die nächste fällige Td-Impfung einmalig als Tdap (bei entsprechender Indikation als Tdap-IPV) -Kombinationsimpfung erhalten

◘ Abb. 7.15. Impfkalender (Standardimpfungen) für Säuglinge, Kinder, Jugendliche und Erwachsene (Quelle: Empfehlungen der Ständigen Impfkommission (STIKO) am RKI/Stand: Juli 2009, Epidemiologisches Bulletin 30/2009, S. 280)

⊙ **Unerwünschte Wirkungen** treten im Allgemeinen sehr selten auf:
  - Lokale Impfreaktionen: Rötung, Schwellung, Schmerzhaftigkeit an der Einstichstelle, Therapie: Kühlung, ggf. Analgesie
  - MMR-Impfung: 1–4 Wochen nach Impfung: »Impfkrankheit« (nicht infektiös!) mit masern- oder mumpsähnlicher Symptomatik (Exanthem, leichte Parotisschwellung, erhöhte Temperaturen); ob impfassoziiert eine Enzephalitis auftreten kann, ist umstritten (Häufigkeit 1:1 000 000)

Kontraindikationen zur Impfung
  - Nach Infektionen 4 Wochen (bei banalen Infekten 2 Wochen) Abstand zur nächsten Impfung einhalten.
  - Nach Immunglobulingaben mindestens 4 Monate Abstand zur nächsten Lebendimpfung einhalten.
  - Vor und nach einer OP müssen 2 Wochen Abstand zu Lebendimpfungen eingehalten werden (nicht bei vitaler Indikation: z. B. Tollwut, Tetanus) und 3 Tage zu Totimpfungen (bei elektiver OP).
  - Vorausgegangene unerwünschte Arzneimittelreaktionen, die im zeitlichen Zusammenhang mit der Impfung standen.
  - Bei Immundefekten sollte Rücksprache mit den pädiatrischen Immunologen gehalten und serologische Impftiterkontrolle nach durchgeführter Impfung durchgeführt werden.
  - Während einer Schwangerschaft sollten keine Lebendimpfungen durchgeführt werden (Gelbfieber, MMR, Varizellen).

8 Erkrankungen des Immunsystems

8.1   Einteilung und Funktion menschlicher Abwehrmechanismen

8.1.1   Allgemeines

Definitionen.
- **Immundefekt:** das Immunsystem erzeugt keine oder eine zu schwache Abwehrreaktion
- **Allergie:** das Immunsystem erzeugt eine Überreaktion gegen Fremdantigene
- **Autoimmunität:** das Immunsystem erzeugt eine Überreaktion gegen Autoantigene

Symptomatik. Folgende Symptome können auf einen Immundefekt hinweisen:
- Unklare Ekzeme, Dermatitiden
- Chronische Kandidiasis
- Hypoplastische Tonsillen und Lymphknoten
- Thymushypo-/-aplasie im Röntgen-Thorax
- Unklare Arthritiden
- Autoimmunerkrankungen
- Rezidivierende bakterielle Infektionen, Therapieresistenzen
- Atypische Virusinfektionen
- Infektionen mit ungewöhnlichen, opportunistischen Erregern (z. B. PCP, Candida, Aspergillus)
- Abszesse innerer Organe
- Thrombozytopenie (Wiskott-Aldrich-Syndrom, HIV etc.)
- Systemische Infektion mit atypischen Mykobakterien
- Gedeihstörungen
- Chronische Durchfälle
- Verwandte mit Immundefekten

Leitsymptome sind rezidivierende Infektionen mit Bakterien bei B-Zell-Defekten, rezidivierende Infektionen mit Viren, Parasiten, Pilzen und intrazellulären Bakterien bei T-Zell Defekten, verspätetes Abfallen des Nabels.

> 6–8 Infekte/Jahr sind normal.

Diagnostik. Labor: Blutbild und Differenzialblutbild, Bestimmung der Immunglobuline: IgA, IgE, IgG, IgM und der Immunglobulin-Subklassen, Bestimmung von Impfantikörpern, T-Zellen, Lymphozytentransformationstests, Granulozytenfunktionstests, CH50, AP50 (Komplementdefekte).

8.1.2   Angeborene Immmundefekte

B-Zell-Defekte (Antikörpermangelsyndrome)
Ätiopathogenese.
- Neugeborene haben physiologischerweise niedrige IgA- und IgM-Spiegel, der IgG-Spiegel entspricht dem mütterlichen Spiegel, da IgG diaplazentar übertragen wird. IgG bietet dem Neugeborenen »Nestschutz«.
- Niedrigste IgG-Spiegel im 3. und 4. Lebensmonat, danach bildet das Neugeborene nach entsprechender Antigenexposition die Antikörper selbst.

❶ Bei niedrigen Immunglobulinspiegeln bei Kindern muss immer auch an einen Immundefekt gedacht werden.

Transitorische Hypogammaglobulinämie
Definition. Persistierende Hypogammaglobulinämie nach dem 6. Lebensmonat, häufig, v. a. bei Frühgeborenen.

Symptomatik. Asymptomatisch oder gehäufte bakterielle Infekte (Otitiden, Sinusitiden).

Therapie/Prognose. Antibiotische Therapie bei Infekten, bei schweren Infektionen Immunglobulinsubstitution, insgesamt gute Prognose.

Agammaglobulinämie (Typ Bruton)
Definition. X-chromosomal rezessiv vererbte Hypogammaglobulinämie mit Mutation im Gen der Bruton-Tyrosin-Kinase. B-Zellen und Plasmazellen fehlen, Immunglobuline sind nur in Spuren vorhanden. Die zelluläre Immunität ist nicht betroffen.

◻ Tab. 8.1. Bestandteile des Immunsystems

Humorales Immunsystem	Angeborene Komponenten: Komplementsystem, Lysozym, Interferone, Akute-Phase-Proteine
	Erworbene Komponenten: B-Lymphozyten, Antikörper
Zelluläres Immunsystem	Unspezifische Reaktionen: Phagozytose (Granulozyten, Makrophagen), Opsonierung
	Spezifische Reaktionen: T-Lymphozyten, antigenpräsentierende Zellen

Epidemiologie. Häufigkeit: 1: 100 000–300 000.

Symptomatik. Neigung zu bakteriellen Infekten, v. a. nach dem 6. Lebensmonat, wenn die Säuglinge durch die mütterlichen Antikörper nicht mehr ausreichend geschützt sind:
- Otitiden, Bronchitiden, Pneumonien, Sinusitiden
- Rezidivierende pulmonale Infekte und Bronchiektasien
- Gastroenteritiden, Malabsorption
- Selten: Arthritiden, Osteomyelitiden, Meningitiden, Empyeme, Septikämien
- Häufige Keime: Pneumokokken, Staphylokokken, Haemophilus

Diagnostik.
- Lymphknoten, Milz und Tonsillen (lymphatisches Gewebe) sind hypoplastisch
- Labor: IgA, IgM, IgE nur in Spuren vorhanden, IgG erst nach dem 6. Lebensmonat vermindert; keine Bildung protektiver Impfantikörper

Therapie. Bei Infektionen antibiotische Therapie; regelmäßige Immunglobulinsubstitution (alle 3–4 Wochen i. v. oder 1- bis 2-mal/Woche s. c.).

Prognose. Durch Immunglobulintherapie deutlich verbesserte Prognose, jedoch häufig Entwicklung einer chronischen Lungenerkrankung und eines Cor pulmonale.

Common variable immunodeficiency (CVID)
Definition. Genetisch bedingter Immundefekt: Unfähigkeit, spezifische Antikörper zu bilden. Manifestation meist erst im späten Kindes- oder Erwachsenenalter.

Symptomatik/Therapie. Siehe Agammaglobulinämie.

Diagnostik. Immunglobuline in unterschiedlicher Ausprägung vermindert (v. a. IgG); z. T. Störung der zellulären Immunität.

Selektiver IgA-Mangel
Definition. Isolierter, autosomal-rezessiv oder -dominant vererbter IgA-Mangel in Serum und exokrinen Sekreten, aufgrund einer Reifestörung von IgA. IgA ist normalerweise für die lokale Immunabwehr verantwortlich.

Epidemiologie. Häufigster Immundefekt: Häufigkeit: 1:700, bei Allergikern 1:300.

Symptomatik.
- Meist symptomlos
- z. T. rezidivierende Sinusbronchitiden, Gastroenteritiden oder HWI
- Gehäuftes Auftreten von Zöliakie, Autoimmunerkrankungen und malignen Erkrankungen

Diagnostik.
- Labor: im Serum IgA <5 mg/dl, im Speichel: völliges Fehlen von IgA, IgM häufig erhöht
- Zelluläre Immunität intakt
- Nicht selten mit IgG-Subklassen-Defekt kombiniert

Therapie. Symptomatisch.

❗ Die i. v.-Immunglobulinapplikation ist bei IgA-Mangel (bis auf wenige Ausnahmen) nicht notwendig.

IgG-Subklassen-Mangel
Definition. Selektiver Defekt einer oder mehrerer IgG-Subklassen.

Ätiopathogenese. Menschliches IgG besteht aus 4 Subklassen (IgG1-IgG4). IgG1 und IgG3 wirken v. a. gegen Proteinantigene, IgG2 v. a. gegen Polysaccharidantigene.

Symptomatik. Rezidivierende Infekte (HNO und Respirationstrakt).

Diagnostik. Meist IgG2 und IgG4 vermindert; nicht selten mit IgA-Mangel kombiniert.

Therapie. Immunglobulinsubstitution nur bei entsprechenden Symptomen.

T-Zell-Defekte
Di-George-Syndrom
Definition. Genetisch bedingtes Syndrom mit T-Zell-Defekt, Thymushypo-/-aplasie, Hypoparathyreoidismus, kraniofazialer Dysplasie und kongenitalem Herzfehler aufgrund einer Mikrodeletion 22q11.2.

Ätiopathogenese. Die mangelhafte embryonale Entwicklung der 3. und 4. Schlundtasche führt zu einer Thymus- und Epithelkörperchenaplasie.

Epidemiologie. Häufigkeit: 1:5 000 bis 1:10 000.

Symptomatik.
- Fehlender Thymus
- Schwerer zellulärer Immundefekt: rezidivierende Infekte, v. a. durch Viren, Pilze

— Hypoparathyreoidismus mit Hypokalzämie, Krampfanfällen und Tetanie im Neugeborenenalter, später
meist Normalisierung
— Typische Fazies: Fischmund (Oberlippe überdeckt
die Unterlippe), kurze Nase, tiefer Ohransatz, Hypertelorismus, Mikrognathie, antimongoloide Lidachsen
— Herzfehler: meist Aortenbogendefekte, auch VSD,
PDA
— Entwicklungsretardierung, Minderwuchs
— Früher als CATCH 22 zusammengefasst: **C**ardial
abnormalities, **A**bnormal face, **T**hymic hypoplasia,
Cleft palate, **H**ypocalcemia, Del**22**q11

Diagnostik.
— Klinik: typische Fazies
— Röntgen-Thorax: Thymusaplasie
— Labor: Kalzium↓, Phosphat↑, PTH↓, T-Lympho-
zyten↓↓, B-Lymphozyten normal, Mutationsana-
lyse: Nachweis der 22q11.2-Deletion

❶ Bei Di-George-Syndrom kann bei Transfusion von
unbestrahlten Blutkonserven durch immunkompetente
T-Zellen aus der Blutkonserve eine Graft-versus-Host-Re-
aktion hervorgerufen werden.

Therapie. Substitution von Kalzium und Vitamin D;
Knochenmarktransplantation oder Transplantation
von fetalem Thymusgewebe.

Prognose. Bei schwerer Ausprägung versterben 80%
der Patienten im 1. Lebensjahr, bei leichterer Ausprägung kann es zu einer Rückbildung des T-Zell-Defekts
im Säuglingsalter kommen. Die Prognose ist u. a. abhängig vom Ausmaß des Herzfehlers und des Hypoparathyreoidismus.

Kombinierte B-Zell/T-Zell Defekte
**Schwerer kombinierter Immundefekt (severe
combined immune deficiency: SCID)**
Definition/Ätiopathogenese. X-chromosomal- oder
autosomal-rezessiv vererbtes, meist vollständiges Fehlen der B-Zell- und T-Zell-Funktion.

Epidemiologie. Häufigkeit: 1: 25 000.

Symptomatik. Bereits in den ersten Lebensmonaten
kommt es zu:
— Pneumonien, v. a. durch Pneumocystis jirovecii
— Diarrhoen, Dystrophie, Gedeihstörung
— Mykosen, ausgeprägte oropharyngeale Candidi-
asis
— Fehlen von Lymphknoten, Tonsillen und Thymus

Einteilung SCID*
— B-positiver SCID (X-chromosomal-rezessiv)
— B-negativer SCID
— Omenn-Syndrom
— ADA (Adenosin-Desaminidase)-Mangel und
PNP (Purinnukleosidphosphorylase)-Mangel
— Retikuläre Dysgenesie
— MHC-Expressionsdefekt

* vgl. weiterführende Lehrbücher der Pädiatrie

— Durch diaplazentar übertragene mütterliche Lymphozyten kann es zu einer chronischen Graft-ver-
sus-Host-Reaktion kommen.

❶ Bei SCID rufen durch Bluttransfusionen übertragene
Lymphozyten fast immer eine tödliche GvH-Reaktion
hervor: Blutprodukte müssen daher vor Transfusion unbedingt bestrahlt werden, CMV negativ und Parvo B19 negativ sein. Lebendimpfungen und BCG Impfungen sind bei
SCID kontraindiziert.

Diagnostik.
— Labor:
  — Lymphopenie (nicht obligat), häufig Eosino-
  philie, Thrombozytose
  — Lymphozytenstimulationstests mit Mitogenen
  und Antigenen negativ bzw. stark vermindert
  — Phänotypisierung der Lymphozyten stark auf-
  fällig (Verminderung der CD3-Zellen)
  — Immunglobuline im Serum↓ (IgG postpartal
  noch hoch, da diaplazentare Übertragung)
  — Keine Impfantikörper nach Totimpfungen nach-
  weisbar (Lebendimpfungen kontraindiziert)
  — Mutationsanalyse
— **Röntgen-Thorax**:
  — Thymusaplasie

Therapie.
Symptomatisch:
— Chemotherapie der Infektionen, i. v. Immunglobu-
linsubstitution
— Cotrimoxazol-Prophylaxe gegen Pneumocystis
jiroveci Infektionen
— Nystatin-Prophylaxe gegen Pilzinfektionen

Kausal:
— Stammzelltransplantation (meist Knochenmark-
transplantation)
— evtl. somatische Gentherapie bei 2 Varianten:
ADA-Mangel (Adenosindesaminase-Mangel) und
X-chromosomal vererbter SCID

Prognose. Ohne Therapie versterben die Patienten im 1. Lebensjahr; erfolgreiche KM-Transplantation in 95% der Fälle bei Diagnose vor dem 3. Lebensmonat.

Ataxia teleangiectatica (Louis-Bar-Syndrom)

Definition. Autosomal-rezessiv vererbtes Syndrom mit gestörter B-Zell- und T-Zell-Funktion, rezidivierenden bronchopulmonalen Infekten, zerebellärer Ataxie und Teleangiektasien.

Ätiopathogenese. Ein Defekt im ATM-Gen führt zum gehäuften Auftreten von Chromosomenbrüchen, Störung des DNA-Reparaturmechanismus, erhöhter Strahlenempfindlichkeit und gestörter Signaltransduktion.

Symptomatik. Die Symptomatik beginnt nach dem 2. Lebensjahr:
- Zerebelläre Ataxie, später extrapyramidale Bewegungsstörungen, Dyspraxie, Nystagmus
- Okulokutane Teleangiektasien, v. a. an den Skleren, Ohren, Schultern, Hals, Armen
- Rezidivierende bronchopulmonale Infekte
- Störungen der endokrinen Funktionen, Störung der Leberfunktion
- Erhöhte Inzidenz maligner Erkrankungen
- evtl. im Verlauf leichte mentale Retardierung

Diagnostik.
- Thymusdysplasie
- **Labor**: IgG↓, IgA in Serum und Sekreten ↓, IgE↓ (inkonstant), Immunglobulin-Subklassen-Mangel, Lymphopenie, T-Zell-Defekte, α-Fetoprotein↑, CEA↑
- Mutationsanalyse
- Erhöhte Chromosomenbrüchigkeit
- Bei Verdacht auf Ataxia teleangiectatica muss auf Röntgendiagnostik verzichtet werden.

Therapie. Symptomatisch: Chemotherapie der Infektionen, i. v. Immunglobulinsubstitution, Cotrimoxazol-Prophylaxe gegen PCP.

Prognose. Tod durch Infektionen oder Tumoren.

Wiskott-Aldrich-Syndrom

Definition. X-chromosomal-rezessiv vererbter Immundefekt mit der klinischen Trias: Ekzem, Thrombozytopenie und rezidivierende Infektionen. Eine schwächere Form ist die X-chromosomal gebundene Thrombozytopenie bzw. Neutropenie.

Ätiopathogenese. Eine Mutation im Wiskott-Aldrich-Syndrom (WAS)-Gen führt zu Thrombozytopenie und

Thrombozytenfunktionsstörung. Die humorale Immunität ist bereits im 1. Lebensjahr gestört, die zelluläre Immunität ist zunächst normal, im Verlauf entwickelt sich eine zunehmende Funktionsstörung.

Symptomatik.
- Schwere Blutungen, erst petechial, im Verlauf großflächig; später gastrointestinale und intrakranielle Blutungen
- Ekzeme, ähnlich der atopischen Dermatitis
- Rezidivierende bakterielle Infektionen: Otitis, Pneumonie, Meningitis, Sepsis
- Autoimmune Reaktionen: Arthritis, Vaskulitis, hämolytische Anämie
- Erhöhtes Risiko der Entwicklung lymphoretikulärer Malignome

Diagnostik.
- Labor: Thrombozytopenie und gestörte Thrombozytenfunktion, IgM↓, IgG normal, IgA, IgD, IgE↑, Impfantikörper↓, ab dem 6. Lebensjahr: Lymphopenie
- Mutationsanalyse

Therapie.
- Symptomatisch:
  - Bei Infektionen frühzeitig antibiotische und antivirale Therapie, i.v. Immunglobulinsubstitution
  - Bei Blutungen Substitution **bestrahlter** Thrombozytenkonzentrate
  - Durch Splenektomie kann die Thrombozytenzahl normalisiert werden, das Infektionsrisiko steigt jedoch
- Kausal:
  - HLA-identische Stammzelltransplantation

Prophylaxe. Infektionsprophylaxe mit Penicillin V (Pneumokokken) und Cotrimoxazol (PCP).

Prognose. Nach Stammzelltransplantation ist eine Heilung möglich.

❶ Bei allen kombinierten T- und B-Zelldefekten sind Lebendimpfungen kontraindiziert.

Störung der Granulozytenzahl (Phagozytosedefekte)

Definition.
- **Neutropenie:**
  - Leicht: Granulozyten 1 000–1 500/µl
  - Mittelschwer: Granulozyten 500–1 000/µl
- **Agranulozytose:**
  - Schwer: Granulozyten <500/µl

8

Ätiopathogenese. Störung der Granulozytenreifung im Knochenmark, Störung der Granulozytenausschleusung aus dem Knochenmark oder gestörte Granulozytenbeweglichkeit (Chemotaxis).

Symptomatik. Rezidivierende bakterielle Infektionen, fehlende Eiterbildung; rezidivierende Pilzinfektionen. Die Abwehr von viralen und parasitären Infektionen ist intakt.

Diagnostik.
- Labor: neutrophile Granulozyten↓↓ oder fehlen, Eosinophile oder Monozyten kompensatorisch↑, Immunglobuline↑
- Knochenmarkpunktion: Fehlen reifer Granulozyten im Knochenmark
- Stimulationstest mit Hydrokortison oder G-CSF (Granulozyten-Kolonie-stimulierender Faktor) zur Beurteilung der Mobilisierbarkeit der Granulozyten aus dem Knochenmark

Agranulozytose Typ Kostmann

Definition. Autosomal-rezessiv vererbte, schwerste Form der Agranulozytose aufgrund eines Reifungsstopp der Myelopoese: die Entwicklung stagniert auf der Stufe der Myelo-/Promyelozyten.

Symptomatik. Bereits in den ersten Lebenstagen entwickeln sich schwerste, rezidivierende bakterielle Infekte, bevorzugt durch Staph. aureus, E. coli und Pseudomonas. Die Leukämieinzidenz ist erhöht.

Diagnostik.
- Labor: Neutrophile Granulozyten <200/µl
- Knochenmark: keine reifen Granulozyten nachweisbar
- Mutationsanalyse: Nachweis einer ELA-2- oder HAX-1-Mutation

Therapie.
- Großzügige antibiotische Therapie
- G-CSF(hämatopoetischer Wachstumsfaktor) s. c., wenn keine Wirksamkeit Stammzelltransplantation

Prognose. Die Patienten sind unter G-CSF-Therapie zunächst asymptomatisch. Später besteht das Risiko der Entwicklung von Malignomen, eine Stammzelltransplantation sollte angestrebt werden.

Chronisch-benigne Neutropenie

Definition. Granulozytopenie im infektfreien Intervall bis <500/µl, bei Infekten jedoch deutlich höhere Gra-

nulozytenzahl. Vermutlich besteht eine Ausschleusungsstörung aus dem Knochenmark. Die Prognose ist gut.

Zyklische Neutropenie

Definition. Autosomal-dominant vererbte oder spontan auftretende Erkrankung mit rezidivierenden Agranulozytoseintervallen alle 2–6 Wochen für 3–6 Tage. Es besteht eine Mutation im ELA-2-Gen. Die Prognose ist gut, im agranulozytischen Intervall besteht jedoch eine Letalität von 10%.

Epidemiologie. Häufigkeit: 0,5 bis 1:1 000 000.

Störungen der Granulozytenfunktion
Adhäsions-Protein-Mangel (LFA-1-Mangel)

Definition. Seltene, autosomal-rezessiv vererbte Synthesestörung von Zellmembranglykoproteinen auf Leukozyten.

Ätiologie. Die Glykoproteine erfüllen normalerweise wichtige Funktionen bei der Interaktion von Abwehrzellen untereinander und zwischen Abwehrzellen und Bakterien. Bei Dysfunktion der Glykoproteine kommt es zu gestörter Phagozytenfunktion, gestörter spezifischer Immunität und gestörter Aktivität der »natural killer«-Zellen.

Symptomatik.
- Verzögertes Abfallen des Nabelschnurrests (3. Lebenswoche)
- Rezidivierende, schwere bakterielle Infektionen, z. B. Omphalitis, fehlende Eiterbildung

Therapie. Symptomatisch: antibiotische Therapie, kausal: Stammzelltransplantation, experimentell: Gentherapie.

Prognose. Ohne spezifische Therapie innerhalb des 1. Lebensjahres letal; es gibt auch partielle Formen mit chronischen Verläufen.

Progressiv-septische Granulomatose – chronic granulomatous disease (CGD)

Definition/Ätiopathogenese. Meist X-chromosomal rezessiv, selten autosomal rezessiv vererbter, oxidativer Enzymdefekt in der Phagozytenmembran: Granulozyten können Keime phagozytieren, diese aber intrazellulär nicht abtöten.

Epidemiologie. Häufigkeit: 1:100 000 bis 1:300 000.

Symptomatik. Es bilden sich **septische Metastasen:** die intrazellulär persistierenden Bakterien und Pilze werden von den Granulozyten im Organismus verteilt. Es kommt zur **Granulombildung:** die unvollständig eliminierten Antigene verbleiben im Gewebe und bilden dort Granulome.

- **Früher** kam es v. a. zu:
  - Rezidivierenden Infektionen mit Staphylokokken und anderen, katalasepositiven Bakterien
  - Pneumonien, Lymphadenitiden, Sepsen, Osteomyelitiden und Arthritiden
- **Heute** stehen:
  - aufgrund der Cotrimoxazol-Prophylaxe v. a. Aspergillus-Infektionen im Vordergrund,
  - es bilden sich Furunkel, Fisteln, Abszesse und Granulome mit Funktionsstörungen in Lunge, Magendarmtrakt und ableitenden Harnwegen
  - es treten Morbus-Crohn-ähnliche Krankheitsbilder auf.

Diagnostik.
- NBT-Test: fehlende Nitroblautetrazoliumreduktion (nicht immer verlässlich), besser: quantitative Bestimmung des oxidativen Stoffwechsels der Granulozyten (DHR-Test: Dihydrorhodamin Test)
- Nachweis von Granulomen in der Histologie

Therapie.
Symptomatisch:
- Antibiotische Therapie bakterieller Infektionen, antimykotische Therapie von Pilzinfektionen
- Granulozytentransfusion in Notfallsituationen
- Chirurgische Ausräumung von Abszessen
- Dauerprophylaxe mit Cotrimoxazol (PCP) und Itraconazol (Aspergillen)
- Umstritten ist die γ-Interferontherapie zur Reduktion der Infektanfälligkeit

Kausal:
- Stammzelltransplantation von HLA-identischem Spender

Experimentell:
- Gentherapie bei X-chromosomal gebundener Form

Prognose. Bei konsequenter Therapie beträgt die Lebenserwartung 10–20 Jahre, bestenfalls 30–40 Jahre.

Komplementdefekte

Definition. Es gibt ca. 25 verschiedene Komplementdefekte mit 3 Leitsymptomen: rezidivierende bakterielle Infekte, Autoimmunerkrankungen (Immunkomplexerkrankungen) und nicht allergische Angioödeme.

C1-Esterase-Inhibitor Defekt – hereditäres Angioödem

Definition. Autosomal-dominant vererbter Komplementdefekt mit mangelnder oder fehlender Aktivität des C1-Esterase Inhibitors; häufigster Komplementdefekt.

Symptomatik.
- Spontan auftretende Schwellungen an Gesicht und Extremitäten ohne allergische Ursache: es besteht kein Juckreiz, keine Rötung, keine Quaddeln.
- Schwellungen im Intestinaltrakt bis hin zum akutem Abdomen (DD: Appendizitis).
- Die Schwellungen beginnen im Kindesalter und nehmen an Stärke im Erwachsenalter zu.
- Häufig mit SLE assoziiert ► Kap. 8.3.

❶ Bei C1-Esterase-Inhibitor-Defekt besteht die Gefahr der Entwicklung einer lebensbedrohlichen Larynxschwellung.

Diagnostik. Labor: C1-Inhibitor↓.

Therapie.
- **Im Notfall:** i. v.-Substitution von gereinigtem C1-Inhibitor (Berinert)
- **Dauertherapie:** Danazol (attenuiertes Androgen) bzw. intermittierende Substitution von Berinert
- Glukokortikoide und Antihistaminika sind unwirksam, daher Notfallausweis essentiell!

8.1.3 Erworbene Immundefekte

Vermehrte Infektanfälligkeit aufgrund anderer Grunderkrankungen, z. B. im Rahmen von:
- Mangel-, Fehlernährung
- Verbrennungen
- Renalem oder enteralem Proteinverlust
- Virusinfektionen, z. B. Masern, Zytomegalie, HIV
- Malignen Tumoren und/oder zytostatischer Behandlung
- Autoimmunerkrankungen inkl. Autoimmunneutropenie
- Exposition gegenüber Umweltgiften

8.2 Allergische Erkrankungen

8.2.1 Typen der allergischen Reaktion

Definition.
- **Allergie:** Spezifische Änderung der Immunität im Sinne einer krank machenden Überempfindlichkeit.

◘ Tab. 8.2. Typen von Überempfindlichkeitsreaktionen

Typ	Kurzbezeichnung	Mechanismus	Klinische Beispiele
I	Soforttyp	durch Allergene hervorgerufene Degranulation von IgE-beladenen Mastzellen	Anaphylaktischer Schock
II	Zytotoxische Reaktion	Bindung zytotoxischer Antikörper an zellgebundene Antigene, Zytolyse	Immunhämolyse
III	Immunkomplextyp	Ablagerung von Immunkomplexen (IgG, IgM) im Gewebe, Komplementaktivierung, Entzündung	Serumkrankheit, systemischer Lupus erythematodes
IV	Tuberkulintyp (Spätreaktion)	antigen-spezifische T-Lymphozyten vermitteln (nach Tagen) die Freisetzung von Zytokinen	Tuberkulinreaktion, Transplantatabstoßung
V	Stimulatorische Immunreaktion	Bindung von Autoantikörpern an Hormonrezeptoren, die eine Hormonwirkung hervorrufen	Hyperthyreose (Morbus Basedow)

8

— **Atopie:** Genetische Disposition zur Überempfindlichkeit gegenüber natürlichen Allergenen der Umwelt; Assoziation mit Asthma, Rhinitis und Neurodermitis.

Einteilung. ◘ Tab. 8.2.

Ätiopathogenese.
— **Typ I – Sofortreaktion:** Das Allergen wird von einer antigenpräsentierenden Zelle aufgenommen (z. B. B-Zelle), immunogene Peptide werden den T-Helfer-Zellen über das MHC-II-Molekül präsentiert. T-Zellen sezernieren daraufhin IL4, das in den B-Zellen die IgE-Synthese induziert. IgE wird auf der Oberfläche von Mastzellen lokalisiert und interagiert dort mit präsentierten Allergenen. Bei Allergenkontakt setzen die Mastzellen Mediatoren wie Leukotriene, Prostaglandine, Zytokine und Histamin frei, die zur Dilatation von Arteriolen, zu gesteigerter Gefäßpermeabilität, Bronchospasmus, Blutdruckabfall oder anaphylaktischem Schock führen.
— **Typ II – zytotoxische Reaktion**: Bindung zytotoxischer Antikörper (IgG oder IgM) an zellgebundene Antigene, wodurch es zu Zellzerstörung (Zytolyse) unter Mitwirkung von Komplement (z. B. autoimmunhämolytische Anämie) oder so genannter Killerzellen (z. B. Rhesusinkompatibilität) kommt.
— **Typ III – Arthus-Reaktion:** Bildung von Immunkomplexen aus Antigenen und Antikörpern (IgG oder IgM), die im Gewebe abgelagert werden. Dort aktivieren sie Komplement, die freigesetzten Mediatoren verursachen eine Entzündungsreaktion.

— **Typ IV – Reaktion vom Tuberkulintyp:** Antigenspezifische T-Lymphozyten interagieren mit einem Antigen, bilden vor Ort ein zelluläres Infiltrat (Makrophagen und Lymphozyten) und rufen die Freisetzung von Zytokinen hervor. Der Gewebsschaden manifestiert sich erst nach Tagen (Spätreaktion).
— **Typ V – stimulatorische Immunreaktion:** Bildung von Autoantikörpern, die gegen Hormonrezeptoren gerichtet sind und dort die Hormonwirkung hervorrufen (z. B. Morbus Basedow).

Diagnostik.
— Anamnese, Familienanamnese
— Labor: BB, Diff-BB: Eosinophilie, gesamt IgE ↑, RAST: Nachweis von allergenspezifischem IgE im Serum, ggf. IgG-Subklassenbestimmung zum Ausschluss eines Immundefekts
— Hauttests:
  — Prick-Test: mittels einer Prick-Nadel werden Allergene in die Haut eingebracht, anschließend wird die Hautreaktion beurteilt
  — Intrakutantest: das Allergen wird intrakutan appliziert
  — Epikutantest (»Atopy-patch-Test«): das Allergen wird unter ein Pflaster geklebt; Cave: Verfälschung der Ergebnisse bei Therapie mit Kortikoiden oder Antihistaminika.
— Karenztests: Besserung der Symptomatik durch Vermeidung eines potenziellen Allergens
— Provokationsproben: nasale Provokation, bronchiale (inhalative) Provokation (Cave: strenge Indikationsstellung)

8.2.2 Atopische Krankheitsbilder

Atopisches Ekzem

► Kap. 16

Rhinitis/Rhinokonjunktivitis allergica

Definition. Ganzjährig oder saisonal auftretende Rhinitis und/oder Konjunktivitis, die durch Inhalationsantigene ausgelöst wird, z. B. durch Pollen von Gräsern, Getreide oder Frühblühern (Birke, Erle, Haselnuss), durch Hausstaubmilben oder Tierhaare.

Symptomatik. Durch Allergenkontakt ausgelöst kommt es zu einer Behinderung der Nasenatmung, häufigen Niesanfällen, seröser Sekretion und Juckreiz von Nase und/oder Augen. Auftreten selten vor dem 3. Lebensjahr. In 15–30% kommt es zum »Etagenwechsel« mit der Entwicklung eines Asthma bronchiale.

Diagnostik. Anamnese; Labor: spezifisches IgE↑; Hauttests.

Therapie.
- Lokale Therapie: Cromoglicinsäure/Nedocromil (prophylaktisch umstritten), initial α-Sympathomimetika, H1-Antagonisten, topische Steroide
- Systemische Therapie: H1-Antagonisten
- Bei schweren Verläufen: Hyposensibilisierung

Prävention.
- Haare häufig waschen
- Fenster in den frühen Morgenstunden schließen
- Bettwäsche für Allergiker verwenden

Asthma bronchiale

► Kap. 12.

Nahrungsmittelallergie

Definition. Meist IgE-vermittelte, allergische Reaktion auf Nahrungmittelallergene, z. B. auf Kuhmilchproteine, Hühnereiweiß, Nüsse, Soja oder Getreide.

Epidemiologie: Häufigkeit: ca. 5% der Bevölkerung; Manifestation häufig im ersten Lebensjahr.

Symptomatik. Nach oraler Aufnahme der Allergene kommt es zu:
- Urtikaria, Rhinitis, asthmaartigen Beschwerden
- Erbrechen, Koliken, Durchfällen
- In schweren Fällen zum anaphylaktischen Schock

Diagnostik.
- Anamnese
- Auslassversuche, orale Provokationstests (doppelblind)
- Prick-Tests, PATCH-Tests
- Nahrungsmittel RAST: Nachweis spezifischer IgE im Serum

Differenzialdiagnostik. Nahrungsmittel**intoleranz** besteht meist aufgrund eines Enzymdefekts, z. B. Laktoseintoleranz bei Laktasemangel.

Therapie. Karenz- oder Eliminationsdiät; Patienten müssen mit einem **Notfallset** ausgestattet werden, mit einer Adrenalin-Fertigspritze, flüssigen Antihistaminika und Glukokortikoiden.

Prognose. Im Säuglingsalter gut, diätetische Maßnahmen sind oft nur für 1–2 Jahre erforderlich.

Insektengiftallergie

Definition. Allergische Reaktionen auf Insektengiftproteine v. a. von Bienen und Wespen. Nach dem ersten Stich werden die Patienten sensibilisiert, zu einer allergischen, IgE-vermittelten Reaktion kommt es ab dem zweiten Stich.

Epidemiologie. Häufigkeit: systemische Reaktionen bei ca. 0,4%, lokale Reaktionen bei ca. 10% der Bevölkerung.

Symptomatik. Der Schweregrad der Symptomatik variiert von verstärkten Lokalreaktionen über generalisierte Urtikaria bis hin zum anaphylaktischen Schock mit Atemstillstand.

Diagnostik.
- Anamnese, Klinik
- Bestimmung des allergenspezifischen IgE
- Hauttitration mit gereinigtem Bienen- oder Wespengift

Therapie.
- Stachel entfernen, möglichst ohne das Gift auszudrücken
- Abschnüren der Extremität, Kühlung
- **Lokal**: Antihistaminika und Glukokortikoide
- **Systemisch**: Antihistaminika oder Glukokortikoide
- Ggf. Therapie eines anaphylaktischen Schocks (s. u.)
- Patienten müssen mit einem **Notfallset** und einem Notfallausweis ausgestattet werden: Adrenalin-Fertigspritze, flüssige Antihistaminika und Glukokortikoide

◘ Tab. 8.4. Diagnosekriterien des Systemischen Lupus erythematodes

Betroffenes Organ	Klinische Manifestation
Haut	Schmetterlingserythem im Gesicht diskoider Lupus (plaqueförmige Läsionen mit Rötung, Hyperkeratose, Pigmentverschiebung und Atrophie) Photosensibilität
Schleimhaut	Ulzerationen an der Mundschleimhaut, meist schmerzlos
Gelenke	Arthralgien Arthritis
Seröse Häute	Pleuritis Perikarditis
Niere	chronische Glomerulonephritis
ZNS	Krampfanfälle Psychosen
Hämatopoese	Coombs-Test: positive hämolytische Anämie Leukopenie < 4000/mm³ Lymphopenie < 1500/mm³ Thrombozytopenie < 100000/mm³
Autoimmunphänomene	Nachweis von LE-Zellen (aufgetriebene neutrophile oder eosinophile Granulozyten mit azidophilen Einschlusskörperchen, reduziertem Zellplasma u. randständigem Zellkern); Nachweis von Antikörpern gegen native Doppelstrang-DNA oder Nachweis von Sm-Antigenen; Nachweis von Antinukleären Antikörpern (ANAs), meist mit homogenem oder peripherem Fluoreszenzmuster

- Symptomatik sehr variabel (Lupus = »Chamäleon«)
- Weitere Verlaufsformen: kutaner LE, chronisch diskoider LE und subakut kutaner LE (vgl. Lehrbücher Innere Medizin)

Diagnostik.
- Klinik
- **Labor:**
  - Anämie, Panzytopenie (Leukozyten↓, Lymphozyten↓, Thrombozyten↓)
  - BKS↑, CPR normal oder ↑, γ-Globuline, α2-Globuline↑ als Ausdruck der chronischen Entzündung

- Antikörpernachweis: ANA (antinukleäre Faktoren in 95%), evtl. Anti-Ro, Anti-La APA (Anti-Phospholipidantikörper); beweisend ist der Nachweis von Anti-Ds-DNA und Sm-Antigen
- Nachweis zirkulierender Immunkomplexe
- CH50, C3, C4↓, durch Komplementaktivierung und -verbrauch
- »Lupus-Phänomen«: in neutrophilen Granulozyten lassen sich phagozytierte Zellkerne, so genannte »LE-bodies«, nachweisen
- **Urin:**
  - Hämaturie, Proteinurie, Leukozyturie
- Nierenbiopsie (Glomerulonephritis)

Therapie.
- NSAR (nicht-steroidale Antirheumatika)
- Glukokortikoide (Stoßtherapie oder niedrig dosierte Dauertherapie)
- Antimalariamittel (Hydroxychloroquin)
- Azathioprin (evtl. Cyclosporin A oder Methotrexat)
- Cyclophosphamid, v. a. bei bedrohlicher Nephritis oder ZNS-Befall
- Bei schweren Verläufen: Plasmapherese, hochdosierte Glukokortikoidstoßtherapie
- Experimentell: Rituximab (monoklonaler Antikörper)

Prognose. Die Überlebensrate wurde durch die Therapiemöglichkeiten deutlich verbessert, die 5-Jahresüberlebensrate beträgt >90%, die 10-Jahresüberlebensrate >80%. Limitierend sind häufig Nierenbeteiligung, ZNS-Befall oder opportunistische Infektionen.

Neonatales Lupussyndrom

Definition. SLE-Manifestation beim Neugeborenen durch diaplazentar übertragene Antikörper, wenn die Mutter an einem SLE leidet oder asymptomatische Trägerin von Autoantikörpern (antiRo (SSA) oder anti-La(SSB)) ist. Bei den Neugeborenen kommt es zu einem transitorischen, kutanen LE und zu einem irreversiblen AV-Block III, der z. T. schrittmacherpflichtig ist. Die Antigene weisen Sequenz- und Epitophomologien zu myokardialen Strukturen des Erregungsleitungssystems auf.

Dermatomyositis/Polymyositis

Definition.
- **Dermatomyositis:** autoimmune Entzündung von Muskulatur (mit Muskelschwäche, Muskelschmerzen), Haut (mit erythematösen, indurativen und atrophischen Veränderungen, ◘ Abb. 8.1) und inneren Organen

- **Polymyositis:** autoimmune Entzündung von Muskulatur und inneren Organen ohne Hautbeteiligung

Ätiologie. Ursächlich sind immunologische Mechanismen: es kommt zur autoimmunen Kapillarschädigung in Muskulatur und Dermis mit nekrotisierender Vaskulitis und Perivaskulitis, zur direkten T-Zell vermittelten zytotoxischen Muskelfaserschädigung (Polymyositis) und zur Ablagerung von Komplement und und B-Zell-Infiltraten (Dermatomyositis). Es besteht eine genetische Disposition (HLA-DR3, und -B8 assoziiert), Auslöser sind vermutlich Infektionen, v. a. durch Coxsackie-Viren.

Symptomatik.
Schleichende oder akute Manifestation:
- Proximale, symmetrische Muskelschwäche, v. a. im Schulter- und Beckenbereich, muskelkaterartige Schmerzen, Ödeme
- Ausgeprägtes Krankheitsgefühl

Hautmanifestation (nicht bei Polymyositis):
- Violettfärbung und Schwellung der Augenlider und über den Fingergelenken (»Lilakrankheit«)
- Schmetterlingserythem (vereinzelt)
- z. T. Verkalkungen von Subkutis, Sehnen, Fazien und Muskulatur (Kalzinose) mit Fehlstellungen
- Teleangiektasien des Nagelfalzes

z. T. Organbeteiligung:
- Herz: Arrhythmien, Myokarditis, Perikarditis
- Gastrointestinaltrakt: Ösophagus mit Schluckstörungen, vaskulitische Ulzera im Magendarmtrakt mit Perforationsgefahr
- Lunge: rezidivierende Aspirationen, Atemstörungen, interstitielle Pneumonien
- ZNS: Verhaltensstörungen

Diagnostik.
- Klinik
- **Labor:** (BKS↑), Leukozytose; Muskelenzyme: CK↑, LDH↑, Aldolase↑; GOT, GPT↑; kein Rheumafaktor nachweisbar; Nachweis von Antikörpern: ANA (50%), anti-Mi2, anti-Jo1 (5–30%)
- EMG: myopathisches Muster
- Muskelbiopsie: perivaskuläre T-Zell-Infiltrate

Differenzialdiagnose.
- Spinale Muskelatrophie (▶ Kap. 17)
- Myasthenia gravis (▶ Kap. 17)
- Multiple Sklerose (▶ Kap. 17)

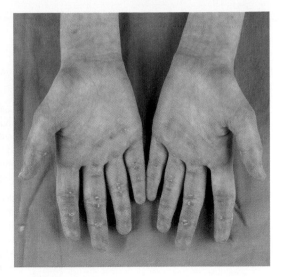

◘ Abb. 8.1. Dermatomyositis: erythematöse, indurative Hautveränderungen

Therapie.
- Physiotherapie
- Glukokortikoide (Stoßtherapie oder Dauertherapie), evtl. Azathioprin, Cyclosporin A, Methotrexat, evtl. hochdosierte Immunglobuline i. v.

Prognose.
- Überlebensrate >90%
- z. T. Ausheilung der Erkrankung nach 3–5 Jahren
- z. T. schwere Behinderungen
- Akute Gefahr bei Darmperforationen oder Aspirationspneumonien

8.4 Juvenile rheumatische Arthritis, rheumatisches Fieber

8.4.1 Juvenile idiopathische Arthritis (JIA)

Synonym. Juvenile rheumatoide Arthritis, juvenile chronische Arthritis.

Definition. Vermutlich autoimmun bedingte, entzündliche Erkrankung mit chronischer, nichteitriger Synovitis eines oder mehrerer Gelenke. Für die Diagnosestellung müssen folgende Kriterien erfüllt sein:
- Beginn vor dem 16. Lebensjahr
- Dauer mindestens 6 Wochen
- Ausschluss ähnlicher Erkrankungen

◻ Tab. 8.5. Übersicht über die Kollagenosen im Kindesalter

Erkrankung	Zusammenfassung
Lupus erythematodes disseminatus	s. o.
Dermatomyositis/Polymyositis	s. o.
Sharp Syndrom (mixed connective tissue disease)	Symptomkombination aus: ▬ Systemischer Lupus erythematodes ▬ Systemische Sklerodermie ▬ Dermatomyositis ▬ Chronische Arthritis Assoziiert mit Antikörpern gegen U1-RNP
Sklerodermie	Fibrosierende und sklerosierende Bindewebserkrankung im Kindesalter, meist lokalisiert, im Erwachsenenalter meist generalisiert, mit den Leitsymptomen: ▬ Morphea (rundliche, livide Hautverfärbung mit Schwellung und Atrophie) ▬ Fibrotische Umbauvorgänge ▬ Hautatrophie im Gesicht mit Mikrostomie, Lippenatrophie ▬ Motilitätsstörungen des Ösophagus ▬ Lungenfibrose ▬ Perimyokarditis ▬ Niereninfarkte Assoziiert mit ANA oder Scl-70-Ak
Sjögren-Syndrom (Sicca-Syndrom)	Als eigenständiges Krankheitsbild auftretend oder in Kombination mit anderen rheumatischen Krankheitsbildern und den Leitsymptomen: ▬ Keratokonjunktivitis sicca ▬ Xerostomie Assoziiert mit Anti-SS-A und Anti-SS-B Antikörpern
Undifferenzierte Kollagenosen, Overlap-Syndrome	Symptomkomplexe, die nicht eindeutig einer definierten Diagnose zugeordnet werden können, meist Symptome mehrerer Kollagenosen

Nach ILAR (International League against Rheumatism) werden verschiedene Krankheitsbilder unterschieden (◻ Tab. 8.6):
▬ **Polyarthritis:** 5 oder mehr Gelenke betroffen
▬ **Oligoarthritis:** 1–4 Gelenke betroffen
▬ **Monarthritis:** 1 Gelenk betroffen

Epidemiologie. Häufigkeit 1:1 000 bei Kindern <16 Jahren; zweithäufigste Ursache von Gelenkbeschwerden im Kindesalter (häufigste:»Coxitis fugax« und reaktive Arthritis s. u.).

Ätiopathogenese. Die Ätiologie ist nicht eindeutig geklärt, vermutlich Kombination aus genetischer Prädisposition und immunologischen Ursachen; Auslöser sind häufig Infektionen, Stress und Traumata. Es kommt zu Synovitis mit lympho- und plasmazellulärer Infiltration, zu Hyperplasie und Verdickung der Synovia, zu Pannusbildung, Knorpelarrosion und -zerstörung mit Gelenkbeteiligung, Knochenarrosionen, Schleimbeutelentzündung und z. T. zu fibrinöser Serositis von Pleura und Perikard.

Symptomatik.
▬ Allgemein: rasche Ermüdbarkeit, eingeschränkte Leistungsfähigkeit
▬ Schmerzhafte Schwellung, Rötung und Überwärmung der Gelenke
▬ Typische Morgensteifigkeit (nicht immer)
▬ Knorpel- und Knochendestruktionen
▬ Knöcherne Ankylose
▬ Generalisierte oder lokale Wachstumsverzögerung, evtl. Kleinwuchs
▬ Schonhaltungen, Fehlstellungen
▬ evtl. Synovialzysten, z. B. im Bereich des Kniegelenks (Baker-Zyste)
▬ evtl. Fieberschübe
▬ z. T. Organbeteiligung:
  ▬ **Herz:**
    – Perikarditis, evtl. Myokarditis, cave: nur ein Drittel der Patienten haben subjektive Beschwerden, **immer** auch kardiologische Diagnostik durchführen
  ▬ **Auge:**
    – Iridozyklitis, Uveitis

Tab. 8.6. Klassifikation der idiopathischen Arthritiden im Kindesalter entsprechend den Empfehlungen der International League against Rheumatism (ILAR)

Erkrankung	Kriterien
1. Systemische Arthritis	**Definitive Erkrankungskriterien:** ■ Täglich Fieberschübe über 2 Wochen ■ Typischer Rash ■ Arthritis **Wahrscheinliche Erkrankungskriterien:** Keine Arthritis, aber Symptome 1 und 2 der definitiven Erkrankungskriterien (s.o.) plus 2 der folgenden Symptome: ■ generalisierte Lymphadenopathie ■ Hepato- oder Splenomegalie ■ Serositis
2. Seronegative Polyarthritis	Arthritis an ≥ 5 Gelenken innerhalb der ersten 6 Krankheitsmonate
3. Seropositive Polyarthritis	■ Arthritis an ≥ 5 Gelenken innerhalb der ersten 6 Krankheitsmonate und ■ zweimaliger Nachweis des IgM-Rheumafaktors im Abstand von mindestens 3 Monaten
4. Oligoarthritis	Arthritis an 1–4 Gelenken innerhalb der ersten 6 Krankheitsmonate
5. Erweiterte Oligoarthritis	■ Arthritis an 1–4 Gelenken innerhalb der ersten 6 Krankheitsmonate und ■ Arthritis an ≥ 5 Gelenken nach den ersten 6 Krankheitsmonaten

6. Arthritiden mit Enthesitisneigung	■ Arthritis + Enthesitis oder
	beim Fehlen der Enthesitis neben der Arthritis mindestens 2 der folgenden Zeichen:
	■ schmerzhafte Iliosakralgelenke
	■ Schmerzen im Bereich der Wirbelsäule
	■ HLA B 27
	■ positive Familienanamnese für mindestens eine der folgenden Erkrankungen:
	  ■ schmerzhafte Uveitis anterior
	  ■ Spondylarthropathie
	  ■ chronisch-entzündliche Darmerkrankung

7. Psoriasisarthritis	■ Arthritis + Psoriasis oder beim Fehlen der Psoriasis: positive Familienanamnese für Psoriasis bei den Eltern oder Geschwistern plus eines der folgenden Zeichen: ■ Daktylitis ■ Nagelabnormitäten (Tüpfelnägel, Onycholyse)

– Weniger als die Hälfte der Patienten haben subjektive Beschwerden: Schmerzen, Lichtempfindlichkeit, Fremdkörpergefühl, gerötete Augen oder Anisokorie.
– **Immer Spaltlampenuntersuchungen** durchführen zum Ausschluss einer Uveitis, auch wenn die Gelenkbeschwerden schon längst abgeklungen sind.
■ **Amyloidose**: Ablagerung von fibrillärem Enzündungsproteinen in Gewebe und Gefäßen
– Heute selten, Manifestation als Proteinurie, Diagnosestellung durch Rektum- oder Nierenbiopsie

❶ Besonders gefürchtet sind die ophthalmologischen Komplikationen der JIA: hintere Synechien, Visusverlust, Katarakt, Keratopathie oder Katarakt.

Diagnostik.
■ **Klinik**
■ **Labor**:
   ■ Entzündungsparameter: BKS↑, CRP↑, Leukozyten↑, Thrombozyten↑, Eiweißelektrophorese (Albumin↓, α2- und γ-Globulin↑): diese Veränderungen entsprechen häufig, aber nicht immer der Krankheitaktivität
   ■ IgM-Rheumafaktor: Autoantikörper gegen bestimmte Determinanten im Fc-Teil des IgG (bei Kindern in 5-10% positiv, bei Erwachsenen in 90%. Rheumafaktoren sind nicht krankheitsspezifisch); Nachweis im Latex-Test (Agglutination mit Human-IgG beladenen Latexpartikeln) oder im Waaler-Rose-Test (Agglutination mit Kaninchen-IgG-beladenen Hammelerythrozyten)

8

□ Tab. 8.7. Weitere Formen der JIA

	Seronegative (RF-negative) Polyarthritis	Seropositive (RF-positive) Polyarthritis	Oligoarthritis Typ I (frühkindliche)	Oligoarthritis Typ II (juvenile)	Psoriasisarthritis
Definition	Juvenile chronische Arthritis von 5 oder mehr Gelenken, während der ersten 6 Monate ohne RF-Nachweis	Juvenile chronische Arthritis von 5 oder mehr Gelenken, meist Polyarthritis des Erwachsenenalters, aber vorgezogener Beginn möglich, mit RF Nachweis	Arthritis von 1-4 Gelenken; asymmetrische, juvenile, chronische Arthritis des frühen Kindesalters; nach 6 Monaten Differenzierung persistierende (<5) oder erweiterte (>5 Gelenke) Oligoarthritis	Synonym: HLA-B27 assoziierte Arthritis, Enthesitis-assoziierte Arthritis, Asymmetrische Arthritis des Jugendalters, häufig HLA-B27 assoziiert: Arthritis und Enthesitis oder Arthritis und 2 der folgenden Merkmale: Schmerzen der Ileosakralgelenke und/oder entzündlicher LWS Schmerz, HLA-B27 positiv, Spondylitis ancylosans, Enthesitis-assoziierte Arthritis, Sakroiliitis mit entzündlicher Darmerkrankung, Reiter-Syndrom oder akuter Uveitis bei einem Verwandten 1. Grades	Arthritis und Psoriasis oder Arthritis und 2 der folgenden Merkmale: Daktylitis, Tüpfelnägel oder Onycholyse, Psoriasis bei einem Verwandten 1. Grades z. T. auch vor dem Auftreten des ersten Hautzeichens
Epidemiologie	25% der JIA, häufig im späten Kindesalter, w>m	5–10% der JIA, meist >10. Lebensjahr, w>m	40% der JIA, meist 2.–5. Lebensjahr, w:m=4:1	20% der JIA, meist m:w=8:1, 6. und 16. Lebensjahr	4–5% der JIA, meist <16. Lebensjahr, häufig Psoriasis in der Familie, Häufigkeit 10:100 000
Symptomatik	Leistungsschwäche, leichtes Fieber symmetrische Arthritis kleiner und großer Gelenke, typischerweise der Fingergelenke; häufig Tendosynovitis, v. a. der Hohlhand	Symmetrische Polyarthritis der großen und kleinen Gelenke; rascher, destruktiver Verlauf häufig Rheumaknötchen (subkutane, schmerzlose Knötchen an den Streckseiten der Extremitäten); Allgemeinsymptome, Wachstumsknick	Mono- oder asymmetrische Oligoarthritis der großen Gelenke (Knie-, Sprung-, Ellenbogengelenke); In 30% Iridozyklitis (Cave: alle 4 Wochen Spaltlampenuntersuchungen durchführen)	Asymmetrische Oligoarthritis: Knie, Sprung-, Zehen-, Hüftgelenke; Enthesopathien (Sehnenansatzentzündungen): Fersenschmerz, Achillessehnenentzündung; Übergang in juvenile Spondylarthritis: Befall von HWS, LWS, Ileosakralgelenken, Rückenschmerzen, radiologische Veränderung der Ileosakralgelenke; akute Iridozyklitis (20%)	Psoriasiseffloreszenzen, Auftreten z.T. Jahre vor oder nach der Arthritis: Erythematöse, mit silberweissen Schuppen bedeckte Herde; Oligoarthritis v.a. der Mittel- und Endgelenke von Fingern und Zehen; Tüpfelnägel, Onycholyse; Gelenkbefall »im Strahl«, Daktylitis (»Wurstfinger«)

◘ Tab. 8.7 (Fortsetzung)

	Seronegative (RF-negative) Polyarthritis	Seropositive (RF-positive) Polyarthritis	Oligoarthritis Typ I (frühkindliche)	Oligoarthritis Typ II (juvenile)	Psoriasisarthritis
Diagnostik – Besonderheiten	RF negativ, ANA in 75% positiv	RF positiv, ANA in 25% positiv	Fehlende oder wenig ausgeprägte Entzündungsparameter, ANA in 75–80% positiv, der ANA Nachweis steigert das Iridozyklitisrisiko	Fehlende bis wenig ausgeprägte Entzündungsparamter, HLA-B27 in 90% positiv	Klinische Diagnose
Prognose	Gut, jedoch destruierender Verlauf möglich	Schlecht, destruierender Verlauf	Gut, selten bleibende Gelenkkontrakturen; bei Iridozyklitis jedoch Gefahr der Erblindung	Ausheilung oder chronischer Verlauf möglich, in 2% Übergang in eine Spondylitis ancylosans (Morbus Bechterew)	Günstig bei Oligoarthritis; bei hochentzündlichem Verlauf gelegentlich schwere Gelenkdestruktionen

Prognose. Günstig, häufig selbstlimitierend.

> Sonderform: **Coxitis fugax**: transitorische, harmlose Synovitis des Hüft- oder Kniegelenks im Anschluss an einen Infekt der oberen Luftwege, häufigste Form der kindlichen Arthritis, Schonhaltung des Hüftgelenks in Aussenrotation, Schmerzen, Bewegungsverweigerung; Altersgipfel im 3.–8. Lebensjahr.

8.4.3 Rheumatisches Fieber

Definition. Postinfektiöse, autoimmune, nichteitrige Entzündungsreaktion nach einer Infektion mit β-hämolysierenden Streptokokken der Gruppe A. Manifestation an Gelenken, Herz, Haut und ZNS.

Ätiopathogenese. Bildung von Antikörpern gegen Streptokokkenantigene (M-Proteine), die mit körpereigenen Antigenen u. a. an Herzmuskel und Basalganglien im ZNS kreuzreagieren (»molecular mimikry«), und Ablagerung von Immunkomplexen im Gewebe.

Epidemiologie. Betroffen sind v. a. Kinder im Alter von ca. 10 Jahren; in Industrieländern durch Penicillintherapie selten geworden: Häufigkeit <1–3:100 000. Beginn ca. 2 Wochen nach einer Streptokokken-A-Pharyngitis/Angina tonsillaris.

Symptomatik. Allgemeinsymptome: Kopf-, Bauchschmerzen, Müdigkeit, hohes Fieber, zervikale Lymphadenopathie (◘ Tab. 8.8, ◘ Tab. 8.9).

> Symptome des rheumatischen Fiebers: **S**ubkutane Rheumaknötchen, **P**olyarthritis, **E**rythema anulare, **C**horea minor, **K**arditis (SPECK).

Komplikationen. Herzklappenfehler, v. a. der Aortenklappe (20%) und der Mitralklappe (80%).

Diagnostik.
- Diagnosestellung bei mindestens 2 Hauptsymptomen oder 1 Haupt- und 2 Nebensymptomen ◘ Tab. 8.8, 8.9
- **Rachenabstrich**: Streptokokkennachweis
- **Labor**:
  - BKS↑, CRP↑, Leukozyten↑, Anämie
  - Antikörpernachweis: Anti-Streptolysin (ASL), Anti-Desoxyribonukleotidase (anti-DNAse B), Anti-Hyaluronidase
- **EKG**: PQ- und PR-Zeit-Verlängerung, ST-Streckenveränderungen

◘ Tab. 8.8. Symptomatik des Rheumatischen Fiebers

Hauptsymptome	Charakteristika
Karditis	Pankarditis, Endokardbeteiligung, Klappenbeteiligung bestimmen den Verlauf, häufig Mitralinsuffizienz, später Stenosen durch Vernarbung, neue Herzgeräusche, Tachykardien, Arrhythmien, Perikardergüsse, in schweren Fällen: akute Herzinsuffizienz
Arthritis	Schmerzhafte Rötung, Überwärmung bevorzugt der großen Gelenke, »wandernde Arthritis«: springt von Gelenk zu Gelenk
Erythema anulare (marginatum)	Ringförmiges, blass-rotes, polyzyklisches Erythem, v. a. an Rumpf und Extremitäten
Noduli rheumatici (◘ Abb. 8.2)	Subkutane, schmerzlose Rheumaknötchen über Kochenvorsprüngen
Chorea minor Sydenham	Seltene Spätkomplikation nach Wochen bis Monaten: unkontrollierte, ataktische Bewegungen, muskuläre Hypotonie, Sprach- und Schluckstörungen

8

◘ Tab. 8.9. Symptomatik des Rheumatischen Fiebers – Nebensymptome

Fieber
EKG: PQ- oder PR-Zeit Verlängerung
Erythema nodosum
Flüchtige Arthralgien
Positive Anamnese für Streptokokken-A-Infekt
Iridozyklitis
Labor: BKS, CRP und Leukozyten erhöht
Anti-DNAse B oder Anti-Hyaluronidase positiv
ASL >300

— **Herz ECHO**: Klappenveränderungen, -stenosen, -insuffizienzen, Erguss
— **Augenarzt**: Spaltlampenuntersuchung

Therapie.
— **Antibiotisch**:
  — Penicillin V über mindesten 10-14 Tage, dann Penicillinprophylaxe über mindestens 5 Jahre, maximal bis zum 25. Lebensjahr, bei Rezidiv lebenslang, später: gezielte Penicillinprophylaxe bei diagnostischen oder operativen Eingriffen
  — Bei Penicillinallergie: Makrolide (Erythromycin)
— **Antiinflammatorisch**: Acetylsalicylsäure
— **Karditis**: Kortikosteroide, evtl. kardiale Therapie; Bettruhe
— **Chorea**: Benzodiazepine, evtl. Haloperidol; Bettruhe

Prognose.
— Letalität 1% (Myokarditis)
— Rezidive ohne Penicillinprophylaxe in über 50% der Fälle

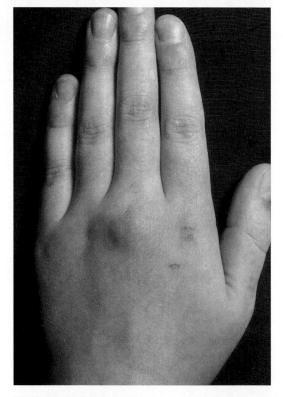

◘ Abb. 8.2. Noduli rheumatici

8.4.4 Virusinduzierte para- und postinfektiöse Arthritiden

Definition.
— **Parainfektiös Arthritis:** arthritische Symptome im Rahmen von Allgemeininfektionen als Ausdruck der Grunderkrankung

- **Postinfektiöse Arthritis:** arthritische Symptome nach Abklingen einer Infektion

Ätiopathogenese.
- Häufig nach Infektionskrankheiten: u. a. Röteln, Hepatitis A und B, Mumps, Varizellen, Infektion mit Influenzaviren, Adenoviren, Epstein-Barr-Viren, Arboviren, Coxsackie-Viren, Parvoviren oder Zytomegalie-Viren
- Direkte Virusinvasion in das Gelenk
- Immunkomplexbildung mit Komplementaktivierung und Freisetzung von Entzündungsmediatoren

Symptomatik. Transiente Arthritiden, oft nur Arthralgien, selbstlimitierend.

Diagnostik. Selten Virusnachweis aus dem Gelenkpunktat; Serologie: Titeranstieg spezifischer Antikörper gegen das Virus.

Therapie. NSAR (nichtsteroidale Antirheumatika).

8.4.5 Septische Arthritis

Definition. Akute, meist hämatogene Infektion des Gelenks, früher häufig durch Infektion mit Haemophilus influenza (heute durch Impfung selten), heute v. a. durch Staph. aureus oder Streptokokken, Pneumokokken, Pseudomonas oder Mykobakterien.

Symptomatik.
- Fieber
- Meist Monarthritis: schmerzhafte Schwellung und Bewegungseinschränkung, Rötung, Überwärmung, meist der großen Gelenke: Knie, Hüfte, Ellenbogen, Sprunggelenk

Diagnostik.
- **Labor**: BKS↑, Leukozytose mit Linksverschiebung, CRP↑
- **Blutkultur**
- **Gelenkspunktion** (sofort bei Verdacht!):
  - Erregernachweis und -kultur
  - Leukozytenzählung und -differenzierung
  - Nachweis bakterieller Antigene (Gegenstromelektrophorese, Latexagglutination)
- **MRT**, evtl. **Szintigraphie** zur DD Osteomyelitis
- **Röntgen**

Therapie.
- Erst Erregerdiagnostik abnehmen, dann:
- Hochdosierte i. v.-Antibiose über mindestens 2 Wochen: z. B. initial Clindamycin und Cefotaxim, nach Erhalt der Erregerdiagnostik ggf. anpassen nach Antibiogramm
- Chirurgische Gelenkentlastung bei Erguss
- evtl. Spüldrainagen des Gelenks mit Kochsalzlösung
- Ruhigstellung des Gelenks zu Beginn, jedoch nicht länger als 1 Woche

8.4.6 Familiäres Mittelmeerfieber

Definition. Autosomal-rezessiv vererbte, entzündliche Systemerkrankung.

Epidemiologie. Häufig bei Juden, Armeniern, Türken und anderen ursprünglich im Mittleren Osten angesiedelten ethnischen Gruppen; Manifestation häufig <20. Lebensjahr, meist <10. Lebensjahr.

Ätiopathogenese. Mutation im Pyrin-Gen auf dem kurzen Arm von Chromosom 16 (16p13). Dort wird vermutlich ein antiinflammatorisches Protein kodiert, bei Defekt des Pyrin-Gens kommt es zu rezidivierenden, Granulozyten vermittelten Serositiden.

Symptomatik.
- Fieberattacken bis 40°C (Dauer 1–3 Tage)
- Thorax- und Abdominalschmerzen durch Serositis, z. T. akutes Abdomen
- Seltener Pankarditis
- Schmerzhafte Weichteilschwellungen
- Mon- oder Oligoarthritis an den großen Gelenken der unteren Extremität

Komplikationen. Sekundäramyloidose (AA-Typ) mit Niereninsuffizienz (30%).

Diagnostik. Mutationsanalyse.

Therapie. Eine lebenslange Therapie mit Colchicin senkt Anzahl und Schwere der Attacken und das Risiko einer Sekundäramyloidose.

9 Hämatologische Erkrankungen

Pyruvatkinasemangel

Definition. Autosomal-rezessiv vererbte, hämolytische Anämie aufgrund eines angeborenen Pyruvuatkinasemangels. Häufigster hereditärer Glykolysedefekt.

Ätiologie. Verminderte Bildung von ATP, Pyruvat und NAD$^+$. Durch die eingeschränkte Funktion der ATP-abhängigen Na$^+$/K$^+$-ATPase kommt es zum intrazellulären Kaliummangel und zur hämolytischen Anämie.

Symptomatik.
- Homozygot: schwere transfusionsbedürftige Anämie
- Heterozygot: milde Hämolyse, Blässe, Ikterus, häufig Splenomegalie

Diagnostik.
- Blutausstrich: morphologisch unauffällige Erythrozyten, gelegentlich Polychromasie und geringe Poikilozytose
- Pyruvatkinaseaktivität in Erythrozyten ↓

Therapie. Bei schwerem Verlauf Splenektomie nach dem 5.-6. Lebensjahr.

Glukose-6-Phosphat-Dehydrogenase-Mangel (G6PD-Mangel)

Definition/Epidemiologie. X-chromosomal rezessiv vererbte, hämolytische Anämie aufgrund eines Glukose-6-Phosphat-Dehydrogenase-Mangels mit intermittierendem oder chronischem Verlauf. Mutationsträger haben eine erhöhte Malariaresistenz (Selektionsvorteil, Verbreitung v. a. in Malariagebieten). Der G6PD-Mangel ist die häufigste Ursache des Kernikterus (▶ Kap. 3) in Afrika und Südostasien.

Ätiopathogenese. Erythrozyten sind als Sauerstoffträger empfindlicher gegenüber oxidativem Stress als andere Zellen, daher wird ein G6PD-Mangel ausschließlich in Erythrozyten symptomatisch. Oxidativer Stress führt durch Formationsänderung von Proteinen zur Membranschädigung der Erythrozyten und zur Hämolyse.

Symptomatik.
- Neugeborene: ausgeprägte Hyperbilirubinämie, Ikterus
- Später Ikterus, Hämoglobinurie und
- Hämolytische Krisen bei oxidativem Stress, ausgelöst u. a. durch
  - Antimalaria-Mittel, Nitrofurantoine, Sulfonamide
  - Vitamin K, Acetylsalicylsäure, Paracetamol
  - Verzehr von Fava-Bohnen (»Favismus«)

- Im Verlauf Retikulozytenkrise und Sistieren der Hämolyse

Diagnostik.
- Labor: Hb ↓, G6PD-Aktivität in der Erythrozyten ↓, Urin: Hämoglobinurie
- Blutausstrich: denaturiertes Hb ist in den Erythrozyten als Heinz-Innenkörperchen erkennbar.

Therapie. Vermeidung auslösender Noxen.

9.8 Mechanisch und toxisch bedingte Hämolysen

Definition. Eine Hämolyse kann auch mechanischer, mikroangiopathischer und toxischer Genese sein:
- Mechanisch: angeborene Herzfehler, Herzklappen
- Mikroangiopathisch: hämolytisch-urämisches Syndrom ▶ Kap. 14
- Toxisch: Bakterientoxine (u. a. Clostridien), bakterielle Neuraminidasen (u. a. Pneumokokken), Medikamente (u. a. Resochin, Vitamin K)

Im Blutausstrich finden sich v. a. bei mechanischer Hämolyse Fragmentozyten.

9.9 Immunhämolytische Anämien

Autoimmunhämolytische Anämie (AIHA)

Definition. Hämolytische Anämie aufgrund der Bildung von Autoantikörpern gegen Antigene der Erythrozytenoberfläche; bei Kindern sind v. a. Wärmeantikörper (IgG) und Ak gegen den T-Rezeptor relevant.

Ätiopathogenese. Autoantikörper binden sich an Antigene der Erythrozytenoberfläche, die Ak-beladenen Erythrozyten hämolysieren und werden durch Phagozytose in Leber oder Milz zerstört. Einteilung der Antikörper in:
- **IgG-Wärmeantikörper** (optimale Reaktionstemperatur bei 37°C): Vorkommen idiopathisch, bei Virusinfekten, Tumoren, Morbus Hodgkin, NHL und medikamentöser Therapie mit Penicillin oder Chinin.
- **IgM-Kälteantikörper** (agglutinieren bei 0-5°C und führen zur Komplementaktivierung): Auftreten v. a. im Rahmen von Mykoplasmen- oder EBV-Infektionen oder idiopathisch.
- **Antikörper gegen T-Rezeptoren** der Erythrozyten: Vorkommen häufig bei Darminfektionen (mit neuraminidasehaltigen Bakterien) bei Säuglingen.

Symptomatik.
- Klinisches Bild variabel: allmähliche oder akute Symptomatik, milde oder starke Anämie, evtl. hämolytische Krisen
- **IgG-Wärmeantikörper:**
  - Häufig ausgeprägte Hämolyse mit raschem Hb-Abfall
  - Frühzeitig Blässe, Tachykardie, Herzinsuffizienz, Dyspnoe
  - Ikterus, Erbrechen, Schmerzen
  - Selten Splenomegalie
- **IgM-Kälteantikörper:**
  - Typischerweise Akrozyanose nach Kälteexposition

Diagnostik.
- **Labor:**
  - Schwere normochrome, normozytäre Anämie, Retikulozyten ↑
  - Hämolysezeichen: indirektes Bilirubin ↑, LDH ↑, Haptoglobin ↓
  - Häufig BKS ↑ (bei IgM-Kälteantikörpern ist die BKS bei 37°C normal)
  - **Direkter Coombstest** (immer positiv): Nachweis von Antikörpern auf der Erythrozytenoberfläche
  - **Indirekter Coombstest** (z. T. positiv): Nachweis von Antikörpern im Serum
- **Blutausstrich**: Mikrozytose, Anisozytose, Sphärozytose, Retikulozytose, z. T. Normoblasten

Therapie.
- Therapie der Grunderkrankung, Absetzen potenziell auslösender Medikamente
- **IgG-Wärmeantikörper:**
  - Kortikoide p. o.
  - Immunglobuline i.v. (bei Kleinkindern mit Verdacht auf infektassoziierte AIHA vom Wärmetyp)
  - Bei starkem Hb-Abfall: evtl. Erythrozytentransfusion (bei Kälteagglutininen Transfusion vorher erwärmen)
  - Ultima ratio: Azathioprin zusätzlich zu den Kortikoiden, anti-CD20 (Rituximab) oder Cyclophosphamid
- **IgM-Kälteantikörper:**
  - Prophylaxe: Schutz vor Kälte
  - Kortikoide sind unwirksam, evtl. Immunsuppressiva

Prognose. Variabel: selbstlimitierende oder schwere Verläufe.

Isoimmunhämolytische Anämie

Definition. Akut auftretende Anämie nach passiver Übertragung von Antikörpern (Morbus haemolyticus neonatorum, ▶ Kap. 3) oder Antigenen des ABO- oder Rhesus-Systems (Transfusionszwischenfall).

Symptomatik. Bei einem Transfusionszwischenfall kommt es innerhalb von Minuten bis Stunden zu:
- Schüttelfrost, Erbrechen, Urtikaria, Fieber
- Dyspnoe, Lungenödem
- Hämoglobinurie, Nierenversagen
- Schock, Verbrauchskoagulopathie

Therapie.
- Sofortiges Unterbrechen der Transfusion, Monitoring von Herzfrequenz, Blutdruck
- Hochdosierte Glukokortikoide: Prednisolon alle 4-6 h i. v.; Fenistil i. v.
- Schocktherapie

9.10 Sichelzellerkrankung und andere Hämoglobinopathien

Sichelzellerkrankung

Definition. Autosomal-dominant vererbte Hämoglobinopathie mit Produktion eines abnormen Hämoglobins. HbS, das zur Verformung der Erythrozyten führt.

Epidemiologie. Vorkommen v. a. in Afrika, Südeuropa, betroffene Patienten haben eine erhöhte Resistenz gegen Malaria falciparum; 20-40% der Bevölkerung im tropischen Afrika sind betroffen und ca. 5-10% der schwarzen Bevölkerung der USA.

Ätiologie. Eine Mutation des β-Globingens auf Chromosom 11 (Austausch der Aminosäure Glutamin gegen Valin an Position 6) führt zur Produktion eines abnormen Hämoglobins HbS. Bei Desoxygenierung nehmen die Erythrozyten eine Sichelform an und verlieren die Verformbarkeit, es kommt zu vasookklusiven Organinfarkten. Die Sichelzellerythrozyten werden in Leber und Milz sequestriert. Heterozygote Patienten haben 20-40% HbS und 60-80% HbA (harmlos), homozygote Patienten haben 90% HbS und 10% HbF.

Symptomatik.
- **Heterozygot:**
  - Asymptomatisch, aber Selektionsvorteil in Malariagebieten
- **Homozygot:**
  - Rezidivierende, akute Gefäßverschlusskrisen mit heftigen Schmerzattacken

9

- **Skelettsystem**: Vasookklusionen im aktiven Knochenmark, Schmerzkrisen; DD: Osteomyelitis (höhere Inzidenz bei Sichelzellpatienten); »**Hand-Fuß-Syndrom**«: Infarzierung der Mittelhand-/Mittelfußknochen mit Schmerzen, Rötung und Schwellung, v. a. bei Kleinkindern; Wachstumsstörung, Osteoporose
- **Kardiopulmonales System: akutes Thoraxsyndrom**: Sequestrierung von Blut in den Pulmonalgefäßen: häufigste letal verlaufende Komplikation des Säuglings-und Kleinkindesalters; ab der 3. Deckade kann es zu Kardiomyopathie, Lungenfibrose und Cor pulmonale kommen
- **Milz**: bei einer akuten **Milzsequestrations-Krise** werden große Blutmengen in Leber und Milz sequestriert, es kommt zum hypovolämischen Schock (häufigste Komplikation beim Säugling). Die Milz atrophiert bis zum 6. Lebensjahr durch Autosplenektomie, daher kommt es nach dem 6. Lebensjahr nur noch selten zu Milzsequestrationskrisen; funktionelle Asplenie
- **Gastrointestinaltrakt**: abdominelle Schmerzen durch Milzsequestration, Infarkte der Wirbelsäule, Gallensteine, Mesenterialgefäßverschlüsse (Girdle-Syndrom)
- **Urogenitaltrakt**: chronische Niereninsuffizienz im Erwachsenenalter, Priapismus
- **ZNS**: in 25% ZNS-Infarkte, kognitive Defekte, Netzhautinfarkte
- Insgesamt hohe Morbidität mit reduzierter Lebensqualität und -erwartung
- Hämolytische Krisen bei Parvovirus-B19-Infektion
- Gestörte **Infektabwehr**: rezidivierende bakterielle Infekte, Sepsis

Diagnostik.
- **Labor:** Hb ↓, Leukozyten ↑, Thrombozyten ↑, Hb-Elektrophorese: HbS
- **Blutausstrich**: Targetzellen, Howell-Jolly-Körperchen (intraerythrozytäre Kernreste); **Sichelzelltest**: Auftragen von 1 Tropfen EDTA-Blut auf einen Objektträger, luftdichter Verschluss mit einem Deckglas, nach 24 h nehmen die Erythrozyten die typische Sichelform an (◘ Abb. 9.3).

Therapie.
- **Akute Schmerzkrise**: großzügig Schmerzmittel (3-Stufen-Plan der WHO), meist sind Opiate notwendig.
- O_2-Gabe, Austauschtransfusion z. B. bei ZNS-Infarkten, Multiorganversagen

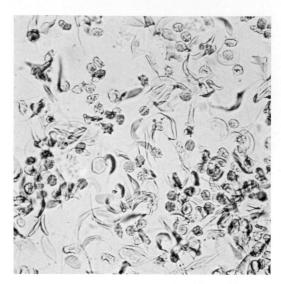

◘ **Abb. 9.3.** Sichelzellanämie: typische Sichelform der Erythrozyten

- i.v.-Hydrierung
- Antibiotische Therapie (Ampicillin, Cefotaxim)
- Bei aplastischer Krise, Milzsequestration, akutem Thoraxsyndrom: Erythrozytentransfusionen
- **Dauertherapie**:
    - Bei >2 Krisen/Jahr: Hydroxyurea p.o. zur Induktion der HbF-Synthese
    - Nach einem großen oder >2 kleinen Milzsequestrationen: Splenektomie
    - Kurativ: Knochenmarktransplantation

Prophylaxe.
- Meidung von Unterkühlung und Sauerstoffmangel (große Höhen)
- Penicillin-Prophylaxe (Penicillin V bis zum Erwachsenenalter)
- Impfung gegen Hib und Pneumokokken
- Frühzeitige antibiotische Therapie von Infektionen

Prognose. Durchschnittliche Lebenserwartung homozygoter Patienten: 40–50 Jahre.

9.11   Methämoglobinämie

Definition. Methämoglobin enthält Eisen in der Fe^{3+}-Form (Hämiglobin). Eine Methämoglobinämie besteht, wenn mehr als 0,8% des Gesamthämoglobins als Methämoglobin vorliegen. Da Methämoglobin keinen Sauerstoff binden kann, kommt es zur Hypoxämie.

Ätiologie. Methämoglobin entsteht bei **Intoxikation** mit oxidierenden Substanzen:
- Nitrit, Anilinfarbstoffe, Schuhputzmittel
- Medikamente: Phenacetin, Azulfidine, Sulfonamide, Vitamin-K-Analoga, Kaliumchlorid
- Darminfektionen mit nitritbildenden Bakterien
- Kohlrabi-, Karotten- und Spinatkonserven
- Bei Säuglingen ist die Methämoglobinreduktase, die Methämoglobin zu normalem Hb reduziert, noch nicht ausgereift, daher treten v. a. im Säuglingsalter Vergiftungen durch nitrithaltiges Wasser oder durch Gemüsekonserven auf.

Hereditäre Methämoglobinämie:
- Methämoglobinreduktase(-diaphorase)-Mangel (autosomal-rezessiv vererbt)
- M-Hämoglobin (genetische Aminosäuresubstitution der Globinketten und dauerhafte Oxidation des Eisens zu Fe^{3+} mit gestörter O_2-Transportfunktion)

Symptomatik. Je nach Anteil des Methämoglobins im Blut:
- >5%: grau-braune, schmutzige Zyanose
- >40%: Dyspnoe, Tachykardie, Kopfschmerzen
- >50%: Bewusstlosigkeit
- >70%: Tod

Diagnostik. Filterpapiertest: ein Blutstropfen auf Filterpapier bleibt braun, im Gegensatz zu zyanotischen Herzfehlern, hier wird das Papier rot.

Therapie.
- In leichten Fällen nicht erforderlich
- Keine Besserung durch O_2-Gabe
- Ab MetHb >15–20% Methylenblau i.v. In schweren Fällen Austauschtransfusion.

9.12 Angeborene Erkrankungen mit Knochenmarkversagen

Einteilung. Versagen einer Zellreihe oder aller Zellreihen mit **Panzytopenie** (Anämie, Leuko- und Thrombozytopenie).

Fanconi-Anämie (kongenitale aplastische Anämie)

Definition. Autosomal-rezessiv vererbte, genetisch und phänotypisch heterogene Erkrankung mit progredientem Knochenmarkversagen, abnormer Chromosomenbrüchigkeit, gestörtem DNA-Reparaturmechanismus, angeborenen Fehlbildungen und Prädisposition zu Neoplasien.

◻ Tab. 9.8. Erkrankungen mit angeborenem Knochenmarkversagen

Panzytopenie	Fanconi-Anämie
	Shwachman-Diamond-Syndrom
	Dyskeratosis congenita
	amegakaryozytäre Thrombozytopenie
	andere genetische Syndrome: - Dubowitz-Syndrom - Seckel-Syndrom - retikuläre Dysgenesie familiäre aplastische Anämie
Zytopenie einer Zellreihe	Diamond-Blackfan-Anämie
	Kongenitale Neutropenie (Kostmann-Syndrom)
	Thrombozytopenie mit fehlendem Radius

Epidemiologie. Häufigkeit: 5–10:1 Mio.

Symptomatik.
- Ab dem 4. Lebensjahr Panzytopenie: zunächst Thrombopenie, dann Anämie und Leukozytopenie
- Blässe, Infektanfälligkeit, reduzierte Leistungsfähigkeit, Blutungen
- Häufig: Kleinwuchs, Skelettanomalien (Radius-/Daumenaplasie), Pigmentveränderungen (meist Hyperpigmentierung, Café-au-lait Flecken), Mikrozephalie, mentale Retardierung, endokrinologische Störungen bei 80% der Patienten (primäre Hypothyreose, Diabetes mellitus, Hyperinsulinismus, Hypogenitalismus), Nierenfehlbildungen

Diagnostik.
- **Labor:** Panzytopenie (Anämie, Leukozytopenie, Thrombozytopenie), MCV ↑, HbF ↑
- **Knochenmark:** Verminderung aller Zellreihen, Fettgewebsvermehrung
- **Lymphozytenfragilitätstest:** Nachweis erhöhter Chromosomenbrüchigkeit

Komplikationen. Erhöhtes Malignomrisiko durch Chromosomenbrüchigkeit, häufig MDS (myelodysplastisches Syndrom), AML (akute myeloische Leukämie) und Plattenepithelkarzinome (Kopf- und Halsbereichs, Anogenitalregion und Haut).

10

10 Krebserkrankungen

10.1 Grundlagen und allgemeine Prinzipien onkologischer Therapie

Epidemiologie. Die Inzidenz von Krebserkrankungen pro Jahr liegt bei 5–14:100 000 Kinder <15 Jahre; in Deutschland entspricht das ca. 1 800 Neuerkrankungen pro Jahr. Die Inzidenz ist im 1. Lebensjahr am höchsten und fällt danach bis zum 6. Lebensjahr kontinuierlich ab; die Altersgipfel einzelner Erkrankungen variieren (◘ Tab. 10.1).

Risikofaktoren für Krebserkrankungen

Endogene Risikofaktoren
- Keimbahnmutationen
- Mutationen in Tumor-Suppressorgenen
- Angeborene DNA-Reparaturdefekte (z. B. Fanconi-Anämie, Ataxia teleangiectatica)
- Immundefekte (z. B. Wiskott-Aldrich-Syndrom)
- Down-Syndrom
- Anlagestörungen (z. B. Dysgerminom bei Gonadendysgenesien, Nephroblastome bei Nephrogeneseresten der Niere)
- Syndrome mit Keimbahnmutationen (Retinoblastom, Li-Fraumeni-Syndrom, Neurofibromatose Typ 1, von-Hippel-Lindau-Syndrom, Adenomatöse Polyposis Coli, Multiple Endokrine Neoplasie Typ 2 (MEN2))

Exogene Risikofaktoren
- Hepatitis B (hepatozelluläres Karzinom)
- Strahlen- und Chemotherapie (Zweitneoplasien)
- Weitere ungeklärte Risikofaktoren

◘ **Tab. 10.1.** Altersmedian für die häufigsten Krebserkrankungen bei Kindern und Jugendlichen <15 Jahren

Einzeldiagnose	Altersmedian (Jahre)
Retinoblastom	1,3
Hepatoblastom	1,4
Neuroblastom	1,4
Nephroblastom	2,9
Ependymom	3,6
Akute lymphatische Leukämie (ALL)	4,7
Rhabdomyosarkom	5,2
Akute myeloische Leukämie (AML)	5,8
Primitive neuroektodermale Tumoren im ZNS	6,0
Keimzelltumoren	6,3
Astrozytom	6,8
Non-Hodgkin-Lymphom	8,6
Ewing-Sarkom	11,0
Osteosarkom	11,8
Morbus Hodgkin	12,0

Symptomatik. Leitsymptome:
- Abgeschlagenheit, Spielunlust
- Appetitlosigkeit, subfebrile Temperaturen
- B-Symptomatik: Gewichtsverlust >10% des Körpergewichts innerhalb der letzten 6 Monate, Fieber, Nachtschweiß

Therapie.
- 3 Therapiesäulen: Operation, Chemotherapie und Radiotherapie
- **Neoadjuvante Therapie**: präoperative Chemo-/Strahlentherapie mit dem Ziel der präoperativen Tumorverkleinerung
- **Adjuvante Therapie**: postoperative Chemo-/Strahlentherapie mit dem Ziel, nach der Operation vorhandene »Mikrometastasen« zu behandeln
- **Kurative Therapie**: Therapie mit dem Ziel der Heilung
- **Palliative Therapie**: Therapie zur Verbesserung der Lebensqualität ohne Heilungsaussicht
- Stratifizierte Behandlung in Therapiegruppen je nach Rückfallrisiko

Während der Therapie besteht die Gefahr der Entwicklung eines lebensbedrohlichen **Tumorlysesyn-**

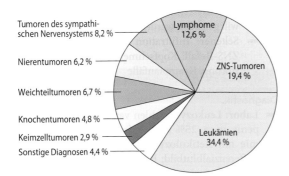

Tumoren des sympathischen Nervensystems 8,2 %
Nierentumoren 6,2 %
Weichteiltumoren 6,7 %
Knochentumoren 4,8 %
Keimzelltumoren 2,9 %
Sonstige Diagnosen 4,4 %
Lymphome 12,6 %
ZNS-Tumoren 19,4 %
Leukämien 34,4 %

◘ **Abb. 10.1.** Relative Häufigkeit maligner Erkrankungen bei Kindern <15 Jahren nach Diagnosegruppen

Symptomatik. Diagnose bei 5 von 8 der folgenden Kriterien (wenn Gendefekt nicht bekannt):
- Fieber
- Splenomegalie
- Zytopenie von >2 Zellreihen
- TG ≥3 mmol/l und/oder Fibrinogen ≤1,5 g/l
- Ferritin ≥ 500 ng/ml
- SCD25 ≥2 400 U/ml
- Verminderte oder fehlende NK-Zellaktivität, Infektionen
- Hämophagozytose in Knochenmark, Liquor oder Lymphknoten

Therapie.
- Erregerspezifische Therapie bei Infekten
- Kortikoide, Immunglobuline, Cyclosporin A
- Angeborene und bedrohliche Formen: Dexamethason, Etaposid, Cyclosporin A
- Einzig kurative Therapie bei angeborenen Formen: Stammzelltransplantation: Heilung in 50–90%

10.12 Seltene Tumoren im Kindesalter

◻ Tab. 10.5.

◻ **Tab. 10.5.** Weitere, seltene Tumoren im Kindesalter

Tumor	Besonderheit	Therapie
Schilddrüsenkarzinome	Im Kindesalter häufig nach therapeutischer (z. B. Hodgkin-Lymphom) oder akzidenteller Bestrahlung (Reaktorunglück Tschernobyl). Meist hochdifferenzierte papilläre oder weniger differenzierte follikuläre Tumoren. Das medulläre Schilddrüsenkarzinom ist die häufigste Manifestation der Multiplen endokrinen Neoplasie (MEN) Typ 2	Thyreoidektomie
Nebennierenkarzinome	Hormonaktive Tumoren: Virilisierung, Feminisierung, cushingoider Fazies, Hyperaldosteronismus	Operative Entfernung, postoperativ Hormontherapie
Karzinoidtumoren	Tumoren meist benigne, in der Appendix lokalisiert, häufig akzidentelle Diagnose bei Appendektomie	Operative Entfernung
Nasopharynxkarzinom	Vor allem bei Kindern aus dem Mittelmeerraum, EBV-assoziiert: zervikale Lymphadenopathie, Hörverlust, Otitis externa, behinderte Nasenatmung, Epistaxis, Schmerzen	Chemo- und Strahlentherapie, gute Prognose
Maligne mesenchymale Tumoren	Beispiele: malignes Schwannom (Neurofibromatose Typ I), Fibrosarkom, Synovialsarkom, Neuroepitheliom, Liposarkom, malignes Fibrohistiozytom, Hämangioperizytom	Operative Entfernung

11 Herz- und Kreislauferkrankungen

Carolin Kröner, Berthold Koletzko, Markus Loeff und Robert Dalla-Pozza

11.1 Herzinsuffizienz

Definition. Das geförderte Herzminutenvolumen reicht nicht für die Aufrechterhaltung der Organfunktionen.

Ätiopathogenese.
- Herzfehler mit Shunt
- Obstruktionen (z. B. Klappenstenosen, Aortenisthmusstenose)
- Pendelvolumen (Klappeninsuffizienz)
- Kardiomyopathien
- Herzrhythmusstörungen
- Infektionen (z. B. Myokarditis, Endokarditis)
- Allgemeinerkrankungen (z. B. Pneumonie, Sepsis)

Circulus vitiosus: Die Vorlast (preload) steigt durch unzureichende Pumpfunktion der Ventrikel: es kommt zu Druck und Volumenbelastung der Vorhöfe, Stauung in Lungen- und Körpervenen und erhöhten diastolischen Füllungsdrücken der Ventrikel. Die Nachlast (afterload) steigt ebenfalls durch Zunahme des peripheren Widerstandes zur Aufrechterhaltung des arteriellen Blutdrucks. Es kommt zur Mehrbelastung des Myokards, reflektorischer Tachykardie und verminderter Kontraktilität, die Pumpfunktion verschlechtert sich und die Vorlast steigt weiter.

> **Einteilung der Herzinsuffizienz**
> - Rechts- / Links- / Globalherzinsuffizienz (Links- und Rechtsherzinsuffizienz)
> - Akute / Chronische Herzinsuffizienz

Symptomatik.
- **Rechtsherzinsuffizienz:**
  - Einflussstauung, Venenstauung
  - Hepatosplenomegalie, Aszites, Ödeme, Gewichtszunahme
- **Linksherzinsuffizienz:**
  - Dyspnoe, Zyanose
  - Lungenödem (feinblasige RGs über der Lunge)
- **Akute Herzinsuffizienz:**
  - graue Hautfarbe, kühle Extremitäten, Tachypnoe, flacher Puls, Blutdruckabfall
- **Chronische Herzinsuffizienz:**
  - Trinkschwäche, Gedeihstörung, verminderte körperliche Belastbarkeit
  - Tachykardie, Tachypnoe, Husten

Diagnostik.
- **Auskultation:** Galopprhythmus
- **Blutdruck:** flacher Puls, Hypotonie
- **EKG:** Kammerhypertrophie, Rhythmusstörung, Rechts- oder Linksherzbelastung
- **ECHO:** Kontraktilität, Ejektionsfraktion, Herzfehler, Klappenmorphologie
- **Röntgen-Thorax:** Kardiomegalie, Lungengefäßzeichnung ↑, Lungenödem

Therapie.
- **Akute Herzinsuffizienz:**
  - Therapie der Grunderkrankung
  - Sauerstoffzufuhr, Oberkörperhochlagerung, ggf. Intubation und Beatmung, eingeschränkte Flüssigkeitszufuhr, ggf. Azidoseausgleich
  - Vorlastsenkung: Diuretika (z. B. Furosemid), selten Nitroglycerin
  - Positiv inotrope Medikamente: Dobutamin, Dopamin, wenn therapieresistent: Adrenalin
  - Phosphodiesterasehemmer (z. B. Milrinon)
  - Nachlastsenkung (nur bei ausreichendem Blutdruck): Nitroglycerin, Nitroprussid-Natrium, ACE-Hemmer (z. B. Captopril)
- **Chronische Herzinsuffizienz:**
  - Bettruhe, Monitor
  - Digitalis (z. B. Digoxin)
  - Vorlastsenkung: Diuretika (z. B. Furosemid und Spironolacton)
  - Nachlastsenkung: ACE-Hemmer (z. B. Enalapril, Captopril)

11.2 Angeborene Herzfehler mit Links-Rechts-Shunt (azyanotische Shuntvitien)

Bei einem Links-Rechts-Shunt fließt Blut durch einen Shunt vom linken ins rechte Herz. Der Blutfluss durch die Lunge nimmt um das Shuntvolumen zu. Eine Zyanose tritt typischerweise nicht auf. Die »pulmonale Rezirkulation« mit Überflutung der Lungenstrombahn führt bei längerem Bestehen zu einem Umbau der Lungenarteriolen und zu einem Anstieg des pulmonalen Widerstandes. Diese Veränderungen nehmen mit der Zeit zu und werden irreversibel. Wenn der Lungengefäßwiderstand den Systemwiderstand überschreitet, kommt es zur Shunt-Umkehr, der **Eisenmenger-Reaktion.**

Durch diese Shunt-Umkehr zum Rechts-Links-Shunt werden die Patienten zyanotisch. Mit Eintritt der Eisenmenger-Reaktion besteht Inoperabilität, es bleibt nur eine Lungen- oder eine kombinierte Herz-Lungen-

Transplantation. Auskultation: Verlust der Spaltung des 2. Herztons und Auftreten eines einzigen, laut knallenden 2. Herztons. EKG und ECHO zeigen die zunehmende Rechtsherzbelastung.

11.2.1 Links-Rechts-Shunt zwischen den großen Arterien

Persistierender Ductus Arteriosus Botalli (PDA)

Definition. Persistieren des Ductus Botalli, der intrauterinen Verbindung zwischen A. pulmonalis und Aorta descendens, die sich normalerweise postpartal in den ersten Tagen (bis Wochen) schließt.

Pathophysiologie. Im Fetalkreislauf dient der Ductus der Umgehung der noch nicht entfalteten Lunge; das Blut fließt direkt von der A. pulmonalis in die Aorta. Postpartal kommt es bei Persistenz des Ductus zu einer Flussumkehr durch einen Druckabfall in der Lunge, es ensteht ein Links-Rechts-Shunt von der Aorta in die A. pulmonalis.

Bei **reifen Neugeborenen** kommt es normalerweise durch den ansteigenden O_2-Partialdruck zur Konstriktion und zum Verschluss des Ductus arteriosus; bei **unreifen Frühgeborenen** verhindern unreife Muskulatur des Ductus und persistierender vasodilatatorischer Effekt hoher Prostaglandinkonzentrationen (PGE2) häufig den Verschluss.

Epidemiologie. Häufigkeit: ca. 7% aller angeborener Herzfehler; w>m; bei Frühgeborenen Häufigkeit abhängig vom Geburtsgewicht: <1 000 g: 42%, 1 000–1 500 g: 21%, 1 500–1 700 g: 7%

Symptomatik.
- Kleiner PDA: häufig Zufallsbefund
- Großer PDA: Herzinsuffizienz, Blässe, Trinkschwäche, Lungenödem (Tachydyspnoe, Einziehungen)
- Symptome bei Frühgeborenen (Beginn häufig zwischen 3. und 5. Lebenstag):
    - **Lunge:** pO_2-Schwankungen, Lungenödem, feinblasige Rasselgeräusche
    - **Herz:** gesteigertes HZV durch Rezirkulation, Herzinsuffizienz, systolisches Herzgeräusch (80%)
    - Minderperfusion abdomineller Organe, z. B. **Niere:** Oligurie, Anurie; **Magendarmtrakt:** Risiko einer nekrotisierenden Enterokolitis; **Gehirn:** im fortgeschrittenen Stadium Entwicklung einer periventrikulären Leukomalazie

Diagnostik.
- **Puls:** Pulsus celer et altus (große Blutdruckamplitude); pulsierende, präkordiale Hyperaktivität (Linksherzbelastung)
- **Auskultation:** systolisch-diastolisches Maschinengeräusch im 2. ICR links und paravertebral
- **EKG:** Linksherzhypertrophie, evtl. P-sinistroatriale
- **Echokardiographie:** dopplerechographische Darstellung des Ductus, bei großem PDA Nachweis einer reduzierten diastolischen Perfusion, z. B. im Truncus coeliacus oder der A. renalis.
- **Röntgen-Thorax:** vermehrte Lungefäßzeichnung, bei großem Shunt evtl. Kardiomegalie, linksverbreitertes Herz

Therapie.
- Kleiner PDA: abwarten, ob es zum Spontanverschluss kommt, sonst nach dem 1. Lebensjahr interventioneller Verschluss
- Großer PDA: interventioneller Verschluss, z. B. mit ablösbaren Spiralen oder Doppelschirmen oder operativer Verschluss (Durchtrennung oder Ligatur)
- Bei Früh- und Neugeborenen: Versuch eines medikamentösen Verschlusses mit Indometacin. Ein möglichst frühzeitiger Verschluss sollte v. a. bei hämodynamisch relevantem PDA und bei Frühgeborenen <1 000 g erfolgen. Nach Surfactanttherapie kommt es z. T. zum Spontanverschluss.
    - Nicht hämodynamisch relevanter PDA: Flüssigkeitsbilanzierung zur Vermeidung von Überwässerung (Herz) und Volumenmangel (Niere)
    - Hämodynamisch relevanter PDA. Medikamentöser Verschluss mit **Indometacin** (Prostaglandinsynthese-Hemmer, CAVE Nebenwirkungen: Oligurie, Thrombozytenaggregationshemmung) oder **Ibuprofen i. v.; operativer Verschluss** bei Erfolglosigkeit, Kontraindikationen zur medikamentösen Therapie oder sehr großem PDA.
- **Ziel:** Verschluss innerhalb der ersten 7-10 Lebenstage!

❶ Indometacin ist bei Thrombozytopenie, Serumkreatinin >1,8 mg/dl oder Oligurie kontraindiziert.

Prognose. 40% Erfolgsquote bei Indometacintherapie.

Aortopulmonales Fenster

Definition. Kommunikation zwischen A. pulmonalis (Pulmonalarterienstamm bzw. rechte Pulmonalarterie) und Aorta ascendens. Die Hämodynamik entspricht dem PDA.

Symptomatik/Therapie. Schwere Herzinsuffizienz bereits im Neugeborenenalter, sofortiger operativer Verschluss mittels Patch oder direkter Naht.

11.2.2 Links-Rechts-Shunt auf Vorhofebene

Ein Links-Rechts-Shunt auf Vorhofebene führt zur Druck- und Volumenbelastung des rechten Ventrikels, weil das vom rechten Ventrikel in die Lunge gepumpte Blut über den linken Vorhof wieder in den rechten Ventrikel zurückfließt. Die vermehrte Lungendurchblutung führt längerfristig zu pulmonaler Hypertonie und evtl. Shunt-Umkehr (Eisenmenger-Reaktion, seltener als beim VSD). Durch die Volumenbelastung geht die atemvariable Spaltung des 2. Herztons verloren, es kommt zur weiten, fixierten Spaltung des 2. Herztons. Durch den verstärkten Blutfluss an der Pulmonalklappe entsteht dort ein funktionelles Strömungsgeräusch.

Vorhofseptumdefekt

Definition. Gewebedefekt im Vorhofseptum mit vermehrtem Rückfluss von Blut aus dem linken in den rechten Vorhof.

Epidemiologie. Häufigkeit: 4-10% aller angeborenen Herzfehler.

Einteilung der Vorhofseptumdefekte (anatomisch von oben nach unten)
- **Sinus-venosus-Defekt:** hochsitzender Vorhofseptumdefekt außerhalb der Fossa ovalis, an der Einmündung der V. cava superior oder inferior in den Vorhof
- **Ostium-sekundum-Defekt (ASD II):** zentraler Vorhofseptumdefekt im Bereich der Fossa ovalis
- **Ostium-primum-Defekt (ASD I):** tiefsitzender Defekt unmittelbar über der AV-Ebene, häufig mit Spalt in einer AV-Klappe (inkompletter AV-Kanal), oft Mitralinsuffizienz

---

Symptomatik.
- Häufig erst im Jugendlichen- bis Erwachsenenalter symptomatisch: verminderte Belastbarkeit durch rechtsventrikuläre Dysfunktion oder durch supraventrikuläre Rhythmusstörungen (Vorhofflattern).
- Im Kindesalter selten symptomatisch: evtl. Infektneigung, verminderte Belastbarkeit, selten Herzinsuffizienz, Gedeihstörung.

Diagnostik.
- **Auskultation:**
  - Raues, spindelförmiges Systolikum im 2.-3. ICR links (Grad 2/6-3/6) durch die relative Pulmonalstenose
  - Typisch: fixierte Spaltung des Herztons
  - Bei ASD I zusätzlich gießendes, hochfrequentes Mitralinsuffizienzgeräusch über der Herzspitze, Ausstrahlung in die linke Axilla
- **EKG:**
  - Rechtsherzbelastung, -hypertrophie
  - Rechtsventrikuläre Erregungsausbreitungsverzögerung (inkompletter Rechtsschenkelblock)
- **Echokardiographie:**
  - Darstellung des Defekts, Farbdoppler: Darstellung des Links-Rechts-Shunts
  - Bei ASD I zusätzlich Darstellung des Schlitzes in der Mitralklappe
- **Röntgen-Thorax:**
  - Lungengefäßzeichnung ↑
  - Vergrößerung des rechten Vorhofs und Ventrikels
  - Prominentes Pulmonalsegment
  - Seitliche Aufnahme: Einengung des Retrosternalraums

Therapie.
- Interventioneller Verschluss im Vorschulalter, Indikation bei rechtsventrikulärer Volumenbelastung oder pulmonal-systemischem Blutflussverhältnis (Q_p/Q_s) >1,5.
- Falls nicht möglich (zu großer Defekt, ungünstige Lage): operativer Verschluss.
- Bei Herzinsuffizienz: interventioneller oder operativer Verschluss in jedem Lebensalter.

Partielle Lungenvenenfehlmündung

Definition, Symptomatik. Eine oder mehrere (aber nicht alle) Lungenvenen münden nicht in den linken Vorhof, sondern entsprechend einer totalen Lungenvenenfehlmündung in das rechte Herz. Meist sind partielle Lungenvenenfehlmündungen assoziiert mit Vorhofseptumdefekten, die Klinik entspricht der eines Vorhofseptumdefekts.

11.2.3 Links-Rechts-Shunt auf Ventrikelebene

Bei einem unbehinderten Blutfluss in die Lungenarterie führt ein Shunt auf Ventrikelebene zu einem reinen Links-Rechts-Shunt und einer Volumenbelastung beider Ventrikel, einer Druckbelastung des rechten Ventrikels und einer gesteigerten Lungenperfusion. Da der Lungengefäßwiderstand nach der Geburt erst langsam abfällt, nimmt der Links-Rechts-Shunt in den ersten Lebenswochen zu, Symptome treten z.T. erst nach ca. 4-6 Wochen auf bzw. verschlechtern sich. Bei großem Shunt besteht ein hohes Risiko der Entwicklung einer Eisenmenger-Reaktion, da die gesteigerte Lungenperfusion zu Umbauvorgängen mit pulmonaler Hypertonie führt.

Ventrikelseptumdefekt (VSD)

Definition. Defekt im Ventrikelseptum, der Scheidewand zwischen den beiden Ventrikeln.

Einteilung der Ventrikelseptumdefekte (VSD)

Nach der Lokalisation:
- **Perimembranöser VSD**: im membranösen Septum unterhalb der Aortenklappe (häufig), seltener im rechtsventrikulären Ausflusstrakt (»Outlet-Septum«).
- **Muskulärer VSD**: im muskulären Septum, häufig multiple Defekte (»Swiss-Cheese-VSD«).
- **Inlet VSD**: auf Höhe der AV-Klappen.

Nach den Druckverhältnissen:
- **Nicht-drucktrennender VSD:** großer Defekt, dadurch Angleich des Drucks zwischen rechtem und linken Ventrikel.
- **Drucktrennender VSD:** kleinerer VSD, bei dem der Druck im rechten Ventrikel niedriger ist als im linken.

Epidemiologie. Häufigkeit: ca. 25% der angeborenen Herzfehler, häufigster angeborener Herzfehler.

Symptomatik.
- Sehr kleiner Defekt: asymptomatisch, aber lautes 3/6-5/6 Systolikum im 3. ICR links (»viel Lärm um nichts«)
- Kleiner Defekt: zunächst wenig Symptome: Infektneigung, vermehrtes Schwitzen
- Großer Defekt (Q_p/Q_s >2, d. h. Shuntvolumen >50%): in den ersten Lebenswochen zunehmende Herzinsuffizienz: Tachydyspnoe, vermehrtes Schwitzen, Trinkschwäche, Gedeihstörung, Hepatomegalie.
- Nach Shuntumkehr: Zyanose, Herzinsuffizienz

Diagnostik.
- **Auskultation:**
  - Mittelfrequentes, raues Holosystolikum im 3.-4. ICR links (Grad 2/6-4/6)

- Betonte 2. Komponente (Pulmonaliskomponente) des 2. Herztons
  - Evtl. hebender Herzspitzenstoß
  - Evtl. Schwirren
- **EKG:**
  - Kleiner VSD: normal
  - Drucktrennender VSD: linksventrikuläre Hypertrophie
  - Großer VSD: biventrikuläre Hypertrophie
  - Bei Eisenmenger-Reaktion: rechtsventrikuläre Hypertrophie
- **Echokardiographie:** Darstellung und anatomische Zuordnung, Bestimmung des Druckgradienten.
- Röntgen-Thorax:
  - Nur bei großem Shunt: vermehrte Gefäßzeichnung, Kardiomegalie, vergrößerter linker Vorhof.
  - Bei Eisenmenger-Reaktion: kräftige zentrale Gefäßzeichnung, periphere Gefäßzeichnung verschwindet nahezu (»Kalibersprung«), prominentes Pulmonalissegment.
- **Herzkatheter:** Messung des Shunt-Volumens, Bestimmung des pulmonalen Widerstandes, Entscheidung zur Operation bzw. Operabilität (pulmonale Hypertonie?), interventioneller Verschluss.

> Je größer der Ventrikelseptumdefekt ist, desto leiser ist das Herzgeräusch.

Therapie.
- **Kleiner, muskulärer Defekt:** oft Spontanverschluss, selten Therapie notwendig
- **Großer Defekt:**
  - Therapie der Herzinsuffizienz ▶ Kap. 11.1
  - **Interventioneller Verschluss** des VSD, wenn dieser ausreichend weit von den Klappen entfernt ist
  - **Operativer Verschluss** mittels »PATCH« oder direkter Naht:
    - Q_p/Q_s >1,5
    - Therapierefraktäre Herzinsuffizienz
    - Noch nicht fixierte pulmonale Hypertonie

> ❗ Bei erhöhtem pulmonalem Widerstand ist anhand einer präoperativen Untersuchung mit O_2-Beatmung und NO zu prüfen, ob der erhöhte pulmonale Widerstand noch reversibel ist, da ein VSD-Verschluss bei **Eisenmenger-Reaktion** oder **fixierte pulmonale Hypertonie kontraindiziert** ist. Ein Verschluss des VSD würde bei fixierter pulmonaler Hypertonie zu einer tödlichen Rechtsherzinsuffizienz führen, da das Blut nicht mehr in den linken Ventrikel entweichen kann.

Prognose. Ein VSD kann kleiner werden oder sich spontan verschließen (42% innerhalb von 1 Jahr, 75% innerhalb von 9 Jahren).

❶ Wichtigste Komplikation des operativen VSD Verschlusses ist die Verletzung des AV-Knotens mit komplettem AV-Block. Eine Schrittmacherimplantation kann notwendig werden.

AV-Septumdefekt (AVSD)

Definition. Hemmungsfehlbildung des Vorhof- und Ventrikelseptumgewebes unmittelbar ober- und unterhalb der AV-Klappenebene. Beide AV-Klappen sind in die Entwicklungsstörung einbezogen und als mehr oder weniger gemeinsame Klappe angelegt.

Pathophysiologie. Durch den großen Links-Rechts-Shunt auf Vorhof- und Ventrikelebene erhöht sich der pulmonale Widerstand progredient. Es entwickeln sich Rechts-Links-Shunts und eine pulmonale Hypertonie; zusätzlich liegen z. T. Klappeninsuffizienzen vor. Das Spektrum reicht vom Vorhofseptumdefekt vom Primumtyp (▶ Kap. 11.2.2) bis zum **kompletten AV-Kanal**: Vorhof- und Ventrikelseptumdefekt gehen direkt ineinander über, Mitral- und Trikuspidalklappe sind durch eine gemeinsame AV-Klappe ersetzt.

Epidemiologie. Häufigkeit: insgesamt ca. 6% der angeborenen Herzfehler; häufig bei Trisomie 21.

Symptomatik. Frühe Zeichen einer ausgeprägten Herzinsuffizienz:
- Tachydyspnoe, Einziehungen, rezidivierende pulmonale Infekte
- Trinkschwäche, Gedeihstörung
- Hepatomegalie

Diagnostik.
- **Auskultation:**
  - Lautes Systolikum im 3. ICR links (Grad 3/6-4/6) (VSD-Geräusch)
  - z. T. Mitralinsuffizienzgeräusch über der Herzspitze
  - Meist betonter 2. Herzton, eng gespalten
- **EKG:**
  - AV-Block I°
  - Überdrehter Linkstyp (pathognomonisch), Rechtsherzhypertrophie
  - Später meist biventrikuläre, linksbetonte Hypertrophie
  - Bei Eisenmenger-Reaktion: rechtsventrikuläre Hypertrophie

- **Echokardiographie:**
  - Darstellung des Defekts und des Ausmaßes der Klappenfehlbildung
  - Farbdoppler: Darstellung des Shunts und des Ausmaßes der Klappeninsuffizienz
- **Röntgen-Thorax:**
  - Kardiomegalie, »liegende Eiform« des Herzens
  - Prominentes Pulmonalissegment, vermehrte Lungengefäßzeichnung

Therapie.
- Medikamentöse Therapie der Herzinsuffizienz ▶ Kap. 11.1
- Operation im 3.–6. Lebensmonat: Verschluss des Defekts mittels Patch, Schaffung getrennter AV-Klappen

Prognose. Postoperativ Gefahr eines kompletten AV-Blocks und Notwendigkeit einer Schrittmacherimplantation; je nach Ausdehnung des Defekts evtl. postoperativ persistierende Klappeninsuffizienzen.

Ursprung beider großer Arterien aus dem rechten Ventrikel (DORV)

Definition. DORV (»double outlet right ventricle«): heterogene Gruppe von Herzfehlern, bei der Aorta und Pulmonalarterie beide zu mindestens 50% aus dem rechten Ventrikel entspringen. Begleitend besteht ein VSD, der den Auslass aus dem linken Ventrikel ermöglicht.

Symptomatik.
- Mit Pulmonalarterienstenose: Symptome entsprechen der Fallot-Tetralogie (▶ Kap. 11.3.1).
- Ohne Pulmonalarterienstenose: massiver Links-Rechts-Shunt (▶ Kap. 11.2).

11.3 Angeborene Herzfehler mit Rechts-Links-Shunt (zyanotische Shuntvitien)

Epidemiologie. Viel seltener als azyanotische Shuntvitien.

Pathophysiologie. Es besteht ein Shunt auf Ventrikel- (oder Vorhof-)ebene, wodurch es bei stark behindertem Blutfluss in der Lungenstrombahn (z. B. durch eine ausgeprägte Pulmonalstenose) zu einem Rechts-Links-Shunt kommt; das Blut wird nicht ausreichend oxygeniert. Es kommt zur Zyanose, wenn mehr als 3 g% Hämoglobin nicht mit Sauerstoff beladen sind (daher tritt bei Polyglobulie wesentlich schneller eine Zyanose ein als bei Anämie).

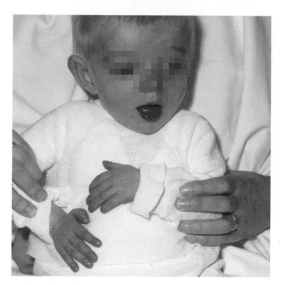

◘ Abb. 11.1. Zyanotische Lippen

Symptomatik. Eine länger bestehende Zyanose (◘ Abb. 11.1) führt zu:
- Polyglobulie
- Trommelschlegelfingern, Uhrglasnägeln

Durch den Rechts-Links-Shunt können Blutgerinnsel, die sonst in der Lungenstrombahn abgefangen werden, in den Körperkreislauf gelangen und zerebrale Läsionen (Hirninfarkt, -abzess) verursachen.

11.3.1 Fallot-Tetralogie

Definition. Zyanotischer Herzfehler mit:
- Pulmonalstenose (meist infundibulär, z. T. auch valvulär oder supravalvulär)
- Hochsitzendem VSD
- Über dem VSD »reitender« Aorta
- Rechtsherzhypertrophie (sekundär)

Epidemiologie. Häufigkeit: ca. 8% der angeborenen Herzfehler, häufigstes zyanotisches Herzvitium; m>w; assoziierte Fehlbildungen sind Aortenbogenanomalien und Down-Syndrom.

Pathophysiologie. Durch die Pulmonalstenose kommt es zu einer verminderten Lungendurchblutung und zum Abfluss des Bluts durch den VSD in die Aorta (Rechts-Links-Shunt). Die Aorta enhält arteriovenöses Mischblut: Blut aus dem rechten Ventrikel über den VSD (venös) und wenig Blut aus der Lunge (arteriell), das regulär über die Lungenvenen in den linken Vent-

rikel fließt. Je ausgeprägter die Pulmonalstenose ist, desto weniger sauerstoffgesättigtes Blut gelangt in den Kreislauf. In Folge kommt es zu Zyanose, reaktiver Polyglobulie und Thrombembolien. Die Pulmonalstenose bedingt eine Druckerhöhung im rechten Ventrikel mit sekundärer rechtsventrikulärer Hypertrophie.

Symptomatik.
- **Keine** Herzinsuffizienzzeichen
- **Zyanose** (abhängig vom Grad der Pulmonalstenose, bei Anstrengung zunehmend):
  - Geringe Pulmonalstenose: fehlende Zyanose (**»pink fallot«**)
  - Hochgradige Pulmonalstenose: am 2.–4. Lebenstag lebensbedrohliche Zyanose
  - Trommelschlegelfinger (◘ Abb. 11.2), Uhrglasnägel
- Trinkschwäche, Dystrophie
- **Hypoxämische Anfälle:** klinisch charakteristisch für die Fallot-Tetralogie: durch Zunahme der infundibulären Stenose kommt es zu anfallsartiger, schwerer Zyanose, Bewusstseinsverlust, z. T. verlaufen die Anfälle tödlich
- **Hockstellung:** die Kinder bevorzugen die Hockstellung: dadurch Erhöhung des systemischen Widerstands und Zunahme der Lungendurchblutung.

Diagnostik.
- **Auskultation:**
  - Raues, niederfrequentes Systolikum (Grad 3/6–5/6) mit p. m. im 2.–3. ICR links (laut).
  - Singulärer, lauter 2. Herzton (veränderte Pulmonalklappe verhindert Pulmonalschlusston).
  - Systolisches Schwirren im 2. ICR links.
- **EKG:** rechtsventrikuläre Hypertrophie, Rechtstyp.
- **Echokardiographie:** Darstellung des VSD, der überreitenden Aorta, der infundibulären oder valvulären Pulmonalstenose (Bestimmung des Schweregrades der Stenose).
- **Röntgen-Thorax:**
  - Unter Umständen rechts-dezendierende Aorta.
  - Fehlendes Pulmonalsegment.
  - Angehobene Herzspitze durch rechtsventrikuläre Hypertrophie (»Holzschuhherz«).
  - Transparentes Lungenparenchym mit verminderter Lungengefäßzeichnung.
- **Herzkatheter:**
  - Darstellung des rechtsventrikulären Ausflusstrakts, der Lungenarterien.
  - Ausschluss aortopulmonaler Kollateralgefäße, zusätzlicher VSDs, Fehlbildungen der Koronararterien (häufig assoziierte Fehlbildungen)

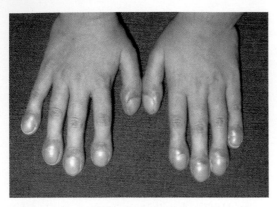

◘ Abb. 11.2. Trommelschlegelfinger bei Fallot-Tetralogie

❶ Bei Fallot-Tetralogie **kontraindiziert** sind positiv inotrope Medikamente (z. B. Digitalis), da sie die infundibuläre Pulmonalstenose verstärken und einen hypoxämischen Anfall auslösen können.

Therapie.
- **Neugeborene** mit Ductus-abhängiger Lungendurchblutung: Offenhalten des Ductus Botalli durch Prostaglandin-Infusion
- **Therapie des hypoxämischen Anfalls:**
  - Beruhigung
  - O_2-Gabe, Knie an die Brust pressen
  - Ggf. Sedierung: Morphin
  - Volumenzufuhr: Humanalbumin
  - Betablocker: Propanolol (Cave: Hypotonie!)
  - Noradrenalin (Erhöhung des systemischen Widerstandes)
- Dauerprophylaxe:
  - Ausreichende Flüssigkeitszufuhr
  - Eisengabe bei Anämie
  - Propanolol zur Prophylaxe hypoxämischer Anfälle
- **Operation** (bei Säuglingen mit hypoxämischen Anfällen):
  - Als Notfalloperation modifizierte **Blalock-Taussig-Anastomose:** End-zu-Seit Goretex-Röhrchen zwischen rechter A. subclavia und rechter Pulmonalarterie, dadurch verbesserte Lungendurchblutung, Erweiterung der A. pulmonalis, des linken Vorhofs und Ventrikels, später Korrekturoperation s. u.
  - **Ballondilatation** der Pulmonalklappe.
  - **Korrekturoperation:**
    - Operativer Verschluss des VSD.
    - Infundibuläre Muskelresektion zur Behebung der infundibulären Stenose.

- Ggf. Erweiterung des rechtsventrikulären Ausflusstrakts und der Pulmonalklappen bzw. Pulmonalgefäße mittels Patch.

11.3.2 Pulmonalatresie mit intaktem Ventrikelseptum

Definition. Die Pulmonalklappe ist atretisch, das Ventrikelseptum ist intakt. Der rechte Ventrikel hat keinen Auslass, er bleibt hypoplastisch. Die **Lungenperfusion** erfolgt ausschließlich über den Ductus Botalli. Diese Fehlbildung ist z. T. mit schweren Koronaranomalien assoziiert (Links-Rechts-Shunt).

Symptomatik. Nach Verschluss des Ductus Botalli (2.–3. Lebenstag) kommt es zu einer lebensbedrohlichen Zyanose.

Diagnostik.
- **Auskultation:** singulärer 2. Herzton, evtl. zusätzlich Trikuspidalinsuffizienzgeräusch: dumpfes Holosystolikum im 4. ICR rechts.
- **Echokardiographie:** Darstellung der Anatomie

Therapie.
- Infusion von Prostaglandin E1 zum Offenhalten des Ductus Botalli.
- Notfalloperation: ggf. modifizierte Blalock-Taussig-Anastomose.
- Interventionell: hochfrequente Perforation und Ballondilatation der Pulmonalklappe (bei günstiger Anatomie).
- Korrekturoperation: Homograft-Implantation zwischen rechtem Ventrikel und Pulmonalarterie.

11.3.3 Transposition der großen Arterien (d-TGA)

Definition. d-TGA = dextro-Transposition der großen Arterien. Fehlerhafte Anatomie der großen Arterien im Bereich des Herzens: die Aorta entspringt aus dem rechten, die Pulmonalarterie aus dem linken Ventrikel, Körper- und Lungenkreislauf sind parallel geschaltet. Die d-TGA ist ohne postnatal weiterbestehende Verbindung zwischen den Kreisläufen (z. B. Ductus Botalli oder ASD) nicht mit dem Leben vereinbar.

Pathophysiologie. Das venöse Blut aus dem Körperkreislauf gelangt in den rechten Vorhof und Ventrikel und wird, ohne mit Sauerstoff angereichert zu werden in die Aorta ausgeworfen. Daneben wird O_2-reiches pulmonales Blut in den linken Ventrikel gepumpt und von dort über die Pulmonalarterie in die Lunge. Ohne Verbindung zwischen den beiden Kreisläufen versterben die Patienten sofort, lebensrettende Erstmaßnahme ist das Offenhalten des Ductus Botalli.

Epidemiologie. Häufigkeit: 5% der angeborenen Herzfehler; m>w.

> **Einteilung der TGA**
> - Einfache TGA: TGA plus Vorhofseptumdefekt und offener Ductus Botalli
> - Komplexe TGA: TGA plus weitere Fehlbildungen: einer oder mehrere Ventrikelseptumdefekte, Pulmonalstenose, Obstruktion im linksventrikulären Ausflusstrakt oder Aortenisthmusstenose.

Symptomatik. Am 1.–4. Lebenstag nach Verschluss des Ductus Botalli kommt es, falls die intratriale Verbindung unzureichend ist, zu einer schweren, lebensbedrohlichen Zyanose, Trinkschwäche und Tachydyspnoe. Ohne Therapie schwere, meist letale Herzinsuffizienz.

Diagnostik.
- **Auskultation:** singulärer, lauter 2. Herzton im 2. ICR
- **EKG:** in der Regel normal, evtl. Rechtstyp
- **Echokardiographie:** Darstellung der TGA und begleitender Fehlbildungen
- **Röntgen-Thorax:** querovales, eiförmiges Herz mit schmalem Gefäßband (»Ei am Faden«), Lungengefäßzeichnung ↑

Therapie.
- **Lebensrettende Erstmaßnahme:** Infusion von Prostaglandin E1 zum Offenhalten des D. Botalli
- **Notfall-Herzkatheter** bei schwerer Zyanose: Ballonatrioseptostomie (Rashkind-Manöver)
- **Einfache TGA:** Korrekturoperation (**arterielle Switch-OP**) bereits in den ersten Lebenstagen: Durchtrennung der großen Arterien, Tausch und Reanastomosierung mit den Gefäßstümpfen, Reanastomosierung der Koronararterien mit der »neuen« Aorta
- **Komplexe TGA:** Korrekturoperation in den ersten Lebenswochen

11.3.4 Truncus arteriosus communis

Definition. Es besteht keine Trennung zwischen Aorta und Pulmonalarterie. Dem Herz entspringt nur ein Gefäß, der Truncus arteriosus communis, daher existiert auch nur eine Semilunarklappe, die Trunkusklappe, die oft vierzipflig und meist insuffizient ist. Die Ventrikel sind über einen VSD miteinander verbunden. Das Blut des Körper-, Lungen- und Koronarkreislaufs vermischt sich, die Lungendurchblutung ist gesteigert, es entsteht eine pulmonale Hypertonie.

Epidemiologie. Häufigkeit: 3% aller angeborener Herzfehler, m>w.

Symptomatik.
- Schwere Herzinsuffizienz in den ersten Lebenstagen bis -wochen mit Dyspnoe, Zyanose, Trinkschwäche, Hepatosplenomegalie und rezidivierenden Infekten.
- Oft schon in den ersten Lebensmonaten kommt es zur Eisenmenger-Reaktion.

Diagnostik.
- **Auskultation:**
  - Singulärer 2. Herzton (es gibt nur eine Semilunarklappe)
  - Meist systolisches Geräusch im 3. ICR beidseits (VSD-Geräusch)
  - Evtl. Austreibungsgeräusch an der Trunkusklappe
- **EKG:** biventrikuläre Hypertrophie mit P-biatriale
- **Echokardiographie:** Darstellung der Anatomie
- **Herzkatheter:** Ausschluss von Abgangsstenosen der Pulmonalarterienhauptäste und Darstellung der exakten Koronaranatomie
- **Röntgen-Thorax:** Lungengefäßzeichnung ↑↑

Therapie.
- Therapie der Herzinsuffizienz
- Korrekturoperation: Verschluss des VSD, der Truncus arteriosus wird zur Aorta, der rechte Ventrikel wird eröffnet und ein Homograft bzw. Conduit wird zwischen rechtem Ventrikel und Pulmonalarterie anastomosiert. Das Operationsrisiko ist hoch.

Prognose. Ohne Operation ca. 80% Letalität im 1. Lebensjahr.

11.3.5 Totale Lungenvenenfehlmündung (TLVF)

Definition. Es besteht keine Verbindung zwischen Lungenvenen und linkem Vorhof.

Einteilung der TLVF
- Suprakardiale Form: Lungenvenen münden in ein Sammelgefäß »Konfluenz« und dann in die V. cava superior.
- Kardiale Form: Lungenvenen münden in den rechten Vorhof oder in den Sinus coronarius.
- Infradiaphragmale Form: Lungenvenen münden direkt in die V. cava inferior oder die Pfortader.

Epidemiologie. Häufigkeit: <1% aller Herzfehler.

Pathophysiologie. Keine Lungenvene mündet in den linken Vorhof. Das sauerstoffreiche Blut gelangt stattdessen in das rechte Herz. Arteriovenöses Mischblut wird vom rechten Vorhof z. T. in den Lungenkreislauf befördert (pulmonalvenöse Überflutung) und z. T. über intraatriale Verbindungen in den Körperkreislauf. Die Lungenvenen sammeln sich oft hinter dem linken Vorhof zu einem »Konfluenz« und drainieren von dort gemeinsam in die obere Hohlvene, die V. anonyma, den Koronarvenensinus, direkt in den rechten Vorhof, in die Pfortader oder in die V. cava inferior. Bei Stenose des »Konfluenz« resultiert eine pulmonalvenöse Stauung.

Symptomatik. In den ersten Lebenswochen:
- Schwere pulmonale Hypertonie, schwere Herzinsuffizienz
- Lungenödem, Hepatomegalie
- Zyanose, Gedeihstörung

Diagnostik.
- **Auskultation:**
  - Feinblasige Rasselgeräusche über der Lunge (Lungenödem)
  - Uncharakteristisches Holosystolikum im 2.–3 ICR links (meist Grad 3/6)
  - Singulärer, lauter 2. Herzton (pulmonale Hypertonie)
- **EKG:** schwere Rechtsherzhypertrophie bei geringen linksventrikulären Potenzialen
- **Echokardiographie:** deutlich vergrößerter rechter Ventrikel
- **Röntgen-Thorax:** Kardiomegalie, Lungenstauung

Therapie.
- Zunächst maschinelle Beatmung zur Behandlung eines Lungenödems und zur hämodynamischen Stabilisierung.
- Dann operative Seit-zu-Seit-Anastomose des Lungenvenenkonfluenz mit dem linken Vorhof und Verschluss des Vorhofseptums.

11.4 Funktionell univentrikuläre Herzen – komplexe angeborene Herzfehler

Definition. Angeborene, komplexe Herzfehler mit nur einem funktionsfähigem Ventrikel (»dominanter Ventrikel«). Der andere Ventrikel ist so unterentwickel, dass er seiner Funktion nicht nachkommen kann (»rudimentärer Ventrikel«). Diese Herzfehler sind immer zyanotisch.

11.4.1 Trikuspidalatresie

Definition. Die Verbindung zwischen rechtem Vorhof und Ventrikel fehlt. Das venöse Blut fließt durch einen ASD in den linken Vorhof, mischt sich dort mit dem arteriellen Blut und fließt als Mischblut in den dominanten linken Ventrikel. Der rudimentäre rechte Ventrikel wird über einen VSD erreicht. Häufig assoziierte Fehlbildungen sind Pulmonalstenose, -atresie oder d-TGA.

Symptomatik/Diagnostik.
- Bei fehlender Pulmonalstenose: Herzinsuffizienz
- Bei Pulmonalatresie: Zyanose
- **EKG:** überdrehter Linkstyp

11.4.2 Mitralatresie

Definition. Statt der Mitralklappe ist eine atretische Membran (imperforierte Klappe) vorhanden. Das Blut aus den Lungenvenen gelangt über einen ASD aus dem linken in den rechten Vorhof. Häufig assoziierte Fehlbildungen sind Pulmonalstenose, -atresie oder d-TGA.

Symptomatik. Evtl. Lungenvenenstauung mit Lungenödem, pulmonaler Hypertonie und Zyanose.

Therapie. Entlastung der Lungenvenenstauung bei restriktivem ASD mittels Ballonatrioseptostomie.

11.4.3 Double Inlet Left/Right Ventricle

Definition. Die AV-Klappenebene ist so verschoben, dass die beiden AV-Klappen in einen gemeinsamen, dominanten, linken (rechten) Ventrikel münden. Der andere Ventrikel füllt sich jediglich über einen VSD. Häufig assoziierte Fehlbildungen sind Pulmonalstenose, -atresie, d-TGA oder Lungenvenenfehlmündung. Die Fehlbildungen bestimmen die Klinik, die Korrektur erfolgt operativ.

11.4.4 Hypoplastisches Linksherzsyndrom

Definition. Atretische Aortenklappe oder kritische Aortenstenose und/oder atretische oder hochgradig stenotische Mitralklappe. Der linke Ventrikel hat keinen funktionstüchtigen Auslass oder Einlass, er bleibt hypoplastisch. Die Aorta aszendens wird nicht vom linken Ventrikel perfundiert und bleibt auch hypoplastisch. Das Blut aus den Lungenvenen kann nur über eine Lücke im Vorhofseptum in den linken Ventrikel abfließen und gelangt zusammen mit dem venösen Blut in den rechten Ventrikel. Vom rechten Ventrikel wird dieses Mischblut in die A. pulmonalis gepumpt, fließt von dort in die Lungenstrombahn und durch den Ductus Botalli in die Aorta. Der Ductus Botalli versorgt also den Körperkreislauf. Aortenbogen und A. ascendens werden retrograd perfundiert, die A. ascendens versorgt die Koronargefäße.

Therapie. Vorbereitung auf die univentrikuläre Korrektur: **Norwood-Operation:** Konstruktion einer Neoaorta aus der Pulmonalarterie und der hypoplastischen Aorta mit Anlage einer modifizierten Blalock-Taussig-Anastomose oder eines Goretex-Shunts zwischen dem rechten Ventrikel und den Pulmonalgefäßen.

11.4.5 Therapie: univentrikuläre Korrektur

Definition.
Operation nach Fontan
Das venöse Gefäßsystem wird mit der Pulmonalarterie so verbunden, dass das Blut passiv in die Lungenstrombahn fließt. Die Operation wird möglichst früh durchgeführt, um die Ventrikel frühzeitig von der Volumenarbeit zu entlasten und die Zyanose kurz zu halten.

Statt der ursprünglichen Fontan-Operation wird heute zunehmend die **Totale Kavopulmonale Anastomose** durchgeführt:

- 1. Schritt (im 1. Lebensjahr): Glenn-Operation oder Hemifontan-Operation (auch partielle kavo-pulmonale Anastomose; PCPC): Schaffen einer Verbindung der oberen Hohlvene mit der rechten Pulmonalarterie, Unterbindung des Pulmonalarterienstamms.
- 2. Schritt (im 2.-3. Lebensjahr): Komplettierung zur totalen kavopulmonalen Anastomose durch Schaffen eines intra- oder extraatrialen Tunnels, durch den das Blut der unteren Körperhälfte in die Pulmonalarterie geleitet wird.

Komplikationen. Postoperativ kann der erhöhte venöse Druck zu Pleuraergüssen, Perikardergüssen, Aszitesbildung und Hepatopathie führen. Schwerwiegendes Problem ist die »Proteinverlust-Enteropathie«: durch erhöhten venösen Druck kommt es zur Steigerung des Pfortaderdrucks und zum intestinalen Eiweißverlust mit Aszites und Ödemen. Im Langzeitverlauf führt die Überdehnung des rechten Vorhofs zu supraventrikulären Rhythmusstörungen. Jede Steigerung des pulmonalen Widerstandes kann für die Patienten letal sein.

11.5 Herzfehler ohne Shunt

11.5.1 Herzklappenfehler

Pulmonalstenose
Definition. Behinderung des Ausflusstrakts des rechten Ventrikels in die Pulmonalarterie.

Einteilung der Herzklappenfehler
Nach Lokalisation:
- **Valvuläre Pulmonalstenose:** Stenose der Klappe
- **Subvalvuläre Pulmonalstenose:** Einengung des rechtsventrikulären Ausflusstrakts durch eine fibromuskuläre Stenose unterhalb der Klappenebene.
- **Supravalvuläre Pulmonalstenose:** Stenose oberhalb der Klappenebene am Hauptast der Pulmonalarterie oder an den Abzweigungen der beiden Hauptäste in kleinere Äste.
- **Periphere Stenose:** Stenose der peripheren Lungenarterien.

Nach Schweregrad:
- **Leichte Stenose:** Druckgradient <30 mmHg
- **Mittelschwere Stenose:** Druckgradient 30–80 mmHg
- **Schwere Stenose:** Druckgradient >80 mmgHg

Symptomatik.
- Leichte Insuffizienz: symptomlos.
- Mittlere Insuffizienz: verminderte körperliche Belastbarkeit, Belastungsdyspnoe, Schwitzen, Trinkschwäche, Gedeihstörung.
- Schwere Insuffizienz: kardiogener Schock.

Diagnostik.
- **Untersuchung:** Pulsus celer et altus; »Wasserhammerpuls«
- **Blutdruck:**
  - Große Blutdruckamplitude
  - Systolischer Blutdruck ↑↑ (durch großes Schlagvolumen)
  - Diastolischer Blutdruck ↓↓ (durch Windkesselfunkton und Reflux)
- **Auskultation:**
  - Diastolisches Decrescendogeräusch: leises, gießendes Diastolikum im 4. ICR links (Grad 2/6–3/6), am besten am sitzenden, nach vorne übergebeugten Kind.
  - Häufig besteht die Aorteninsuffizienz sekundär aufgrund einer Aortenstenose, in diesem Fall: systolisches Austreibungsgeräusch.
- **EKG:**
  - Linksventrikuläre Hypertrophie und linksventrikuläre Volumenbelastung, p-mitrale.
  - Schwere Formen: Repolarisationsstörungen.
- **Echokardiographie:**
  - Darstellung der Insuffizienz, evtl. TEE (transösophageale Echokardiographie).
- **Röntgen-Thorax:**
  - Ausladender linker Ventrikel (»Schuhform«).
  - Prominenter Aortenknopf.

Therapie.
- Leichte Insuffizienz: keine Therapie.
- Mäßige Insuffizienz: Nachlast-Senkung (ACE-Hemmer, z. B. Captopril) zur Steigerung des Vorwärtsvolumens und zur Reduktion der Regurgitation.
- Schwere Insuffizienz: Klappenersatz oder Ross-Operation (▶ Kap. 11.5.1).

Mitralvitien

Definition. Die seltene kongenitale Mitralstenose tritt häufig in Kombination mit anderen Vitien auf. Erworbene Mitralvitien (z. B. nach rheumatischem Fieber) können stenotisch oder insuffizient sein. Eine Mitralinsuffizienz kann u. a. auch nach Operation eines AV-Kanals, bei Zustand nach Endokarditis oder im Rahmen eines Marfan-Syndroms auftreten. Durch eine Mitralinsuffizienz ensteht ein erhöhter Druck im linken Vorhof mit pulmonalvenöser Stauung.

Symptomatik. Mitralinsuffizienz:
- Lungenödem, Dyspnoe, bei Rückstau: Rechtsherzinsuffizienz (Hepatomegalie).
- Mildere Mitralvitien: Herzinsuffizienz tritt erst bei Belastung auf.

Diagnostik.
- **Auskultation:**
- Bei Mitralstenose:
  - Paukender 1. Herzton und MÖT (Mitralöffnungston) kurz vor der Diastole durch lautes Umschlagen der Mitralsegel.
  - Rumpelndes Diastolikum, das verzögert nach dem 2. Herzton beginnt.
  - Betonung der 2. Komponente des 2. Herztons bei pulmonaler Drucksteigerung.
- Bei Mitralinsuffizienz:
  - »Gießendes«, bandförmiges Holosystolikum sofort nach dem 1. Herzton über der Herzspitze, Ausstrahlung in die linke Axilla (Grad 2/6–3/6).
- **EKG:**
  - Nur bei ausgeprägten Vitien: p-mitrale (doppelgipfliges P, Dauer >100–120 ms).
  - Bei Mitralstenose: Rechtsherzhypertrophie durch Lungenstauung.
  - Bei Mitralinsuffizienz: Linksherzhypertrophie durch Volumenbelastung des linken Ventrikels.
  - Vorhofüberdehnung mit supraventrikulären Rhythmusstörungen.
- **Echokardiographie:**
  - Darstellung der anatomischen Veränderungen.
- **Röntgen-Thorax:**
  - Vergrößerter, linker Vorhof, dargestellt durch Aufspreizung der Trachealbifurkation und Impression des Ösophagus.
  - Einengung des Retrosternalraums im Seitenbild.
  - Mitralform: »stehende Eiform«
  - Lungenstauung: unscharfe Gefäßzeichnung, zentrale Transparenzminderung (milchglasartig), Kerley-Linien: horizontale Linien in den Interlobärspalten.

Therapie.
- Mitralstenose: rekonstruktive Chirurgie; Klappenersatz möglichst vermeiden (bei mechanischer Klappe Antikoagulation notwendig).

Mitralinsuffizienz: Nachlastsenker (ACE-Hemmer) zur Steigerung des Auswurfs in die Aorta, in schweren Fällen operative Klappenkonstruktion mit Raffung der Mitralklappe, Naht des Schlitzes in der Mitralklappe oder Klappenersatz.

❗ Kunstklappen der Mitralis sind im Kindesalter problematisch, da die Antikoagulation noch konsequenter als nach Aortenersatz durchgeführt werden muss und der Klappenring nicht mitwächst.

11.5.2 Fehlbildungen des Aortenbogens

Aortenisthmusstenose

Definition. Verengung der Aorta im Bereich des Aortenisthmus am Übergang des Aortenbogens zur A. descendens, zwischen linker A. subclavia und Ductus Botalli.

Einteilung der Aortenisthmusstenose
- Präduktal: Stenose vor dem Ductus Botalli (infantile Form) (❏ Abb. 11.3).
- Postduktal: Stenose nach dem Ductus Botalli (Erwachsene).

Epidemiologie/Ätiologie. Häufigkeit: 7% aller angeborenen Herzfehler; 20% der Patienten mit Ullrich-Turner-Syndrom; m>w; Entstehung durch versprengtes Ductusgewebe, das sich nach der Geburt zusammenzieht.

Pathophysiologie. Präduktale Stenose: Die Perfusion der unteren Körperhälfte erfolgt ausschließlich über den Ductus Botalli, da die Aortenstenose meist so hochgradig ist, dass kaum Blut über die Stenose in die A. descendens und in die untere Körperhälfte gelangt. Die untere Körperhälfte wird nahezu ausschließlich mit venösem Blut über die A. pulmonalis und den Ductus Botalli versorgt. Die untere Körperhälfte ist zyanotisch,

es besteht eine deutliche Blutdruckdifferenz zwischen oberer und unterer Extremität.

❗ Bei präduktaler Aortenisthmusstenose kommt es am 2.–14. Lebenstag durch den Verschluss des Ductus Botalli zur akuten Dekompensation und einer absoluten Mangelversorgung der unteren Körperhälfte. Es ist daher bei Neugeborenen essenziell, immer auch die Leistenpulse zu tasten.

Postduktale Stenose: Der linke Ventrikel hypertrophiert aufgrund der Druckbelastung, in der oberen Körperhälfte besteht eine Hypertonie (über A. ascendens und Aortenbogen plus abgehende Gefäße) und in der unteren Körperhälfte eine Hypotonie und eine Mangelversorgung (über A. descendens und A. abdominalis). Die Versorgung der unteren Körperhälfte erfolgt z. T. über Kollateralen (A. mammaria, Interkostalarterien), die sich im Röntgenbild als Rippenusuren darstellen.

Symptomatik.
Präduktale Stenose:
- Neugeborene: Zyanose, Trinkschwäche, Gedeihstörung, Hepatosplenomegalie
- Dekompensation nach Verschluss des Ductus Botalli am 2.–14. Lebenstag:
    - schwere Herzinsuffizienz, **lebensbedrohliche** Hypoxie, Dyspnoe, prärenales Nierenversagen durch mangelnde Perfusion der unteren Körperhälfte, ohne Therapie 90%ige Letalität.

Postduktale Stenose:
- Zunächst symptomfrei, bei einer Vorsorgeuntersuchung fallen Herzgeräusch und Pulsdifferenz auf.
- Kleinkinder: Kopfschmerzen, Nasenbluten, kalte Füße, Wadenschmerzen bei Belastung.
- Schulalter: Claudicatio intermittens
- Erwachsene: Gefahr des zerebralen Insults durch Hypertonus in der oberen Körperhälfte.

Diagnostik.
- **Blutdruck:**
    - Blutdruckdifferenz zwischen oberer (Hypertonus) und unterer (Hypotonus) Extremität.

❏ **Abb. 11.3.** Einteilung der Aortenisthmusstenose. Von links nach rechts: präduktale, iuxtaduktale und postduktale Form

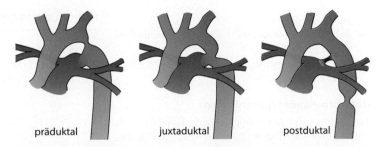

präduktal   juxtaduktal   postduktal

— Pulsus celer et altus an der oberen, kaum tastbare Pulse an der unteren Extremität.
- **Auskultation:**
  — Präduktale Stenose: 2–3/6 Systolikum im 3./4. ICR links, lauter 2. Herzton mit betonter Pulmonaliskomponente.
  — Postduktale Stenose: Systolikum dorsal, links paravertebral bis in die frühe Diastole.
- **EKG:**
  — Präduktale Stenose: Rechtsherzbelastung (durch Versorgung der unteren Körperhälfte über den Ductus Botalli).
  — Postduktale Stenose: Linksherzhypertrophie.
- **Echokardiographie:**
  — Darstellung der Stenose, Darstellung eines Rechts-Links-Shunts bei präduktaler AIS.
- **Röntgen-Thorax:**
  — Präduktale Stenose: prominentes Pulmonalsegment, Lungengefäßzeichnung im Hilusbereich ↑, peripher ↓
  — Postduktale Stenose: prominente A. ascendens und prominenter Aortenknopf, Rippenusuren am Unterrand der Rippen (Kollateralkreisläufe).

Therapie.
- **Präduktale Stenose:**
  — Neugeborene: Prostaglandin-E-Infusion zum Offenhalten des Ductus Botalli (lebensrettend).
  — Zügige operative Korrektur: Resektion der Stenose, Verschluss des Ductus Botalli.
  — Evtl. Ballondilatation einer Restenose.
- **Postduktale Stenose:**
  — Operative Korrektur (Erwachsene: evtl. Stent-Implantation in den Aorthenisthmus).
  — Evtl. Ballondilatation einer Restenose.

❶ Postoperativ kann es zur paradoxen Hypertension kommen durch Fehlreaktion der prästenotisch gelegenen Barorezeptoren, die an erhöhte Blutdruckwerte adaptiert sind. Schwerwiegendste Operationskomplikation ist die Paraplegie aufgrund einer Ischämie des Rückenmarks.

Prognose.
- **Präduktale Stenose:** ohne Therapie Letalität 90% im 1. Lebensjahr.
- **Postduktale Stenose:** wesentlich bessere Prognose, Operationsrisiko 1%.

Unterbrochener Aortenbogen

Ein Segment des Aortenbogens fehlt, Überleben nur durch den offenen Ductus Botalli möglich, der die An-

teile hinter der Unterbrechung und die untere Körperhälfte versorgt. Schwere Herzinsuffizienz im Neugeborenenalter. Therapie: Prostaglandin-Infusion und operative Korrektur.

Doppelter Aortenbogen, Ring- und Schlingenbildung

Definition. Durch Fehlentwicklung des embyonal doppelseitig angelegten Aortenbogens und des Ductus Botalli entstehen vaskuläre Schlingen, die durch Druck zu Tracheo- und Bronchomalazie führen.

Symptomatik. Inspiratorischer Stridor, Dyspnoe; selten Dysphagie.

Diagnostik. Darstellung der Anatomie durch Echokardiographie, Röntgen-Thorax mit Ösophagogramm, 3-D-Rekonstruktionen aus MRT und Spiral-CT, ggf. Angiographie, ggf. Bronchographie/Bronchoskopie.

Therapie.
- Hochlagerung, milde Sedierung.
- Abschwellende Maßnahmen bei Infekten, ggfs. Inhalation mit Suprarenin.
- Operativ: laterale Thorakotomie mit Ligatur und Durchtrennung der Schlinge, selten Resektion des veränderten Trachealknorpels.

Bland-White-Garland-Syndrom

Definition. Fehlerhafter Ursprung der linken Koronararterie aus der Pulmonalarterie. Mit dem postnatal fallenden Pulmonalarteriendruck kommt es zu Ischämie und Infarkt. Symptomatisch werden die Kinder mit plötzlichem Schreien zwischen der 2. Lebenswoche und dem 2. Lebensmonat (pektanginöse Beschwerden), Herzinsuffizienz. Diagnose durch EKG (Infarkt, Ischämie, Repolarisationsstörung, R-Verlust).

Therapie/Prognose. Schnelle Operation mit Reimplantation der Koronararterie in die Aorta. Die Prognose hängt von der Erholung des Myokards nach der Ischämie ab.

11.6 Kardiomyopathien

Definition. Erkrankungen des Herzmuskels, die mit einer kardialen Funktionsstörung einhergehen.

Einteilung

- Dilatative / Restriktive / Hypertrophe Kardiomyopathien
- Arrhythmogene rechtsventrikuläre Kardiomyopathien (ARCM)
- Spezifische Kardiomyopathie: ischämisch, entzündlich, toxisch, neuromuskulär

Dilatative Kardiomyopathie

Definition. Dilatation insbesondere des linken Ventrikels bei geringer oder fehlender Myokardhypertrophie und deutlicher systolischer Funktionseinschränkung. Es entsteht ein »Low-cardiac-output-Syndrom«: durch die Dilatation kommt es zur systolischen Dysfunktion des linken Ventrikels mit Lungenödem und verminderter renaler Perfusion.

Ätiopathogenese.
- Zustand nach Myokarditis (häufigste Form)
- Idiopathisch
- Familiäre Formen, X-chromosomal vererbte Formen (30%)
- Im Rahmen sonstiger Erkrankungen: Myopathien, Stoffwechselerkrankungen, neurodegenerative oder endokrinologische Erkrankungen, Intoxikationen oder im Rahmen einer onkologischen Therapie (z. B. mit Adriablastin)

Symptomatik.
- Meist jahrelang keine Symptome. Dann erhöhte Infektanfälligkeit, verminderte Belastbarkeit, Gedeihstörung, Lustlosigkeit, Müdigkeit. Bei Dekompensation Herzinsuffizienz, Dyspnoe, Zentralisation, Ödeme, kardiogener Schock.

Diagnostik.
- **Klinische Untersuchung:** bei chronischem Verlauf »Herzbuckel«
- **Auskultation:** 3. und 4. Herzton (Galopprhythmus), Mitralinsuffizienzgeräusch über der Apex (Grad 2/6), feinblasige Rasselgeräusche über der Lunge (Lungenödem).
- **EKG:** Linkshypertrophie, Repolarisationsstörung, p-mitrale.
- **Echokardiographie:** vergrößerter linker Ventrikel, verminderte Ejektionsfraktion.
- **Röntgen-Thorax:** Kardiomegalie, kardiale Stauung, vergrößerter linker Vorhof.
- **Herzkatheter:** Myokardbiopsie

Therapie.
- Therapie der Herzinsuffizienz.
- Bei Dekompensation intensivmedizinische Therapie, ggf. Implantation eines kreislaufunterstützenden Systems (»assist-device«) als Überbrückung zur Herztransplantation.

Prognose. 5-Jahres-Überlebensrate: 60%.

Hypertrophe Kardiomyopathie (HCM)

Synonym. IHSS: idiopathische hypertrophe Subaortenstenose

Definition. Genetisch bedingte, inadäquate Myokardhypertrophie, v. a. im Bereich des Ventrikelseptums mit (HOCM: hypertroph obstruktive Kardiomyopathie) oder ohne Obstruktion (HCM) des linksventrikulären Ausflusstrakts. Es kommt zu einer endsystolischen (dynamischen) Obstruktion der linksventrikulären Ausflussbahn durch Septumhypertrophie, ggf. mit Mitralinsuffizienz und zur Einschränkung der diastolischen Relaxation durch verminderte Dehnbarkeit des Ventrikels (»diastolic stiffness«).

Ätiopathogenese.
- 50% familiär (autosomal-dominant vererbt; im Rahmen multipler Gendefekte, die kardiale Strukturproteine betreffen, z. B. Troponin t, Myosinketten, α-Tropomyosin).
- 50% sporadisch (im Rahmen von Syndromen: z. B. Noonan-Syndrom oder Speichererkrankungen).

Symptomatik. Die Patienten sind oft beschwerdefrei, ohne Vorboten kommt es zum plötzlichen Herztod durch ventrikuläre Tachykardien, Leitungsstörungen oder Ischämien.

Diagnostik.
- **Auskultation:** Spätsystolikum im 4. ICR links (Subaortenstenose), Mitralinsuffizienzgeräusch über der Apex.
- **EKG:** ausgeprägte linksventrikuläre Hypertrophie: fehlende Q-Zacken, Repolarisationsstörungen.
- **Echokardiographie:** Darstellung der linksventrikulären Hypertrophie, Messung der Druckgradienten über der Stenose, Darstellung der Mitralinsuffizienz.
- **Herzkatheter:** Bestimmung des Grades der Hämodynamik (Ausmaß der pulmonalvenösen Stauung), evtl. Myokardbiopsie zum Ausschluss einer Systemerkrankung.

Therapie.
- Verbesserung der diastolischen Füllung und Verminderung der Obstruktion durch Betablocker (z. B. Propanolol) **oder** Kalziumantagonisten (z. B. Verapamil); **Cave:** keine gemeinsame Anwendung!
- Reduktion des Risikos eines plötzlichen Herztods durch Amiodaron oder Implantation eines internen Defibrillators.
- Operativ: Myektomie der subvalvulären Muskulatur (Subaortenstenose).
- Alternativ: Embolisation des ersten Septalasts der linken Koronararterie mit folgender Infarzierung und Myokarduntergang.

❶ - Bei HCM **kontraindiziert** sind
  - Positiv inotrope Medikamente (z. B. Digitalis)
  - Sympathomimetika
  - Vor-/Nachlastsenker (z. B. Nitrate, ACE-Hemmer), da diese zu einer Verschlechterung der Obstruktion und zur kardialen Dekompensation führen können.
- 2. Körperliche Belastung kann zum Sekundenherztod führen
- 3. Bei HOCM besteht ein hohes Endokarditisrisiko, eine konsequente Endokarditisprophylaxe muss eingehalten werden.

Differenzialdiagnosen. HCM durch Nesiodioblastose, Morbus Pompe und im Rahmen toxisch-medikamentöser Schädigung z. B. durch ACTH, Kortikoide oder bei Neugeborenen diabetischer Mütter.

Prognose. 10-Jahres-Überlebensrate: 95%.

Restriktive Kardiomyopathie

Definition/Ätiologie. Seltenere Form der Kardiomyopathie mit verminderter diastolischer Dehnbarkeit der Ventrikel. Die Ventrikel sind klein, die Vorhöfe massiv dilatiert. Die Ätiologie ist fast immer unklar.

Symptomatik.
- Lungenstauung, Lungenödem mit Tachydyspnoe
- Rezidivierende Infekte
- Rhythmusstörungen durch Vorhofüberdehnung

Diagnostik.
- **EKG:** p-biatriale
- **Echokardiographie:** massiv dilatierte Vorhöfe, kleine Ventrikel
- **Herzkatheter:** deutlich erhöhte Füllungsdrücke
- Evtl. **Myokardbiopsie**

Therapie.
- Keine gesicherte Therapie, einzig definitive Therapie: Herztransplantation
- Symptomatisch: Therapie der Rhythmusstörungen

11.7 Erworbene Herzerkrankungen

Bakterielle Endokarditits

Definition. Akute oder subakute Entzündung der Herzklappen, des Endokards oder des Endothels der herznahen großen Arterien.

Pathophysiologie. Turbulente Blutströmungen bei kardiovaskulären Fehlbildungen prädisponieren zu bakterieller Endokarditis (in 90% liegen angeborene Herzfehler vor). An den Läsionen entwickeln sich thrombotische Auflagerungen, an denen sich bevorzugt grampositive Bakterien anlagern. Betroffen sind meist Mitral- und Aortenklappe.

Ätiopathogenese.
- Häufigste Erreger sind bei der **subakuten Endokarditis (»Endokarditis lenta«, 50%)** vergründende α-hämolysierende Streptokokken (S. viridans) und bei der **akuten Endokarditis** (30%) Staphylokokken, anders als bei Erwachsenen im Kindesalter selten Enterokokken.
- Die Eintrittspforte der Erreger ist häufig der Oropharynx (S. viridans), die Haut (Abszesse, Akne: Staphylokokken) und der Gastrointestinal- und Urogenitaltrakt (Enterokokken).

Symptomatik.
- **Subakute Endokarditis:**
  - Anfangs meist unspezifische Symptome: Fieber, Leistungsknick, Appetitlosigkeit, Nachtschweiß, subfebrile Temperaturen.
  - Im Verlauf Splenomegalie, durch Embolien neurologische Symptome (z. B. Paresen, Verwirrtheit).
  - »Osler-Knötchen« an Palmae und Plantae (Immunvaskulitis).
- **Akute Endokarditis:**
  - Septisches Krankheitsbild bei Staph.-aureus-Endokarditis, kann innerhalb weniger Tage zu Herzinsuffizienz, Nierenversagen und Koma führen.
  - Bakterielle Embolien mit Abszessbildung.

❶ Fieber bei bakterieller Endokarditis wird häufig als »banaler Infekt« fehlgedeutet und ungenügend mit Antibiotika behandelt, was zur Verschleierung des Krankheitsbilds führt. Bei Kindern mit angeborenem Herzfehler ist stets sorgfältig nach der Ursache des Fiebers zu suchen.

Diagnostik.
- **Auskultation:** In ca. 40% der Fälle: neues systolisches oder diastolisches Herzgeräusch als Hinweis auf eine Klappeninsuffizienz.
- **Labor:** CRP ↑, BKS ↑, Leukozytose mit Linksverschiebung, Anämie, bei langen Verläufen: Mikrohämaturie durch immunologisch bedingte Glomerulonephritis.
- **Erregernachweis:** durch 4–6 Blutkulturen, abgenommen im Abstand von 4 h im Fieberanstieg.
- **Echokardiographie** (ggf. transösophageal): Klappenvegetationen und -destruktionen.

Differenzialdiagnosen.
- Rheumatisches Fieber
- Morbus Still
- Systemischer Lupus erythematodes (Libman-Sacks-Endokarditis)

Therapie.
- Symptomatisch: Bettruhe, Antipyrese
- Gezielte i. v.-antibiotische Therapie, Beginn **nach** Abnahme der Erregerdiagnostik, Therapiedauer: Streptokokken ca. 4 Wochen, Staphylokokken ca. 6 Wochen, bei noch fehlendem Keimnachweis Therapiebeginn, z. B. mit Vancomycin plus Gentamycin i. v.
- Bei Staphylokokken: häufig operative Sanierung notwendig wegen des Embolierisikos und der Ineffektivität der antibiotischen Therapie.
- Ggfs. operativer Klappenersatz.

Komplikationen.
- Klappendestruktion mit folgender Klappeninsuffizienz (Therapie: Klappenersatz).
- Ablösung von Vegetationen und Apoplex oder Lungenembolie, bei α-hämolysierenden Streptokokken in ca. 30%, bei anderen Erregern in bis zu 60%.
- In 30% renale Beteiligung: Glomerulonephritis mit Hämaturie.

Prognose. Ernst: Letalität bei Streptokokken-Endokarditis 10%, bei Staphylokokken-Endokarditis: 30%; Folgeschäden in 50%.

Prävention.
- Korrekturoperationen von Herzfehlern im Säuglingsalter zur Senkung des Endokarditisrisikos.
- Gute Mund- und Zahnhygiene (Oropharynx ist die Haupteintrittspforte).
- »Endokarditis-Prophylaxe« bei Risikopatienten und bei operativen oder interventionellen Eingriffen ◘ Tab. 11.1, ◘ Tab. 11.2.

Akute Myokarditis

Definition/Ätiologie. Akute Entzündung des Herzmuskels mit disseminierten oder multifokalen Entzündungsherden, akuter Ventrikeldilatation und globaler Funktionseinschränkung. Die häufigsten Erreger sind Viren, z. B. Coxsackie-Viren: Sommergrippe, auch Influenza-, Echo-, Adenoviren und EBV, seltener Bakterien oder Protozoen oder toxische Myokarditis bei Diphtherie.

Symptomatik. Akute Herzinsuffizienz nach vorausgegangenem Virusinfekt:
- Schwäche, Tachykardie, Dyspnoe, Blässe
- Hepatomegalie, obere Einflussstauung
- Rhythmusstörungen

◘ **Tab. 11.1.** Patienten mit der höchsten Wahrscheinlichkeit eines schweren oder letalen Verlaufs einer infektiösen Endokarditis

- Patienten mit Klappenersatz (mechanische und biologische Prothesen)
- Patienten mit rekonstruierten Klappen unter Verwendung von alloprothetischem Material in den ersten 6 Monaten nach Operation[a, b]

- Patienten mit überstandener Endokarditis

- Patienten mit angeborenen Herzfehlern
  - Zyanotische Herzfehler, die nicht oder palliativ mit systemisch-pulmonalem Shunt operiert sind
  - Operierte Herzfehler mit Implantation von Conduits (mit oder ohne Klappe) oder residuellen Defekten, d. h. turbulenter Blutströmung im Bereich des prothetischen Materials
- Alle operativ oder interventionell unter Verwendung von prothetischem Material behandelten Herzfehler in den ersten 6 Monaten nach Operation[b]

- Herztransplantierte Patienten, die eine kardiale Valvulopathie entwickeln

[a] In diesem Punkt unterscheidet sich das vorliegende Positionspapier von den AHA-Leitlinien.
[b] Nach 6 Monaten wird eine suffiziente Endothelialisierung der Prothesen angenommen.

Aus Naber CK et al. (2007) Prophylaxe der infektiösen Endokarditis. Kardiologie 1:247, 248

□ Tab. 11.2. Empfohlene Prophylaxe vor zahnärztlichen Eingriffen[a]

Situation	Antibiotikum	Einzeldosis 30–60 min vor dem Eingriff	
		Erwachsene	Kinder
Orale Einnahme	Amoxicillin[b]	2 g p. o.	50 mg/kg p. o.
Orale Einnahme nicht möglich	Ampicillin[b, c]	2 g i. v.	50 mg/kg i. v.
Penicillin- oder Ampicillinallergie – orale Einnahme	Clindamycin[d, e]	600 mg p. o.	20 mg/kg p. o.
Penicillin- oder Ampicillinallergie – orale Einnahme nicht möglich	Clindamycin[c, e]	600 mg i. v.	20 mg/kg i. v.

[a] Zu Besonderheiten der Prophylaxe vor Eingriffen am Respirations-, Gastrointestinal- oder Urogenitaltrakt sowie an infizierten Haut- und Hautanhangsgebilden und am muskuloskelettalen System s. Text.

[b] Penicillin G oder V kann weiterhin als Alternative verwendet werden.

[c] Alternativ Cefazolin, Ceftriaxon 1 g i. v. für Erwachsene bzw. 50 mg/kg i. v. bei Kindern.

[d] Alternativ Cefalexin: 2 g p. o. für Erwachsene bzw. 50 mg/kg p. o. bei Kindern oder Clarithromycin 500 mg p. o. für Erwachsene bzw. 15 mg/kg p. o. bei Kindern.

[e] Cave: Cephalosporine sollten generell nicht appliziert werden bei Patienten mit vorangegangener Anaphylaxie, Angioödem oder Urtikaria nach Penicillin- oder Ampicillingabe.

Aus Naber CK et al. (2007) Prophylaxe der infektiösen Endokarditis. Kardiologie 1:247, 248

11

❶ Bei akuter Myokarditis ist eine Monitorüberwachung erforderlich (Gefahr des plötzlichen Herztodes durch Kammerflimmern oder AV-Block).

Diagnostik.
- **Auskultation:** Leise Herztöne, 3. und 4. Herzton, häufig Mitralinsuffizienzgeräusch
- **Labor:** Entzündungsparameter ↑, evtl. CK, CK-MB ↑, Serologie: Nachweis viraler Antikörper
- **EKG:** Störungen der Erregungsleitung, Erregungsrückbildung, auffällig gekerbte T-Wellen, ventrikuläre Arrhythmien, bei Perikarditis: ST-Hebung
- **Echokardiographie:** Dilatation des linken Ventrikels, Funktionseinschränkung
- **Röntgen-Thorax:** unspezifische Kardiomegalie, Lungenstauung

Therapie. Bettruhe für 10–14 Tage, O_2-Zufuhr, Diuretika, Antiarrhythmika; evtl. Immunglobuline.

Prognose.
- Letalität 25%
- Komplikation: sekundäre, dilatative Kardiomyopathie

Perikarditis

Definition. Entzündung des Perikards, als **Pericarditis sicca:** fibrinöse Entzündung oder als **Pericarditis exsudativa:** exsudative Entzündung mit hämorrhagischem, serösem oder purulentem Erguss.

Ätiopathogenese.
- Hämatogene Infektion durch: Viren (z. B. Coxsackie, Influenza) oder Bakterien (z. B. Staphylokokken, Streptokokken, Pneumokokken, Meningokokken, Hämophilus influenza, Mykobakterien) oder im Rahmen einer Sepsis.
- Fortgeleitete Infektion ausgehend von Lunge, Pleura, Myokard, Mediastinum.
- »Polyserositis«: seröse Begleitergüsse bei Systemerkrankungen.
- Begleitergüsse bei Malignomen.
- »Postkardiotomie-Syndrom«: 1–3 Wochen nach einem herzchirurgischen Eingriff mit Perikarderöffnung tritt ein seröser Perikarderguss auf, meist selbstlimitierend.

Symptomatik.
- Abgeschlagenheit, blass-graues Hautkolorit, Fieber
- Thoraxschmerzen
- Später: Zyanose, Tachydyspnoe, Tachykardie
- Herzinsuffizienz mit oberer Einflussstauung, Hepatomegalie, Aszites und peripheren Ödemen.

Diagnostik.
- **Labor:** Entzündungszeichen↑ (Leukozyten, BKS, CRP↑), Blutkulturen, Virusserologie.
- **Auskultation:** »Perikard-Reiben«: raues, systolisch-diastolisches Herzgeräusch (bei Erguss nimmt das Herzgeräusch ab), abgeschwächte Herztöne.
- **EKG:** Niedervoltage (durch Erguss), Repolarisierungsstörung, Zeichen der Aussenschichtschädi-

gung: konkav gehobene ST-Strecke (Herzbeutel-tamponade).
- **Röntgen-Thorax:** »Bocksbeutelform« des Herzens
- **Echokardiographie:** Nachweis des Ergusses

Komplikationen. Herzbeuteltamponade bei hämodynamisch wirksamen Perikarderguss mit:
- Rückstau, praller Venenfüllung
- **Kussmaul-Zeichen:** paradoxer, inspiratorischer Druckanstieg in der Jugularvene
- **Low-output-Syndrom:** Belastungsdyspnoe, Blutdruckabfall v. a. bei Belastung
- **Pulsus paradoxus:** inspiratorische Abnahme der Blutdruckamplitude, Tachykardie
- Gefahr des tödlichen Kreislaufversagens

Bei chronischer konstriktiver Perikarditis Entwicklung eines **Panzerherzes** mit schwieligem, schrumpfendem Herzbeutel.

Therapie.
- Strenge Bettruhe, Sedierung
- Bakterielle Perikarditis: antibiotische Therapie nach Antibiogramm; chirurgische Therapie
- Pericarditis sicca: Salicylate
- Perikarderguss: Diuretika, Salicylate
- Perikardtamponade: notfallmäßige Perikardpunktion zur Entlastung des Herzbeutels.

11.8 Herzrhythmusstörungen

11.8.1 Angeborene Herzrhythmusstörungen

Kongenitaler AV-Block
Definition. Bereits intrauterin entwickelt sich ein kompletter AV-Block, meist bei mütterlichem Lupus erythematodes: mütterliche Antikörper gehen auf das Kind über und zerstören die Purkinje-Zellen des AV-Knotens. Ersatzrhythmus mit Ursprung im His-Bündel. Die Indikation zur Schrittmacherimplantation ist abhängig von der resultierenden Herzfrequenz und Entwicklung einer Herzinsuffizienz.

Long QT-Syndrom
Definition.
- Verlängertes zelluläres Aktionspotenzial zeigt sich im EKG als verlängertes QT-Intervall.

Ätiopathogenese.
- Autosomal-rezessiv (Jervell-Lange-Nielson-Syndrom) oder autosomal-dominant (Romano-Ward-Syndrom) vererbte Mutationen in Genen, die myokardiale Ionenkanäle oder deren regulatorische Untereinheiten (in der Mehrzahl repolarisierende Kaliumkanäle) kodieren.
- Repolarisationsverlängernde Medikamente führen über die Blockade von Kaliumkanälen zu einer QT-Verlängerung.

Symptomatik. Beim Long QT-Syndrom kann sich unter Belastung eine **Torsades de Pointes-Tachykardie** entwickeln mit polymorpher Tachykardie, ständig die Polarität wechselnden Spitzen der QRS-Komplexe, die mit einer Frequenz von 200–330/min um die isoelektrische Linie tanzen. Die Leitsymptome der Torsades des Pointes-Tachykardie sind Palpitationen, Schwindel, Synkopen und plötzlicher Herztod. Erstmanifestation, Erstsymptomatik und Trigger sind abhängig von der kausalen Mutation und weiterer endogenen und exogenen Einflussfaktoren.

Therapie. Akut: Kardioversion und Magnesium i. v.

Prophylaxe/Prognose.
- Meidung repolarisationsverzögernder Medikamente (www.torsades.org).
- Magnesium und Kaliumsubstitution, die Laborwerte sollten hochnormal sein.
- Betablocker je nach Mutation.
- Ggf. Schrittmachertherapie und Implantation eines ICD.

Das Risiko im Einzelnen hängt von der vorliegenden Mutation, der Dauer der frequenzkorrigierten QT-Zeit und dem Geschlecht ab.

WPW-Syndrom (Wolff-Parkinson-White-Syndrom)
Definition/Epidemiologie. Das WPW Syndrom ist das häufigste Präexzitationssyndrom, bei dem es zu einer vorzeitigen, den AV-Knoten umgehenden Depolarisation der Kammer über eine akzessorische Leitungsbahn (Kent-Bündel) kommt.

Pathophysiologie. Die akzessorische Leitungsbahn kann antegrad und retrograd leiten, es entstehen z. B. kreisende Erregungen durch antegrade Leitung über den AV-Knoten und retrograde Leitung über die akzessorische Leitungsbahn. Es entstehen supraventrikuläre Tachykardien.

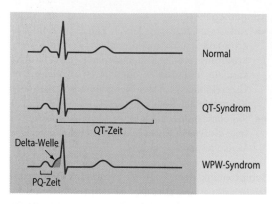

☐ Abb. 11.4. EKG. Normale Form, EKG bei (langem) QT-Syndrom mit verlängerter QT-Zeit und das typische EKG bei WPW-Syndrom mit verkürzter PQ-Zeit und Delta-Welle

Symptomatik. Variables Erscheinungsbild:
- Die meisten Patienten sind asymptomatisch mit dem typischen EKG-Befund ☐ Abb. 11.4.
- In ca. 25% treten Extrasystolen auf
- Palpitationen, Präsynkopen und Synkopen
- Anhaltende Tachykardien können zu Herzinsuffizienz führen

Diagnostik. EKG:
- PQ-Zeit verkürzt (<0,12 s) (☐ Abb. 11.4).
- Delta-Welle (verbreiterter QRS-Komplex mit trägem R-Anstieg, entspricht der vorzeitigen Depolarisation des Ventrikelmyokards).
- Bei einem Drittel der Patienten ist das Oberflächen-EKG unauffällig (so genanntes verborgenes WPW-Syndrom).

Therapie. ▶ Kap. Supraventrikuläre Tachykardien.

❶ Bei Präexzitationssyndrom mit Vorhofflimmern sind **Verapamil, Adenosin und Digitalis kontraindiziert.** Sie führen zu einem AV-Block oder zu einer Verlängerung der Refraktärzeit im AV-Knoten, sodass atriale Tachykardien über die akzessorische Leitungsbahn 1:1 auf die Kammer übergeleitet werden können mit der Folge von Kammerflattern oder -flimmern.

Long-Ganong-Levine-Syndrom

Definition. Präexzitationssyndrom, ähnlich dem WPW-Syndrom, mit Erregung der Kammern über ein akzessorisches Bündel (James-Bündel). Im EKG stellt sich eine verkürzte PQ-Zeit dar, jedoch keine Delta-Welle und keine Deformierung der QRS-Komplexe.

11.8.2 Bradykarde Rhythmusstörungen

Sick-Sinus-Syndrom (Syndrom des kranken Sinusknotens)

Definition. Intermittierender oder dauerhafter Ausfall der Erregung aus dem Sinusknoten. Nach einer Pause springt ein anderes Erregungsbildungszentrum im Bereich der Vorhöfe oder des AV-Knotens ein.

Symptomatik. Bradykardien, Tachykardien, Herzklopfen, Dyspnoe, Schwindel, Synkopen.

Diagnostik.
- Sinusbradykardie: SA-Block
- Sinusarrhythmie: Tachykardie-Bradykardie-Syndrom
- Sinuspause: Sinusknoten-Reentry-Tachykardie
- Langsamer Ersatzrhythmus: intraatriale Reentry-Tachykardie

Therapie.
- Bei Auftreten von Synkopen: Schrittmacherimplantation.
- Im akuten Notfall: Atropin (Herzfrequenzsteigerung), Isoprenalin, transvenöser Schrittmacher.

AV-Block

Definition. Störung der atrioventrikulären Überleitung: verzögerte Überleitung bis zur kompletten Blockierung.

Einteilung des AV-Block
Die Lokalisation der Blockierung ist von therapeutischer und prognostischer Bedeutung. Der AV-Block kann im AV-Knoten, im His-Bündel oder darunter liegen. Man unterscheidet 3 Schweregrade (☐ Abb. 11.5):
- **AV-Block Grad I:** verzögerte Erregungsleitung, jeder atriale Impuls wird mit einem verlängerten PQ-Intervall (PQ-Zeit >0,2 s) auf die Kammer übergeleitet.
- **AV-Block Grad II:**
  - Typ I (Wenkebach): charakteristischerweise kommt es zu einer Zunahme des PQ-Intervalls von Schlag zu Schlag, bis eine Überleitung auf die Kammer ausfällt. Dies führt zu einer ventrikulären Pause, welche kürzer als ein doppeltes PP-Intervall ist.
  - Typ II (Mobitz): intermittierender und plötzlicher kompletter AV-Block nach einem oder mehreren atrialen Impulsen. Wird von

▼

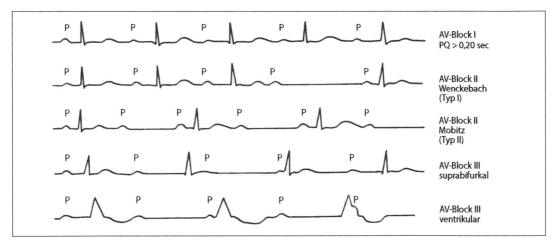

P   P   P   P   P   AV-Block I
PQ > 0,20 sec

P   P   P   P   P   AV-Block II
Wenckebach
(Typ I)

P   P   P   P   P   P   AV-Block II
Mobitz
(Typ II)

P   P   P   P   P   AV-Block III
suprabifurkal

P   P   P   P   P   AV-Block III
ventrikular

◻ **Abb. 11.5.** AV-Block im EKG

2 Sinusknotenimpulsen einer übergeleitet, resultiert ein 2:1-Block, wird von 3 Impulsen einer übergeleitet, resultiert ein
3:1-Block.

- **AV-Block Grad III:** vollständige Dissoziation
von Vorhof- und Kammerkontraktion, keine
Beziehung zwischen P-Wellen und QRS-Kom-
plexen. Die QRS-Komplexe sind häufig schen-
kelblockartig deformiert (Ersatzrhythmus aus
den Ventrikeln), können aber auch normal sein
(Ersatzrhythmus aus den His-Bündeln) (häufig
bei mütterlichem SLE, rheumatoider Arthritis
oder postoperativ).

Symptomatik. Meist symptomlos. Beim kompletten
AV-Block führt jedoch der erniedrigte Kammerersatz-
rhythmus zur Verschlechterung der Hämodynamik,
ggf. mit Leistungsabfall, Müdigkeit bis hin zur Links-
herzdekompensation. Die Dauer einer Asystolie be-
stimmt die Symptomatik (Schwindel, Morgagni-
Adams-Stokes-Anfällen bis zum irreversiblen Hirnschaden).

Therapie.
- AV Block Typ I und II (Wenkebach): keine Therapie, leitungsverzögernde Medikamente sollten abgesetzt werden.
- AV Block Typ II (Mobitz): Schittmacherimplanta-
tion, wenn symptomatisch (Schwindel, Synkopen)
oder bei drohendem Übergang in einen kompletten
AV-Block.
- AV Block Typ III: Schrittmacherimplantation

11.8.3 Tachykarde Rhythmusstörungen

Extrasystolen (ES)

Definition/Epidemiologie. Außerhalb des regulären
Herzrhythmus auftretende Herzaktionen, häufigste
Herzrhythmusstörung im Kindesalter.

Definitionen

SVES (supraventrikuläre Extrasystolen): vorzeitiger
Einfall der P-Welle, normaler QRS-Komplex, keine
voll kompensatorische Pause, teils blockierte
SVES möglich mit resultierender Bradykardie, teils
deformierte QRS-Komplexe bei aberranter Überleitung.

VES: (ventrikuläre Extrasystolen): vorzeitiger Einfall
einer Kammererregung, QRS-Komplex verbreitert
und deformiert, P-Welle meist nicht erkennbar, voll
kompensatorische Pause.

- **Bigeminus:** ventrikuläre Extrasystole und
normaler Herzschlag im Wechsel
- **Couplets:** 2 konsekutive Extrasystolen direkt
hintereinander
- **Triplets:** 3 konsekutive ventrikuläre ES direkt
hintereinander
- **Salven:** 3–5 ventrikuläre ES direkt hintereinander
- **Ventrikuläre Tachykardie:** mehr als 5 ventrikuläre ES in Reihe
- **R auf T-Phänomen:** ventrikuläre Extrasystolen,
die in die vulnerable Phase der vorausge-
gangenen T-Welle fallen: Gefahr des Kammer-
flatterns

12

12 Erkrankungen des Respirationstrakts

12.1 Einführung

▣ **Tab. 12.1.** Atemfrequenzen, Normwerte	
Alter (Jahre)	Atemfrequenz
Frühgeborenes	40–60/min
0–1*	24–38
1–3	22–30
4–6	20–24
7–9	18–24
10–14	16–22
14–18	14–20
Erwachsene	12–15

* In der Neugeborenenperiode sind z. T. auch höhere Atemfrequenzen physiologisch, sofern keine anderen Symptome vorliegen.

12.2 Angeborene Fehlbildungen

12.2.1 Angeborene Fehlbildungen der Nase

Choanalatresie

Definition. Ein- oder beidseitiger Choanalverschluss mit knöchernem oder membranösem Septum zwischen Nase und Pharynx.

Epidemiologie. Häufigste angeborene Fehlbildung der Nase; Häufigkeit: 1:5 000 bis 1:20 000 Neugeborene.

Symptomatik.
- **Einseitige Choanalatresie:** meist erst nach Wochen symptomatisch: chronisch-eitrige Rhinitis, Atembehinderung, Trinkschwierigkeiten, Gedeihstörung.
- **Beidseitige Choanalatresie:** postpartal lebensbedrohliche Ateminsuffizienz, Zyanose, Hypoxie, rezidivierende Aspirationspneumonien (obligate Nasenatmung bei Neugeborenen).

❶ Bei Verdacht auf eine beidseitige Choanalatresie darf aufgrund der Aspirationsgefahr bis zur diagnostischen Klärung kein oraler Fütterungsversuch unternommen werden.

Diagnostik.
- Sondierung der Nasenlöcher: die Sonde lässt sich nicht weiter als 5 cm vorschieben
- Nasenendoskopie: Darstellung des Septums
- Evtl. Röntgen-Kontrastdarstellung im Liegen

Therapie.
- **Akuttherapie** bei beidseitiger Choanalatresie: Offenhalten des Mundes, Einlage eines Güdel-Tubus, ggf. Intubation.
- **Kausale Therapie:** bei membranösem Verschluss intranasale Durchstoßung, sonst chirurgische Rekonstruktion.

12.2.2 Angeborene Fehlbildungen des Kehlkopfs

Laryngomalazie/Tracheomalazie

Definition/Ätiologie. Angeborene Instabilität des Knorpels von Epiglottis, Larynxwänden oder Trachea mit Kollaps der Atemwege aufgrund eines unzureichenden oder verspäteten Kalziumeinbaus in das Larynx- oder Trachealskelett.

Symptomatik/Diagnostik. Direkt postpartal oder in den ersten Lebenswochen:
- **Inspiratorischer Stridor** (ziehendes, jauchzendes oder schnarchendes, inspiratorisches Nebengeräusch), v. a. in Rückenlage, Besserung in Bauchlage.
- Juguläre und epigastrische Einziehung
- Infektbedingte, akute Exazerbation durch Schleimhautschwellung möglich, z. T. bedrohliche Verläufe.

Differenzialdiagnosen.
- Häm- oder Lymphangiome
- Anomalien mediastinaler Gefäße mit Laryngo-/Tracheomalazie
- Konnatale Struma
- Geburtstraumatische Rekurrensparese
- Kongenitale Diaphragmen zwischen den Stimmbändern
- Kongenitale Larynxzysten
- Doppelter Aortenbogen

Therapie. Therapie selten erforderlich, spontane Knorpelstabilisierung zwischen 9. und 15. Lebensmonat.

❯ Bedrohliche Verläufe oder progrediente Verschlechterung sprechen gegen eine Laryngomalazie.

12.2.3 Angeborene Fehlbildungen von Luftröhre und Bronchien

Tracheal-/Bronchialstenose

Definition. Stenose von Trachea oder Bronchien, häufig im Rahmen von Fehlbildungen, z. B. doppelter Aorten-

merkt verbleiben. Einseitige fötide Nasensekretion ist verdächtig, Fremdkörper müssen entfernt werden.

12.4.2 Entzündungen der Nase, des Rachens und der Nebenhöhlen

Akute Rhinopharyngitis

Definition. Infektion von Nasenschleimhaut und Pharynx mit Hypersekretion und Schleimhautschwellung. Häufig viral bedingt: Adeno-, Influenza-, Parainfluenzaviren, häufig bakterielle Superinfektionen; in 10% primär bakteriell bedingt: Pneumokokken, Streptokokken, Staphylokokken.

Symptomatik.
- Behinderte Nasenatmung, vermehrte Sekretion
- Husten, Heiserkeit
- Fieber, Spielunlust, Mattigkeit
- Trinkschwierigkeiten, Appetitmangel

❶ Bei Säuglingen präsentieren sich Atemwegsinfektionen häufig auch atypisch mit Erbrechen und Durchfällen, da v. a. Viren häufig sowohl den Respirations- als auch den Magendarmtrakt befallen.

Diagnostik.
- **Inspektion:** Rötung und Granulierung der Rachenhinterwand, Schwellung der Seitenstränge, Schleimstraßen.
- **Labor:** leichte Leukozytose, ausgeprägte Lymphozytose (bei Virusinfektion), CRP ↑ (weniger bei Virusinfektionen, deutlicher bei bakterieller Superinfektion), selten Virusserologie erforderlich.
- Evtl. **Nasen-/Rachenabstrich** zum Erregernachweis.
- Evtl. **Schnelltest** zum Influenza-, RSV- oder Streptokokkennachweis.

Komplikation.
- Rezidivierende Otitiden bei längerdauernder Minderbelüftung der Tuben durch Schleimhautschwellung.
- Bei bakterieller Superinfektion: Sinusitis, Mastoiditis, Peritonsillarabszess, Periorbitalphlegmone.

Therapie. Symptomatisch: ▶ Kap. 12.3, ggf. antibiotische Therapie.

Chronische Rhinopharyngitis

Definition. Rasch aufeinanderfolgende Rhinopharyngitiden bei entsprechender Disposition mit chronischeitriger oder länger als 3 Monate andauernder Rhinopharyngitis.

Ätiologie.
- Allergisch (seröses Sekret)
- Rhinopathia vasomotorica (gestörte vasomotorische Regulation)
- Rhinitis atrophicans (im Kindesalter selten, Atrophie der Schleimhaut, Borken- und Rhagadenbildung)
- Medikamentöse Rhinitis (zu lange Anwendung von abschwellenden Nasentropfen)
- Rachenmandelhyperplasie
- Chronische Tonsillitis
- Säuglinge: Diphtherie, Lues connata (v. a. bei Blutbeimengungen im Nasensekret)

Symptomatik.
Andauernde, schleimig-eitrige Sekretion oder bei allergischer Ursache seröse Sekretion.

Therapie. Kausal.

Sinusitis

Definition. Akute oder chronische Entzündung der Schleimhäute der Nasennebenhöhlen als Reaktion auf infektiöse, allergische oder toxische Reize.

Einteilung der Sinusitis
- Einfache akute Sinusitis
- Akute eitrige Sinusitis
- Sinubronchitis
- Chronische Sinusitis (länger als 3 Monate andauernd)

Einfache akute Sinusitis

Symptomatik. Fieber, Kopfschmerzen, Rhinitis, seröse Schleimstraßen an der Rachenhinterwand, Husten.

Differenzialdiagnostik. **Sinubronchitis** (sinubronchiales Syndrom): Sinusitis mit Beteiligung der Bronchien.

Therapie. Symptomatisch: abschwellende Nasentropfen; Inhalationen, z. B. mit Kamille, NaCl 0,9% oder 3%.

Akute eitrige Sinusitis

Definition. Akute eitrige Entzündung der Nasennebenhöhlen. Unterschiedliche Altersgipfel in Abhängigkeit von der Pneumatisation der verschiedenen Sinus:
- Sinus ethmoidalis: bereits im Säuglingsalter
- Sinus sphenoidalis: etwa ab dem 3. Lebensjahr

- Sinus frontalis: ab dem 8. Lebensjahr, da sich die Sinus frontales erst am Ende des 1. Lebensjahres auszubilden beginnen.

Symptomatik. Fieber, Kopfschmerzen, Rhinitis, eitrige Sekretion, Husten.

Komplikationen. Bei bakterieller Infektion, v. a. durch Pneumokokken, H. influenzae oder M. catarrhalis, kann sich durch eine aufsteigende Infektion ein bedrohliches Krankheitsbild mit Befall von Wangen, Nasenrücken und Periorbitalregion entwickeln. Klinisch imponieren Rötung, Schwellung, Schmerzhaftigkeit und z. T. hohes Fieber. Besonders gefürchtete Komplikationen sind Periorbitalabszesse, subdurale Empyeme und Hirnabszesse.

Differenzialdiagnostik. Dakryozystitis (v. a. bei Säuglingen), Orbitalphlegmone, Oberkieferosteomyelitis.

Therapie. Antibiotische Therapie, z. B. Ampicillin und Oxacillin (nicht bei komplikationsloser, akuter Sinusitis), ggf. i. v.; häufig zusätzlich Kieferhöhlendrainage und -spülung notwendig.

Chronische Sinusitis

Definition. Chronisch rezidivierende Entzündung der Nasennebenhöhlen im Rahmen von Infekten oder länger als 3 Monaten andauernder Sinusitis.

❗ Folgende Grunderkrankungen sollten bei chronischer Sinusitis ausgeschlossen werden:
- Allergie
- Hypertrophie der Adenoide
- Septumdeviation
- Immundefekte
- Mukoviszidose
- Ziliendyskinesie

Primäre Ziliendyskinesie

Definition. Seltenes, meist autosomal rezessiv vererbtes Syndrom mit verminderter oder fehlender Funktionsfähigkeit der Zilien in den Atemwegen, gestörter mukoziliärer Clearance, chronischer Bronchitis und Brochiektasien.

Eine Sonderform ist das **Kartagener-Syndrom** mit Situs inversus viszeralis, Bronchiektasien und chronischer Sinubronchitis.

Ätiopathogenese. Eine Missbildung der Zilien mit deutlicher Motilitätsminderung führt zu einem gestörten Schleimtransport in den Bronchien, der Tuba Eustachii und den paranasalen Sinus (gestörte mukoziliäre Clearance); im Verlauf Bronchiektasen, Atelektasen.

Symptomatik.
- Husten, Bronchitiden, Rhinitiden, Otitiden, chronische Sinusitiden.
- Infertilität aufgrund gestörter Spermienmotilität.

Diagnostik. Zilienfunktionsdiagnostik: Biopsie aus der Nasen- oder Bronchialschleimhaut (bei Infekt Verfälschung der Ergebnisse): Messung der Schlagfrequenz der Zilien (normal: 12 Schläge/s), elektronenmikroskopischer Nachweis von Strukturanomalien.

Therapie. Ähnlich der Langzeitbehandlung der Mukoviszidose (▶ Kap. 12.5.6).

Prognose. Gut, bei ausreichender Therapie.

Retropharyngealabszess

Definition. Akutes Krankheitsbild, häufig bei Säuglingen und Kleinkindern, mit Abszedierung ausgehend von retropharyngealen Lymphknoten, meist Infektion mit Staphylokokken und Streptokokken.

Symptomatik. Im Anschluss an eine Rhinopharyngitis oder eine Angina retronasalis:
- Plötzliches, hohes Fieber, schlechter Allgemeinzustand.
- Starke Schluckbeschwerden, vermehrter Speichelfluss.
- Atembehinderung (Rasseln, »Schnorcheln«), inspiratorischer Stridor.
- Evtl. seitliche Vorwölbung der Rachenhinterwand.
- Schmerzreflektorische Kopfschiefhaltung.

Diagnostik.
- Labor: Leukozytose, CRP↑↑
- Bildgebung: CT, MRT

Therapie. I. v.-antibiotische Therapie (inkl. Staphylokokken-wirksames Antibiotikum, z. B. Oxacillin), ggf. chirurgische Sanierung (Punktion oder Inzision des Abszesses).

Komplikation. Durchbruch in das Mediastinum mit akuter, lebensbedrohlicher Mediastinitis.

Bienen- und Wespenstiche

❶ Bienen- und Wespenstiche im Mund-/Rachenraum können innerhalb kürzester Zeit zu bedrohlicher Atemnot führen.

Therapie. Rasches Handeln erforderlich:
- Herunterdrücken der Zunge, Einführen eines Guedel-Tubus, Glukokortikoide i. v.
- Sofortige Klinikeinweisung, bei Schwellung des Kehlkopfeingangs: evtl. Intubation oder Tracheotomie.

12.4.3 Erkrankungen der Rachenmandel

Angina retronasalis/Rachenmandelhyperplasie

Definition. Die Rachenmandel (Adenoide) besteht aus adenoidem Gewebe und liegt an der oberen Epipharynxbegrenzung. Sie bildet sich in der Regel im Laufe des Kindesalters zurück.
- **Angina retronasalis:** akute Entzündung der Rachenmandel.
- **Rachenmandelhyperplasie:** Hyperplasie der Rachenmandel (im Volksmund »Polypen« genannt) bei rezidivierenden Entzündungen der Rachenmandel.

Symptomatik.
- Angina retronasalis:
  - Behinderte Nasenatmung, Mundatmung, nasale Sprache.
  - Schleimeiterstraßen an der Rachenhinterwand.
  - Vergrößerte, schmerzhafte nuchale Lymphknoten.
- Rachenmandelhyperplasie:
  - Behinderte Nasenatmung.
  - Rachenentzündung, chronische Rhinitis, rezidivierende Sinusitiden, Otitiden, Bronchitiden.
  - Nachts Schnarchen, tagsüber nasale Sprache.
  - Typische **Fazies adenoidea:** Mundatmung und offen stehender Mund.
  - Allgemein: gestörter Schlaf, Konzentrationsschwäche, schnelle Ermüdbarkeit, Essensunlust, nachlassende Schulleistungen.

Diagnostik. Röntgen (Verschattungen), posteriore Rhinoskopie, transnasale Endoskopie.

Therapie. Spontane Rückbildung möglich; bei klinisch relevanten Symptomen >2-3 Monate: operative Entfernung (Adenotomie). Die **Indikation zur Adenotomie** kann gestellt werden bei:
- Hyperplasie der Rachenmandel mit chronisch behinderter Nasenatmung,
- häufig rezidivierenden oder chronischen Entzündungen der Rachenmandel,
- häufig rezidivierenden oder chronischen Mittelohrentzündungen, Rhinitiden, Sinusitiden und Bronchitiden bei Rachenmandelhyperplasie,
- obstruktiver Schlafapnoe.

Eine Adenotomie sollte in der Regel erst nach dem 2. Lebensjahr durchgeführt werden. Nach Adenotomie können Adenoide nachwachsen.

12.4.4 Entzündungen der Gaumenmandel – Angina tonsillaris

Tonsillitis catarrhalis

Definition. Einfache, kartarrhalische Entzündung der Tonsillen, meist in Kombination mit einer Pharyngitis, häufig viral bedingt.

Diagnostik. Inspektion: gerötete und geschwollene Tonsillen ohne Stippchen.

❯ - Je jünger das Kind, desto seltener klagt es über Halsschmerzen.
- Bei jeder fieberhaften Erkrankung sollte immer eine Racheninspektion durchgeführt werden.
- Eine fleckige, intensive Rötung des weichen Gaumens ist verdächtig auf eine Streptokokkenangina.

Angina follicularis sive lacunaris

Definition. Eitrige Angina, meist durch β-hämolysierende Streptokokken der Gruppe A ausgelöst.

Symptomatik.
- Katarrhalisches Vorstadium, dann hohes Fieber, Halsschmerzen, Schluckbeschwerden.
- Erbrechen, Bauchschmerzen.
- Zervikale Lymphknotenschwellung.

Diagnostik.
- **Inspektion:**
  - Gerötete und geschwollene Tonsillen.
  - A. follicularis: eitrige, weißlich-gelbe Stippchen.
  - A. lacunaris: fleckartige, größere Beläge oder Pfröpfe.

- **Rachenabstrich:** Streptokokkenschnelltest, ggf. Erregernachweis

Komplikationen. Glomerulonephritis, rheumatisches Fieber, Endokarditis (heute durch antibiotische Therapie selten), Sepsis, Peritonsillarabszesse.

❗ Jede eitrige Angina sollte antibiotisch behandelt werden, da meist eine Streptokokkeninfektion vorliegt, die schwerwiegende Komplikationen nach sich ziehen kann (u. a. Glomerulonephritis, rheumatisches Fieber, Endokarditis).

Therapie.
- Antibiotisch: Penicillin V p. o. über 10 Tage (Therapie der Wahl), bei Therapieversagen: orale Cephalosporine über 10 Tage, bei Penicillinallergie: Erythromycin oder andere Makrolide über 10 Tage.
- Evtl. zusätzlich: Mundspülung (z. B. mit Hexidin-Lösung).

❗ In 20% der Fälle sind die Erreger der Angina tonsillaris penicillinresistent. Aufklärung der Eltern bei Therapiebeginn, dass der Patient 24–48 h nach Therapiebeginn beschwerdefrei sein sollte. Ist dies nicht der Fall, muss die antibiotische Therapie umgesetzt werden.

Angina ulceromembranacea (Plaut-Vincenti)

Angina tonsillaris durch Infektion mit den Fusobakterien Plaut-Vincenti und Borrelia vincenti. Klinisch charakteristisch ist eine einseitige Ulkusbildung mit schmierig, grau-weißlichen, leicht blutenden Belägen. Es bestehen starke Schluckbeschwerden und ein fötider Mundgeruch. Therapie: Penicillin p. o.

Seitenstrangangina

Miterkrankung der lymphatischen Seitenstränge der Rachenhinterwand im Rahmen einer Pharyngitis, häufig bei tonsillektomierten Patienten.

Rezidivierende Tonsillitiden

Rezidivierende Tonsillitiden mit Hypertrophie der Tonsillen. Die Indikation zur Tonsillektomie wird heute äußerst zurückhaltend gestellt (vgl. Übersicht).

Indikation zur Tonsillektomie:
- Mindestens 3 schwere Tonsillitiden innerhalb eines Jahres oder
- Retrotonsillarabszess oder
- Dauerhafte Allgemeinerscheinungen bzw. Herdwirkung (Nephritis, rheumatisches Fieber) oder
- Tonsillenhyperplasie mit Behinderung von Atmung, Nahrungsaufnahme oder Sprechen.

Eine Tonsillektomie sollte in der Regel erst nach dem 4. Lebensjahr durchgeführt werden.

12.4.5 Erkrankungen des äußeren Ohres

Otitis externa

Definition. Entzündung des äußeren Gehöhrgangs, primär (z. B. Schwimmbadotitis) oder sekundär (z. B. bei Dermatitis seborrhoides, endogenem Ekzem, Psoriasis).

Symptomatik.
- Schmerzhafte Schwellung des Gehörgangs, Rötung, Juckreiz; das Trommelfell selbst ist reizlos.
- Tragusdruckschmerz.

Therapie. Sekretausspülung, lokale antibiotische Pinselung (z. B. Panotile), evtl. schmerzstillende Ohrentropfen (z. B. Otalgan, umstritten).

12.4.6 Erkrankungen des Mittelohrs

Otitis media acuta

Definition. Akute, fieberhafte und schmerzhafte Entzündung des Mittelohrs. Meist als fortgeleitete Entzündung aus dem Nasenrachenraum, häufig bakterielle Superinfektion eines viralen Infekts. Eine einseitige Otitis ist meist bakterieller Genese, eine beidseitige Otitis meist viraler Genese.

Symptomatik.
- Ohrenschmerzen, Hörminderung.
- Fieber, Unruhe, Kinder greifen nach dem Ohr.
- Heftiges Schreien, häufig begleitendes Erbrechen, Enteritis.
- Nach Trommelfellperforation: Otorrhoe (eitriger Ausfluss).
- Auch atypische Präsentation möglich: plötzliche Eitersekretion nach relativ milden Symptomen (v. a. bei älteren Kindern).

Diagnostik. Tragusdruckschmerz; **Otoskopie:** Rötung und Vorwölbung des Trommelfells, Verlust des Lichtreflexes, evtl. Blasenbildung.

Komplikationen.
- Hörminderung (nach 4 Wochen in 40% der Fälle, nach 3 Monaten noch in 10% der Fälle).
- Vestibularisschäden mit Schwindel (selten).
- Otitis media chronica.
- Fazialisparese.
- Mastoiditis (s. u.).
- Meningitis, Hirnabszess, Sinusvenenthrombose.

Therapie.
- **Symptomatisch:** Analgetika und Antipyretika (z. B. Paracetamol), abschwellende Nasentropfen (z. B. Nasivin) für maximal 3 Tage, evtl. schmerzstillende Ohrentropfen (z. B. Otalgan; kein gesicherter Effekt), evtl. Sekretolyse (z. B. N-Acetylcystein).
- **Bei Otitis media purulenta:** antibiotische Therapie (z. B. Cephalosporine, Erythromycin, Amoxicillin).
- **Bei rezidivierenden Otitiden:** Pneumokokken-Impfung; Adenotomie.

> Die Selbstheilungsrate bei Otitis media beträgt 60–80%, trotzdem werden häufig Antibiotika eingesetzt. Falls nur symptomatisch behandelt wird, muss das Kind nach 24–48 h nachuntersucht werden zum Ausschluss möglicher Komplikationen. Falls nach einigen Tagen unter Therapie keine Besserung eintritt, müssen ebenfalls Komplikationen ausgeschlossen werden.

Mastoiditis

Definition. Eitrige Entzündung des Antrums und des Mastoids mit Einschmelzung, häufig fortgeleitete Infektion nach Otitis media.

Symptomatik.
- Erneute Schmerzen, anhaltendes Fieber und schlechter Allgemeinzustand nach Otitis media.
- Schwellung, Rötung, Überwärmung und Schmerzen über dem Mastoid.
- Abstehendes Ohr.

❗ Wenn Beschwerden nach Otitis media länger als 1 Woche anhalten, muss immer auch an eine Mastoiditis gedacht werden.

Diagnostik. Labor: deutliche Leukozytose, Linksverschiebung, BKS ↑↑; Bildgebung: CT obligat, Vorstellung in der HNO.

Komplikationen. Otogene Meningitis purulenta, Gehirnabszess, septische Sinusvenenthrombose.

Therapie. Bei leichteren Formen: i. v.-Antibiose; bei ausbleibender Besserung: Antrotomie (= Mastoidektomie, operative Ausräumung).

Otitis media chronica

Definition. Chronische Entzündung des Mittelohrs mit Trommelfellperforation:
- **Otitis media chronica mesotympanalis:** chronische Schleimhauteiterung mit zentralem Trommelfelldefekt.
- **Otitis media chronica epitympanalis:** chronische Knocheneiterung und -destruktion (Cholesteatom).

Symptomatik. Schallleitungsschwerhörigkeit, Destruktion der Gehörknöchelchen.

Therapie. Mikrochirurgische Therapie.

Seromukotympanon

Synonym. Seröse oder muköse Mittelohrentzündung, Paukenerguss, Otitis exsudativa.

Definition/Epidemiologie. Chronische Form der Otitis exsudativa häufig zwischen 4. und 8. Lebensjahr, häufig nach Otitis media.

Ätiopathogenese. Persistierende Belüftungsstörung (Adenoide, Tubeninsuffizienz) und Absonderung eines sterilen, gallertig-mukösen Ergusses in die Paukenhöhle.

Symptomatik.
- Rasch auftretende Schallleitungsschwerhörigkeit:
  - Zunehmende Unaufmerksamkeit
  - Schulischer Leistungsabfall der Kinder
  - Ausbleibende Reaktion auf Fragen oder Geräusche
- Evtl. Ohrensausen, Schwindel, dumpfes Ohrgefühl.
- Meist keine Schmerzen, kein Fieber, subjektiv kaum Beschwerden.

Diagnostik.
- Impedanzaudiometrie
- Tympanometrie
- Trommelfellbefund meist uncharakteristisch

12

Therapie.
- Hohe Spontanheilungsrate (75–95%), Versuch der Belüftung der Ohrtrompete durch Valsalva-Manöver, abschwellende Nasentropfen.
- Bei chronischem Erguss >3 Monate oder Schallleitungsschwerhörigkeit >30 dB: Parazentese und Einlage von Paukenröhrchen für mehrere Wochen.

Prognose. Sofortig Verbesserung des Hörvermögens nach Einlage von Paukenröhrchen.

12.5 Erkrankungen von Kehlkopf, Trachea und Bronchien

12.5.1 Tumoren des Kehlkopfs

Kehlkopftumoren, Beispiele:
- **Papillome:** Gutartige Tumoren an den Stimmbändern. Klinik: Heiserkeit und inspiratorischer Stridor. Therapie: wiederholte Abtragung oder Leukozyteninterferon.
- **Sänger-** bzw. **Schreiknötchen:** Fibromatöse Gebilde am Stimmbandrand nach Überbeanspruchung der Stimmbänder, meist spontane Rückbildung nach Stimmschonung.

12.5.2 Entzündungen des Kehlkopfs

Laryngitis

Defintion. Kehlkopfentzündung, in 80% im Rahmen eines viralen Infekts der oberen Luftwege.

Symptomatik.
- Heiserkeit, Aphonie.
- Rauher, bellender Husten.
- Evtl. Übergreifen auf die Trachea und akute Laryngotracheitis.

Therapie. Symptomatisch, ausreichend Flüssigkeitszufuhr.

Pseudokrupp

Synonym. Subglottische Laryngitis, akut stenosierende Laryngotracheobronchitis.

Definition. Akute, subglottische Entzündung des Larynx mit subglottischer Schwellung, meist durch Infektion mit Parainfluenza-, Influenza-, Adeno- oder RS-Viren, selten auch bakteriell bedingt.

Epidemiologie.
- Inzidenz im Kindesalter ca. 15%.
- Vor allem bei älteren Säuglingen und Kleinkindern, häufiger bei übergewichtigeren Kindern, m>w.

Symptomatik. Beginn der Symptomatik häufig im Herbst und Winter, spätabends oder nachts, häufig im Rahmen eines Infekts der oberen Luftwege.
Leitsymptome: Bellender Husten, inspiratorischer Stridor mit jugulären und epigastrischen Einziehungen, evtl. Ateminsuffizienz.

Diagnostik. Klinisches Bild.

❗ Bei Pseudokrupp sollte die klinische Untersuchung auf ein Minimum reduziert werden. Insbesondere auf eine Racheninspektion sollte unbedingt verzichtet werden, da Aufregung des Patienten zu einer Verschlechterung der respiratorischen Situation führen kann. Ein scheinbares Beruhigen des Patienten mit oberflächlicher Atmung kann eine Besserung vortäuschen, jedoch Hinweis auf Erschöpfung und beginnende Ateminsuffizienz sein.

Differenzialdiagnostik.
- Akute Epiglottitis
- Bakterielle Tracheobronchitis
- Kehlkopfdiphtherie: langsamere Entwicklung der Larynxstenose (⬛ Tab. 12.3)
- Hochsitzende Fremdkörper
- Glottisödeme durch eitrige Entzündungen, ätzende Dämpfe, Verbrühung, Insektenstiche oder Intubation
- Laryngospasmus bei Tetanie
- Asthma bronchiale

Therapie. Monitor, Pulsoxymeter; Beruhigung von Kind und Mutter; stadienabhängige Therapie ⬛ Tab. 12.4.

Akute Epiglottitis

Definition. Akutes, lebensbedrohliches Krankheitsbild aufgrund einer Infektion mit Haemophilus influenzae. Es kommt zu einem ausgeprägten, supraglottischen Ödem mit leukozytärer Infiltration und Epiglottisschwellung.

Epidemiologie. Vor allem Kleinkinder zwischen 2 und 5 Jahren betroffen; heute durch Regelimpfung gegen Hib im Säuglingsalter selten geworden; keine jahreszeitliche Häufung.

◻ Tab. 12.3. Differenzialdiagnose Kruppsyndrom

	Subglottische Laryngitis (Pseudokrupp)			Supraglottische Laryngitis (Epiglottitis)	Kehlkopfdiphtherie (»echter Krupp«)
	Viral	Bakteriell	»Spasmodic croup«		
Lebensalter	6 Monate bis 3 Jahre	2–6 Jahre	2–6 Jahre	2–6 Jahre	jedes Alter
Häufigkeit	häufig	selten!	weniger häufig	weniger häufig	selten
Ätiologie	Viren (Parainfluenzae)	Bakterien (Staphylokokken, Haemophilus influenzae)	allergisch	Bakterien (Haemophilus influenzae)	Corynebacterium diphtheriae
Stimme	heiser	heiser	heiser	kloßig	aphonisch
Husten	bellend	bellend	bellend	selten	
Fieber	mäßig	mäßig	mäßig	sehr hoch	
Dysphagie/ Hypersalivation	selten	selten	selten	häufig	
Leukozyten	normal	erhöht	normal	stark erhöht	mäßig erhöht
Verlauf	meist gutartig: Besserung nach 1–3 Tagen	meist progredienter Verlauf	stets gutartig, Besserung nach Stunden	akut progrendienter Verlauf, fast immer Intubation oder Tracheotomie notwendig	verschiedene Formen: lokalisiert, progredient, toxisch ▶ Kap. 7

◻ Tab. 12.4. Stadieneinteilung und Therapie der subglottischen Laryngitis (Pseudokrupp)

Phase I	Phase II	Phase III	Phase IV
Symptomatik. Bellender Husten	Stridor juguläre und epigastrische Einziehungen	Stridor zusätzliche Einziehungen der seitlichen Thoraxpartien, Atemnot, Tachykardie, Blässe, Unruhe, Angst	Stridor maximale inspiratorische Einziehungen, höchste Atemnot, Zyanose, Sopor
Therapie: Frischluft Sekretolyse (orale Flüssigkeitszufuhr, Sekretolytika)			
	zusätzlich: — Glukokortikoide rektal — Kaltluftvernebelung	**zusätzlich:** — O₂-Gabe per Trichter — Suprarenin-Inhalation (verdünnt) — Glukokortikoide i. v. — evtl. Antibiotika (Amoxicillin p. o. oder Ampicillin i. v.) — evtl. parenterale Flüssigkeitszufuhr	**zusätzlich:** — intensivmedizinische Überwachung — s. Phase III — evtl. Intubation und Beatmung (möglichst vermeiden) — im Notfall: Tracheotomie

12

Symptomatik. Dramatische, akut lebensbedrohliche Symptomatik, plötzlich aus voller Gesundheit:
- Hohes Fieber (40°C)
- Kloßige Sprache (»hot potato voice«)
- Atemnot
- Inspiratorischer Stridor (schnarchende Einatmung), später
- Exspiratorisches Röcheln (»Karcheln«)
- Schluckbeschwerden, starke Halsschmerzen mit Ausstrahlung in die Ohren
- Ständige Schluckbewegungen, Speichelfluss
- Kind nimmt sitzende Position ein, beugt den Körper nach vorne und streckt den Kopf nach hinten.
- Zunehmende Apathie und Eintrübung

Diagnostik.
- **Keine Racheninspektion**, Gefahr des reflektorischen Atemstillstands.
- **Labor:** Leukozytose $\uparrow\uparrow$, Linksverschiebung, CRP $\uparrow$.
- **Blutkultur:** Nachweis von Haemophilus influenzae.
- **Liquorpunktion:** bei klinischem Verdacht Ausschluss einer Meningitis.

❶ Die akute Epiglottitis ist ein akuter, lebensbedrohlicher Notfall. Es darf keine Racheninspektion durchgeführt werden, da die Gefahr eines reflektorischen Atemstillstandes besteht. Invasive diagnostische Maßnahmen nur nach Intubation (in Reanimationsbereitschaft!) durchführen.

Therapie.
- Sitzende Position, EKG, Pulsoxymetrie, O_2-Vorlage.
- Fast immer notwendig: nasotracheale **Intubation** nach Maskennarkose mit Halothan; seltener Tracheotomie.
- Nach Intubation: Feuchtluftvernebelung, tracheales Absaugen, anhaltende Sedierung, Extubation in der Regel nach 48 h möglich.
- Sofortige i. v.-Antibiose: zunächst Cefotaxim, nach Resistenztestung evtl. Fortführung mit Ampicillin (nach Ausschluss Ampicillin-resistenter Erreger) über mindestens 10 Tage.
- i. v.-Glukokortikoide
- Monitorüberwachung; Röntgen-Thorax (häufig Pneumonie)

Prophylaxe. Regelimpfung gegen Hib im Säuglingsalter; Umgebungsprophylaxe aller Kontaktpersonen mit Rifampicin (bei Schwangeren kontraindiziert).

Prognose. Letalität 10–20%.

12.5.3 Fremdkörper in den Luftwegen

Definition. Aspiration von Fremdkörpern, häufig im Säuglings- und Kleinkindesalter, z. B. von flüssiger oder breiiger Kost, von Münzen, Nüssen, Nägeln, Perlen, Spielzeugteilen oder Fruchtstücken, häufig in den rechten Hauptbronchus. Es kann ein Ventilmechanismus entstehen: in der Inspiration gelangt Luft in die tieferen Atemwege, die in Exspiration nicht mehr entweichen kann, es kann zu einer einseitigen Lungenüberblähung mit Mediastinalverlagerung kommen.

Symptomatik.
- Meist heftige Hustenattacke kurz nach dem Aspirationsereignis.
- Im Verlauf kann das Kind auch asymptomatisch sein, in weniger als 30% besteht ein inspiratorischer Stridor.
- Bei unerkannter Aspiration im Verlauf chronische Bronchitis, chronische Infekte der oberen Luftwege, chronischer Husten, rezidivierende Pneumonien.

Diagnostik.
- **Auskultation:** ggf. hypersonorer Klopfschall und abgeschwächtes Atemgeräusch auf der betroffenen Seite.
- **Röntgen-Thorax:** poststenotische Überblähung mit Mediastinalverlagerung zur Gegenseite. Bei länger zurückliegender Aspiration entzündliche Infiltration oder Atelektase, in 10% unauffälliger Röntgen-Thorax.

❶ Die Diagnostik (Auskultation und Röntgen-Thorax) bei Fremdkörperaspiration ist nicht verlässlich, daher ist eine genaue Anamnese besonders wichtig, im Zweifelsfall CT bzw. Bronchoskopie erwägen.

Therapie.
- Stationäre Aufnahme, es besteht die Gefahr des Hochrutschens des Fremdkörpers mit akuter Atemwegsobstruktion und Bradykardie durch Vagusreiz.
- Bronchoskopische Entfernung des Fremdkörpers.
- Perioperativ antibiotische Therapie.

12.5.4 Akute Entzündungen des Tracheobronchialsystems

Akute Tracheo-/Bronchitis

Definition. Akute Entzündung von Trachea und/oder Bronchien, häufig viral bedingt im Anschluss an eine Rhinopharyngitis.

Therapie.
- Sekretolyse (NaCl, N-Acetylcystein)
- »Bronchialtoilette«: Abhusten lassen in Hängelage, »autogene« Drainage, Atemgymnastik.
- Konsequente antibiotische Therapie nach Antibiogramm.
- Bei lokalisierten Bronchiektasien ggf. partielle Lungenresektion (Segment- oder Lappenresektion).

12.5.6 Mukoviszidose – Cystische Fibrose (CF)

Definition. Schwere, autosomal-rezessiv vererbte Erkrankung basierend auf einem Defekt des Chloridkanals CFTR, mit abnormer Produktion von zähen Sekreten, Obstruktion der Ausführungsgänge exokriner Drüsen und zystisch-fibrotischem Umbau verschiedener Organe (u. a. Lunge und Pankreas).

Epidemiologie.
- Häufigkeit 1:2000 Neugeborene

Ätiopathogenese. Autosomal-rezessiv vererbter Gendefekt des CFTR Gens (»cystic fibrosis transmembrane conductance regulator gene«) auf Chromosom 7, >1 600 Mutationen beschrieben, in Europa häufigste Mutation; delta F 508 (70–75%). Die gestörte Funktion des CFTR-Proteins (ein CAMP-abhängiger Cl^-Kanal) bedingt charakteristische Sekretveränderungen exokriner Drüsen mit gestörter Chloridsekretion. Der Natrium- und Chloridgehalts des Schweißes ist pathologisch erhöht (Schweißtest). Intraluminale Sekrete verschiedener Organe sind viskös und obstruieren die Drüsen mit zähem Sekret, die betroffenen Organe werden progredient geschädigt.

Lunge: Progrediente Obstruktion der submukösen Drüsen → Hyperplasie und Hypersekretion → Obstruktion kleiner Bronchien mit zähem Schleim → **gestörte mukoziliäre Clearance** → rezidivierende **Infektionen,** zunehmend mit Problemkeimen wie Pseudomonas aeruginosa, Klebsiellen → infektions- und inflammationsbedingte Zerstörung der Bronchialwand und des peribronchialen Bindegewebes → **fibrotischer Umbau** mit Bildung von Atelektasen, Zysten, Emphysemblasen (z. T. rezidivierende Pneumothoraces) → **pulmonale Hypertonie** mit Rechtsherzinsuffizienz (**chronisches Cor pulmonale**).

Pankreas: Obstruktion der Ausführungsgänge mit zähem Sekret → prästenotische Dilatation → Entwicklung von Zysten, Atrophie und **Fibrose exokriner Pankreaszellen** → verminderte Sekretion von Bikarbonat, Chymotrypsin, Trypsin, Lipase, Amylase mit **Malabsorption;** mangelnde Inaktivierung von Proenzymen → **Autodigestion** des Pankreas → **rezidivierende Pankreatitiden;** später zunehmende **Pankreasfibrose** → verminderte Insulinproduktion, evtl. gesteigerte periphere Insulinresistenz → Mischform aus **Diabetes mellitus Typ 1 und 2** im Erwachsenenalter.

Hepatobiliäres System: Eindickung der Galleflüssigkeit → Konkrementbildung in Gallenblase und Gallengängen → **biliary sludge** → rezidivierende Cholezystitiden und Cholangitiden → Cholestase → **biliäre Zirrhose** → portale Hypertension → Ösophagusvarizen.

Symptomatik.
Lunge:
- Chronischer, produktiver Husten (gelb-grünliches, z. T. blutiges Sputum).
- Rezidivierende Infektionen: Bronchitiden, Pneumonien, Sinusitiden, chronische Besiedelung mit Problemkeimen: z. B. Pseudomonas aeruginosa.
- Bronchiektasien, chronische pulmonale Überblähung.
- Allergische bronchopulmonale Aspergillose (**ABPA**) bei ca. 10% der Patienten: chronische Kolonisation mit Aspergillus fumigatus mit Sensibilisierung und überschießender IgG- und IgE-Produktion, plötzliche Lungenfunktionsverschlechterung. Diagnostik: Labor: IgE ↑, Eosinophilie, Nachweis spezifischer IgE und präzipitierender AK gegen Aspergillus fumigatus; Röntgen-Thorax: neue flaue Infiltrate.

Gastrointestinaltrakt:
- Mekoniumileus bei Neugeborenen (eingedicktes Mekonium).
- Maldigestionssyndrom durch Pankreasinsuffizienz bei 80–85% der Patienten; ausladendes, geblähtes Abdomen, voluminöse, fettglänzende, übelriechende Stühle, z. T. Rektumprolaps im Kindesalter durch zähen Stuhl, Defizienz an fettlöslichen Vitaminen (A,D,E,K).
- Gedeihstörung.
- Rezidivierende Pankreatitiden.
- Mischform aus Diabetes mellitus Typ 1 und 2 (s. o.).
- **DIOS (Distales intestinales Obstruktions-Syndrom):** Stuhlverhalt durch zähen, eingedickten Stuhl im terminalen Ileum mit Bauchschmerzen, Meteorismus, Koliken, Erbrechen.

Hepatobiliäres System:
- Postnatal: prolongierte Hyperbilirubinämie.
- Progrediente Cholestase (acholische Stühle, bierbrauner Urin).

- Hepatopathie mit Ödemneigung, fibrotischem Umbau und biliärer Zirrhose.
- Splenomegalie, portale Hypertension, Ösophagusvarizen.
- Cholezystolithiasis mit rezidivierenden Cholezystiden.

Genitaltrakt:
- Atrophie der Vasa deferentes, der Nebenhoden und der Samenbläschen, Aspermie, Infertilität, verzögerte Pubertätsentwicklung.
- Erhöhte Inzidenz an Inguinalhernien, Kryptorchismus, Hydrozelen.
- Bei weiblichen Patienten z. T. Amenorrhoe und Dysmenorrhoe.

HNO:
- Ödematöse und hyperplastische Nasenschleimhaut, chronische Sinusitis.
- Rezidivierende Mittelohrentzündungen, sekundäre Hörminderung.

Skelett:
- Trommelschlegelfinger (chronische Hypoxie).
- Fassthorax (Zunahme des Sagittaldurchmessers), Skoliose, Kyphose.

Sonstiges: erhöhter Elektrolytgehalt des Schweißes, bei starkem Schwitzen (Hitze, Fieber) Gefahr von Salzverlust und Elektrolytentgleisungen (v. a. bei Säuglingen); hypokalzämische Alkalose.

> Bei rezidivierenden bronchopulmonalen Infekten und Gedeihstörung im Kindesalter muss eine Cystische Fibrose ausgeschlossen werden.

Diagnostik.
- **Klinik**
- **Schweißtest:** Pilokarpin-Iontophorese (mindestens 75 mg Schweiß notwendig): Reizung der Schweißdrüsen durch Pilocarpin, Sammlung des Schweißes und flammenphotometrische Bestimmung des NaCl-Gehalts.
- **Duodenalsekret:** verminderte Aktivität der Verdauungsenzyme
- **Stuhl:** Pankreaselastase ↓; Fett (Steatokrit) ↑
- **Serum:** immunreaktives Trypsin ↑
- **Röntgen-Thorax:** Überblähung, verdickte, obstruierte Bronchien, streifige Infiltrate, Atelektasen (◼ Abb. 12.1), später: Emphysem, Bronchiektasien, Ergüsse, Zeichen einer pulmonalen Hypertonie (z. B. Kalibersprung der A. pulmonalis), Pneumothorax.

◼ **Tab. 12.5.** Diagnostik Cystische Fibrose – Schweißtest

	Chlorid-/Natriumgehalt
Normal	<40 mmol/l
Grenzwertig*	40–60 mmol/l
Beweisend**	>60 mmol/l

* Wiederholung des Tests, Bestätigung der Diagnose durch andere Tests
** In den ersten Lebenswochen oder nach der Pubertät ist die NaCl-Konzentration auch bei Gesunden erhöht, beweisend sind hier erst Werte >90°mmol/l.
Falsch negative Tests bei Ödemen, Hypoproteinämie, unzureichender Schweißproduktion.
Falsch positive Tests bei Nebennniereninsuffizienz, Glykogenspeicherkrankheit, Hypothyreose, nephrogenem Diabetes insipidus, ektodermaler Dysplasie, Malnutrition, Mukopolysaccharidose, Panhypopituarismus, schlechter Testfunktion.

- **Lungenfunktion:** obstruktive und restriktive Veränderungen
- **Bakteriologische** Untersuchungen: wiederholte Sputumanalyse, Nachweis von Problemkeimen
- **Molekulargenetik:** Mutationsanalyse des CFTR-Gens auf Chromosom 7
- **Neugeborenenscreening:** Trypsinogen im Blut und Mutationsanalyse in vielen Ländern etabliert, in Deutschland in Diskussion.

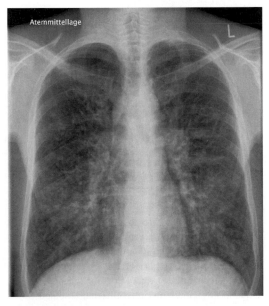

◼ **Abb. 12.1.** CF mit verdickten, z. T. schleimgefüllten Bronchien und multiplen Fleckschatten und Ringschatten in der Lunge, Überblähung

- **Pränataldiagnostik:** bei erkrankten Angehörigen: Mutationsanalyse aus Chorionzotten in der 9.–10. SSW.

Therapie.
- **Lunge:**
  - Sekretmobilisation: Physiotherapie, Abklopfen, Absaugen, Auspressen, autogene Drainage, sportliche Betätigung, Mukolytika (z. B. ACC).
  - Inhalation mit NaCl 0,9%–5,85%, Bronchodilatatoren (z. B. Salbutamol), Antibiotika (Tobramycin, Colistin, Amikacin) und DNAse (zur Reduktion der Viskosität des Bronchialsekrets).
  - Antiinflammatorische Therapie: Ibuprofen.
  - Antibiotische Therapie (nach Antibiogramm) intermittierend, kontinuierlich (bei fortgeschrittenem Krankheitsstadium) und/oder pophylaktisch.
  - O$_2$-Therapie, ggf assistierte mechanische Ventilation.
  - Bei allergischer bronchopulmonaler Aspergillose: Steroide, Itraconazol.
- **Gastrointestinaltrakt:**
  - Pankreasfermentsubstitution Substitution fettlöslicher Vitamine.
  - Eiweißreiche und hochkalorische Ernährung (Bedarf 120–150% des normalen Energiebedarfs), regelmäßige Zwischenmahlzeiten, fettreiche energiedichte Nahrung.
  - Zusätzliche Kochsalzzufuhr bei starkem Schwitzen.
- **Behandlung von Komplikationen:**
  - Mekoniumileus, DIOS, Rektumprolaps, Ösophagusvarizen, Cholestase, Gerinnungsstörungen, Pneumothoraces, Lungenblutungen, gestörte Glukosetoleranz, Rechtsherzinsuffizienz, allergisch bronchopulmonale Aspergillose etc.

Prognose.
- Kontinuierlich verbessert bei konsequenter Behandlung in großen Zentren, die durchschnittliche Lebenserwartung liegt heute deutlich über 30–40 Jahre.
- Tod meist durch kardiorespiratorische Insuffizienz und Infektionen mit Problemkeimen.

> ⓘ Prognostisch entscheidend für CF-Patienten sind bedarfsgerecht hohe Energie-und Nährstoffzufuhr, konsequente Physiotherapie und rechtzeitige antibiotische Therapie.

12.5.7 Asthma bronchiale

Definition. Anfallsweise auftretende oder **chronische, reversible Atemwegsobstruktion** aufgrund einer chronischen, eosinophilen **Entzündung der Atemwege** mit **Hyperreagibilität des Bronchialsystems.**

> **Einteilung des Asthma bronchiale**
> - Extrinsisch-atopische Form (IgE vermittelt)
> - Extrinsisch-nicht-atopische Form
> - Intrinsische Form (meist idiopathisch, ca. 15%)

Epidemiologie.
- Häufigste chronische Erkrankung im Kindesalter; Inzidenzschätzung: 10% aller Kinder haben Hinweise auf Asthma bronchiale, Prävalenz zunehmend, höhere Inzidenz in Städten als auf dem Land, m:w ca. 2:1 bis 1,5:1, Manifestationsgipfel: 2–7 Jahre.
- 30% der Säuglinge mit rezidivierenden obstruktiven Bronchitiden entwickeln später ein Asthma bronchiale.
- Bei 40–50% der Kinder verbessert sich die Symptomatik im Jugend- und Erwachsenenalter.

Ätiopathogenese. Es besteht eine **bronchiale Hyperreagibilität** und eine **bronchiale Entzündung.** Aufgrund von Bronchospasmen, Schleimhautödem und vermehrter zäher Schleimproduktion kommt es zu einer **bronchialen Obstruktion** mit vorwiegend **exspiratorischer Atemflussbehinderung.**

Verschiedene Ursachen und auslösende Faktoren liegen zugrunde:

Umweltfaktoren: Allergenexposition (bei 85% der asthmatischen Kinder kann eine allergische Sensibilisierungen nachgewiesen werden), Infekte (RSV, Influenza etc.), Schadstoffexposition, Passivrauchen.

Genetische Prädisposition: erhöhtes Risiko bei Atopieneigung in der Familie.

Atopie (Typ-I-Allergie): typische auslösende Allergene sind Pollen (Gräser, Roggen, Frühblüher), Hausstaubmilben, Tierhaare, Nahrungsmittel (spielen bei Kindern eine größere Rolle als bei Erwachsenen), insbesondere Kuhmilcheiweiß, Erdnüsse, Fisch und Hülsenfrüchte.

Weitere Auslöser einer Asthmasymptomatik sind Anstrengung (Anstrengungsasthma), Infekte (infektexazerbiertes Asthma), Kälte, Rauch (Passivrauchen) und hormonelle Faktoren (z. B. Menstruation).

> Passivrauchen fördert die Entstehung von Asthma und exazerbiert die klinischen Symptome.

Symptomatik.
- **Leitsymptome (◘ Tab. 12.6):**
  - Verlängertes Exspirium mit Giemen und Pfeifen.
  - Anfallsartige Dyspnoe und Husten.
  - Säuglinge: rezidivierende obstruktive Bronchitiden, verstärkte, protrahierte Atmung »wheezing«.
- **Akuter Asthmaanfall:**
  - Dyspnoe, Atemnot (Kinder ringen ängstlich nach Luft), Orthopnoe (Kinder sitzen aufrecht im Bett).
  - Kraftloser Reizhusten.
  - Maximal geblähter Thorax.
  - Blasse, zyanotische Haut.
  - »Lippenbremse«: die Lippen werden gespitzt, um den exspiratorischen Alveolenkollaps zu verhindern.

Zwischen den Anfällen können die Kinder ganz unauffällig sein. In fortgeschrittenen Stadien bleiben Thoraxverformung und ein erhöhtes Residualvolumen bestehen.

Diagnostik.
- **Anamnese:**
  - Art der Beschwerden
  - Dauer, Ort, Zeit und Anlässe für die Beschwerden
  - Familienanamnese

- **Untersuchung:**
  - Überblähter Thorax, hypersonorer Klopfschall über der Lunge, tiefstehende Lungengrenzen
- **Auskultation:**
  - Verlängertes, giemendes Exspirium, Pfeifen, Brummen, in schweren Fällen »silent lung« (abgeschwächtes Atemgeräusch)
- **Röntgen:**
  - Maximale Lungenblähung, Zwerchfelltiefstand, kleine Herzfigur, »Katarrh-Hili« mit peribronchialer Zeichnungsvermehrung
- **Allergiediagnostik:**
  - Labor: Gesamt-IgE ↑, Eosinophilie ↑; RAST (Radio-Allergo-Absorbent-Test): Bestimmung allergenspezifischer IgE im Serum; Pricktest (Expositionstest auf der Haut); evtl. inhalative Allergenprovokationstests.
- **Lungenfunktionstests:**
  - Erst ab dem 4.-6. Lebensjahr durchführbar (Kooperativität). Schweregradbestimmung und Therapiekontrolle durch Messung des Peak flows. Die Einsekundenkapazität (FEV_1) ist ausschlaggebend für Stadieneinteilung und Therapieüberwachung.
  - Broncholysetest: die FEV_1 sollte nach Inhalationen mit β_2-Sympathomimetika um mindestens 10–20% ansteigen.
  - Provokation mit verschiedenen Allergenen: Kaltluftprovokationstests, Laufbelastung.
- Ggf. EKG, Tuberkulin-Test, Schweißtest.

◘ **Tab. 12.6.** Schweregrade des Asthmas

	Stufe 1: Intermittierendes Asthma	Stufe 2: Persistierendes, mildes Asthma	Stufe 3: Persistierendes, mittelschweres Asthma	Stufe 4: Persistierendes, schweres Asthma
Symptome	Husten, Episoden leichter Atemnot	z. T. chronischer Husten, z. T. zwischen den Episoden asymptomatisch	anfallsartige, ausgeprägte Symptome, oder chronisch an vielen Tagen, häufig nachts, z. T. Überblähung	starke Symptome an den meisten Tagen und Nächten, meist Überblähung
Häufigkeit der Symptome	symptomfreies Intervall >2 Monate	symptomfreies Intervall <2 Monate	an mehreren Tagen/ Woche und auch nächtliche Symptome	anhaltende, tägliche Symptomatik, häufig auch nächtlich
Beeinträchtigung der Lebensqualität	keine	kaum	ja	deutlich
FEV_1*	>80%	im Intervall >80%	60–80%	<60%
PEF**	>80%	im Intervall >80%	60–80%	<60%

* Einsekundenkapazität in % des persönlichen Bestwerts; ** exspiratorischer Spitzenfluss in % des persönlichen Bestwerts
Nach Leitlinien der Gesellschaft für Pädiatrische Pneumologie

❯ Bei Asthma bronchiale besteht eine **obstruktive Ventilationsstörung** mit
- Reduktion der Einsekundenkapazität (FEV_1),
- Erhöhung des Atemwegswiderstands (Resistance) und
- bei ausgeprägter Obstruktion Verminderung der Vitalkapazität und Erhöhung des Residualvolumens aufgrund von intrathorakal »gefesselter« Luft (air-trapping).

Komplikationen.
Emphysem; Pneumothorax, Pneumomediastinum.

Differenzialdiagnostik. ❑ Tab. 12.9.

Therapie.
- **Allgemein:** Allergenkarenz, Physiotherapie, psychosoziale Betreuung, Complianceförderung.
- **Medikamentös:** ❑ Tab. 12.7 und 12.8.

1. Therapie des Asthmaanfalls:
- β_2-Sympathomimetika (z. B. Salbutamol) als Dosisaerosol am besten mit Inhalationshilfe.

Wird darunter innerhalb von 15 min keine Besserung des Bronchospasmus erreicht, so handelt es sich um einen schweren Asthmaanfall oder einen drohenden Status asthmaticus. Dann zusätzlich:
- Lagerung in sitzender Position
- Sauerstoffzufuhr, angefeuchtet über Vernebler oder über Maske bei O_2-Sättigung <90 %
- β_2-Sympathomimetika per Inhalation, Iputropiumbromid per Inhalation
- Glukokortikoide zunächst i. v., dann p. o.
- Antibiotika bei protrahierten Verläufen zur Verhinderung von Superinfektionen
- Bei ausbleibender Besserung evtl. Theophyllin i. v.

2. Therapie des chronischen Asthma bronchiale:
- ❑ Tab. 12.8.

3. Hyposensibilisierung bei allergischen Erkrankungen:
- Strenge Indikationsstellung
- Subkutane Applikation von Allergenen in unterschwelligen, ansteigenden Konzentrationen.
- Ziel: Anstieg allergenspezifischer IgG-Antikörper und Abnahme allergenspezifischer IgE-Antikörper im Serum.

Prognose.
- In der Regel gut therapierbar, die Langzeitprognose ist günstig.

❑ Tab. 12.7. Antiasthmatische Medikamente

Bronchodilatation	Entzündungshemmung
β_2-Sympathomimetika (kurzwirkend) - Salbutamol - Terbutalin - Orciprenalin - Clenbuterol - Fenoterol	**Cromogene** - Cromoglicinsäure (DNCG) - Nedocromil
β_2-Sympathomimetika (langwirkend) - Salmeterol - Formoterol	**Steroide** - Beclometasondiproprionat - Budesonid - Flunisolid - Fluticasonproprionat
Atropinderivate - Ipatropiumbromid - Oxitropiumbromid	**Antihistaminika** - Ketotifen - Cetirizin - Terfenadin - Loratadin - Azelastin
Xanthinderivate - Theophyllin	**Leukotrienantagonisten** - Montelukast

Einteilung nach den Wirkdauer:
- Bedarfsmedikamente (»Reliever«): kurzwirksame β_2-Sympathomimetika, rasch wirksames Langzeit β_2-Sympathomimetikum Formoterol, inhalative Anticholinergika, systemische Glukokortikoide, wasserlösliches Theophyllin
- Langzeittherapeutika (»Controller«): Cromoglicin, Nedocromil, Glukokortikoide (v. a. inhalativ), Leukotrienantagonisten, langwirksame β_2-Sympathomimetika, Retard-Theophyllin

Anwendung:
- Inhalation mit Inhalierboys (feuchte Inhalation), z. B. Pari-Inhalierboy
- Inhalation mit Spacern (Dosisaerosole)
- Pulverinhalationen (Diskus, Turbohaler)
- systemisch: p. o., rektal, i. v.

- Prognostisch ungünstig sind früher Krankheitsbeginn, Atopie, Raucher in der Familie, schwere bronchiale Hyperreagibilität, therapierefraktäre, pathologische Lungenfunktionsparameter in der Pubertät.

Status asthmaticus

Definition. Asthmaanfall, der länger als 1–2 Tage dauert mit einem pCO_2 >60 mmHg, der nicht auf Inhalation mit β_2-Sympathomimetika anspricht.

Therapie.
- Aufsitzen lassen, keine Sedierung, O_2-Gabe, Pulsoxymetrie

□ Tab. 12.8. Stufenplan der Therapie des Asthma bronchiale bei Kindern

Stufe	Bedarfsmedikation	Dauertherapie
1	▬ Kurz wirksames β_2-Mimetikum inhalativ ▬ Bei Unverträglichkeit: Ipratropiumbromid, evtl. Theophyllin in Lösung	keine*
2	▬ Kurz wirksames β_2-Mimetikum inhalativ ▬ Bei Unverträglichkeit: Ipratropiumbromid, evtl. Theophyllin in Lsg.	▬ Therapie der Wahl: inhalative Glukosteroide (IGCS) in niedriger Dosierung ▬ Alternativ: Montelukast**, Cromone

3****	▬ Kurz wirksames β_2-Mimetikum inhalativ
	▬ Bei Unverträglichkeit: Ipratropiumbromid, evtl. Theophyllin in Lösung
		▬ IGCS in mittlerer Dosierung
		▬ Falls nicht ausreichend zusätzlich eine der folgendenen Optionen:
		  – Steigerung der Dosis des IGCS
		  – inhalatives, langwirksames β_2-Mimetikum***
		  – Montelukast**
		▬ retardiertes Theophyllin

4	▬ Kurzwirksames β_2-Mimetikum inhalativ
	▬ Bei Unverträglichkeit: Ipratropiumbromid, evtl. Theophyllin in Lösung
		▬ IGCS in hoher Dosierung plus inhalatives langwirksames β_2-Mimetikum (ggf. als feste Kombination)
		▬ Falls nicht ausreichend zusätzlich eine der folgenden Optionen:
		  – Montelukast**
		  – retardiertes Theophyllin
		  – systemisches Glukokortikoid (intermittierend oder dauerhaft) in der niedrigsten noch effektiven Dosis

* Eine vorübergehende anti-entzündliche inhalative Therapie ist möglich.

** Bei Belastungsasthma als Monotherapie zugelassen, bei Kleinkindern (1–6 Jahre) ist Montelukast den langwirksamen β 2-Mimetika vorzuziehen, für Stufe 4 noch nicht zugelassen.

*** Im Vorschulalter kaum Wirksamkeits- oder Sicherheitsdaten, daher hier nur in Ausnahmefällen.

**** Vor Dosissteigerung der IGCS oder Zusatz-Therapie Vorstellung in einer pneumologischen Schwerpunktpraxis.

Nach: Leitlinien AWMF 02/2006

□ Tab. 12.9. Differenzialdiagnose Asthma bronchiale

▬ Adipositas
▬ α_1-Antitrypsin Mangel
▬ Angeborene Fehlbildungen
▬ Atypische Pneumonien mit protrahiertem Verlauf
▬ Aspiration (z. B. Fremdkörper)
▬ Bronchopulmonale Dysplasie
▬ Bronchiektasien
▬ Entwicklungsstörungen
▬ Funktionelle Atemstörungen (psychogen, Hyperventilation, Stimmbanddysfunktion)
▬ Gastroösophagealer Reflux
▬ Herzerkrankungen
▬ Immundefekte
▬ Interstitielle Lungenerkrankungen (z. B. EAA)
▬ Kehlkopfveränderungen (u. a. Hämangiome)
▬ Neuromuskuläre Erkrankungen
▬ Postinfektiöse Störungen (z. B. Pertussis, Bronchiolitis obliterans)
▬ Spontanpneumothorax
▬ Tuberkulose
▬ Tumore (Kehlkopf, Trachea, Lunge)
▬ Zilienfunktionsstörungen
▬ Cystische Fibrose

▬ Inhalation mit β_2-Mimetika (z. B. Salbutamol), Ipratropiumbromid und einem Adrenalin-NaCl-Gemisch
▬ Glukokortikoide i. v.
▬ Sekretolyse, Flüssigkeitssubstitution i. v.
▬ Antibiotika bei Verdacht auf bakteriellen Infekt
▬ evtl. Theophyllin i. v.
▬ β_2-Mimetika i. v., wenn keine ausreichende Besserung durch Inhalation
▬ Adrenalin i. v., wenn kreislaufinstabil
▬ Beatmung
▬ Aufnahme auf eine **Intensivstation** bei mehreren der folgenden Symptome: paO_2 <70 (bei Raumluft), Zyanose, ungleiches inspiratorisches Atemgeräusch, Einsatz der Atemhilfsmuskulatur, moderates exspiratorisches Giemen, Apathie.

Prognose. Mortalität im Status asthmaticus: 1%.

❶ Trotz konsequenter Therapie kann es im Status asthmaticus zu einer lebensbedrohlichen Dekompensation kommen.

12.5.8 Exogen allergische Alveolitis (EAA)

Definition. Generalisierte Entzündung des Interstitiums der Lunge, z. T. mit Alveolarzellproliferation und Schädigung der Bronchiolen durch chronische Inhalation kleiner, meist organischer Staubpartikel. Zugrunde liegt eine allergische Reaktion Typ IV der Lunge mit progredienter Lungenfibrose (◘ Tab. 12.10).

Symptomatik.
- Trockener Husten, evtl. Fieber, v. a. nach Allergenexposition.
- Dyspnoe, zunächst bei Belastung, später auch in Ruhe.
- Müdigkeit, Appetitlosigkeit und Gewichtsabnahme.
- In 50% bei Diagnosestellung Trommelschlegelfinger.

Diagnostik.
- **Labor:** BKS ↑, Leukozytose, γ-Globulin ↑, Rheumafaktor, Nachweis präzipitierender Antikörper im Serum.
- **Röntgen-Thorax:** feinfleckige, feinretikuläre Zeichnungsvermehrung, milchglasartige Eintrübung.
- **Lungenfunktion:** Zeichen einer restriktiven Ventilationsstörung: Vitalkapazität ↓, Totalkapazität ↓, Compliance ↓, Diffusionskapazität ↓, Belastungshypoxämie
- **Bronchoalveoläre Lavage:** Nachweis einer lymphozytären Alveolitis und eines erniedrigten CD_4/CD_8-Quotienten.
- **Histologie:** Lungenbiopsie mit Histologie (zur Diagnosesicherung)

> Bei EAA besteht eine restriktive Ventilationsstörung, bei Asthma bronchiale besteht eine obstruktive Ventilationsstörung.

Therapie.
- Allergenkarenz, Expositionsprophylaxe
- **Akut:** Systemische Steroidtherapie, evtl. ergänzt durch inhalative Steroide.

◘ Tab. 12.10. Beispiele der exogen allergischen Alveolitis

Art	Allergische Reaktion auf
Farmer-Lunge	Aerophile Aktinomyzeten aus verschimmeltem Heu, Bakterien
Vogelhalter-Lunge	Vogelkot (z. B. Tauben: Taubenzüchter-Lunge) oder Vogelfedern
Befeuchter-Lunge	Klimaanlagen, feuchtes Mauerwerk

Prognose.
- Bei frühzeitiger Expositionsprophylaxe gut.
- Bei später Diagnose häufig schon Lungenfibrose, dann schlechte Prognose.

❶ Bei EAA sind frühzeitige Diagnosestellung und sofortige Expositionsprophylaxe entscheidend. Bei protrahierten Verläufen droht eine irreversible, lebensbedrohliche Lungenfibrose.

12.6 Erkrankungen der Lunge

12.6.1 Pneumonien

Definition. Akute oder chronische Entzündung des Alveolarraums und/oder des Interstitiums der Lunge.

Epidemiologie.
- Erkrankungsrate im 1. Lebensjahr am höchsten, danach abnehmende Inzidenz: Häufigkeit im Vorschulalter ca. 40:1 000, zwischen 9 und 14 Jahren ca. 9:1 000.
- Pneumonien sind die fünfthäufigste Mortalitätsursache im Kindesalter.

Ätiopathogenese. Meist infektiös (viral, bakteriell, fungal) (◘ Abb. 12.2) bedingt: nach Tröpfcheninfektion zunächst Infektion der oberen Luftwege, dann Deszension der Erreger in das Bronchialsystem und in die Alveolen. Pneumonien können auch allergisch, physikalisch, chemisch oder autoimmun bedingt sein.

Symptomatik.
- Fieber, Husten
- Tachypnoe, interkostale Einziehungen, Nasenflügeln, Zyanose
- Schlechter Allgemeinzustand
- z. T. meningeale oder abdominelle Symptome (Fehldiagnosen)

Diagnostik.
- **Labor:** Leukozytose, Linksverschiebung, CRP↑, selten Erregernachweis aus Sputum oder serologischer Antikörpernachweis möglich.
- **Röntgen-Thorax:** Verschattungen, Infiltrate, Ergüsse.

12

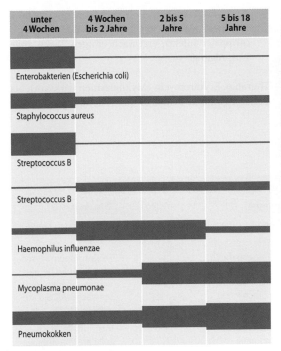

unter 4 Wochen	4 Wochen bis 2 Jahre	2 bis 5 Jahre	5 bis 18 Jahre

Enterobakterien (Escherichia coli)

Staphylococcus aureus

Streptococcus B

Streptococcus B

Haemophilus influenzae

Mycoplasma pneumonae

Pneumokokken

◻ Abb. 12.2. Altersabhängiges Erregerspektrum bei Pneumonien im Kindesalter

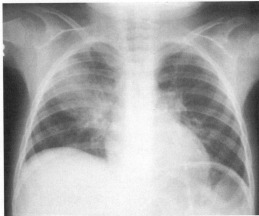

◻ Abb. 12.3. Bronchopneumonie im rechten Mittellappen

❗ Bei zentraler Lokalisation einer Pneumonie ist die Auskultation des Patienten oft unauffällig.

Pneumonien nach Altersgruppe
Neugeborene ▸ Kap. 3

Säuglinge und Kleinkinder
Erreger.
- Meist virale Pneumonien, im Säuglingsalter v. a. durch Infektion mit RSV, später v. a. durch Parainfluenza-Viren Typ 1 und 3.
- Nach 1–2 Wochen z. T. bakterielle Superinfektion mit Haemophilus influenza, Pneumokokken und selten Staphylokokken.

Symptomatik.
- Hohes Fieber, zunächst trockener, dann produktiver Husten.
- Häufig milde Symptomatik bei ausgedehntem Röntgenbefund.
- z. T. aber auch schwere Symptomatik, neben respiratorischen Symptomen z. T. Meningismus, Bauchschmerzen, Erbrechen.

Diagnostik. Röntgen: Von Verdichtung der Hili bis hin zu miliarer Infiltration. In dieser Altersgruppe nur selten Segment- oder Lobärpneumonien.

Therapie. Cefuroxim, Amoxicillin oder Erythromycin p. o. oder i. v. je nach Schweregrad; bei septischen Verläufen vgl. Neugeborenen-Therapie ▸ Kap. 3.

Einteilung, Symptomatik und Diagnostik der Pneumonien
- **Bronchopneumonien:**
  - Meist bronchogene, selten hämatogene Infektion.
  - Altersgipfel im Säuglings- und Kleinkindesalter.
  - **Auskultation:** bronchitische Nebengeräusche, z. T. feinblasige Rasselgeräusche.
  - **Röntgen-Thorax:** Verdichtung der Hili, streifige Zeichnungsvermehrung, vielherdige disseminierte, miliare Infiltration (◻ Abb. 12.3).
- **Lappen- oder Segmentpneumonien:**
  - Meist hämatogene Infektion, häufig Pneumokokkeninfektion.
  - Infektion auf einen Lappen oder ein Segment begrenzt.
  - **Altersgipfel:** Schulalter.
  - **Auskultation:** Schallverkürzung, Knisterrasseln, feuchte Rasselgeräusche.
  - **Röntgen-Thorax:** geringe Hilusreaktion, flächige Verschattungen (durch Exsudation in die Alveolen), Lappen- oder Segmentgrenzen meist eingehalten.

Schulalter

Erreger.
- Haupterreger: Mykoplasmen, aber auch Pneumokokken, Haemophilus influenza, Viren.

Symptomatik.
- Variabel: milde Symptomatik bis hin zu schweren Krankheitsbildern.

- Bei Mykoplasmen: typischer, schleichender Beginn, mäßiges Krankheitsgefühl, Gliederschmerzen (grippaler Infekt), erst nach einigen Tagen volle Ausprägung.

Therapie. Erythromycin (Mykoplasmen wirksam); bei Lobärpneumonie Penicillin oder Cephalosporine.

Atypische Pneumonien

⬛ Tab. 12.11. Beispiele atypischer Pneumonien

	Mykoplasmen	Chlamydien	Ornithose	Legionellen	Pneumocystis
Erreger	Mykoplasma pneumoniae	Chlamydia trachomatis	Chlamydia psittaci	▶ Kap. 7	Pneumocystis jirovecii
Besonderheit	Häufigste atypische Pneumonie bei Klein- und v. a. bei Schulkindern	Erreger sitzt in der Zervixschleimhaut, perinatale Infektion des Neugeborenen ▶ Kap. 3	Übertragung durch Wild- und Hausvögel, bei Übertragung durch Papageien: Psittakose		Früher: Pneumocystic carinii, häufig bei Patienten mit Immunschwäche (AIDS, Zytostatika)
Symptomatik	s. o., z. T. begleitende Exantheme	Typischer Beginn 4.–11. Lebenswoche, kein Fieber, stakkatoartiger Husten, Tachypnoe	Grippeähnliche Symptomatik		Interstitielle, plasmazelluläre Pneumonie, Tachypnoe, Appetitlosigkeit, Trinkunlust, Husten, Zyanose, meist kein Fieber, schleichender oder akuter Verlauf, Inkubationszeit mehrere Wochen
Labor	BKS↑, z. T. Kälteagglutinine nachweisbar	Eosinophilie typisch, Erregernachweis im Sputum, Nachweis spezifischer IgM Antikörper	Nachweis spezifischer Antikörper		Eosinophilie, Erregernachweis in bronchoalveolärer Lavage (BAL) oder Biopsie; histologisch: verbreitertes Interstitium mit mononukleären Zellen, Alveolen mit schaumigen Material gefüllt, in dem sich Pneumozysten finden.
Röntgen	Häufig Hilusbeteiligung, Verdichtungen, zentrale Infiltrationen	Überblähung, bilaterale hilifugale Infiltration	Streifige oder grossflächige, diffuse Verdichtungen		Blähung der Unterfelder, beidseitige, symmetrisch angeordnete Fleck- und Streifenzeichnung infolge von interstitieller Infiltration, Alveolarexsudaten und Atelektasen
Therapie	Makrolide (z. B. Erythromycin), bei älteren Kindern z. T. Doxycyclin	Makrolide (z. B. Erythromycin)	Makrolide (z. B. Erythromycin)		Cotrimoxazol, Primaquin/Clindamycin, Pentamidin; Prophylaxe mit Cotrimoxazol

Pilzpneumonien

Definition. Pneumonien aufgrund von Pilzinfektionen, z. B. mit Candida, Aspergillen, Histoplasmen oder Aktinomyzeten. Häufig bei immunsupprimierten Patienten, bei schwerer Allgemeinerkrankung oder länger dauernder Behandlung mit Zytostatika, Glukokortikoiden oder Antibiotika. Erregernachweis aus Sputum, Blutkulturen, Bronchiallavage oder Lungenbiopsie.

12.6.2 Emphysem und Atelektasen

Definition.
- **Emphysem:** Überdehnung der Lufträume distal der terminalen Bronchioli, irreversible Zerstörung von Alveolen und Lungensepten.
- **Atelektase:** periphere, luftleere Lungenabschnitte mit direkt aneinander liegenden Alveolarwänden.

Ätiologie.
- **Emphysem:**
  - Kongenitales lobäres Emphysem ▶ Kap. 12.2.4.
  - Akute Obstruktion durch Fremdkörper, Schleim, Asthma bronchiale, Bronchiolitis obliterans.
  - Primär chronisch bei α_1-Antitrypsinmangel, sekundär chronisch bei Asthma bronchiale oder Cystischer Fibrose.
- **Atelektase:**
  - Erhöhte Oberflächenspannung der Alveolen z. B. bei Surfactant-Mangel.
  - Extra- oder intrabronchiale Bronchusobstruktion.
  - Verminderte Atemtätigkeit z. B. bei Schmerzen.
  - Skelettanomalien oder Zwerchfellparese.

Symptomatik. Symptomatik geprägt von rezidivierenden Pneumonien, je nach Ausdehnung: Dyspnoe, Zyanose; bei chronischem Verlauf: Trommelschlegelfinger, Fassthorax.

Diagnostik.
- **Emphysem:**
  - **Auskultation:** Abgeschwächtes Atemgeräusch, **Perkussion:** hypersonorer Klopfschall.
  - **Röntgen-Thorax:** Gesteigerte Strahlentransparenz, verminderte Lungengefäßzeichnung, tiefstehende Zwerchfelle, erweiterte Interkostalräume.
- **Atelektase:**
  - **Auskultation:** Abgeschwächtes, aufgehobenes Atemgeräusch, evtl. Bronchialatmen, **Perkussion:** gedämpfter Klopfschall.
- **Röntgen Thorax:** Homogene, scharf begrenzte Verschattung innerhalb eines Segments oder Lappens bei größerer Atelektase evtl. Mediastinalverlagerung zur kranken Seite, Zwerchfellhochstand auf der kranken Seite.
- **Sonographie:** zum Ausschluss Pleuraerguss.
- **Bronchoskopie:** zum Ausschluss Fremdkörper, Schleimpfropf, Bronchuskompression.
- **CT/MRT:** zum Ausschluss Tumor oder Gefäßanomalien.

Therapie.
- Klopfmassage, Drainagelagerung.
- Medikamentöse Sekretolyse (N-Acetylcystein), antibiotische Therapie bei Superinfektionen.
- Ggf. Bronchoskopie zur Entfernung der Obstruktion.

> **Sonderform Mittellappensyndrom:** Atelektase des rechten Mittellappenbronchus. Aufgrund des gestreckt verlaufenden, relativ engen und nahezu rechtwinklig vom Zwischenbronchus abgehenden rechten Mittellappenbronchus kommt es häufig im Rahmen von Entzündungen zu Obstruktion, Atelektase und Infektion des rechten Mittellappens.

12.6.3 Lungenabszesse

Definition/Ätiologie. Umschriebener, von einer Membran umgebener Einschmelzungsprozess von Lungengewebe, häufig nach Aspiration, bei Bronchiektasien, Staphylokokkenpneumonien, metastatischer Absiedlung bei septischen Krankheitsbildern oder unzureichend behandelten Pneumonien bei Immunsuppression.

Symptomatik. Hartnäckiges Fieber; Hustenreiz; z. T. Aushusten bzw. Erbrechen des eitrigen Abszessinhalts; häufig spontaner Durchbruch in einen Bronchus oder in den Pleuraspalt mit Pyopneumothorax.

Diagnostik.
- Röntgen-Thorax, CT: kompakte Rundherde mit horizontalem Flüssigkeitsspiegel.
- evtl. diagnostische Punktion.

Differenzialdiagnosen.
- Pneumatozele: abgegrenzte Luftansammlung, z. B. nach Abszessbildung.
- Angeborene Solitärzysten: keine Flüssigkeitsspiegel.
- Gangrän: Gewebsnekrose mit Autolyse, oft bei Infektion mit gramnegativen Bakterien.

Therapie.
- Bei kleinen Pneumothoraces: keine Therapie notwendig, hohe Spontanheilungsrate.
- Bei Spannungspneumothorax: sofortige, notfallmäßige Pleurapunktion notwendig.
- Im Verlauf Anlage einer Pleurasaugdrainage.

❶ **Spannungspneumothorax:** Lebensbedrohlicher Zustand mit Ventilmechanismus: bei der Inspiration gelangt immer mehr Luft durch den Defekt in den Pleuraspalt, die Luft kann jedoch nicht entweichen. Es kommt zu einer kontinuierlichen Druckerhöhung im Pleuraspalt mit Verdrängung des Mediastinums, rascher Dekompensation, Ateminsuffizienz und Schock. Lebensrettend ist eine sofortige Entlastungspunktion.

12.8 Erkrankungen des Mediastinums

12.8.1 Entzündungen

Akute Mediastinitis
Lebensbedrohliche, meist fortgeleitete Entzündung des Mediastinums, häufig nach Verletzung des Mittelfells, z. B. bei Ösophagusperforation, nach Fremdkörpereinklemmung oder Verätzung.

Thymushyperplasie
Definition/Symptomatik. Häufig beim jungen Säugling auftretende Hyperplasie des Thymus mit Atembehinderung durch konzentrische Einengung der Luftröhre.

Therapie. Eine kurzfristige Kortisontherapie führt meist zur Verkleinerung des Organs.

Differenzialdiagnose.

◨ **Tab. 12.13.** Differenzialdiagnosen mediastinaler Raumforderungen mit möglicher Atembehinderung

Vorderes und mittleres Mediastinum	Hinteres Mediastinum
— Thymome	— Neurinome
— Teratome	— Neurofibrome
— Lymphangiome	— Bronchogene und
— Bronchogene Zysten, Perikardzysten	enterogene Zysten
— Hodgkin und Non-Hodgkin-Lymphome	

12

13 Erkrankungen des Verdauungstrakts

13.1 Leitsymptome

13.1.1 Erbrechen

Sonderformen des Erbrechens
- **Atonisches Erbrechen oder Spucken des Säuglings:** passives Herauslaufen von Nahrung aus dem Mund, typisch für eine Insuffizienz des unteren Ösophagussphinkters.
- **Schwallartiges Erbrechen:** durch starke Antiperistaltik hervorgerufen, im Säuglingsalter u. a. bei Passagestörungen (z. B. bei Pylorushypertrophie, Duodenalstenose) und bei infektiöser Gastroenteritis.
- **Galliges Erbrechen** ist ein Alarmsymptom und deutet auf ein Passagehindernis distal der Papilla vateri hin (z. B. bei Malrotation, Ileus).
- **Regurgitation:** aus dem Magen in den Oropharynx refluxierte Nahrung wird wieder geschluckt.
- **Rumination:** willkürliches Hochbringen von Nahrung, meist Ausdruck psychischer Störungen.
- **Acetonämisches Erbrechen:** durch eine katabole Stoffwechsellage (Hungern, viraler Infekt) hervorgerufenes Erbrechen, meist bei schlanken Kindern. Fehlende oder unzureichende Kohlenhydratzufuhr führt zur Erschöpfung der Glykogenreserven mit nachfolgender Lipolyse, Ketonkörperbildung und Azidose, die weiteres Erbrechen fördert. Klinik: milde Dehydratation, metabolische Azidose, Acetongeruch, Hypoglykämieneigung und positiver Acetonnachweis im Urin. Therapie. Kohlenhydrate in Form

▼

von z. B. löffelweiser Zufuhr gesüßter Getränke (Tee oder Säfte) oder in Wasser gelöster Oligosaccharide (Maltodextrin bis 25%), je nach Alter. Bei unstillbarem Erbrechen und Dehydratation: i. v.-Zufuhr.

❶ Erbrechen von Galle, Blut und Hämatin sowie morgendliches Nüchternerbrechen sind Alarmsymptome, die eine umgehende Abklärung erfordern.

13.1.2 Bauchschmerzen

❶ Alarmsymptome bzw. Hinweise auf eine Organerkrankung sind bei Kindern >3 Jahren:
- Rezidivierendes Erbrechen (blutig, gallig)
- Blutige oder schleimig-weiche Stühle, nächtlicher Stuhlgang
- Lokalisierte Bauchschmerzen, nicht in Nabelnähe
- Extraintestinale Beschwerden: Fieber, Gelenkschmerzen, Hauterscheinungen, rezidivierende Aphthen im Mund, Dysurie
- Gewichtsverlust, Abknicken der Wachstumskurve
- Leistungsknick

Diagnostik. Anamnese bei Kindern mit Bauchschmerzen:
- Schmerzen: Lokalisation? Charakter? Dauer? Tageszeit? Abhängigkeit von Mahlzeiten oder Defäkation oder anderer Aktivität? Begleitsymptome wie Blässe, Übelkeit, Schwindel, Müdigkeit? Was macht es besser oder schlechter? Bei chronischen Beschwerden Schmerzkalender
- Stuhlverhalten: Frequenz? Konsistenz? Blut- oder Schleimbeimengungen?

◘ Tab. 13.1. Erbrechen im Säuglings- und Kindesalter

Ursachen	Beispiele
Entzündung/Infektion	Gastritis, Enteritis, Harnwegsinfektionen, Appendizitis, Peritonitis, Nahrungsmittelallergien
Kardiainsuffizienz	Inadäquate Relaxation oder verminderter Druck des unteren Ösophagussphinkters, Hiatushernie
Mechanische oder funktionelle Passagestörung	Kongenitale oder erworbene Stenosen im Magendarmtrakt, Pylorushypertrophie, Malrotation, Ileus, Invagination, Volvulus, Morbus Hirschsprung
Zentralnervöse Ursache	Hirndruck, Hirntumoren, Meningitis, Enzephalitis, psychische Störungen, Anorexia nervosa
Metabolische/endokrine Ursachen	Hyperammonämie, Organazidämie, ketonämisches Erbrechen, adrenogenitales Syndrom
Reflektorisch	Nierensteinkolik, inkarzerierte Hernie, Torsion des Hodens oder eines Leistenovars
Medikamentös oder toxisch	Überdosierung (Digitalis, Euphyllin), Nebenwirkungen (Zytostatika), Vergiftung

- Beeinflussung durch Nahrungsaufnahme oder bestimmte Nahrungsmittel (Milch, Sorbit, hohe Fruktosezufuhr)? Appetit, besondere Diät?
- Allgemeine Leistungsfähigkeit? Müdigkeit?
- Gewichtsverlust?
- Längen- und Pubertätsentwicklung, Menarche, Menstruationsverhalten?
- Andere Beschwerden: Fieber? Sodbrennen, Kopfschmerzen? Sehstörung? Gelenkschmerzen? Hauterscheinungen? Husten? Rezidivierende Aphthen? Dysurie? Enuresis?
- Frühere Bauchoperationen? Traumata?
- Psychosoziale Situation: Familie, Freunde, Schule, Beruf?
- Familienanamnese: Ulkus, Magenkarzinom, chronische Darmerkrankungen, funktionelles Schmerzsyndrom?

Alarmbefunde:
- Blut im Stuhl (auch okkultes)
- Anämie, Eisenmangel
- Erhöhte Entzündungsparameter oder Leberwerte
- Perianale Veränderungen: Fissuren, Marisken, Fisteln, Abszesse
- Uhrglasnägel
- Hautzeichen einer Lebererkrankung (Spider naevi, Palmarerythem) oder Darmerkrankung (Erythema nodosum, Pyoderma gangraenosum)
- Positive Familienanamnese für Ulkus, Magenkarzinom oder eine chronisch-entzündliche Darmerkrankung

> Bei rezidivierenden Bauchschmerzen muss gezielt nach Alarmsymptomen oder Alarmbefunden gesucht werden.

13.1.3 Gastointestinale Blutung

- **Akute Blutung:** akute, normozytäre Anämie und drohender Schock (z. B. bei Blutung aus einem Ulkus oder Ösophagus- und Fundusvarizen)
- **Chronische Blutung:** mikrozytäre Anämie als Zeichen eines Eisenmangels bei okkultem oder sichtbarem Blutverlust im Stuhl
- **Hämatinerbrechen:** bei Blutung im oberen Gastrointestinaltrakt (Ösophagus, Magen oder Duodenum) oder durch verschlucktes Blut (z. B. bei Nasenbluten oder Zahnextraktion)
- **Teerstühle:** bei ausgeprägter Blutung im oberen Gastrointestinaltrakt
- **Meläna:** Absetzen mehrerer Teerstühle und meist rasches Sistieren der Symptome bei akuter intestinaler Blutung

- **Peranale Blutung:** Blutungsquelle meist im distalen Darm (z. B. Darminfektionen, Colitis ulcerosa, Morbus Crohn, Darmpolypen, Invagination, Purpura Schoenlein-Henoch, Meckel-Divertikel). Hellrote, oft fadenförmige Blutauflagerungen auf normal geformtem oder gar hartem Stuhl sind typisch für Analfissuren. Hämorrhoiden sind bei Kindern sehr selten.

> Bluterbrechen oder blutige Stühle erfordern immer eine diagnostische Abklärung.

13.1.4 Durchfall

Ätiopathogenese. ◻ Tab. 13.2.

◻ **Tab. 13.2.** Durchfall im Säuglings- und Kindesalter

Art	Ursachen
Akut	Virale oder bakterielle Darminfektionen Toxische oder allergische Reaktionen auf Lebensmittel oder Allgemeinerkrankungen
Chronisch (>3 Wochen)	Funktionell, z. B. bei Reizdarmsyndrom Organerkrankungen Biochemische Störungen

Säuglinge haben besonders bei ausschließlicher Muttermilchernährung oft häufige und weiche Stühle.

❶ Je jünger das Kind, desto größer ist bei Durchfall die Gefahr von Dehydratation, Elektrolytentgleisung und Gedeihstörung. Der frühzeitige Beginn einer kausalen und/oder symptomatischen Therapie ist entscheidend.

13.1.5 Obstipation

Definition. Unvollständige Entleerung des distalen Dickdarms bei der Defäkation oder sehr seltene Stuhlentleerung; häufige Ursache von Bauchschmerzen.

Nach der **Rom III-Klassifikation** müssen mindestens 2 der folgenden Symptome erfüllt sein:
- <3 Stuhlentleerungen/Woche
- >1 Episode von Stuhlschmieren/Woche
- Stuhlmassen im Rektum oder Abdomen tastbar
- Gelegentliche Entleerung großer Stuhlmengen
- Rückhalteversuche
- Schmerzhafter oder harter Stuhlgang

Bei einer >2 Monate andauernden Symptomatik spricht man von chronischer Obstipation.

◻ Tab. 13.3. Obstipation

Ursachen	Beispiele
Funktionell	Keine organische Ursache erkennbar.
Exogene Störfaktoren	Änderung des Tagesrhythmus, Kuhmilchunverträglichkeit, perinanale Entzündungen, wie Rhagaden, Fissuren, medikamentös (v. a. durch Antikonvulsiva) oder alimentär (zu wenig Flüssigkeit, zu wenig Ballaststoffe, Nahrungsumstellung beim Säugling von Muttermilch auf Formelnahrung) bedingt.
Kolorektale Erkrankungen	Morbus Hirschsprung, andere Neuropathien oder Myopathien des Darms, stenosierende Prozesse, Fehlbildungen
Allgemeinerkrankungen	Hypothyreose, Elektrolyt- und Flüssigkeitsstörungen, ZNS-Läsionen, Spina bifida, Immobilisation, Myopathien, Bauchwanddefekte

Ätiopathogenese. ◻ Tab. 13.3, z. T. besteht eine ausgeprägte Retention von meist hartem Stuhl in der Ampulle mit Überdehnung der Ampulle. Durch Fäulnisprozesse entsteht im Verlauf häufig weicher Stuhl, der sich mehrmals täglich in die Unterwäsche entleert (**Überlaufenkopresis**).

🛑 Bei Obstipation im Neugeborenenalter muss ein Morbus Hirschsprung ausgeschlossen werden.

Therapie. ► Kap. 13.2.7.

13.2 Angeborene Fehlbildungen des Gastrointestinaltrakts

13.2.1 Fehlbildungen des Ösophagus

Ösophagusatresie
Definition/Ätiologie. Angeborene Fehlbildung des Ösophagus aufgrund einer Differenzierungsstörung des embryonalen Vorderdarms in Ösophagus, Trachea und Lunge. Verschluss des Ösophagus, meist auf Höhe

der Trachealbifurkation, häufig kombiniert mit einer Trachealfistel (◻ Abb. 13.1).

Epidemiologie.
- Häufigkeit ca. 1:4000, w = m
- In 85% obere Atresie mit unterer Fistel (Vogt IIIb, ◻ Abb. 13.1)
- In ca. 50% kombiniert mit anderen Fehlbildungen, z. B. **VACTERL-Assoziation** (Fehlbildung der Wirbelsäule (**V**ertebra), **A**nalatresie, Herzfehler (**C**ardial), Ösophagusatresie (**T**racheo-**E**sophageal), Fehlbildung der Niere (**R**enal) und der Gliedmaßen (**L**imbs)

Symptomatik.
- Pränatal: Polyhydramnion (Fruchtwasser ↑ bei fehlendem Schlucken des Fetus), erhöhtes Risiko einer Frühgeburt.
- Postnatal: Schaumbildung vor dem Mund, nach einem **kontraindizierten** Fütterungsversuch kommt es zu Speicheln, Husten und Zyanose infolge von Aspiration; bei isolierter H-Fistel (◻ Abb. 13.1) wiederholte Aspirationspneumonien.

Diagnostik.
- **Magensondierung:** Sonde lässt sich nur wenige Zentimeter vorschieben.
- **Röntgen-Thorax und Abdomen:** eine dünne Magensonde wird soweit wie möglich vorgeschoben (◻ Abb. 13.2), aus der Lage der Sonde kann auf die Art der Fehlbildung geschlossen werden. In Intubationsbereitschaft evtl. Applikation von 1 ml wasserlöslichem Kontrastmittel zur Darstellung von Fistelgängen.

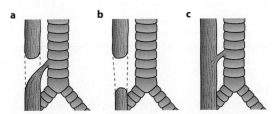

◻ Abb. 13.1a–c. Formen der Ösophagusatresie nach Vogt. **a** Ösophagusatresie mit distaler ösophagotrachealer Fistel. Fast 9 von 10 Kindern mit einer Ösophagusfehlbildung haben diese Form. **b** Isolierte Atresie ohne Fistel. Seltene Form der Ösophagusatresie. **c** Ösophagotracheale Fistel ohne Atresie des Ösophagus (H-Fistel)

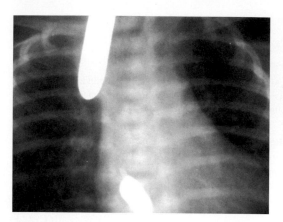

◘ Abb. 13.2. Ösophagusatresie. Kontrastmitteldarstellung des oberen Blindsacks

Therapie.
- Lagern des Patienten in Bauch- oder Linksseitenlage, Oberkörper hochlagern, Ablaufsonde in den oberen Blindsack legen, kontinuierliches Absaugen.
- Möglichst zügige Operation: End-zu-End-Anastomose, Fistelverschluss.

Prognose. Postoperativ nicht selten Stenosen oder gastroösophagealer Reflux mit Aspirationsgefahr; Überlebensrate (bei Kindern mit Geburtsgewicht >1 500 g und ohne Herzfehler) >90%.

❶ Bei Verdacht auf Ösophagusatresie darf keine Masken- oder Rachenbeatmung durchgeführt werden, eine Magenüberblähung muss vermieden werden. Zügige Operation.

13.2.2 Fehlbildungen des Dünndarms

Duplikaturen
Definition. Embryonal entstandenes, meist kurzstreckiges Doppellumen des Intestinums mit tubulärer oder zystischer Struktur, häufig im Bereich des Dünndarms, immer dorsal lokalisiert. Der Wandaufbau entspricht dem des Darmtrakts.

Symptomatik. Symptomlos (Zufallsbefund) oder raumfordernder Charakter.

Komplikationen. Blind-loop-Syndrom (Syndrom der blinden Schlinge): bei Anschluss einer Duplikatur an das Darmlumen und bakterieller Besiedelung mögliche Malabsorption. Therapie: chirurgische Resektion.

Malrotation oder Non-Rotation
Definition. Drehungsanomalien in Folge einer gestörten embryonalen Drehung des Darms um die Nabelschleife. Häufig assoziiert mit Mesenterium commune und fehlender Verwachsung des Mesokolons mit der Abdominalhinterwand (◘ Tab. 13.4).

◘ Tab. 13.4. Einteilungen der Malrotation und Nonrotation

Art	Anatomie
Non-Rotation	Dünndarm liegt rechts, Kolon links
Malrotation I	Zökum liegt im rechten Unterbauch vor dem Dünndarm
Malrotation II	Dünndarm liegt vor dem Kolon

Symptomatik.
- Symptomlos oder
- krampfartige Bauchschmerzen, galliges Erbrechen aufgrund mangelnder Fixation und Passagehindernis.

Komplikation. Volvulus: Stiel- oder Achsendrehung des Darms, so genannte Darmverschlingung, Gefahr ausgedehnter Darmnekrose. Diagnose oft schwierig; frühzeitige Operation.

Duodenalatresie
Definition/Ätiopathogenese. Lumenverschluss des Duodenums infolge fehlender Rekanalisierung des Darmlumens in der 5.–6. SSW.

Epidemiologie. Häufigkeit: 1:5 000; Inzidenz bei Trisomie 21 fast 20%.

Symptomatik.
- Intrauterin: Polyhydramnion.
- Postnatal: hoher Ileus, galliges Erbrechen, fehlender Mekoniumabgang, aufgetriebener Oberbauch bei eingefallenem Unterbauch.
- Bei inkomplettem Verschluss erst später symptomatisch.

Diagnostik.
- Intrauterin: sonographische Diagnosestellung möglich.
- Postnatal: **Röntgen-Abdomen-Leeraufnahme** im Hängen: charakteristisches »**Double-bubble-Phänomen**«: prästenotische Luftansammlung in der Magenblase und im distendierten Duodenum, das übrige Abdomen ist luftleer (◘ Abb. 13.3).

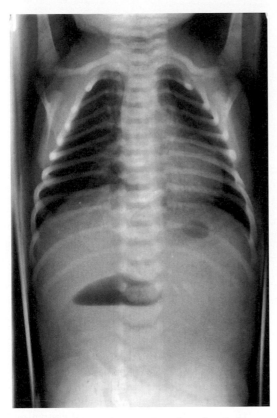

◘ Abb. 13.3. Duodenalstenose. Darstellung des »double bubble« in der Röntgen-Aufnahme

Differenzialdiagnostik.
- Sonstige Formen der Duodenalstenose: z. B. intraluminale Membran, Pancreas anulare, andere Prozesse, die das Duodenum von außen komprimieren.
- Atresien im Bereich des Jejunums und des Ileums (seltener).

Therapie. Operative Duodenoduodenostomie.

Meckel-Divertikel

Definition. Ca. 80–120 cm proximal der Bauhinklappe lokalisierte Ausstülpung des Ileums infolge unvollständiger Involution des Ductus omphaloentericus (= Dottergang, die intrauterine Verbindung zwischen Ileum und Nabel).

Epidemiologie. Häufigkeit: ca. 1–3%; m>w.

Pathophysiologie. In 50% enthält das Meckel-Divertikel Jejunumschleimhaut, in 50% ektope Magenschleimhaut (Gefahr der Ulkusbildung).

Symptomatik.
- Bei vollständig persistierendem Ductus omphaloentericus: Sekretion und/oder Stuhlentleerung aus dem Nabel.
- Bei Persistenz des mittleren Anteils: Zystenbildung, meist symptomlos.
- Bei Persistenz des darmwärtsgelegenen Teils: Meckel-Divertikel, meist symptomlos.

Komplikationen.
- Ulzera mit kolikartigen Bauchschmerzen
- Divertikulitis
- Invagination, Torsion, Perforation
- Blutung, Anämie

❯ Eine wichtige Differenzialdiagnose zur akuten Appendizitis ist das Meckel-Divertikel.

Diagnostik. Szintigraphische Darstellung der ektopen Magenschleimhaut (70% Trefferquote).

Therapie. Operative Resektion (häufig erst intraoperative Diagnosestellung, z. B. im Rahmen einer Appendektomie).

13.2.3 Fehlbildungen des Dickdarms

Analatresien

Definition. Atretisches Darmstück im Enddarm. Embryonal ausgebliebene Trennung des Enddarms vom ventralen Urogenitalsystem mit Fehlmündung (Fistelbildung) in die anoperinealen Region, Vulva oder Vagina bei Mädchen oder in die Urethra beim Jungen (◘ Abb. 13.4a–e). Bei einer hohen Atresie liegt der Blindsack oberhalb des M. levator ani (40%), bei einer tiefen Atresie unterhalb des M. levator ani (60%).

Epidemiologie. Häufigkeit 1:5000; häufig begleitende Fehlbildungen (z. B. VACTERL-Assoziation ▶ Kap. 13.2.1).

Symptomatik.
- Fehlender Anus, verstrichene Analfalte, evtl. Hautgrübchen anstelle des Anus.
- Fistelbildung: Stuhlentleerung an anderer Stellen, z. B. Skrotum, Vagina, Urethra, z. T. schwere Harnwegsinfektionen.
- Isolierte Analstenose: hartnäckige Obstipation mit Beginn in der frühen Säuglingszeit.

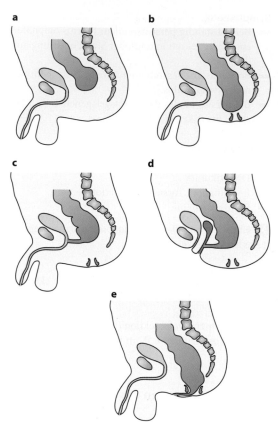

a **b**

c **d**

e

■ **Abb. 13.4a–e.** Beispiele für anorektale Fehlbildungen.
a Rektumatresie, **b** Analatresie mit angelegtem Sphinkter,
c Analatresie mit Rektourethralfistel, **d** Analatresie mit Rektovaginalfistel, **e** imperforierter Anus mit Fistelöffnung am
Damm

Diagnostik. Palpation: rektale Untersuchung; **Röntgen:** seitlicher Strahlengang bei Hochlagerung der
Analregion, Beckenübersichtsaufnahme.

Therapie/Prognose. Operativ; langfristige Beeinträchtigung durch hohe Inkontinenzrate; bei tiefer Atresie
häufiger Kontinenzerhaltung möglich als bei hoher
Atresie, da es bei der Operation einer hohen Atresie
häufiger zu Schädigung von Beckenbodenmuskulatur
und Nerven kommt.

13.2.4 Hernien und Bauchwanddefekte

Hernien

Definition. Eine Hernie ist der Durchtritt abdomineller
Organe (Bruchinhalt), die mit Peritoneum überzogen
sind (Bruchsack), durch eine normalerweise vorhandene Pforte (Bruchpforte) bzw. einen Bauchwand- oder
Zwerchfelldefekt (■ Tab. 13.5). Äußere Hernien wölben
sich mit einem Bruchsack durch die Bauchdecke, innere Hernien sind mit einer inneren Bauchfelltasche
überzogen.

Leistenhernien

Definition/Ätiopathogenese/Epidemiologie.
— **Indirekte Leistenhernie:** Hernie, die vom inneren
  Leistenring (lateral der epigastrischen Gefäße)
  durch den Leistenkanal zum äußeren Leistenring,
  teils bis ins Skrotum verläuft, häufig angeboren,
  aufgrund eines nicht obliterierten Processus vaginalis. Tritt häufig beim Schreien und Pressen auf.
  Häufigkeit: ca. 1–2% aller Kinder, bis zu 30% bei
  Frühgeborenen, m:w ca. 6:1.
— **Direkte Leistenhernie:** Hernie, die auf geradem
  Weg (medial der epigastrischen Gefäße) durch die
  Bauchwand (direkt) zum äußeren Leistenring verläuft.

Inhalt des Leistenkanals:
— Beim **Jungen:** Ductus deferens, A. testicularis,
  A. ductus deferentis, A. musculi cremasteris, Plexus

■ **Tab. 13.5.** Hernien

Hernie	Bruchpforte	Besonderheiten
Hernie inguinalis	Leistenhernie s. u.	
Hernia umbilicalis	Nabelhernie durch den Anulus umbilicalis	Angeboren oder erworben, neigt zur Inkarzeration
Narbenhernie	durch Narben	
Spieghel-Hernie	Bruchpforte zwischen Außenrand der Rektusscheide und Linea semilunaris	
Littré-Hernie	Meckel-Divertikel im Bruchsack	
Rektusdiastase	Verbreiterung der Linea alba auf ganzer Länge ohne Lücke mit Auseinanderweichen der Mm. recti bei Anspannen der Bauchdecke	Beim Säugling meist Spontanverschluss, keine Operation notwendig.

13

pampiniformis, Fascia spermatica interna, M. cremaster, Fascia spermatica externa, R. genitalis des N. genitofemoralis, Plexus testicularis.
- Beim **Mädchen**: Lig. rotundum.

Symptomatik. Sichtbare Schwellung in der Leiste.

Therapie.
- Vorsichtige Reposition des Bruchinhalts beim ruhigen Kind.
- Baldige Operation mit Verschluss der Bruchpforte, Verstärkung der Hinterwand des Leistenkanals, Einengung des inneren Leistenrings, z. B. nach Shouldice, Lichtenstein, Bassini (vgl. Lehrbücher Chirurgie).
- Bei Komplikationen sofortige Operation.

Komplikationen.
- Irreponibilität
- Inkarzeration
- Obstruktionsileus
- **Richter-Hernie:** nur ein Teil der Darmwand ist eingeklemmt, die Obstruktion fehlt.
- Ischämie, Nekrose
- Perforation, Peritonitis

❯ »Indirekte Leistenhernien« mit Austritt von Darm, Netz oder Ovar in den nicht obliterierten Processus vaginalis treten überwiegend im Säuglingsalter auf.

Nabelhernien
Definition. Hernie mit einer Bruchpforte am Anulus umbilicalis.

Symptomatik. Sichtbare Schwellung, meist keine Beschwerden, im Gegensatz zu Leistenhernien inkarzerieren die Nabelhernien bei Kindern nur sehr selten.

Therapie. In der Regel Spontanverschluss bis zum 4. Lebensjahr; bei großen Hernien und fehlendem Spontanverschluss: operativer Verschluss.

Hiatushernie
Definition. Durchtritt von Teilen des Magens durch das Zwerchfell in den Thoraxraum.
- **Gleithernie (axiale Hiatushernie):** intermittierende Herniation von Magenanteilen durch den Ösophagusspalt in den Thorax
- **Fixierte Hernie:** dauerhafte Herniation
- **Paraösophageale Hernie:** Herniation eines Teils des Magenfundus oder des gesamten Magens (»upside-down-stomach«) mit peritonealem Bruchsack durch einen lateral des Ösophagus gelegenen

Bruchspalt an der Kardia und dem distalen Ösophagus vorbei in den Thorax.

Symptomatik. Die Kontraktion der Zwerchfellschenkel auf Höhe des unteren Ösophagussphinkters ist essenziell für die Aufrechterhaltung des Druckgradienten zwischen Bauchraum und Thorax. Eine Hiatushernie führt häufig zu gastroösophagealem Reflux (▶ Kap. 13.3.1). Paraösophageale Hernien sind im Kindesalter selten und neigen zu Ulkusbildung und Einklemmung.

Diagnostik.
- **Obere Magen-Darm-Passage:** Röntgen-Kontrastdarstellung mit Darstellung der Hiatushernie.
- **Ösophago-Duodenoskopie:** Darstellung von Schleimhautveränderungen.

Therapie.
- Operative Therapie fixierter Hernien und paraösophagealer Hernien.
- Gleithernien bilden sich z. T. im Verlauf des 1. Lebensjahrs spontan zurück.
- Therapie der Ösophagitis mit säuresupprimierenden Medikamenten ▶ Kap. 13.3.1.

Bauchwanddefekte
Omphalozele, Gastroschisis, Zwerchfellhernie ▶ Kap. 3.

13.2.5 Funktionelle Bauchschmerzen, funktionelle Dyspepsie und Reizdarmsyndrom

Definition/Symptomatik. Nach den **Rom II-Kriterien**:
Funktionelle Bauchschmerzen: abdominelle Beschwerden von mindestens 12-wöchiger Dauer ohne Zusammenhang mit der Nahrungsaufnahme, der Menstruation oder der Defäkation:
- Periumbilikale oder epigastrische Schmerzen <1 h bei den meisten Patienten oder zumindest <3 h.
- Schmerzen können die Kinder am Einschlafen hindern, wecken sie jedoch nicht auf.
- Schmerzen nicht an bestimmte Aktivitäten des Kindes gebunden und nicht durch gezielte Maßnahmen zu verbessern.
- Häufig begleitende Blässe und Übelkeit.
- Unauffällige köperliche Untersuchung.

Irritables Kolon (irritable bowel syndrome, IBS): abdominelle Beschwerden von mindestens 12-wöchiger Dauer in den letzten 12 Monaten mit Besserung nach der Defäkation; Beginn der Beschwerden in Assoziation mit einer Änderung der Stuhlfrequenz und Stuhlfarbe; unauffällige Endoskopie und Histologie.

Epidemiologie. Pävalanz bei Schulkindern ca. 10–25%.

Diagnostik. Anamnese; Untersuchungsbefund und kleines Laborprogramm zum Ausschluss von Alarmsymptomen und -befunden (▶ Kap. 13.1.2).

Therapie. Eltern und Kindern muss die Angst vor einer Organerkrankung genommen und das Konzept der angeborenen oder erworbenen Vulnerabilität des Darms vermittelt werden. Eine Verstärkung durch die Umgebung (Eltern, Lehrer, Ärzte) sollte vermieden werden.

13.2.6 Dreimonatskoliken

Definition/Ätiologie. Bauchkoliken mit Beginn typischerweise ab der 2. Lebenswoche und Höhepunkt um die 6. Lebenswoche. Die Ätiologie ist ungeklärt, möglicherweise sind die Koliken Symptom einer unreifen intestinalen Motorik; Verstärkung durch große Trinkmengen oder Aerophagie. Abklingen meist gegen Ende des 3. Lebensmonats. Differenzialdiagnostische Abgrenzung von organischen Erkrankungen (z. B. Nahrungsmittelallergien).

Symptomatik.
- Schreien während und nach der Mahlzeit, Gesamtschreidauer ca. 3–6 h/Tag.
- Geblähtes Abdomen
- Gutes Gedeihen, keine Alarmsymptome

Therapie. Keine spezifische Therapie erforderlich; Entlastung der häufig erschöpften Eltern und Aufklärung über die Harmlosigkeit des Symptoms.

13.2.7 Irritabler Darm des Kleinkindes

Definition. So genannte »Krabbler-Diarrhoe«, Auftreten typischerweise zwischen dem 9. und 36. Lebensmonat.

Symptomatik.
- Stuhlunregelmäßigkeiten mit wechselnd wässrigen, schleimigen und normal geformten Stühlen mit unverdauten Bestandteilen (»carrots and peas stools«)
- gutes Gedeihen, keine Zeichen einer Malabsorption (Steatorrhoe, Gedeihstörung, Anämie), keine allgemeine Krankheitszeichen oder Bauchschmerzen
- häufig Beginn nach einer Gastroenteritis

Therapie/Prognose.
- altersgerecht normale Kost
- Meidung exzessiver Zufuhr von Fruchtsäften (Fruktose)
- die Symptome verschwinden ohne spezifische Therapie, häufig jedoch erst nach Monaten.

13.2.8 Funktionelle Obstipation

Definition. Stuhlretention infolge unvollständiger Stuhlentleerung (<3-mal/Woche über einen Zeitraum >2 Monate) ohne Nachweis einer organischen Erkrankung.

Ätiopathogenese.
- Stuhlverhalt wegen schmerzhafter Defäkation durch perianale Läsionen, schmerzhafte Analrhagaden
- Psychische Ursachen
- Fehlernährung

Kinder halten, nicht selten aufgrund schmerzhafter Defäkationserfahrungen, aktiv Stuhl zurück, was zur Verstärkung des Kreislaufs »harter, großkalibriger Stuhl – schmerzhafte Entleerung – Vermeidung des Stuhlgangs« führt.

Symptomatik.
- Verminderte Stuhlfrequenz, harte, großkalibrige Stühle
- Evtl. Bauchschmerzen und schlechter Appetit

Diagnostik.
- Anamnese: Ernährung, Stuhlprotokoll
- Körperliche Untersuchung: tastbare Skybala, »Raumforderungen« im Unterbauch tastbar
- Anale und rektale Untersuchung: Verletzungszeichen, stuhlgefüllte Ampulle
- Ggf. anorektale Manometrie, Rektumbiopsie, Kolonkontrasteinlauf, Rektoskopie oder Sigmoidoskopie, Defäkographie

Komplikationen.
- Sekundäre Überdehnung des Enddarms, Ausbleiben des Defäkationsdrangs.
- **Überlaufenkopresis:** weicher Stuhl schiebt sich an harten Stuhlballen der Ampulle vorbei und entleert sich unbemerkt in die Unterwäsche, »Schmierstuhl«.
- Sekundäre Enuresis durch Verdrängung der Blase.
- Störung der psychosozialen Entwicklung, sekundäre Verhaltensauffälligkeiten.

13

Therapie.
- Allgemeine Maßnahmen: faserreiche Kost (Vollkornprodukte, Obst, Gemüse), ausreichende Trinkmenge, Toilettentraining: routinemässiger Toilettengang für ca. 5 min nach den Hauptmahlzeiten.
- Weichhalten des Stuhls mit Polyethylenglycol (p. o).
- Nur bei schwerer Impaktion initial Sorbitklysmen oder hohe Einläufe mit Koloskopielösung zur Entleerung der Stuhlimpaktion, ggf. in Sedierung, um eine Traumatisierung zu vermeiden.
- Evtl. begleitende Gesprächstherapie bei schwerer psychischer Belastung.

> Eine Obstipation sollte wegen drohender Folgeprobleme möglichst früh und konsequent behandelt werden.

13.3 Motilitätsstörungen

13.3.1 Gastroösophageale Refluxkrankheit

Definition.
- **Pathologischer Reflux:** häufige Refluxperioden oder zu langes Verbleiben des Refluxats in der Speiseröhre.
- **Gastroösophageale Refluxkrankheit** (GÖRK): Reflux mit organischen Läsionen (z. B. Ösophagitis, Aspirationspneumonien, Laryngitis) oder Symptomen (z. B. Schmerzen, Gedeihstörung, chronischer Husten, Heiserkeit).

GÖRK – Risikofaktoren
- Häufiges Spucken im Säuglingsalter
- Zustand nach Ösophagusatresie
- Angeborene oder erworbene Hiatushernie
- Allgemeinerkrankungen: chronische Lungenerkrankung (Asthma, zystische Fibrose), Zerebralparese oder andere schwere zerebrale Störungen, ausgeprägte Skoliose, Nahrungsmittelallergien

---

Symptomatik. Die Symptomatik ist variabel und vom Alter des Kindes abhängig:
- **Säuglinge und zerebralparetische Kinder:**
  - Unruhe, v. a. im Liegen
  - Schmerzäußerung bei den Mahlzeiten oder beim Aufstoßen
  - Vermehrtes Erbrechen
  - Verweigerung der Nahrungsaufnahme
  - Gedeihstörung
  - Hämatinfäden im Gespuckten (Spätzeichen)

- **Ältere Kinder:**
  - Sodbrennen, saures Aufstoßen, epigastrische Schmerzen
  - Regurgitation, Heiserkeit
  - z. T. pulmonale Symptome mit chronischem, oft nächtlichem Husten und rezidivierenden Pneumonien (z. T. alleiniges Symptom)

Diagnostik.
- **24-h-pH-Metrie:** v. a. bei Kindern mit pulmonalen Symptomen, sensitivste Methode zum Nachweis pathologischer Refluxperioden
- **ÖGD:** Bestimmung des Schweregrades der Ösophagitis, Biopsien aus Duodenum, Magen und Ösophagus zum Ausschluss anderer Grunderkrankungen (**sekundäre Refluxkrankheit,** z. B. Nahrungsmittelallergie, Zöliakie)
- **Sonographie:** evtl. Versuch einer sonographischen Darstellung des Refluxes
- **Obere MDP:** Nachweis von Hiatushernien, Stenosen, Malrotation und Magenentleerungsstörungen

Komplikationen.
- Rezidivierende Aspirationspneumonien
- Gedeihstörungen, Eisenmangelanämie bei chronischer Blutung
- Narbige Strikturen, Stenosen
- **Barrett-Ösophagus:** Verlagerung der Epithelgrenze von Platten- und Zylinderepithel nach oben in den distalen Ösophagus

Therapie.
- Vermehrt spuckende Säuglinge in den ersten 6 Monaten: Abwarten, Oberkörperhochlagerung, häufige, kleine Mahlzeiten, evtl. Andicken der Flaschenmahlzeit mit Johannisbrotkernmehl bis mit Reifung der Sphinktermechanismen bis zum 2. Lebensjahr eine Besserung eintritt, evtl. Versuch mit allergenfreier Milch; bei älteren Kindern Meiden von Koffein, starken Gewürzen.
- Bei nachgewiesener Ösophagitis: Säuresuppressive Therapie mit Protonenpumpenhemmern (z. B. Omeprazol) oder (selten) H_2-Rezeptorantagonisten (z. B. Ranitidin).
- Bei großer Hernie, wiederholten Aspirationen und häufigen Rezidiven evtl. chirurgische Therapie jenseits des 2. Lebensjahres (z. B. partielle Fundoplikatio).

> Die Indikation zur Antireflux-Operation im Kindesalter sollte zurückhaltend gestellt werden, da postoperativ häufig Komplikationen (z. B. Dumping) auftreten.

13.3.2 Achalasie

Definition. Gestörte Funktionen der Neuronen im Plexus myentericus des Ösophagus mit fehlender oder unvollständiger Relaxation des unteren Ösophagussphinkters beim Schlucken. Es gibt angeborene und erworbene Formen, im Kindesalter u. a. Auftreten im Rahmen des Triple-A-Syndroms (Alakrimie, Achalasie, adrenale Insuffizienz).

Symptomatik.
- Zunehmende Dysphagie, zunächst für feste Speisen, später auch für Getränke
- Regurgitation nicht angedauter Speisen
- Retrosternale Schmerzen, nächtliche Aspirationen
- Gewichtsverlust, Gedeihstörung

Diagnostik.
- **Ösophagusmanometrie:** Nachweis fehlender Relaxation, erhöhter Tonus des unteren Ösophagussphinkters
- **Obere MDP:** weitgestellter, nach unten spitz zulaufender Ösophagus (Vogelschnabelzeichen)
- **Ösophago-Gastroskopie:** Ausschluss anderer Ursachen
- **Röntgen-Thorax:** Mediastinalverbreiterung, Megaösophagus mit Flüssigkeitsspiegel

Therapie.
- **Medikamentös:** Nifedipin (Calciumantagonist)
- **Interventionell:** Ballondilatation, falls erfolglos **operative** Myotomie des unteren Sphinkters nach Heller mit Hemifundoplikatio

Prognose.
- Eingeschränkt, da hohe Rezidivrate
- Postoperativ häufig Entwicklung eines gastroösophagealen Refluxes
- Erhöhtes Risiko für ein Ösophaguskarzinom

13.3.3 Pylorushypertrophie

Definition. Ätiologisch ungeklärte, postnatale Hypertrophie der Ringmuskulatur des Pylorus mit zunehmender Obstruktion des Pylorus und dem Leitsymptom schwallartiges Erbrechen.

Epidemiologie.
- Häufigkeit: ca. 1:800
- Häufigkeitsgipfel zwischen 2. und 15. Lebenswoche
- In 5% familiär, m:w=5:1

Symptomatik.
- Leitsymptom: schwallartiges Erbrechen großer Mengen meist angedauter, säuerlich riechender Nahrung.
- Metabolische Alkalose durch Hypochlorämie, Gedeihstörung, Exsikkose.
- Nach dem Trinken vorgewölbter Magen und sichtbare Peristaltik durch die Bauchwand, z. T. olivgroßer Tumor rechts oberhalb des Nabels tastbar (verdickter Pylorus).
- Angespannte Mimik.

Diagnostik.
- **Labor:** metabolische, hypochlorämische Alkalose, Hypokaliämie.
- **Sonographie:** Durchmesser des äußeren Pylorus >4 mm, Pyloruskanal >14 mm verlängert, typische »Pyloruskokarde«.
- **Obere MDP** (in unklaren Fällen): verzögerte Kontrastmittelpassage.

> Wichtige Differenzialdiagnose zur hypertrophen Pylorusstenose: adrenogenitales Syndrom (AGS), dabei jedoch hyperkaliämische Alkalose.

Differenzialdiagnose.
- AGS
- Hirndruck
- Pyelonephritis, Sepsis,
- Duodenalstenose, Pancreas anulare, Malrotation
- Kuhmilchproteinintoleranz

Therapie/Prognose.
- Präoperative Rehydrierung und Elektrolytausgleich.
- Operative Längsspaltung der hypertrophen Ringmuskulatur des Pylorus ohne Verletzung der Schleimhaut (**Pylorotomie nach Weber-Ramstedt**).
- Postoperativ gutes Gedeihen.

13.3.4 Ileus und Invagination

Definition. Störung bzw. Stopp der Darmpassage aufgrund einer Verlegung des Darmlumens (mechanischer Ileus) oder einer gestörten Peristaltik (paralytischer Ileus).

13

Ätiopathogenese. ◨ Tab. 13.6.

◨ **Tab. 13.6.** Ursachen eines Ileus im Kindesalter

Mechanisch	Paralytisch
— Briden	— Peritonitis
— Inkarzerierte Hernie	— Enteritis
— Duplikatur, Meckel-	— Pankreatitis
Divertikel	— Diabetische Ketoazidose
— Malrotation, Volvulus	— Hypokaliämie
— Invagination	— Morbus Schoenlein-
— Tumoren, Polypen,	Henoch
Bezoar	— Trauma, Schock,
— Stenosen bei Morbus	postoperativ
Crohn	— Neuropathien und
— Mekoniumileus bei	Myopathien des Darms
Mukoviszidose	— Nieren- oder Gallenstein-
— Angeborene Atresien	kolik
und Stenosen	— Stoffwechselerkran-
— Pancreas anulare	kungen (z. B. organische
— A. mesenterica-	Azidämien)
Syndrom	— Schwere Infektionen
	(Enterokolitis, Sepsis u. a.)
	— Medikamente

Mechanischer Ileus

Definition. Störung bzw. Stopp der Darmpassage aufgrund einer mechanischen Obstruktion des Darmlumens.

Symptomatik.
- Krampfartige Schmerzen.
- Erbrechen, oft gallig oder mit Stuhl kontaminiert.
- Abdomen druckschmerzhaft und gebläht, meist kein Abgang von Stuhl und Luft.

Diagnostik.
- **Klinische Untersuchung:** Narben, Hernien, Walzen, Abwehrspannung, rektale Untersuchung; **Auskultation:** hochgestellte, klingende Darmgeräusche.
- **Labor:** Entzündungsparameter, Elektrolyte, BGA, Leber- und Nierenwerte, Blutgruppe, Kreuzblut, **Urin**status.
- **Sono Abdomen:** Nachweis freier Luft, Flüssigkeitsspiegel, Aszites, Wanddicke und Motilität der Darmschlingen, Kokarden (zum Ausschluss Invagination), Ausschluss Malrotation, nephrogene Schmerzen.
- **Röntgen Abdomen** (Rücken- und Linksseitenlage oder im Stehen): abnorme Luftverteilung, prästenotisch erweiterte Darmschlingen, Flüssigkeits- und Luftspiegel.
- **Röntgen Thorax:** freie Luft unter dem Zwerchfell als Hinweis auf Perforation.

Komplikationen. Gefahr einer ausgedehnten Wandschädigung mit Perforation und Durchwanderungsperitonitis.

Therapie. Abhängig von der Ursache:
- **Konservativ:** Nahrungskarenz, Entlastung durch Einläufe (z. B. Mekoniumileum, Invagination), Legen einer großkalibrigen Magenablaufsonde, i. v. Flüssigkeitssubstitution.
- **Operativ:** bei Versagen der konservativen Therapie und bei anderer Ursache (z. B. Volvulus, inkarzerierte Hernie): sofortige Operation.

Paralytischer Ileus

Definition. Störung bzw. Stopp der Darmpassage aufgrund verminderter Motilität.

Symptomatik.
- Diffus schmerzhaftes Abdomen
- Auskultatorisch nur spärliche oder gar keine Darmgeräusche hörbar (»Totenstille«)

Diagnostik.
- ► Kap. Mechanischer Ileus.
- **Röntgen Abdomen:** zahlreiche, gleichmäßig verteilte Luft-Flüssigkeitsspiegel ohne ausgeprägte Erweiterung des Darmlumens.

Therapie.
- Kausale Therapie, hohe Einläufe, Darmrohr.
- ► Kap. Mechanischer Ileus.

Invagination (Sonderform des Ileus)

Definition. Einstülpung eines proximalen Darmabschnitts in ein distal gelegenes Segment, meist ileokolisch, selten ileoileal oder kolokolisch lokalisiert. Gestörter venöser Rückfluss, Schwellung und Blutung der Schleimhaut, Darmwandnekrose und drohende Perforation mit Peritonitis.

Epidemiologie. Manifestationsgipfel: 3.–24. Lebensmonat, m:w = 3:1.

Ätiopathogenese.
- Idiopathisch
- Selten finden sich Polypen, Meckel-Divertikel oder ein Lymphosarkom als Kopf des Invaginats, begleitend werden z. T. Enteritiden oder Lymphadenitis mesenterialis mit gestörter Darmmotilität beobachtet.
- Gehäuft bei Mukoviszidose.

Symptomatik.
- Ein gesundes Kind schreit plötzlich schrill auf, erbricht und zeigt durch Unruhe oder Schreien intermittierende Schmerzen an, zwischen den Attacken sind die Patienten meist auffällig ruhig und apathisch.
- Blutige Stühle.

Diagnostik.
- **Palpation**: tastbare Resistenz im rechten Oberbauch, **rektale Untersuchung**: Blut am Fingerling.
- **Sonographie:** »schießscheibennartige« Figur aus verdickter Darmwand und Invaginat.
- **Röntgen-Abdomen:** bei ileokolischer Invagination: luftleeres rechtes oberes Abdomen und Zeichen eines Dünndarmileus.

❶ Bei Invagination können blutige Stühle, die meist ein Spätsymptom darstellen, zur Fehldiagnose Gastroenteritis führen.

Therapie.
- Bei frischer Invagination <48 h: Versuch einer Reposition mittels hydrostatischem Druck: unter Druck wird Luft oder Flüssigkeit rektal ins Kolon eingebracht, Beobachtung der Reposition unter Röntgendurchleuchtung oder mit Ultraschall.
- Bei Misslingen oder Zeichen einer Peritonitis oder Perforation: Operation.

13.3.5 Morbus Hirschsprung

Definition. Agangliose im distalen Segment des Darms mit fehlender Relaxation, Engstellung des betroffenen Darmstücks und gestörtem Stuhltransport, sowie sekundärer Dilatation der prästenotischen Darmstücke.

Epidemiologie.
- Häufigkeit 1:5 000, m>w; 4:1
- In 75% beschränkt sich die Agangliose auf Rektum und Sigmoid, in 8% ist der gesamte Dickdarm betroffen, selten sind auch Teile des Dünndarms betroffen.

Ätiopathogenese.
- Genetische Störung, autosomal-dominant- (RET-Gen) oder autosomal-rezessiv vererbt (Endothelin-B-Gen), nur bei <10% der Patienten ist eine Mutation nachweisbar.
- Gestörte pränatale Migration und Zellreifung des enterischen Nervensystems aus dem Vagussegment der Neuralleiste.

Symptomatik.
- Verzögerter Mekoniumabgang (>24–48 h)
- Chronische Obstipation, Ileus, Subileus
- »Bleistiftstühle«, z. T. explosionsartige Stuhlentleerungen, z. T. Erbrechen
- Starke Erweiterung der proximalen Darmabschnitte durch Stuhlaufstau (Megakolon); bereits in den ersten Lebenstagen: aufgetriebenes Abdomen
- Gedeihstörung
- Manifestation z. T. erst nach dem Abstillen oder später (z. B. bei sehr kurzem aganglionären Segment).

Diagnostik.
- **Rektale Untersuchung:** hoher Sphinktertonus, leere Rektumampulle, stuhlgefülltes Abdomen.
- **Rektum-Saugbiopsie:** fehlende intramurale Ganglienzellen, enzymhistochemisch vermehrter Nachweis Acetylcholinesterase-positiver Nervenfasern.
- **Rektum-Manometrie:** fehlender Relaxationsreflex des Sphincter internus nach rektaler Dehnung.
- **Kolonkontrasteinlauf** ohne vorheriges Abführen: Bestimmung der Länge des aganglionären Segments.

Differenzialdiagnostik.
- **Sekundäres Megakolon:** wird auch bei schwerer Obstipation und anderen Passagestörungen beobachtet, in diesen Fällen fehlt jedoch das enge Segment.
- Kongenitales Mikrokolon
- Chronisch habituelle Obstipation
- Obstipation im Rahmen von Allgemeinerkrankungen: z. B. Mukoviszidose, Hypothyreose.
- Megakolon durch Stenosen, neuronale intestinale Dysplasie.
- Sonstige Ileusursachen ► Kap. 13.3.4

Komplikation. Toxisches Megakolon mit septischem Verlauf und Gefahr der Perforation.

Therapie. Operative Resektion des aganglionären Segments, ggf. Anus praeter Anlage.

❯ Bei schwerer Obstipation oder Subileus in der Neonatalzeit muss möglichst rasch ein Morbus Hirschsprung ausgeschlossen oder bewiesen werden, um lebensbedrohliche Komplikationen zu vermeiden.

13.4 Akut entzündliche Erkrankungen des Gastrointestinaltrakts

13.4.1 Akute Gastroenteritis durch Bakterien und Viren

Epidemiologie. Häufigste pädiatrische Infektionserkrankung nach den Atemwegsinfektionen.

Ätiopathogenese. Meist viral, seltener bakteriell oder parasitär bedingt (◘ Tab. 13.7); 30–50% aller Enteritiden bleiben ätiologisch ungeklärt.

Es kommt zur Invasion der Darmschleimhaut (v. a. bei Viren, Amöben, Salmonellen, enteroinvasiven E. coli) und/oder zur Toxinbildung (v. a. bei Vibrio cholerae und enterotoxinbildende E. coli).

Viren werden von den Enterozyten aufgenommen, vermehren sich in der Wirtszelle und zerstören diese. Durch die Freisetzung der intrazellulären Viren werden weitere Enterozyten infiziert. Häufig entstehen Schleimhautschäden. Bei Bakterien ist v. a. die rezeptorvermittelte Adhäsion an der Schleimhaut mit Kolonisation, Invasion und Toxinbildung relevant.

> Die häufigsten Durchfallerreger im Säuglings- und Kleinkindesalter sind Rotaviren, sie treten saisonal gehäuft v. a. in den Wintermonaten auf. Effektive Prävention durch Rotavirus-Impfung.

Symptomatik. Häufig in Kombination mit Symptomen einer Atemwegsinfektion:
- Erbrechen, Fieber
- Wässrige, z. T. blutige oder schleimige Durchfälle
- Dehydratation (◘ Tab. 13.8)

◘ Tab. 13.7. Häufigkeit verschiedener Erreger bei Gastroenteritis im Kindesalter

Erreger	Häufigkeit (%)
Viren	
Rotaviren	30–50
Enteroviren	5–15
Adenoviren	5–10
Norwalkviren	3–5
Bakterien und Parasiten	
Enteropathogene E. coli	5–10
Salmonellen	5–10
Seltene Erreger[*]	5–10
Unbekannt	30–50

[*] Seltene Erreger sind: Koronaviren, Shigellen, Amöben, Campylobacter jejunii, Yersinia enterocolitica, Clostridium difficile, Lamblien, Kryptosporidien.

🚫 Aufgrund von Bikarbonatverlusten im Darm kann es bei Gastroenteritis zu einer schweren metabolischen Azidose kommen.

Diagnostik.
- Vor Therapie Wiegen des unbekleideten Kindes.
- Bestimmung des Schweregrades der Dehydratation (◘ Tab. 13.8).
- Nur bei mittlerer oder schwerer Dehydratation: Bestimmung von Säurebasenhaushalt, Elektrolyten, Nierenwerten und Blutbild.
- Erregernachweis aus dem Stuhl nur bei schweren Allgemeinsymptomen, blutigen Durchfällen, bei Epi- oder Endemien, bei Erkrankungen institutionalisierter oder immunkompromitierter Patienten und nach Aufenthalt in den (Sub)tropen.

◘ Tab. 13.8. Schweregrade der Dehydratation

Schweregrad	Klinik	Labor
Leicht Flüssigkeitsverlust <5% des Körpergewichts (KG)	Gering, vermehrter Durst, evtl. trockene Schleimhäute	Elektrolyte und pH meist normal
Mittel Flüssigkeitsverlust 5–10% des KG	Durst, Oligurie, reduzierter Hautturgor, Schleimhäute trocken, Fontanelle eingesunken	Harnstoff und Kreatinin normal bis ↑ Natrium und Chlorid normal bis ↑ Hämatokrit ↑ pH normal bis ↑
Schwer Flüssigkeitsverlust >10% des KG	Anurie, Schock, schrilles Schreien, Bewusstseinstrübung, stehende Hautfalten, häufig eingesunkene Augäpfel, hohes Fieber, Azidose, Tachykardie, Tachypnoe, RR ↓	Harnstoff und Kreatinin ↑ Natrium und Chlorid ↑ Hämatokrit ↑ pH ↑ Glukose ↑

Therapie.

▶ Patienten mit leichter oder mittelschwerer Dehydratation sollen oral rehydriert werden, bei starkem Brechreiz ggf. über eine nasogastrale Sonde. Die orale Rehydrierung ist effektiver und hat weniger Komplikationen als eine i. v. Rehydrierung.

Symptomatische Therapie:
- **Orale Rehydratation:**
  - Isoosmolare Rehydratationslösung (ORL) (in mmol/l): Na: 60, K: $\geq$20, Cl: >25, Citrat: 10, Glukose: 74–111, Osmolarität 200–250. Die intestinale Wasserresorption wird durch die Kombination von Natrium und Glukose aufgrund des gekoppelten Natrium-Glukose-Wasser Transports zusätzlich gefördert. Bei Brechreiz kontinuierliche Gabe z. B. durch Löffeln kleiner Mengen (2–5 ml) alle 2 min.
  - Binnen 6 h nach Beginn der oralen Rehydratation Realimentation mit normaler Nahrung (bei Säuglingen Milchnahrung), zusätzlich Ersatz der weiteren Verluste durch ORL.
  - Gestillte Kinder werden von Beginn zusätzlich angelegt.
  - Stationäre Aufnahme nur bei (mittlerschwerer oder) schwerer Dehydratation
  - Antibiotische Therapie nur bei septischen Krankheitsverläufen, bakteriellen Enteritiden bei Säuglingen <4 Monaten, Kindern mit schwerer Grunderkrankung oder Immundefizienz, Typhus, Cholera, Amöbiasis und Shigellosis.
- **Parenterale Rehydratation:**
  - Nur in schweren Fällen bei Schock, Bewusstseinstrübung und Kindern mit unstillbarem Erbrechen.
  - Kalium wird erst nach Urinproduktion substituiert.

❶ Wenn eine schwere Hyponatriämie durch Infusion natriumreicher Lösungen i.v. ausgeglichen werden muss, darf der Ausgleich nur langsam erfolgen. Bei zu schnellem Anstieg des Serumnatriumspiegels besteht die Gefahr der Entwicklung eines Gehirnödems und einer zentralen pontinen Myelinolyse mit letalem Verlauf.

- **Realimentation:**
  - Eine frühe orale Realimentation binnen 6 h nach Beginn der Rehydratation ist wichtig für die Regeneration der geschädigten Darmschleim (Enterozyten beziehen Energie und Substrate überwiegend aus dem Lumen).
  - Säuglinge erhalten zur Realimentation die Milchnahrung, die sie auch vor Beginn des Durchfalls

erhalten haben (Muttermilch oder Säuglingsnahrung).
  - Ältere Kinder: Nahrungsaufbau mit komplexen Kohlenhydraten (Zwieback, Reisschleim, Salzstangen, Weißbrot, Kartoffelbrei), baldige Umstellung auf Normalkost.

❶ Nach einer bakteriellen Enteritis kann über Wochen bis Monate eine Überempfindlichkeit des Magendarmtraktes mit postprandialen Bauchschmerzen persistieren.

Komplikationen.
- Dehydratation, metabolische Azidose.
- **Postenteritisches Syndrom:** keine ausreichende Erholung nach der akuten Phase. Die meist schleimig-wässrigen Durchfälle persistieren länger als 2 Wochen (chronischer Durchfall), es kommt zur Gedeihstörung. Häufig bei Kindern in Entwicklungsländern. Prophylaxe durch frühe Rehydratation und Realimentation ohne unangemessene diätetische Restriktionen.

▶ Bei der akuten Gastroenteritis sind die frühe **orale Rehydratation** über 6–8 h und die anschließende zügige **Realimentation** die wichtigsten Maßnahmen, um **akute Komplikationen** wie Dehydratation, Elektrolytentgleisung, Krampfanfälle und **Spätfolgen** wie postenteritisches Syndrom und Gedeihstörung zu vermeiden.

13.4.2 Helminthosen und Protozoeninfektionen

Oxyuriasis (Enterobiasis)

Definition. Infektion mit Oxyuren (Enterobius vermicularis, Madenwürmer), 5–10 mm lange, fadenförmige, weißliche Parasiten.

Ätiopathogenese. Orale Aufnahme der Wurmeier, die dann im Duodenum und Dünndarm in einem 5- bis 12-wöchigen Zyklus heranreifen. Die Weibchen legen nachts Eier in der Perianalregion ab und verursachen Pruritus, durch Kratzen mit den Fingern und durch kontaminierte Wäsche kommt es zu Reinfektion.

❶ Oxyuriasis ist hoch infektiös.

Symptomatik. Leitsymptom: **analer Juckreiz**, meist einziges Symptom.

Diagnostik. Erregernachweis: Nachweis der Würmer auf frischem Stuhl oder auf einem nachts/morgens perianal aufgeklebten Tesafilmstreifen.

Therapie.
- Mebendazol über 3 Tage.
- Mitbehandlung von Kontaktpersonen, Körperhygiene (Händewaschen, Kürzen der Fingernägel), Umgebungssanierung (häufiger Wechsel von Schlafbekleidung und Bettwäsche).
- Wiederholung der Therapie nach 2–4 Wochen (Reinfektionsgefahr, zudem wirkt die Therapie nur gegen adulte Würmer, nicht gegen Larven).

Askariasis

Definition. Infektion mit dem Spulwurm (Ascaris lumbricoides).

Ätiopathogenese. Aufnahme der Eier des Spulwurms mit der Nahrung (v. a. über mit Fäkalien gedüngtes Gemüse), die Larven schlüpfen im Dünndarm, durchbohren die Darmwand und gelangen über den Blutweg in die Lunge. Dort passieren sie die Alveolarwand und wandern über das Bronchialsystem nach proximal, wo sie wieder verschluckt werden und in den Darm gelangen. Dort wachsen sie zu geschlechtsreifen Würmern heran. Die Eier werden mit dem Stuhl ausgeschieden, reifen im Freien und werden erneut mit der Nahrung aufgenommen.

Symptomatik.
- Symptomatik meist diskret.
- Die Lungenpassage der Erreger kann eosinophile Infiltrate hervorrufen (**Löffler-Infiltrate**), Husten und Fieber.
- Bei starkem Befall: Bauchschmerzen, Gewichtsabnahme, selten Obstruktionsileus, »Nabelkoliken«, Übelkeit.

Diagnostik.
- **Erregernachweis:** Würmer im Stuhl (männliche Würmer bis 20 cm, weibliche bis 40 cm), Nachweis der Eier in der obersten Schicht einer »Stuhlaufschwemmung«.
- **Röntgen-Thorax:** evtl. eosinophiles Infiltrat (Löffler).
- **Labor:** charakteristische Eosinophilie.

Therapie.
- Mebendazol (über 3 Tage), Albendazol (über 3 Tage) oder Pyrantelembonat (einmalig).
- Wiederholung der Therapie nach 2 Wochen, da sie nur gegen adulte Würmer wirkt, nicht gegen Larven.

Prophylaxe. Gründliches Waschen von Rohkost.

Rinderbandwurm (Taenia saginata)

Definition. Infektion mit Taenia saginata.

Ätiopathogenese. Aufnahme der Finnen bei Genuss von rohem oder ungenügend gekochtem Rindfleisch, die im Dünndarm zu einem mehrere Meter (bis 10 m) langen, in Proglottiden gegliederten Wurm heranwachsen. Die eiertragenden Proglottiden lösen sich ab und werden mit dem Stuhl ausgeschieden. Die Eier werden vom Rind als Zwischenwirt aufgenommen, wandern im Rind über die Darmwand in die Gefäße und in die Muskulatur, wo die Finnenbildung (Einkapselung) stattfindet.

Symptomatik. Symptomatik meist diskret; gelegentlich Gewichtsverlust, Bauchschmerzen, Anämie, Myalgien, Vitamin B12-Mangel.

Differenzialdiagnose. Schweinebandwurm (Taenia solium): ca. 3 m langer Wurm, kürzere Proglottiden. Zwischenwirt: Schweine. Ansiedeln der Finnen v.a. in Muskeln, Zwerchfell, Herz oder Gehirn (**Zystizerkose**), häufig neurologische Symptome.

Therapie. Niclosamind, Praziquantel oder Mebendazol.

Echinokokkose

Definition. Infektion mit dem Larvenstadium des Hundebandwurms (E. granulosus) oder des Fuchsbandwurms (E. multilocularis).

Ätiopathogenese. Infektion über Nahrungsmittel (Beeren, Pilze), die mit Fäkalien vom infizierten Hund oder Fuchs kontaminiert sind. Zystenbildung in Leber, Lunge und anderen Organen.

Symptomatik.
- Lange Inkubationszeiten: Monate bis Jahre
- Zystenbildung v. a. in der Leber (rechter Leberlappen) und in der Lunge, z. T. Verkalkungen.
- E. granulosus: vereinzelte, große, gut abgegrenzte Zysten.
- E. mulitlocularis: multiple, kleine, infiltrativ wachsende Zysten.
- Häufig asymptomatisch und Zufallsbefund (Sonographie) oder durch Verdrängung symptomatisch: z. B. cholestatischer Ikterus, Dyspnoe.
- Bei Zystenruptur Erregeraussaat und evtl. akute allergische Reaktion bis hin zum anaphylaktischen Schock.

Diagnostik.
- **Bildgebung:** Sonographie-Abdomen, MRT, CT
- **Labor:** Serologie: Nachweis spezifischer Antikörper, evtl. Transaminasen ↑, Eosinophilie

Therapie.
- Operative Entfernung isolierter Zysten im gesunden Gewebe, intraoperativ muss eine Zystenruptur unbedingt vermieden werden (Erregeraussaat).
- Antiparasitäre Therapie bei inoperablen Patienten und perioperativ: Mebendazol oder Albendazol für einige Monate, evtl. mehrer Therapiezyklen.

13.4.3 Appendizitis

Definition. Entzündung des Wurmfortsatzes (Appendix).

Ätiologie/Epidemiologie. Obstruktion der Appendix durch Lumenverlegung z. B. durch Schleimhautschwellung, impaktierten Darminhalt, Kotsteine, Fremdkörper, Würmer (Askarien, Oxyuren) oder durch Hyperplasie der Lymphfollikel bei intestinalen Infekten. Die Obstruktion bedingt eine Keiminvasion, es entwickelt sich eine seröse, phlegmonöse oder abszedierende Entzündung mit Gefahr der Perforation und der Durchwanderungsperitonitis. Bei Kindern <2. Lebensjahr selten, Häufigkeitsgipfel zwischen 10. und 15. Lebensjahr, familiäre Häufung.

Symptomatik.
- Bauchschmerzen, häufig epigastrischer Beginn, dann **Wanderung** zum rechten unteren Quadranten.
- Übelkeit und Erbrechen.
- Anwinkeln des rechten Beins, Vermeidung der Belastung beim Gehen, Einbeinhüpfen rechts nicht möglich.
- Bei beginnender Peritonitis: diffuser Bauchschmerz, Abwehrspannung.

Differenzialdiagnostik.
- Chronische Obstipation
- Akute Gastroenteritis, Lymphadenitis mesenterialis, Meckel-Divertikel
- Harnwegsinfektion
- Adnexitis, Dysmenorrhoe
- Entgleisung bei Diabetes mellitus
- Basale Pneumonie (Schmerzprojektion in den Bauchraum), Hepatitis, Nephrolithiasis, Cholelithiasis.

- Chronisch rezidivierende Appendizitis: schwierig zu verifizierende Diagnose und oft Ausschlussdiagnose bei in Schüben auftretenden Schmerzen im rechten Unterbauch.

Diagnostik.
- **Klinische Untersuchung:** lokalisierter Druckschmerz im rechten Unterbauch (**Mc Burney-**, **Lanz-Punkt**); **Blumberg-Zeichen:** Klopf- und Loslassschmerz auf der Gegenseite; **Psoaszeichen:** Schmerzen im Unterbauch beim Anheben des rechten Beins; **Rovsing-Zeichen:** Schmerzen beim Ausstreichen des Dickdarms in Richtung Zoekum; **rektale Untersuchung:** Druckempfindlichkeit rechts (**Douglas-Schmerz**); häufig: axillär-rektale **Temperaturdifferenz** >1°C (nicht obligat).
- **Labor:** mäßige Leukozytose und leichte CRP-Erhöhung, **Urinstatus** zum Ausschluss Harnwegsinfektion.
- **Sonographie:** verdickte Appendix, nicht komprimierbar, lokal freie Flüssigkeit, Kokarde.

❶ Fehldiagnosen sind wegen des oft uncharakteristischen Symptombildes, v. a. beim Kleinkind oder bei atypischer Lage der Appendix nicht selten. Gefahr der Abszessbildung, der Peritonitis und der Perforation. Wenn Zweifel an der Diagnose bestehen, muss das Kind stationär aufgenommen werden und alle 2–4 h klinisch untersucht werden.

Therapie. Chirurgische Appendektomie, laparoskopisch oder interventionell.

13.5 Chronisch-entzündliche Erkrankungen des Gastrointestinaltrakts

13.5.1 Gastritis und peptisches Ulkus

Definition/Ätiologie. Eine Entzündung der Magenschleimhaut kann bei folgenden Erkrankungen auftreten ❏ Tab. 13.9.

Gastritis bei Helicobacter-pylori-Infektion
Definition. Entzündung der Magenschleimhaut aufgrund einer Infektion mit dem gramnegativen Bakterium Helicobacter pylori.

Epidemiologie. Häufigste Ursache einer chronischen Gastritis im Kindes- und Erwachsenenalter.
- ca. 50% der Weltbevölkerung ist mit Helicobacter pylori infiziert, in Entwicklungsländern ein deutlich höherer Anteil.

◘ **Tab. 13.9.** Ursachen einer Gastritis	
B-Gastritis (>90%)	Helicobacter pylori
C-Gastritis	Gallereflux
Sekundäre Gastritis	▬ Medikamente: NSAR, ASS ▬ Noxen: Alkohol ▬ Stress, Operationen, Verbrennungen, intensivmedizinische Therapie ▬ Morbus Crohn ▬ Eosinophilie Gastroenteropathie ▬ Infektiös: z. B. Zytomegalievirus ▬ Ischämien mit erosiven oder ulzerösen Läsionen (z. B. bei Früh- oder Neugeborenen nach protrahierter oder komplizierter Geburt) ▬ Leberzirrhose mit portaler Hypertension (Stauungsgastritis) ▬ Atrophische Gastritis mit intestinaler Metaplastie (selten) bei autoimmuner Endokrinopathie oder mit Immundefekt

▬ 2–3% der Kinder deutscher Eltern sind betroffen, deutlich häufiger bei in Deutschland lebenden Migrantenkindern.

▬ Die Infektion erfolgt meist in der frühen Kindheit durch oral-orale oder fäkal-orale Infektion von betroffenen Eltern oder Geschwistern.

▬ Ohne Therapie persistiert das Bakterium lebenslang.

Symptomatik.

▬ Meist symptomfrei.

▬ Bei einigen Kindern: dyspeptische Beschwerden oder epigastrische Schmerzen, lokalisierter Druckschmerz im Epigastrium oder im rechten Oberbauch.

▬ Bei Ulkus (im Kindesalter seltener als bei Erwachsenen): häufig, aber nicht immer, stärkere postprandiale oder nächtliche Oberbauchschmerzen, Übelkeit, Erbrechen, Eisenmangelanämie.

▬ Bei Ulkusblutung: Teerstühle oder plötzlicher Hämoglobinabfall.

Diagnostik.

▬ **Endoskopie:**
  ▬ Makroskopie: Nodularität der Antrumschleimhaut (»Gänsehautmagen«)
  ▬ Histologie: Keimnachweis durch FISH (Fluoreszenz-in-situ-Hybridisierung)

  ▬ Ureaseschnelltest: Nachweis der Ureasetätigkeit des Keims
  ▬ Kultur: zur Bestimmung des Antibiogramms
▬ **^{13}C-Atemtest:**
  ▬ Gabe von mit dem nichtradioaktiven, stabilen Isotop^{13}C-markiertem Harnstoff, der durch die Urease von HP gespalten wird, sodass in der Ausatemluft vermehrt $^{13}CO_2$ nachweisbar ist.
▬ **Stuhltest:** Nachweis von HP-Antigen mittels ELISA.
▬ **Serologie:** Nachweis spezifischer IgG-Antikörper (je nach Test weniger zuverlässig, besonders bei jüngeren Kindern).
▬ **Labor:** Anämiediagnostik, Haemoccult.

Therapie.

▬ **Indikation:** HP-Infektion plus Ulkus, Erosionen oder andere Komplikationen, starke Symptomatik und Ausschluss anderer Ursachen der Beschwerden, positive Familienanamnese für Magenkarzinom oder Ulkusleiden.

▬ **Antibiotische Therapie:** Auswahl des Antibiotikums nach Antibiogramm nach kultureller Anzucht des Keims (Dreifachtherapie über 7 Tage – modifizierte Triple Therapie):
  ▬ Protonenpumpenhemmer (Omeprazol) plus
  ▬ 2 Antibiotika (Amoxicillin, Clarithromycin oder Metronidazol)

▬ Kontrolle des Therapieerfolgs nach 6 Wochen durch einen nichtinvasiven Test (^{13}C-Atemtest oder Stuhltest).

Prognose.

▬ Bei erfolgreicher Keimeradikation heilen Duodenalulzera problemlos ab (endoskopische Kontrolle nicht notwendig).

▬ Ein Ulkusrezidiv nach ausgeheilter Infektion ist sehr selten.

▬ Gefahr einer Reinfektion ist auch bei Kindern nach erfolgreicher Eradikation des Keims gering: <3%/Jahr.

Komplikationen. Blutung, Perforation, Strikturen, bei chronischer Helicobacter pylori Gastritis, ggf. maligne Entartung.

13.5.2 Nahrungsmittelallergien

Definition. Allergische Reaktion auf Nahrungsmittel als **Reaktion vom Soforttyp** (IgE-vermittelt meist innerhalb von 30–120 min nach Ingestion) oder **Spätreaktion** (zellulär oder durch Immunkomplexe vermittelt).

Epidemiologie.
- Häufigkeit: ca. 4–6% aller Säuglinge, ca. 2–3% aller Kinder.
- Auslösende Allergene u. a. Kuhmilch, Hühnerei, Soja, Weizen, Nüsse, Fisch.

Symptomatik. ◘ Tab. 13.10.

◘ Tab. 13.10. Klinik der Nahrungsmittelallergie

Organ	Symptome
Haut	Neurodermitis, Urtikaria
Atemwege	Allergische Rhinitis, Asthma bronchiale
Systemisch	Anaphylaxie
Gastrointestinal	Übelkeit, Erbrechen, Ösophagitis, Durchfall mit schleimigen, wässrigen oder blutigen Stühlen, Obstipation, Bauchschmerzen, Schreien, Unruhe, Nahrungsverweigerung, Gedeihstörung
Allergische Sofortreaktion	Periorale Rötung, Schwellung von Lippen, Augenlidern, urtikarielle Hautveränderungen

❯ Häufigste Nahrungsmittelallergie bei Säuglingen: Kuhmilcheiweißallergie (Inzidenz: 4–6% aller Säuglinge).

Diagnostik.
- Auslassversuche: Verschwinden der Symptome unter Allergenkarenz, Reproduzierbarkeit der Symptome bei Allergenbelastung (Doppelblindversuche).
- Nachweis einer allergischen Sensibilisierung: Prick-, Patch-Test, RAST (eingeschränkte Sensitivität und Spezifität).

Therapie.
- Konsequente Allergenkarenz
- Kuhmilcheiweißallergie: Nicht-gestillte Säuglinge mit Kuhmilcheiweißallergie erhalten eine Milchnahrung mit hochgradig gespaltenem (extensiv hydrolysiertem) Eiweiß, sehr stark sensibilisierte Kinder erhalten eine Milch mit kristallinen Aminosäuren. Bei vollgestillten Säuglingen treten gelegentlich allergische Reaktionen gegen in die Muttermilch übergehende Fremdeiweiße aus der mütterlichen Nahrung auf → ggf. Versuch einer kontrollierten Eliminationsdiät bei der stillenden Mutter. Streng kuhmilcheiweißfreie Beikost.

Prognose.
- Kuhmilcheiweißallergien bei Säuglingen verlieren sich meist innerhalb der ersten 2 Lebensjahre →

ärztlich überwachte Wiederbelastung (Cave: Gefahr anaphylaktischer Reaktion).
- Allergien gegen Erdnuss, Weizen, Fisch und Schalentiere bestehen meist lebenslang.

13.5.3 Zöliakie – glutensensitive Enteropathie

Definition. Genetisch determinierte, durch die Zufuhr von Gluten (Gliadin = Bestandteil des Glutens) ausgelöste, chronische Systemerkrankung mit immunologisch vermitteltem Umbau der Dünndarmschleimhaut mit Zottenatrophie, Kryptenelongation und Malabsorption. Gluten ist ein Bestandteil von Weizen, Roggen und Gerste. Hafer enthält Avenine, auf die ein kleiner Teil der Patienten reagiert.

Epidemiologie. Prävalenz: 1:100–200, w:m = 2:1.

Ätiopathogenese.
- Genetische Prädisposition: >95% der Zöliakiepatienten weisen eine DQ_2-Konstellation auf, die übrigen DQ_8, 10% der Verwandten 1. Grades von Zöliakiepatienten sind ebenfalls betroffen (Antikörperscreening bei Verwandten), die Konkordanzrate bei monozygoten Zwillingen beträgt 50%. Gehäuftes Auftreten bei Diabetes mellitus Typ 1.
- Umweltfaktoren:
  - Prädisponierend: Gastroenteritis im Säuglingsalter
  - Protektiv: Einführung glutenhaltiger Nahrungsmittel während der Stillphase um den 6. Lebensmonat.

Symptomatik. Manifestation nach Beginn der Glutenzufuhr (getreidehaltige Breie, Brot, Kekse) oder auch später.

Klassische Zöliakiemanifestation:
- Chronische, voluminöse, oft übelriechende und fettglänzende Durchfälle.
- Gedeihstörung (Gewicht und später Länge fallen aus den Perzentilen).
- Aufgetriebenes Abdomen, dünne Extremitäten.
- Appetitlosigkeit, Misslaunigkeit, Antriebsschwäche
- Zeichen der Malabsorption (Eisenmangelanämie, Hypoproteinämie, niedrige Serumspiegel lipidlöslicher Vitamine, später Knochendemineralisierung, Zahnschmelzdefekte)

Häufiger: oligosymptomatische Zöliakiemanifestation:
- Kleinwuchs, Bauchschmerzen, Eisenmangel, u. v. a. m.

Gehäuftes Auftreten von Zöliakie plus Diabetes mellitus Typ 1, anderen Autoimmunerkrankungen, IgA-Mangel, Down-Syndrom, PSC, Hashimoto-Thyreoiditis, Dermatitis herpetiformis, Ullrich-Turner-Symdrom und chronischer Autoimmunhepatitis.

Diagnostik.
- **Labor:**
  - Nachweis von **Anti-Gewebstransglutaminase-IgA** (hohe diagnostische Sensitivität und Spezifität) und **Anti-Endomysium-IgA** (Differenzialdiagnose: latente Zöliakie, positive Antikörper bei noch normaler Mukosa; silente Zöliakie: keine Symptome, aber positive Antikörper bei typischen Schleimhautveränderungen)
  - Suche nach Anämie, Eisenmangel, Hypoproteinämie, Hypoalbuminämie, Gerinnungsstörungen, Hypovitaminosen
- **Endoskopie** mit Dünndarmbiopsie: Zottenatrophie, Infiltration der Lamina propria mit Lymphozyten. Disaccharidase Aktivität reduziert.

❯ Bei Bestimmung der IgA-Antikörper gegen Endomysium und Gewebstransglutaminase muss das Gesamt-IgA im Serum mitbestimmt werden, da diese Zöliakie-spezifischen Antikörper bei IgA-Mangel (der bei Zöliakie gehäuft auftritt) ebenfalls vermindert sind.

Auch bei eindeutigem Antikörperbefund ist die Diagnose Zöliakie stets durch eine Dünndarmbiopsie zu sichern, um die Durchführung einer lebenslangen glutenfreien Diät zu rechtfertigen.

Differenzialdiagnostik. Andere Malabsorptionssyndrome, Enteropathie bei Kuhmilcheiweißallergie, protrahierte Gastroenteritiden, chronisch entzündliche Darmerkrankungen, Mukoviszidose, Lamblieninfektion, Immundefekte.

Therapie. Lebenslange, **glutenfreie Diät**:
- Striktes Meiden von Lebensmitteln mit Weizen, Dinkel, Roggen, und Gerste (auch in Bier, einige Bio-Limonaden!).
- Alternative Kohlenhydrate dürfen zu sich genommen werden: Mais, Reis, reine Weizenstärke, Buchweizen.
- Die meisten Patienten tolerieren reinen Hafer (ohne Weizenkontamination).

❯ Die glutenfreie Diät muss lebenslang eingehalten werden. Patienten mit unzureichender Diätführung bleiben oft kleinwüchsig, entwickeln eine Osteoporose mit erhöhter Frakturrate, sind z. T. infertil oder haben

▼

Probleme in der Schwangerschaft und können psychische Auffälligkeiten aufweisen. Bei unzulänglicher Diät ist zudem das Risiko erhöht, andere Autoimmunerkrankungen oder maligne Darmlymphome zu entwickeln.

Prognose. Normalisierung der Schleimhautveränderungen und aller klinischen Symptome bei konsequenter Diät, Wiederauftreten der Veränderungen bei erneuter Glutenexposition

13.5.4 Morbus Crohn und Colitis ulcerosa

Morbus Crohn

Definition. Chronisch-entzündliche Autoimmunerkrankung des Darms mit transmuraler, diskontinuierlich verteilter, segmentaler Entzündung der Darmwand, die den gesamten Magendarmtrakt betreffen kann.

Epidemiologie.
- Häufigkeit: 7–8 Neuerkrankungen/100 000 Einwohner/Jahr, m = w, in der westlichen Welt an Häufigkeit deutlich zunehmend.
- Genetische Prädisposition (familiäre Häufung), Konkordanz eineiiger Zwillinge: 85%.
- Zugrunde liegt eine gestörte Immunregulation, Risikofaktoren sind ein hoher Hygienestandard in der Kindheit, Rauchen und fehlende Muttermilchernährung.

Ätiopathogenese. Es besteht ein Ungleichgewicht zwischen proinflammatorischen (Il-1, Il-6, TNF-α) und antiinflammatorischen (Il-10, Il-4) Mediatoren, es kommt zu Komplementablagerung und -aktivierung an den kleinen Gefäßen der Darmwand.

Symptomatik. ◘ Tab. 13.11.

◘ Tab. 13.11. Häufigkeit der Symptome bei Diagnose eines Morbus Crohn im Kindesalter

Symptome	Häufigkeit (%)
Rezidivierende Bauchschmerzen	80–90
Gewichtsabnahme, Malnutrition	70–80
Durchfälle	65–75
Inappetenz	50–60
Fieber	50–70
Wachstumsrate/Pubertät verzögert	60/20
Mariske, Analfissuren, Analabszesse	20–25
Rezidivierende Aphthen im Mund	20–25
Uhrglasnägel	ca. 20
Arthritiden, Arthralgien	ca. 20

- Blutig-schleimige, übelriechende Durchfälle.
- Häufig druckschmerzhafte Resistenz im rechten Unterbauch tastbar.
- Evtl. perianale und periorale Veränderungen: Analekzem, Fisteln, Mundwinkelrhagaden und orale Aphthen.
- Selten extraintestinale Manifestationen: Uveitis, Iridozyklitis, Erythema nodosum.

Diagnostik.
- **Labor:**
  - Entzündungszeichen: Leukozytose, Lymphopenie, BKS ↑, CRP ↑
  - Hypochrome Anämie, Eisenmangel
  - Elektrophorese: Hypalbuminämie, Hypoproteinämie, IgG ↑
  - Nachweis von Anti-Saccharomyces-cervisiae-Antikörpern (ASCA)
  - **Stuhl**: Nachweis von Calprotectin und Lactoferrin (Inflammationsmarker); Ausschluss von Parasiten, Bakterien; Haemoccult.
- **Sonographie-Abdomen:**
  - Darmwandödem, Nachweis intraabdomineller Abszesse.
- **Endoskopie:**
  - Sicherung der Diagnose
  - Bestimmung des Ausmaßes des Darmbefalls und der Krankheitsaktivität:
    - Frühstadium: aphthoide Läsionen (multiple 2–4 mm lange, in das Darmlumen vorspringende Gewebeveränderungen, oft bläschenhaftes Aussehen und häufig von gerötetem Schleimhauthof umgeben).
    - Später: vorwiegend längsfissurale Ulzerationen, Narben, Stenosen, Fisteln.
    - Bei Verdacht auf Dünndarmbefall: Videokapselendoskopie.
- **Histologie:**
  - **Transmurale**, oft das Mesenterium einbeziehende Entzündung.
  - »**Skip lesions**«: im Wechsel gesunde und kranke Abschnitte vorhanden.
  - Granulome mit Riesenzellen, Ulzerationen und Fissuren.
  - Intramurale und intraperitoneale Abszesse und enteroenterale oder enterokutane Fisteln, besonders im Analbereich.
  - Narbige Stenosen.
  - Bevorzugter Befall des terminalen Ileums (»**Ileitis terminalis**«) und des Colon ascendens.
  - Befall aller Abschnitte im Gastrointestinaltrakt einschließlich der Mundhöhle möglich.

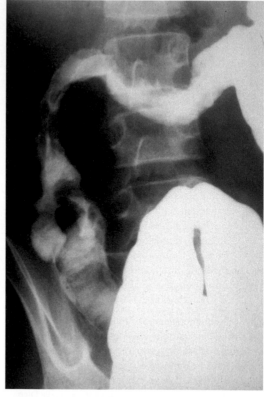

◧ Abb. 13.5. Morbus Crohn: Röntgenenteroklysma: Stenosen, Plastersteinrelief v. a. im terminalen Ileum

- **Röntgenenteroklysma** (◧ Abb. 13.5):
  - Wandstarre, verdickte Darmwände, Schleimhautveränderungen mit »Pflastersteinrelief«, v. a. im terminalen Ileum.
- Ggf. **Hydro MRT, CT Abdomen** bei Fisteln oder Abszessen, **Röntgen linke Hand** (Mineralisation), **Spaltlampen**untersuchung (Iridozyklitis).

Differenzialdiagnostik.
- Infektiöse Darmerkrankungen, v. a. durch Infektion mit Yersinien oder Campylobacter jejunii
- Colitis ulcerosa
- Darmtuberkulose (Tine-Test)
- Unspezifische Lymphadenitis mesenterialis
- Appendizitis

Therapie.
- **Medikamentös**:
  - 5-Aminosalicylsäure (5-ASA): Mesalazin, Sulfasalazin
  - Kortison (bewirkt jedoch keine Schleimhautheilung)

- Antibiotika: z. B. Metronidazol (v. a. bei Entzündung, Fieber, Fisteln)
- Immunsuppressiva: z. B. Azathioprin oder Methotrexat
- Therapierefraktäre Patienten: TNF-α-Blocker
- Topische Glukokortikoide oder 5-ASA-Präparate (v. a. bei Proktitis und linksseitiger Kolitis)
- **Ernährungstherapie:**
  - Beseitigung der Unterernährung
  - Hochkalorische, eiweißreiche Ernährungstherapie mit nährstoffdefinierter Formelnahrung (per Sonde oder oral) über 8 Wochen führt zu einer raschen Besserung der Symptomatik, zu einer Remission und einer Verbesserung von Ernährungszustand und Wachstum.
  - Substitution von Vitaminen und Spurenelementen
  - Nur selten parenterale Ernährung notwendig
- **Operativ:**
  - Bei Versagen der konservativen Therapie, ausgeprägter Wachstumsretardierung oder isolierten narbigen Stenosen, Fisteln, Abszessen oder bei Obstruktion: Resektion betroffener Segmente, jedoch hohe Rate an Rezidiven und postoperativen Komplikationen.

Prognose. Unter Therapie bestenfalls Symptomfreiheit und Remission der Entzündung; insgesamt chronischer Verlauf und häufige Rezidive auch nach operativer Resektion.

Colitis ulcerosa

Definition. Chronisch entzündliche Darmerkrankung; die Entzündung ist auf das Kolon beschränkt, kontinuierlich und superfiziell (nur die Mukosa betreffend).

Epidemiologie. Häufigkeit: 3–7 Neuerkrankungen/100 000 Einwohner/Jahr, m = w, im Gegensatz zum Morbus Crohn hat die Häufigkeit der Colitis ulcerosa in den letzten Jahren nicht zugenommen.

Ätiopathogenese. Zusammenspiel aus genetischer Prädisposition (Konkordanz eineiiger Zwillinge: 45%), gestörter Immunmodulation und Umwelteinflüssen.

Symptomatik.
- Chronisch-rezidivierender Verlauf
- Leitsymptom: blutige und schleimige Durchfälle, meist akuter Beginn
- Schmerzhafte Tenesmen, Bauchschmerzen, Fieber
- Anorexie, Gewichtsverlust

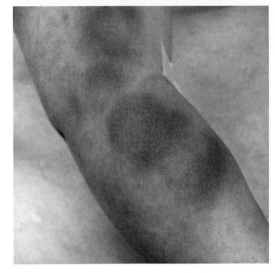

Abb. 13.6. Erythema nodosum bei Colitis ulcerosa

- Extraintestinale Symptome (treten z. T. Jahre vor der gastrointestinalen Symptomatik auf): Arthralgien, Erythema nodosum (**Abb. 13.6**), Hepatopathie, primär sklerosierende Cholangitis, sekundäre psychische Veränderungen.

Diagnostik.
- **Labor:** ▶ Kap. Morbus Crohn; statt ASCA-Nachweis Nachweis von ANCA, Ausschluss einer Clostridium difficile-Infektion.
- **Endoskopie/Histologie:**
  - Distal betonte, häufig auf das Kolon beschränkte Entzündung mit kontinuierlicher Ausdehnung; keine segmentale Anordnung.
  - Superfizielle Entzündung, v. a. der Mukosa: hochrote, granulierte, z. T. diffus blutende Schleimhaut, schleimig-grünliches Sekret.
  - Ulzerationen, Kryptenabszesse, bei langfristigem Verlauf Bildung von Pseudopolypen.
  - z. T. Befall des gesamten Kolons (**Pankolitis**), mit ungünstiger Prognose.

Differenzialdiagnostik. Unspezifische und infektiöse Kolitiden.

Therapie.
- **Medikamentös:**
  - Kortikosteroide
  - 5-Aminosalicylsäure (5-ASA): z.B. Mesalazin, Sulfasalazin
  - Immunsuppressiva: z. B. Azathioprin
  - Therapierefraktäre Patienten: TNF-α-Blocker

- Topische Glukokortikoide, z. B. Budesonid oder Hydrokortison bzw. 5-ASA-Präparate (v. a. bei distalem Befall)
- Evtl. Supplementation von Erythrozyten, Vitaminen, Eiweiß und Elektrolyten
- **Ernährungstherapie:**
  - Bei Colitis ulcerosa nicht sehr hilfreich
  - Evtl. Beeinflussung der Darmflora durch Probiotika
  - Bei schwerem Verlauf: parenterale Ernährung
- **Begleitende Psycho- oder Familientherapie** in vielen Fällen hilfreich. Auch wenn die Ursachen der chronisch-entzündlichen Darmerkrankungen nicht im Psychischen liegen, können Belastungssituationen oder eine schlechte Krankheitsbewältigung den Krankheitsverlauf ungünstig modulieren. In der Regel ist die Compliance bei stabiler psychischer Situation besser.
- **Operative Therapie:**
  - Unumgänglich bei toxischem Megakolon mit Perforation
  - Die partielle oder totale Kolektomie ist kurativ und muss bei fehlendem Ansprechen der medikamentösen Therapie oder bei langfristigem, chronischem Verlauf erwogen werden, v. a. bei Epitheldysplasie.
  - Evtl. Anlage einer Ileum-Tasche als Stuhlreservoir (Ileumpouch), die die Patienten vor dem Anus praeter bewahrt.

Komplikation.

- Gefürchtete Komplikation: **toxisches Megakolon** mit Dilatation einzelner Kolonabschnitte bis zu 6 cm, Ileussymptomatik und Gefahr der Perforation.
- Nach mehr als 10-jährigem Verlauf: Entstehung von Epitheldysplasien und Kolonkarzinom (5% nach 10 Jahren, 50% nach 20 Jahren).
- Pankolitis (50%)
- Rezidive, Strikturen, Analprolaps, Analfissuren, Blutungen etc.

13.6 Nichtentzündliche Darmerkrankungen

13.6.1 Maldigestion und Malabsorption von Kohlenhydraten (◘ Tab. 13.12)

Physiologie. Kohlenhydrate werden schrittweise verdaut: die Pankreasamylase spaltet komplexe Kohlenhydrate zu Di- und Trisacchariden, die Disaccaride werden durch die Disaccharidasen Laktase, Saccharase und Isomaltase im Bürstensaum der Enterozyten lokal zu Monosacchariden gespalten, die resorbiert werden.

Ätiopathogenese. Eine gestörte Kohlenhydratverdauung führt zu Durchfällen. Die nicht resorbierten Kohlenhydrate verursachen eine **osmotische Diarrhoe.** Durch bakterielle Degradation der Kohlenhydrate entstehen organische Säuren, der Stuhl-pH ist niedrig.

Diagnose.

- Ernährungsanamnese, Besserung der Symptomatik unter Karenz des Kohlenhydrats.
- Niedriger Stuhl-pH.
- **H_2-Atemtest:** orale Belastung mit dem auslösenden, im Dünndarm nicht resorbierten Zucker führt nach Übertritt in das Kolon zu bakterieller Fermentation mit H_2-Freisetzung und erhöhter H_2-Konzentration in der Ausatemluft.
- Mutationsanalyse (bei Laktase- bzw. Isomaltase-Saccharase-Mangel).
- Evtl. Dünndarmbiopsie und Bestimmung der Disaccharidaseaktivität.

Therapie.

- Meiden des verantwortlichen Zuckers bei der Nahrungsauswahl.
- Bei Laktasemangel (s. unten) werden meist kleine Mengen an Laktose toleriert, sodass nur eine Begrenzung, aber nicht vollständige Vermeidung von Laktose notwendig ist, Kalziumsubstitution.

Laktosemaldigestion

Definition. Verminderte Laktaseaktivität. Der kongenitale Laktasemangel wird eingeteilt in:

- **Primärer kongenitaler Laktasemangel:** Sehr selten! Autosomal-rezessiv vererbte Form mit vollständigem Fehlen von Laktase von Geburt, ab der ersten Milchfütterung wässrige Durchfälle, schwere Gedeihstörung.
- **Primärer, spät manifester Laktasemangel:** Häufig, 15% der Schulkinder in Deutschland, >80% bei vielen Populationen in Asien und Afrika. Autosomal-dominant vererbter Laktasemangel mit erst ca. ab dem 5. Lebensjahr abnehmender Laktaseaktivität. Bei hoher Laktosezufuhr kommt es zu Bauchschmerzen, ggf. Krämpfen und wässrigen Durchfällen.
- **Sekundärer Laktasemangel:** Bei Mukosaschäden mit Zottenatrophie reduzierte Disaccharidaseaktivität (Enzymexpression an der Zottenspitze), z. B. bei Zöliakie, schwerer Gastroenteritis, Kuhmilcheiweißallergie u. a.; Normalisierung nach Regeneration der Mukosa.

13

◻ Tab. 13.12. Kohlenhydratmalabsorptionsyndrome

	Defekt; Epidemiologie	Klinik; Besonderheiten
Glukose-Galaktose-Malabsorption	Der Transporter für die Monosaccharide Glukose und Galaktose fehlt in der Bürstensaummembran der Enterozyten und in den Tubuluszellen der Niere.	Profuse, wässrige Durchfälle mit der ersten Fütterung; Glukosurie, das einzig tolerierte Kohlenhydrat ist die Fruktose.
Saccharose-Isomaltase-Mangel	Autosomal-rezessiv vererbter Defekt des Saccharase-Isomaltase-Gens; mangelnder Abbau von Rohrzucker und Stärke; Häufigkeit ca. 1:10 000.	Durchfälle mit Beginn der ersten Rohrzucker-gabe (Breifütterung oder Säuglingsnahrungen mit Kochzucker) oder der ersten Isomaltosegabe (Stärke).
Fruktosemalabsorption	Autosomal-rezessiv vererbt, relativ häufig	Meteorismus, Bauchschmerzen und Diarrhoen als Reaktion auf Nahrungsmittel mit einem hohen Anteil freier Fruktose (z. B. Fruchtsäfte) und Sorbit; Verbesserung der Symptomatik durch gleichzeitige Gabe von Fruktose und Glukose aufgrund eines intestinalen Kotransporters.

❶ Die Fruktosemalabsorption darf nicht verwechselt werden mit der hereditären Fruktoseintoleranz (▶ Kap. 5: Stoffwechselstörungen), bei der Fruktosezufuhr zu akuten Leberversagen und Lebensgefahr führen kann.

13.6.2 Kurzdarmsyndrom

Definition. Malassimiliation infolge des Fehlens großer Teile des Dünndarms, meist nach ausgedehnten Resektionen (z. B. nach Operationen bei Volvulus, nekrotisierender Enterokolitis, Morbus Crohn u. a.). Sehr selten angeborenes Kurzdarmsyndrom.

Symptomatik. Das Ausmaß der **Malabsorption** (Durchfälle, Gedeihstörung) hängt ab von der Länge des verbleibenden Darms:
— Verbleiben 50% des Dünndarms ist meist eine rasche enterale Ernährung möglich.
— Verbleiben 20–50% des Dünndarms, ist meist eine langfristig parenterale Ernährung notwendig.
— Bei <20–30 cm verbleibendem Dünndarm ist eine enterale Ernährung nur selten möglich.

Therapie.
— Langfristige parenterale Ernährung und frühzeitige orale oder enterale Teilernährung zur Förderung der Adaptation des Darms. Aufgrund der schwierigen Therapie und der häufigen und gravierenden Komplikationen ist bei ausgeprägtem Kurzdarmsyndrom eine Therapie in erfahrenen Zentren notwendig.

— In ausgewählten Fällen ggf. operative Verminderung des Darmlumens oder Dünndarmtransplantation.

Prognose. Die bei vielen Patienten erforderliche, langjährige, parenterale Ernährung bedingt eine hohe Morbidität mit Risiko von Thrombosen, septischen Katheterinfektionen, metabolischen Entgleisungen, Cholestase und Leberzirrhose. Die Qualität der Betreuung beeinflusst die Prognose wesentlich.

13.6.3 Polypöse Darmerkrankungen

Juvenile Polypen

Definition. Meist im distalen Kolon, vereinzelt auch im Duodenum und Dünndarm lokalisierte, solitär auftretende, hamartöse Polypen ohne maligne Entartungstendenz. Leitsymptom ist die Blut- und Schleimauflagerung auf normalem Stuhl. Gelegentlich kommt es zu Komplikationen durch Obstruktion und Invagination. Heilung nach endoskopischer Abtragung.

Familiäre adenomatöse Polyposis (FAP)

Definition. Autosomal-dominant vererbte Erkrankung mit multiplen adenomatösen Polypen im Kolon, langfristig nahezu 100%iges Risiko der malignen Entartung. Zugrunde liegt eine Keimbahnmutation im Tumorsuppressorgen APC auf Chromosom 5.

Therapie.
— Regelmäßige Koloskopien
— Proktokolektomie im 2. Lebensjahrzehnt (Entartungsrisiko)

◘ Tab. 13.13. Weitere autosomal-dominant vererbte Polyposen

Erkrankung	Definition	Organbeteiligung
Peutz-Jeghers-Syndrom	Mind. 2 hamartomatöse Polypen oder 1 hamartomatöser Polyp plus Familienanamnese oder Organbeteiligung	Hyperpigmentierung der Lippen- und Mundschleimhaut, gutartige Ovarial- und Hodentumoren, erhöhtes Risiko für Mamma-, Zervix- und Pankreastumoren
Gardener Syndrom	Adenomatöse Polypen in Magen und Darm	Zahlreiche Fett-, Bindegewebe- und Knochentumoren

— Hemmung des Polypenwachstums durch Sulindac-Suppositorien (NSAR)
— Molekulargenetisches Screening bei weiteren Familienmitgliedern.

13.7 Erkrankungen der Gallenwege und Gallenblase

13.7.1 Cholestase

Definition. Intra- oder extrahepatische Galleabflußstörung (obstruktive Cholestase) oder hepatozelluläre Galleabflussstörung mit den Leitsymptomen Ikterus, generalisiertes Hautjucken, dunkler Urin und heller, acholischer Stuhl.

Ätiopathogenese. ◘ Tab. 13.14.

◘ Tab. 13.14. Ätiologie der Cholestase

Obstruktive Cholestase (Abflussbehinderung)	Hepatozelluläre Cholestase
Choledochuszysten oder Mündungsanomalien	Infektiöse Hepatitis
Extrahepatische Gallengangsatresie	Hereditäre Störungen der Gallensäuresekretion
Gallengangshypoplasie	α_1-Antitrypsinmangel
Choledocholithiasis	Morbus Wilson
Cystische Fibrose	Cystische Fibrose
Primär sklerosierende Cholangitis	Autoimmune Hepatitis
Tumoren	Toxische oder medikamentöse Schädigung

13.7.2 Fehlbildungen der Gallenwege

Choledochuszysten und Mündungsanomalien

Definition. Choledochuszysten: angeborene oder erworbene sackförmige Erweiterungen des Gallengangsystems unklarer Genese.

Mündungsanomalien: pathologische Mündung des Gallen- und Pankreasgangs mit Cholestase.

Symptomatik.
— Ikterus, Pruritus
— Erbrechen, Oberbauchschmerzen, Hepatomegalie, tastbare, pralle Raumforderung im rechten Oberbauch.
— Akute Entzündung mit Cholangitis oder Pankreatitis.

Diagnostik.
— **Sonographie:** Darstellung der intra- oder extrahepatischen Gallengangszysten.
— **MRCP (Magnetresonanz-Cholangiopankreatikographie):** nichtinvasives Verfahren zur Darstellung isolierter Mündungsanomalien.
— **ERCP (extrahepatische retrograde Cholangiopankreatikographie):** invasives Verfahren bei Versagen der MRCP: endoskopische Sondierung der Papilla vateri und Einspritzen von Kontrastmittel.

Differenzialdiagnostik. Sonderform: **Caroli-Syndrom:** multiple Ektasien der intrahepatischen Gallengänge mit oder ohne Leberzirrhose, Gallengangssteinen oder Cholangitiden, autosomal-rezessiv vererbt.

Therapie. Operativ: biliodigestive Anastomose: Entfernung der veränderten extrahepatischen Gallengänge und der Gallenblase; Dünndarmanastomose.

❶ Bei postoperativ verbleibenden dysplastischen Anteilen kann sich ein Cholangiokarzinom entwickeln.

Gallengangshypoplasie und Alagille-Syndrom

Definition.
- **Gallengangshypoplasie:** isolierte, angeborene Hypoplasie der Gallengänge.
- **Alagille-Syndrom:** autosomal-dominant vererbtes Syndrom mit Mutation im Jagged-1-Gen auf Chromosom 22q12, (kodiert einen zellulären Membranrezeptor mit regulierender Wirkung der Zelldifferenzierung während der Embryogenese).

Symptomatik.
Gallengangshypoplasie:
- Cholestase, Ikterus, Hepatopathie

Alagille-Syndrom (Häufigkeit: 1:20 000):
- Chronische Cholestase, Juckreiz
- Faziale Dysmorphie, Embryotoxon (heller Trübungsring an der Kornea)
- Hypoplasie oder periphere Stenosen der Pulmonalarterien, andere Herzvitien
- Wirbelsäulenfehlbildung, Schmetterlingswirbel
- Hypogonadismus
- Gedeihstörung
- Geistige Retardierung
- z.T. Gerinnungsstörungen mit intrakraniellen Blutungen

Diagnostik.
- **Symptomatik:** charakteristische Morphologie (s. oben)
- **Labor:** Hypercholesterinämie, Lipoprotein X ↑, Gallensäuren im Serum ↑, Leberparameter ↑, Gerinnungstörungen
- **Leberbiopsie:** Hypoplasie der intrahepatischen Gallengänge

Therapie. Symptomatisch: Ursodesoxycholsäure, Substitution fettlöslicher Vitamine (ggf. Lebertransplantation).

Prognose. Alagille-Syndrom: Herzfehler häufig limitierend, Entwicklung einer pulmonalen Hypertonie.

13.7.3 Extrahepatische Gallengangsatresie

Definition. Obliteration der extrahepatischen Gallengänge mit neonataler Cholestase; es können alle Gallengänge (80%) oder einzelne Segmente (20%) betroffen sein.

Epidemiologie.
- Häufigkeit: ca. 1:10 000, w>m
- Gehäuft mit anderen Fehlbildungen assoziiert: Polyspleniesyndrom, Situs inversus, Edwards-Syndrom.

Symptomatik.
- **Säuglinge:** persistierender oder nach einem freien Intervall in den ersten Lebenswochen erneut auftretender Ikterus mit acholischen Stühlen und dunklem Urin; vergrößerte, derbe Leber.
- **Später:** starker Juckreiz, schlechtes Gedeihen, Dystrophie, biliäre Leberzirrhose, Leberversagen, Gerinnungsstörungen, spontane Blutungen, Mangel an fettlöslichen Vitaminen.

Diagnostik.
- **Labor:** konjugiertes und unkonjugiertes Bilirubin ↑, Gallensäuren ↑↑, Transaminasen ↑, alkalische Phosphatase ↑ und γ-GT ↑, Gerinnungsstörung, Albumin ↓, Hypercholesterinämie, Lipoprotein X ↑
- **Sonographie:** Gallenblase nicht darstellbar
- **Tc^{99}-Szintigraphie:** Nachweis des fehlenden Galleflusses
- **Leberbiopsie:** histologisch typische, aber nicht pathognomonische Befunde: Gallengangsproliferation, Cholestase, entzündliche Veränderungen.
- **Intraoperative Cholangiographie:** Darstellung der intra- und extrahepatischen Gallenwege.

Therapie. Operative Portoenterostomie (**Operation nach Kasai) in den ersten 8 Lebenswochen:** Resektion der Leberpforte mit Eröffnung kleinerer intrahepatischer Gallengänge und Verbindung über eine angenähte Roux-Y-Anastomose mit dem Jejunum. Alternativ: Lebertransplantation. Erfolgschance bei späterer Operation deutlich reduziert; supportiv Ursodesoxycholsäure und Substitution fettlöslicher Vitamine.

Komplikationen. Leberzirrhose, Leberinsuffizienz.

Prognose.
- Ohne Intervention verstirbt die Mehrzahl der Patienten innerhalb der ersten 3 Lebensjahre.
- Durch die Operation wurde die Lebenserwartung deutlich verbessert, langfristiges Überleben jedoch meist nur nach Transplantation.

13.7.4 Gallensteine und Cholezystitis

Definition. Cholelithiasis: Konkremente in Gallenblase oder -gängen. **Cholezystitis:** Entzündung der Gallenblase. **Gallensteine:** können als Bilirubinsteine (v. a. bei hämolytischen Erkrankungen), als gemischte Cholesterin-Bilirubinsteine (v. a. bei CF, Gallengangsstenosen) oder als Cholesterinsteine (z. B. bei Hypercholesterinämie, Adipositas) vorliegen.

Symptomatik.
- Gallensteine sind meist asymptomatisch.
- Bei Steinabgang, Cholezystitis oder Cholangitis: kolikartige Bauchschmerzen, Übelkeit, Erbrechen, Ikterus.

Diagnostik.
- **Labor:** bei Entzündung Leukozytose, CRP ↑, ggfs. γ-GT, alkalische Phosphatase ↑.
- **Sonographie:** Darstellung der Steine oder von Gallenstein-»Sludge«.
- **Röntgen-Abdomen:** Darstellung verkalkter (röntgendichter) Steine: meist Pigment- oder gemischte Steine.

Therapie.
- **Operativ:** nur bei symptomatischen Steinen, in der Regel laparoskopisch.
- **Konservativ:** bei Sludge oder Cholesterinsteinen: mehrwöchige, orale Gabe von Ursodesoxycholsäure; evtl. extrakorporale Stoßwellenlithotrypsie
- **Interventionell:** Entfernung von Choledochussteinen durch endoskopisch-retrograde Cholangio-Pankreaticographie (ERCP)

> Nur symptomatische Gallensteine müssen entfernt werden.

13.8 Erkrankungen der Leber

13.8.1 Infektiöse Hepatitis

Definition. Infektion mit Hepatitis Viren verschiedener Gruppen. Übersicht ◘ Tab. 13.15.

Hepatitis A

Epidemiologie.
- Hohe Infektiosität, fäkal-orale Übertragung, hohe Virusausscheidung vor Krankheitsausbruch.
- Insgesamt selteneres Auftreten, Infektionsrisiko v. a. außerhalb von Europa und den USA.

Symptomatik.
- Die meisten Infizierten bleiben asymptomatisch (v. a. Neugeborene und Kleinkinder).
- Nach einem **Prodromalstadium** mit Übelkeit, selten Erbrechen, Fieber, Abgeschlagenheit und Gelenkbeschwerden kommt es **nach einigen Tagen** zu:
  - Bauchschmerzen, häufig druckdolenter Hepatomegalie
  - Ikterus, acholischen Stühlen und dunklem Urin
  - Dauer ca. 2–4 Wochen
  - Zweigipfliger Verlauf mit erneutem Ikterus und Transaminasenanstieg möglich.

Diagnostik. Labor: Transaminasen ↑, Anti-HAV-IgM wenige Wochen nach Infektion nachweisbar, Anti-HAV-IgG persistiert lebenslang und beweist Immunität.

Therapie/Prophylaxe. Symptomatisch: bei stärkerem Krankheitsgefühl Bettruhe, eingeschränkte Aktivität; postexpositionell: bis 10 Tage nach Exposition Immunglobulingabe möglich; aktive Impfung.

Prognose. Selten fulminante Verläufe mit Leberversagen und Zirrhose.

◘ **Tab. 13.15.** Charakteristika der Hepatitis A–G

Diagnose (Virus)	Virus-familie	Inkubations-zeit	Chronizität	Diagnostik	Therapie	Aktive Impfung
Hepatitis A (HAV)	RNA	3–4 Wochen	Nein	Anti-HAV	Nein	ja
Hepatitis B (HBV)	DNA	6–30 Wochen	ja, sehr häufig bei vertikaler Infektion	HBs-Ag, HBe-Ag, Anti-HBe, Anti-HBc, HBV-DNA	α-Interferon	ja
Hepatitis C (HCV)	RNA	2–26 Wochen	ja, aber bei Kindern seltener	Anti-HCV, HVC-RNA	α-Interferon und Ribavirin	nein
Hepatitis D (HDV)	RNA	unbekannt	ja, häufig	Anti-HDV, HDV-RNA	nein	nein
Hepatitis E (HEV)	RNA	2–8 Wochen	Nein	Anti-HEV	nein	nein
Hepatitis G (HGV)	RNA	unbekannt	Ja	HGV-RNA	nein	nein

Hepatitis B

Epidemiologie.
- Häufigkeit: weltweit haben ca. 250 Mio. Menschen eine chronische Hepatitis-B-Infektion.
- Infektion parenteral durch Blut und Blutprodukte und vertikal während der Geburt durch eine infizierte Mutter: hohes Risiko für Neugeborene von Müttern mit HBe-Antigen (Infektionsrisiko 90%), niedrigeres Risiko bei Müttern mit anti-HBe-Antikörpern (Infektionsrisiko 20%).

Symptomatik.
- Ähnlich der Hepatitis A, die Symptomatik variiert von asymptomatisch bis hochakut.
- Extrahepatische Manifestationen: Panzytopenie, Karditis, Panarteritis, Glomerulonephritis, Polyneuritis, Gianotti-Crosti-Syndrom: papuläres Exanthem im Gesicht und an den Extremitäten.
- **Chronische Hepatitis B:** wechselnd erhöhte Transaminasen, intermittierender Ikterus, Übergang in Leberzirrhose möglich.

Diagnostik.
- **Labor:** Virusnachweis und Antikörpernachweis:
  - Frische Infektion: Anti-HBc-IgM
  - Nach ca. 6–8 Wochen: Anti-HBc-IgG
  - Infektiosität: HBs-Ag, HBe-Ag, hohe Viruslast
  - Ausheilung: Anti-HBe, Anti-HBs, abnehmende Viruslast
  - Chronische Hepatitis: im Kindesalter lange Persistenz von HBe-Ag
  - Bestimmung von Transaminasen, Bilirubin und Leberfunktionsparametern (u. a. Gerinnung, Albumin)
- **Leberbiopsie:** histologische Einteilung und Beurteilung des Ausmaßes der Zirrhose.

Komplikation. Leberzirrhose; hepatozelluläres Karzinom.

Therapie/Prophylaxe. Bei chronischer Infektion mit Nachweis von HBe-Antigen: Interferon-α, dadurch in etwa 30–40% der Fälle Konversion zu Anti-HBe (Ausheilung), in 10% komplette Viruselimination. **Prophylaxe**: in Deutschland wird die Immunisierung aller Säuglinge im Rahmen der Sechsfachimpfung empfohlen.

> Nach HBV-Exposition (z. B. Verletzung durch Nadelstich) und bei Neugeborenen von Müttern mit HBV-Infektion und muss innerhalb von 24 (–72) h simultan eine aktive und passive HBV-Immunisierung erfolgen.

Hepatitis C

Epidemiologie. Infektion parenteral durch Blut und Blutprodukte und vertikal während der Geburt durch eine infizierte Mutter.

Symptomatik.
- Meist asymptomatisch oder geringe, unspezifische Symptome.
- Diagnosestellung häufig durch zufällig entdeckte Transaminasenerhöhung oder beim Screening der Familienangehörigen eines Patienten.

Diagnostik. Labor: Nachweis von HCV-RNA (aktive Infektion) und Anti-HCV; Klassifizierung verschiedener HCV-Subtypen (unterschiedliche Prognose).

Therapie. α-Interferon plus Ribavirin: in 20–30% Viruselimination.

Komplikation. Leberzirrhose.

Hepatitis D

Epidemiologie.
- Selten
- Parenterale Übertragung, auch Infektion des Neugeborenen durch infizierte Mütter möglich.
- Hohe Prävalenz im Mittleren Osten, Ostasien, Afrika, Balkan und Mittelmeerländer.
- Das Delta-Hepatitis-Virus (HDV) ist ein Einzelstrang RNA-Virus mit Bestandteilen des Hepatitis-B-Virus; die Virusreplikation ist daher nur bei Hepatitis-B-Virusträgern möglich und tritt nur als Koinfektion mit Hepatitis B auf.

Symptomatik.
- Führt bei Hepatitis-B-Infizierten zur Aggravierung der Symptomatik und zur Prognoseverschlechterung.
- Häufig zweigipfliger Verlauf: Wiederanstieg der Transaminasen und Wiederaufflammen der Hepatitis.

Therapie. Keine spezifische Therapie möglich.

Differerenzialdiagnostik.
- **Hepatitis E:** dem Verlauf der Hepatitis A ähnlich, Kinder erkranken äußerst selten, Vorkommen v. a. im ostasiatischen Raum, Südamerika und Afrika.
- **Hepatitis G:** ungeklärt, ob HGV tatsächlich ein Hepatitis-Virus ist; häufig bei Patienten mit Hepatitis C.
- **Andere Infektionen der Leber mit:** EBV, CMV, Herpesviren, Adenoviren etc., hier jedoch keine chronischen Verläufe.

13.8.3 Chronische Autoimmunhepatitis und primär sklerosierende Cholangitis

Definition. Autoimmunerkrankungen mit Toleranzverlust gegen Leberzellgewebe bei der chronischen Autoimmunhepatitis (AIH) oder gegen Gallengangsepithelien bei der selteneren primär sklerosierenden Cholangitis (PSC).

Ätiopathogenese.
- Genetische Prädisposition assoziiert mit HLA B8, DR3 und DR4; Auslöser häufig hepatotrope Viren.
- v. a. Mädchen im Schulalter betroffen.

Symptomatik.
- **AIH:**
  - Schleichender Beginn mit Müdigkeit, Appetit- und Gewichtsverlust
  - Oberbauchschmerzen durch Lebervergrößerung
  - Ikterus, Juckreiz, Fieber, Aszites
  - Hautveränderungen: Spider naevi, Palmarerythem
  - z. T. begleitende immunologisch vermittelte Erkrankungen: Glomerulonephritis, hämolytische Anämien, Vitiligo, Polyendokrinopathien, Colitis ulcerosa, Diabetes mellitus, Arthritis
  - Auch akute Präsentation als akute Hepatitis mit Leberversagen
- **PSC:**
  - Unspezifische Symptome
  - Pruritus

Diagnostik. AIH:
- **Labor:**
  - Transaminasen $\uparrow\uparrow$ auf das 3- bis 20-Fache, BKS $\uparrow\uparrow$, Lymphozytose, Bilirubin $\uparrow$, alkalische Phosphatase $\uparrow$, γ-GT $\uparrow$
  - IgG $\uparrow$, C3, C4 $\downarrow$
  - Subtyp 1: Nachweis von ANA (antinukleäre Antikörper) und SMA (smooth-muscle-Antikörper)
  - Subtyp 2: Nachweis von LKM$_1$-Antikörper (Liver-Kidney-mikrosomale Antikörper)
- **Leberbiopsie:**
  - Portale Entzündung (Mottenfraßnekrosen)
  - Nekrose und Fibrose zwischen portaler und zentraler Zone des Leberläppchens (Brückennekrose)

PSC:
- **Labor:** Cholestasezeichen, Bilirubin $\uparrow$, Gallensäuren $\uparrow$
- **ERCP:** typische Veränderungen der kleinen und größeren Gallenwege mit Kalibersprüngen und Abbrüchen als Zeichen einer Obliteration.

Therapie.
- **AIH:** immunsuppressive Therapie mit Prednisolon und Azathioprin, Lebertransplantation bei Zirrhose.
- **PSC:** Ursodesoxycholsäure, Wirksamkeit einer immunsuppressiven Therapie nicht gesichert.

Prognose.
- Unbehandelt Leberzirrhose, deutliche Prognoseverbesserung durch Therapie.
- Ca. 50% der Patienten mit AIH weisen bereits bei Diagnosestellung eine Leberzirrhose auf.

13.8.4 Lebertumoren

Übersicht ◘ Tab. 13.16, vgl. weiterführende Lehrbücher der Pädiatrie.

◘ **Tab. 13.16.** Lebertumoren im Kindesalter	
Maligne	Embryonales Hepatoblastom (40% der Lebertumore)
	Leberzellkarzinom (selten, v. a. bei Hep B, Tyrosinämie Typ 1)
Benigne	Hämangiome
	Hämangioendotheliome
	Adenome
	Fokale noduläre Hyperplasie

13.9 Erkrankungen der Bauchspeicheldrüse

Akute Pankreatitis

Definition. Akute Entzündung der Bauchspeicheldrüse mit intraparenchymatöser Enzymaktivierung und Autodigestion; der Schweregrad variiert von leichten, interstitiellen, ödematösen Entzündungen bis hin zu schweren, hämorrhagisch-nekrotisierenden Entzündungen.

Ätiopathogenese.
- Idiopathisch
- Infektiös: v. a. durch Mumps, EBV, Coxsackie B, Röteln

- Metabolisch: Urämie, Hyperlipidämie (v. a. Hypertriglyzeridämie), Hyperkalzämie
- Medikamentös bedingt: z. B. Azathioprin, Valproat, Sulfonamide, Asparaginase, Zytostatika
- Gallengangsobstruktionen

Symptomatik.
- Erbrechen, Übelkeit
- Heftige, gürtelförmige Oberbauchschmerzen, Ausstrahlung in den Rücken
- Gespanntes, druckschmerzhaftes Abdomen, wenige oder fehlende Darmgeräusche
- Begleitend Pleuraergüsse und Aszites
- Komplikationen häufig: hypovolämischer Schock, DIC, Sepsis, Hyperglykämie, Abszesse, Fisteln, Pseudozysten

Diagnostik.
- **Labor:** Amylase, Lipase ↑ (die Höhe korreliert nicht immer mit dem Schweregrad), Alarmzeichen sind Hypoglykämie und Hypokalzämie
- **Bildgebung: Sonographie:** Organschwellung, Echogenitätserhöhung; **CT/MRT:** Organschwellung, Fehlbildungen, Zysten, ggf. **MRCP oder ERCP**

Therapie.
- Leichte Form: nur bei Schmerzen Nahrungskarenz und ggf. parenterale Ernährung, Analgetika (kein Morphin).
- Schwere Form: intensivmedizinische Therapie, Analgesie, Schockbekämpfung, Elektrolyt- und Säure-Basen-Ausgleich, antibiotische Prophylaxe.

Chronische Pankreatitis

Definition. Chronischer Entzündungsprozess des Pankreas oder rezidivierende akute Pankreatitiden mit bindegewebiger und/oder fettiger Umwandlung des Parenchyms, Sklerose, Verkalkungen und Verlust endokriner und exokriner Funktionen (Pankreasinsuffizienz).

Ätiopathogenese.
- **Primäre, hereditäre Pankreatitis:** hereditäre rekurrierende Pankreatitis, Mutationen auf dem Gen für das kationische Trypsinogen (Chromosom 7) oder Mutationen im SPINK1-Gen.
- **Sekundäre Pankreatitis:** bei Hyperkalzämie, Hyperlipidämie, CF, Galleabflussstörung
- Juvenile tropische Pankreatitis (vorwiegend in Indien), häufig mit begleitendem Diabetes mellitus.

Symptomatik.
- Chronische, intermittierende Oberbauchschmerzen, initial z. T. Präsentation als akute Pankreatitis.

- Gedeihstörung, Übelkeit, Erbrechen
- Maldigestion, voluminöse Fettstühle

Diagnostik.
- **Labor:** Amylase, Lipase ↑; Pankreasfunktionstest; Schweißtest
- **Molekulargenetik:** Mutationsanalyse
- **Stuhl:** Chymotrypsin ↓, Steatokrit ↑
- **Bildgebung:** Sonographie, CT, ERCP

Therapie. Symptomatisch: Analgesie, fettreduzierte Kost, Substitution von fettlöslichen Vitaminen und Pankreasenzymen.

Exokrine Pankreasinsuffizienz

Definition. Insuffizienz der exokrinen Pankreasfunktionen.

Ätiopathogenese.
- Cystische Fibrose (häufigste Ursache im Kindesalter)
- Shwachman-Diamond-Syndrom
- Kongenitaler isolierter Lipase- und Trypsinogenmangel

Symptomatik.
- Steatorrhoe mit fettig glänzenden, massigen Stühlen, Meteorismus
- Gedeihstörung
- Hypoproteinämie, Ödeme

Diagnostik. Labor: Vitamine A und E, evtl. D ↓ **Stuhl:** Chymotrypsin, Elastase ↓, Stuhlfett ↑.

Therapie.
- Substitution mit Pankreasenzymen in Form von säuregeschützten Pellets (z. B. Kreon).
- Bei CF: zusätzlich Substitution fettlöslicher Vitamine.

> **Sonderform: Shwachman-Diamond-Syndrom:** autosomal-rezessiv vererbtes Syndrom mit globaler Pankreasinsuffizienz, fettiger Pankreasdegeneration, Dysplasie des Knochenmarks (Leukopenie, Anämie, Thrombozytopenie), Ekzemen, metaphysären Veränderungen, Minderwuchs, Zahnschmelzdefekten und psychomotorischer Entwicklungsverzögerung.

14 Erkrankungen der Niere und ableitenden Harnwege

Marcus R. Benz, Lutz T. Weber

14.1 Kongenitale Fehlbildungen der Niere und der ableitenden Harnwege

Fehlbildungen der Niere und der ableitenden Harnwege gehören zu den häufigsten Fehlbildungen überhaupt. Durch die sich entwickelnde Ureterknospe wird im metanephrogenen Blastem (Metanephros = Nachniere) die Ausbildung der Glomeruli und Tubuli induziert, die dann Anschluss an die sich aus dem Ureter entwickelnden harnableitenden Strukturen (Sammelrohre, Nierenkelche, Harnleiter) finden. Die Nephrogenese mit Ausbildung von Glomeruli ist in der 34.–36. SSW abgeschlossen, danach schließen sich noch Größenwachstum und Ausreifung der angelegten Strukturen an. Die Nieren nehmen ihre Funktion zwischen der 11. und der 13. SSW auf, relevante Urinmengen werden etwa ab der 20. SSW produziert, sodass dann ein mögliches Oligo- oder Polyhydramnion renaler Ursache apparent wird.

14.1.1 Lage- und Fusionsanomalien der Niere

Definition. Gestörte Rotation und Wanderung der Niere (◘ Abb. 14.1).

> **Beispiele für Lage- und Fusionsanomalien der Niere**
> - **Beckenniere (kaudal-dystope Niere):** Lage der Niere im kleinen Becken, meist neben der A. iliaca communis, durch Ausbleiben der Nierenwanderung, bei 1:800 Geburten.
> - **Gekreuzte Dystopie:** die Nieren sind auf einer Seite untereinander angeordnet und miteinan-
> ▼

der verschmolzen, der Ureter der dystopen Niere zieht über die Mittellinie und mündet auf der gegenüber liegenden Seite in die Blase (1:8 000).
> - **Hufeisenniere:** sehr häufige Form der Fusionsanomalie (1:500), die Nieren sind über die Mittellinie hinweg – meist am unteren Pol – miteinander verschmolzen und die Nierenbecken zeigen nach ventral (kommen beim Ullrich-Turner-Syndrom gehäuft vor).
> - **Kuchenniere:** komplette Fusion der Nieren im Bereich der Mittellinie, liegt meist im kleinen Becken.
> - **Doppelniere:** meist keine echte Verdopplung der Nierenanlage, sondern eine Trennung des Nierenbeckens durch eine Parenchymbrücke in ein oberes und ein unteres Nierenbecken (ca. 1% der Bevölkerung). Die Trennung der ableitenden Harnwege kann bei Doppelnieren unterschiedlich stark ausgeprägt sein: Von der Beschränkung auf das Nierenbecken mit einem gemeinsamen Ureter (dichotomes Nierenbecken) über einen Ureter fissus (getrennte Ureteren, die sich vor Einmündung in die Blase wieder vereinigen) bis zum Ureter duplex (separate Einmündung der Ureteren in die Blase, wobei ein Ostium dabei immer ektop liegt)
>
> **Meyer-Weigert-Regel:** Bei Ureter duplex kreuzen die Harnleiter im Verlauf, der laterokranial in die Blase mündende Ureter gehört zum unteren Pol der Niere, der mediokaudal in die Blase mündende gehört zum oberen Pol der Niere.

Symptomatik. Reine Anomalien der Lage und Form der Nieren sind in der Regel symptomlos, auf Harnwegsinfektionen oder die Entwicklung einer arteriellen

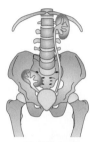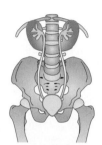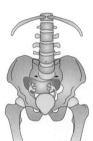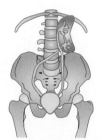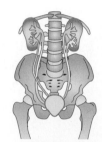

| Beckenniere (kaudal-dystope Niere) | Hufeisenniere | Kuchenniere | Gekreuzte Dystopie mit Verschmelzung | Doppelnieren mit Ureter fissus links, Ureter duplex rechts |

◘ **Abb. 14.1.** Lage- und Formanomalien der Niere

Hypertonie ist zu achten (dann Diagnostik bezüglich weiterer Fehlbildungen des Harntrakts).

Sonderfall Doppelniere: Klinisch wird die unkomplizierte von der komplizierten Doppelniere unterschieden:

- Unkomplizierte Doppelniere: Zufallsbefund ohne klinische Symptome
- Komplizierte Doppelniere: Doppelniere mit Harnwegsinfektionen oder arterieller Hypertonie, meist bestehen dann weitere Fehlbildungen, die häufig mit Doppelnierenanlage assoziiert sind (vesikoureterorenaler Reflux (VUR), terminale Uretermündungsstenose, Ureterozele, Megaureter).

Diagnostik.

- Urinuntersuchung bei Verdacht auf Harnwegsinfektion
- Blutdruckmessung
- Sonographie (für Doppelniere meist allein nicht ausreichend)
- Bei symptomatischen Lage- oder Fusionsanomalien ggf. Magnetresonanz-Urographie/ i. v.-Pyelogramm, ggf. Miktionszystourethrographie (bei Harnwegsinfektionen, zur Diagnose eines VUR), ggf. dynamische Nierenszintigraphie (zur seitengetrennten Funktionsbestimmung und Bestimmung der Abflussverhältnisse mittels ^{99m}Tc-MAG3), ggf. statische Nierenszintigraphie mittels ^{99m}Tc-DMSA

Therapie. Bei symptomlosen Lage- und Fusionsanomalien ist in der Regel keine Therapie erforderlich; bei symptomatischen (= komplizierten) Doppelnieren ist im Verlauf ggf. eine chirurgische Korrektur der Fehlbildung indiziert.

14.1.2 Agenesie

Einseitige Nierenagenesie

Definition. Einseitiges Fehlen der Niere, meist auch des gleichseitigen Harnleiters.

Epidemiologie. 1:500 bis 1:3 200 Lebendgeborene; m>w.

Ätiopathogenese. Fehlentwicklung des primitiven Harnleiters und des metanephrogenen Blastems.

Symptomatik. Meist symptomlos; kompensatorische Hypertrophie der kontralateralen Niere; häufig mit anderen Fehlbildungen assoziiert.

Bilaterale Nierenagenesie

Definition. Fehlen beider Nieren; mit dem extrauterinen Leben nicht vereinbar.

Epidemiologie. Häufigkeit 1:10 000; m>w.

Symptomatik. Aus der intrauterin Oligo- oder Anhydramnie entwickelt sich die **Potter-Sequenz** mit typischen Stigmata auf: Lungenhypoplasie; weiter Augenabstand, Vogel- bzw. Hakennase, tief sitzende, gelappte Ohrmuscheln, abgeflachte und verbreiterte Nase, schmale Hände, Klumpfüße und Arthrogryposis, schmaler, hypoplastischer Thorax. Die Potter-Sequenz tritt bei allen schweren Fehlbildungen der Nieren und ableitenden Harnwege auf, die mit verminderter intrauterinen Urinproduktion Oligo-/Anhydramnion) einhergehen.

Diagnostik. Bei pränataler Diagnose einer Potter-Sequenz muss individuell und interdisziplinär (Neonatologie, Pädiatrische Nephrologie, Gynäkologie, Psychologie) über das weitere Vorgehen entschieden werden.

14.1.3 Nierenhypoplasie

Definition/Symptomatik. Verminderte Nierenmasse bei mikroskopisch normalem anatomischen Aufbau der Niere. Unilaterale Formen führen zu einer kompensatorischen Hypertrophie der kontralateralen Niere.

- Die **einfache bilaterale Nierenhypoplasie** – meist ohne gravierende Nierenfunktionseinschränkung – ist sehr selten und von der Nierenhypoplasie mit gleichzeitig vorliegender Nierendysplasie (s. u.) und der Oligomeganephronie abzugrenzen, die beide meist zu einer progredienten Niereninsuffizienz führen.
- Die **Oligomeganephronie** ist durch ein stark erniedrigtes Nierengewicht und eine ausgeprägte Verminderung der Nephronzahl (ca. 20% der Norm) bei gleichzeitiger Hypertrophie derselben definiert. Sekundär kommt es durch Hyperfiltration der Nephrone zu Fibrose und weiterer Nierenfunktionseinschränkung bis zur terminalen Niereninsuffizienz.

Differenzialdiagnostik.

- Sekundäre Hypoplasie: bei vesikoureterorenalen Reflux, Zustand nach rezidivierenden Pyelonephritiden, Zustand nach vaskulärer Ischämie, Zustand nach Nierenvenenthrombose, bei dysplastischer Nierenanlage.

14.1.4 Nierendysplasie

Definition/Ätiopathogenese. Entstanden durch fehlerhafte Differenzierung des metanephrogenen Blastems, meist mit anderen Anomalien des Urogenitaltrakts, aber auch mit Fehlbildungssyndromen assoziiert.

Am häufigsten ist die **multizystische Nierendysplasie:** Kombination mit zystischen Veränderungen (▶ Kap. 14.2). Nierendysplasie ohne Zysten liegt häufig bei Harntransportstörungen vor, insbesondere bei obstruktiven Uropathien.

❶ Nierendysplasie ohne Zysten ist von sekundären Veränderungen, z. B. durch rezidivierende febrile Harnwegsinfektionen, schwierig zu unterscheiden.

14.1.5 Harntransportstörungen

Im gesamten ableitenden Harntrakt kann es durch unterschiedlichste Fehlbildungen zu einem Harnstau kommen, der zur Dilatation proximal des Hindernisses gelegener Strukturen führt und schließlich zu einer Druckschädigung des Nierenparenchyms führen kann (◘ Abb. 14.2).

Ureterabgangsstenose (Ureteropelvine Stenose)

Definition. Innere Fibrose der Verbindung zwischen Nierenbecken und Harnleiter, Störung der peristaltischen Harnableitung vom Nierenbecken in den Harnleiter und sekundäre Dilatation des Nierenbeckenkelchsystems.

Epidemiologie. Häufigste Ursache der Dilatation des Nierenbeckenkelchsystems im Kindesalter (1:1 000, m: w = 2–3:1, in ca. 40% bilateral).

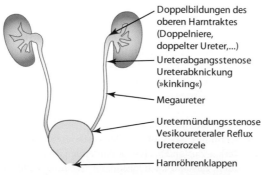

Doppelbildungen des oberen Harntraktes (Doppelniere, doppelter Ureter,...)

Ureterabgangsstenose Ureterabknickung (»kinking«)

Megaureter

Uretermündungsstenose Vesikoureteraler Reflux Ureterozele

Harnröhrenklappen

◘ **Abb. 14.2.** Übersicht über Fehlbildungen der ableitenden Harnwege

Ätiopathogenese. Wahrscheinlich inkomplette Rekanalisierung des physiologischerweise am 42. Gestationstags komplett verschlossenen Ureters: passagere Erhöhung des intrapelvinen Drucks führt zur Dilatation des Nierenbeckens und der Nierenkelche.

Symptomatik.
- Meist pränataler oder postnataler sonographischer »Zufallsbefund«.
- Meist keine oder uncharakteristische Symptome wie Bauchschmerzen durch ausgeprägte Dilatation des Nierenbeckenkelchsystems, bei älteren Kindern Flankenschmerzen nach hoher Flüssigkeitszufuhr.
- Fieberhafte Harnwegsinfektionen.

Diagnostik.
- **Sonographie:** dilatierter Harnleiter und dilatiertes Nierenbeckenkelchsystem.
- **Dynamische Nierenszintigraphie und Diureseszintigraphie (mittels ^{99m}Tc-MAG3)** zur seitengetrennten Funktionsbestimmung und Bestimmung der Abflussverhältnisse (Differenzierung obstruktiv oder nichtobstruktiv).
- **Intravenöse Pyelographie:** heutzutage kaum mehr durchgeführt, nur speziellen Fragestellungen vorbehalten (z. B. Darstellung von Steinen).
- **Magnetresonanz-Urographie (MR-Urographie):** zur Darstellung der Anatomie komplexer Fehlbildungen.
- **Miktionszystourethrographie:** Untersuchung auf VUR, da eine Ureterabgangsstenose in 7–10% mit einem ipsilateralen VUR assoziiert ist.

Differenzialdiagnostik. Ureterabgangsstenose bei:
- Aberrierendem Gefäß mit Abknickung des Harnleiters.
- **Ureterkinking:** gewundener Verlauf des Ureters mit Abknickung
- Hohem Abgang des Ureters aus dem Nierenbecken
- Gestörter Peristaltik
- Urolithiasis
- Tumor

Therapie.
- Bei ausgeglichener seitengetrennter Funktion und nicht obstruktivem Ausscheidungsmuster: Beobachtung des Befundes und sonographische Kontrollen.
- Wiederholung der nuklearmedizinischen Untersuchung nach 3(–6)–12 Monaten je nach Befund.
- Bei sonographisch schmalem Parenchym und szintigraphisch obstruktivem Ausscheidungsmuster: Operation der Stenose.

- Bei akuter und massiver Hydronephrose: perkutane Nephrostomie zur Entlastung des Nierenbeckenkelchsystems.
- Antibakterielle Dauerprophylaxe bei rezidivierenden Harnwegsinfektionen.

Prognose. Abhängig von der Ausprägung, Möglichkeit der Rückbildung in den ersten Lebensjahren.

Terminale Ureterstenose (= primärer konnataler Megaureter)

Definition. Unterbrechung der Ureterperistaltik im prävesikalen Uretersegment durch Rarefizierung der spiralförmig angeordneten glattgestreiften Uretermuskulatur. Frustrane Peristaltik des proximalen Ureters und Regurgitation von Urin → Dilatation des Ureters.

Epidemiologie. Zweithäufigste Ursache der Dilatation des Nierenbeckenkelchsystems im Kindesalter, m:w = 5:1.

Symptomatik.
- Meist asymptomatisch und im pränatalen Ultraschall entdeckter »Zufallsbefund«.
- Bauchschmerzen durch ausgeprägte Dilatation, bei älteren Kindern Flankenschmerzen nach hoher Flüssigkeitzufuhr.
- Fieberhafte Harnwegsinfektionen

Diagnostik.
- **Sonographie:** erweiterter retrovesikaler Harnleiter und ggf. Nierenbeckenkelchsystem.
- **Dynamische Nierenszintigraphie und Diureseszintigraphie (mittels ^{99m}Tc-MAG3)** zur seitengetrennten Funktionsbestimmung und Bestimmung der Abflussverhältnisse (Differenzierung obstruktiv oder nichtobstruktiv).
- **Miktionszystourethrographie:** Untersuchung auf VUR, da wichtigste Differenzialdiagnose bei sonographisch retrovesikal darstellbarem Ureter.

Differenzialdiagnostik. VUR (s. unten); Urolithiasis, Tumor.

Therapie.
- Bei ausgeglichener seitengetrennter Funktion und nicht obstruktivem Ausscheidungsmuster: Beobachtung des Befundes und sonographische Kontrollen.
- Wiederholung der nuklearmedizinischen Untersuchung nach 3(-6)–12 Monaten je nach Befund.
- Bei sonographisch schmalem Parenchym und szintigraphisch obstruktivem Ausscheidungsmuster:

passagere Harnableitung oder primäre Ureter-Neueinpflanzung.
- Antibakterielle Dauerprophylaxe bei rezidivierenden Harnwegsinfektionen.

Prognose. Hohe Spontanheilungsrate, die operative Korrektur ist selten erforderlich.

Vesikoureterorenaler Reflux (VUR)

Definition.
- Vesikoureteraler Reflux: retrograder Rückfluss von Urin in den Harnleiter, bei ausgeprägteren Formen (Gradeinteilung) bis in das Nierenbecken (vesikoureterorenaler Reflux).
- Intrarenaler Reflux: Reflux, der bis in das Nierenparenchym reicht.

Ätiopathogenese
- **Primärer VUR:** Fehlanlage des Ureterostiums in der Blasenwand als Folge einer Fehlposition der Ureterknospe im Bereich des Wolff-Gangs, der submuköse Tunnel ist verkürzt und der physiologische Verschluss insuffizient.
- **Sekundärer VUR:** Folge einer Obstruktion distal der Blase oder einer neurogenen Blase (pathologisch erhöhter Blaseninnendruck führt zu einer sekundären Insuffizienz des Ostiums).

Epidemiologie. Häufigkeit 1–2:1 000, w:m = 4:1.

Symptomatik. Asymptomatischer VUR; symptomatischer VUR mit rezidivierenden Harnwegsinfektionen mit der Gefahr der Nierennarbenbildung sowie konsekutiver Nierenfunktionseinschränkung.

❯ Bei einer gesicherten fieberhaften Harnwegsinfektion im Säuglings- oder Kleinkindesalter muss ein vesikoureteraler Refluxes ausgeschlossen werden.

Diagnostik.
- Methode der Wahl: **Miktionszystourethrographie (MCU, ◻ Abb. 14.3, ◻ Abb. 14.4):**
  - Füllen der Blase mit wasserlöslichem Kontrastmittel, bei Miktion oder schon davor kommt es zu einem Rückfluss des Kontrastmittels in den Ureter, der je nach Schweregrad bis in das Nierenbecken reichen kann.
  - Die MCU kann mittels Durchleuchtung (Röntgen), sonographisch oder nuklearmedizinisch durchgeführt werden. Bei Jungen sollte die erste MCU immer röntgenologisch erfolgen, da so zusätzlich die Urethra untersucht werden kann (zum Ausschluss von Urethralklappen (s. un-

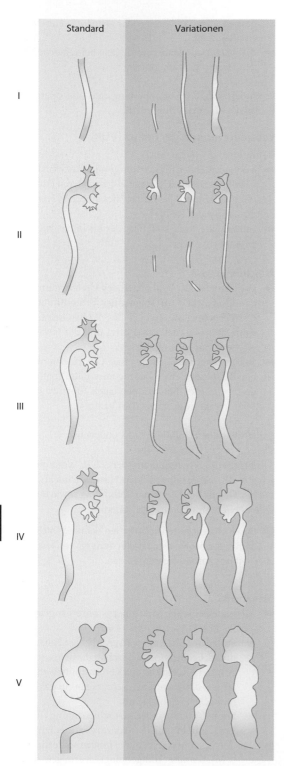

Standard   Variationen

I

II

III

IV

V

⬛ Abb. 14.3. Internationale Refluxklassifikation auf der Basis der Röntgen-Miktionszystourethrographie

ten)). Für Kontrolluntersuchungen und bei Mädchen stehen grundsätzlich die sonographische und nuklearmedizinische Refluxprüfung zur Verfügung.

- **Sonographie** zeigt evtl. Hinweise für einen VUR (Dilatation des Ureters oder des Nierenbeckenkelchsystems).
- **Dynamische Nierenszintigraphie und Diureseszintigraphie (mittels ^{99m}Tc-MAG3)** zur seitengetrennten Funktionsbestimmung und Bestimmung der Abflussverhältnisse kann eine mögliche zusätzliche Obstruktion nachweisen.
- **Statische Nierenszintigraphie mittels ^{99m}Tc-DMSA** zum Nachweis postinfektiöser Narben (6 Monate nach Infektion) und seitengetrennter Nierenfunktion.
- **Zystomanometrie:** bei neurogener Blasenstörung atypischer Druckkurvenverlauf.

❶ Eine unauffällige sonographische Untersuchung schließt einen VUR nicht aus.

Therapie. Die Therapie des VUR im Kindesalter ist abhängig von Refluxgrad, Alter und Anzahl der Harnwegsinfektionen, Optionen:

- Keine Therapie
- Antibakterielle Langzeitprophylaxe
- Endoskopische subureterale Kollageninjektion (SCIN)
- Ureter-Neuimplantation (modifiziert nach Politano-Leadbetter)

Im **1. Lebensjahr** ist wegen des hohen Risikos der Nierenparenchymschädigung durch eine Harnwegsinfektion bei höher gradigem Reflux eine antibakterielle Dauerprophylaxe indiziert. Eine SCIN oder Ureter-Neuimplantation wird nur in Ausnahmefällen bei multiplen rezidivierenden Harnwegsinfektionen durchgeführt.

Im Alter von **1–5 Jahren** wird nach reevaluierender Diagnostik bei niedriggradigen VUR (Grad I oder II) je nach Frequenz der Harnwegsinfektionen die antibakterielle Prophylaxe weitergeführt oder aber abgesetzt, wenn über 1 Jahr keine Harnwegsinfektion mehr aufgetreten ist. Höhergradige VUR (Grad III–V) werden in Abhängigkeit des individuellen Falles (bilateraler Reflux, Anzahl der Harnwegsinfektionen, bestehende Nierennarben) mit antibakterielle Dauerprophylaxe oder Ureter-Neuimplanatation behandelt.

Ab dem Alter von **6 Jahren** wird ein höhergradiger VUR meist chirurgisch korrigiert, da die Wahrscheinlichkeit der Rückbildung nun gering ist.

Komplikation. VUR-assoziierte Nierenschäden sind meist multifaktoriell und werden unter dem Begriff **Refluxnephronopathie** zusammengefasst.

Prognose. Abhängig vom Grad des VUR und der Anzahl der febrilen Harnwegsinfektionen: je niedriger der Grad des VUR, desto größer ist die Wahrscheinlichkeit, dass es in den ersten Lebensjahren zu einer Rückbildung kommt.

Urethralklappen

Definition. Obstruktion der hinteren Harnröhre durch Klappen; schwerste Form: Urethralklappen in der proximalen Harnröhre des Jungen.

Epidemiologie. Häufigkeit 1:5 000–8 000 männliche Neugeborene.

Symptomatik.
- Pränatal stark vergrößerte, konstant gefüllte Blase mit Oligohydramnion, sekundärer VUR ein- oder beidseitig, Nierendysplasie möglich.
- Blasenwandverdickung und Pseudodivertikel.
- Postnatale Nierenfunktion hängt ab von der Schwere der Nierendysplasie und damit von Zeitpunkt und Ausmaß der intrauterinen Schädigung → unterschiedliches Ausmaß einer chronischen Niereninsuffizienz.
- Rezidivierende, fieberhafte Harnwegsinfektionen.

Diagnostik.
- **Sonographie:** große Blase, Blasenwandverdickung, Pseudodivertikel, ggf. Megaureter und Dilatation des Nierenbeckenkelchsystems, Nierendysplasie.
- **MCU:** massive Dilatation der proximalen Urethra (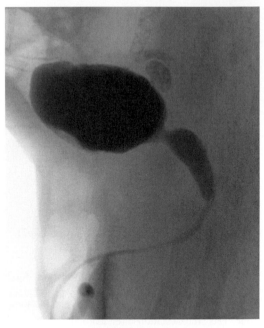 Abb. 14.4), stark trabekulierte Blasenwand, Pseudodivertikel, ggf. VUR (in 30–50%).

Therapie.
- **Akut:**
  - Methode der Wahl: suprapubische Harnableitung.
  - In Ausnahmefällen: Transurethrale Anlage eines Blasenkatheters.
- **Später:**
  - Transurethrale Klappenresektion durch Zystourethroskopie, retrograd oder antegrad über suprapubischen Katheter (meist ab 4 kg KG durchführbar).
  - antibakterielle Langzeitprophylaxe.
  - Wenn nach Klappenresektion konstanter VUR, evtl. Reimplantation der refluxiven Ureter.

Abb. 14.4. Darstellung von Urethralklappen bei einem Jungen mit Hilfe des Röntgen-Miktionszystourethrogramms. Nach Ziehen des transurethralen Blasenkatheters wird die stenosierende Einengung mit prästenotischer Dilatation im proximalen Drittel der Urethra sichtbar

Die pränatale Ableitung des Harns von der Blase in die Amnionhöhle ist umstritten.

Prune-Belly-Syndrom

Definition/Symptomatik. Die klassische Symptomtrias umfasst:
- Partielle bis totale Bauchdeckenaplasie oder -hypoplasie
- Fehlbildungen der Nieren und ableitenden Harnwege
- Bilateraler Kryptorchismus

Epidemiologie. 1:35 000–50 000.

Prognose. Abhängig vom Ausmaß der Nierenfunktionsstörung.

14.2 Zystische Nierenerkrankungen

Nierenerkrankungen mit Zystenbildung stellen keine einheitliche Krankheitsgruppe dar. Zunehmend setzt sich die genetische Bezeichnung der einzelnen Krankheitsbilder durch. Zystische Nierenerkrankungen können bereits in utero symptomatisch werden, aber auch bis ins hohe Erwachsenenalter klinisch stumm verlaufen. Nierenzysten sind häufig Teil komplexer Fehlbildungssyndrome (z. B. Jeune-Syndrom, Bardet-Biedl-Syndrom, Meckel-Gruber-Syndrom).

Autosomal-rezessive Polyzystische Nierenerkrankung (engl. ARPKD)

Definition. Autosomal-rezessiv vererbte Erweiterung der Sammelrohre. Zusätzlich Proliferation und Dilatation der intrahepatischen, später auch der extrahepatischen Gallengänge → Leberfibrose.

Epidemiologie. Ca. 1:20 000.

Ätiopathogenese.
- Rezessives Gen (PKHD$_1$) auf Chromosom 6 p21.1-p12.

Symptomatik. Die ARPKD ist gekennzeichnet durch vergrößerte Nieren mit mikroskopisch zystischer Erweiterung der Sammelrohre und Funktionseinschränkung. Das Manifestationsalter kann unterschiedlich sein.
- **Pränatal** (ca. 10%): in schweren Fällen Oligohydramnion und Lungenhypoplasie → Potter-Sequenz.
- **Neugeborene** (ca. 40%): starke Nierenvergrößerung, vorgewölbtes Abdomen, riesige tastbare Nieren (»Bauchtumor«).
- **1. und 2. Lebensjahr** (ca. 20%): arterielle Hypertonie (meist Hauptproblem), Harnwegsinfektionen, Polyurie, Polydipsie, Azidose, renaler Salzverlust, schwere Niereninsuffizienz, kongenitale Leberfibrose (Hepatomegalie, Ösophagusvarizen, Splenomegalie).
- **Adoleszenz** (ca. 30%): wie »1. und 2. Lebensjahr«.

❶ Die Nierenvergrößerung kann zu schwerer Atembehinderung und Ernährungsproblemen führen, sodass frühzeitig eine uni- oder bilaterale Nephrektomie erwogen werden muss.

Diagnostik.
- **Sonographie,** ggf. i. v.-Pyelographie
- Familienanamnese, Sonographie der Eltern und ggf. Großeltern
- Molekulargenetik

Therapie. Symptomatisch: Therapie der arteriellen Hypertonie, der Niereninsuffizienz (inkl. Dialyse und Nierentransplantation) und der Leberfunktionsstörung.

Prognose.
- Frühzeitige und konsequente Therapie der arteriellen Hypertonie mindert die Progression der Niereninsuffizienz
- Überlebensrate nach 3 Jahren bei Jungen: 94% bei Mädchen: 82%
- Terminale Niereninsuffizienz bei ca. 60% im Alter von 20 Jahren

Autosomal-dominante Polyzystische Nierenerkrankung (engl. ADPKD)

Definition. Autosomal-dominant vererbte, polyzystische Nierenerkrankung. **Alle** Nephronabschnitte sind von Zysten durchsetzt.

Epidemiologie. Prävalenz 1:1 000, häufigste monogene Nephropathie.

Ätiopathogenese. Für 85% aller Fälle verantwortliches, dominantes PKD$_1$ Gen wird auf Chromosom 16 p13.3 kodiert; zweites Gen, PKD$_2$, auf Chromosom 4.

Symptomatik.
- Manifestation meist erst im mittleren Erwachsenenalter (früher: »adulter Typ«), zunehmende Niereninsuffizienz, im 4.–6. Lebensjahrzehnt terminal.
- Nur 2% werden im Kindesalter manifest mit arterieller Hypertonie, z. T. stark vergrößerten Nieren, Harnwegsinfektionen, Hämaturie.
- Extrarenale Komplikationen: Leberzysten, Hirnarterienaneurysmata, Kardiovaskuläre Komplikationen.

Diagnostik.
- **Sonographie**, ggf. i. v.-Pyelographie
- Familienanamnese, Sonographie der Eltern und ggf. Großeltern
- Molekulargenetik

Therapie. Im Kindesalter konsequente Einstellung der arteriellen Hypertonie und Therapie von Harnwegsinfektionen.

Multizystische Nierendysplasie

Definition. Angeborene Nierenerkrankung mit Verdrängung der normalen Nierenstruktur durch undifferenziertes, zystisch verändertes Gewebe ohne Funktion. Die unterschiedlich großen flüssigkeitsgefüllten Zysten kommunizieren nicht miteinander und haben keine Verbindung zum Harnsystem, der Ureter ist atretisch.

Epidemiologie.
- Häufigste angeborene Nierenfehlbildung: 1:4 500: sporadisch (nicht hereditär)
- m>w
- Selten assoziiert mit anderen Fehlbildungen (z. B. Stenosen des Gastrointestinaltrakts, Herzvitien).

Symptomatik.
- 70% werden pränatal sonographisch diagnostiziert.
- Beidseitige multizystische Nierendysplasie ist in Folge eines ausgeprägten Oligo-/Anhydramnions meist letal.
- Niere kann anfangs sehr groß sein (Abdominaltumor) → in den ersten Lebensjahren Involution der Niere, bis eine Einzelniere der Gegenseite resultiert, kontralaterale Niere kompensatorisch hypertrophiert.

Diagnostik.
- Sonographie, ggf. Szintigraphie.

Differenzialdiagnostik. Ausgeprägte Ureterabgangsstenose.

Therapie.
- Ggf. Behandlung der arteriellen Hypertonie.

Komplikationen. Sehr selten (1:2 000) maligne Entartung der multizystischen Niere (bei vollständiger Involution nicht beobachtet).

Prognose. Meist Erhaltung der globalen Nierenfunktion durch kompensatorische Hypertrophie der kontralateralen Niere.

Nephronophthise
Definition. Verschiedene autosomal-rezessive, progrediente tubulointerstitielle Nierenerkrankungen mit ähnlichem klinischem Verlauf und z. T. zusätzlichen extrarenalen Störungen. Überschneidungen zu den im Erwachsenenalter symptomatisch werdenden medullären Zystennieren, sodass auch vom »Nephronophthisis-Medullary cystic kidney disease Komplex« gesprochen wird.

Ätiopathogenese. Bislang sind 7 Genorte für den Nephronophthisekomplex identifiziert (NPHP1-7).

Epidemiologie. Prävalenz >0,1:100 000; trotz Seltenheit die häufigste genetisch bedingte Ursache für chronische Niereninsuffizienz im Kindesalter.

Symptomatik.
- Meist im Schulalter Beginn mit Polydipsie und Polyurie (evtl. als sekundäre Enuresis nocturna), chronische Niereninsuffizienz z. B. mit gestörtem Wachstum, renaler Anämie, renaler Osteopathie.
- Extrarenale Beteiligungen: Augen: z. T. assoziiert mit Retinitis pigmentosa (Senior-Løken-Sydrom); ZNS (z. B. Joubert-Syndrom mit Hypoplasie des Kleinhirnwurms); Skelett (Zapfenepiphysen; Leber).

Auch die asphyxierende Thoraxdysplasie (Jeune-Syndrom) und das Ellis-van Krefeld-Syndrom sind Erkrankungen des Nephronophthise-Komplexes mit Skelettfehlbildungen und Leberbeteiligung sowie bei letzterem zusätzlich auch Herzfehlern.

Diagnostik. Mutationsanalyse; Nierenbiopsie: typische Histologie.

Differenzialdiagnostik. Medullary cystic disease (Sonderform) mit Manifestation im Jugend- bis Erwachsenenalter.

Prognose. Manifeste chronische Niereninsuffizienz meist im Alter von 10–15 Jahren.

14.3 Glomerulopathien

14.3.1 Leitsymptom Hämaturie

Definition.
- Makrohämaturie: sichtbare Braun- oder Rotfärbung des Urins durch Erythrozyten.
- Mikrohämaturie: >5 Erythrozyten/µl Urin, aber keine sichtbare Rotfärbung des Urins.

Diagnostik. Allerdings bedeutet nicht jede Braun- oder Rotfärbung des Urins eine Makrohämaturie (◘ Tab. 14.1).

Mit dem Urinteststreifen können **Erythrozyten**, **freies Hämoglobin** und **Myoglobin** nachgewiesen werden, sodass bei positivem Urinteststreifen zur Differenzierung dieser 3 Ursachen eine Urinmikroskopie eines frisch gewonnen Urins obligat ist.

Bei Nachweis von Erythrozyten in der Urinmikroskopie kann die Morphe der Erythrozyten bei der Differenzierung zwischen glomerulärer und nichtglomerulärer Erythrozyurie helfen. Akanthozyten (so genannte »Mickymaus-Erythrozyten«) sind pathognomonisch für eine glomeruläre Herkunft der Erythrozyten (◘ Abb. 14.5).

Weitere Differenzierungsmerkmale ◘ Tab. 14.2.

□ Tab. 14.1. Ursachen für eine Rot- oder Braunfärbung des Urins

Endogen	
Erythrozyten	
Hämoglobin	
Myoglobin	
Stoffwechsel-produkte	Homogentisinsäure (Alkaptonurie), Porphyrine
Amorphe Urate (Ziegelmehl)	
Exogen	
Nahrungsmittel	Rote Beete (Betanidin), Rhabarber (Anthronderivate), Brombeeren, Lebensmittelfarbstoffe (z. B. Anilin)
Medikamente	Chloroquin, Deferoxamin, Ibuprofen, Metronidazol, Nitrofurantoin, Rifampicin, Phenolphtalein, Phenothiazine, Phenytoin
Bakterien	Serratia marcescens

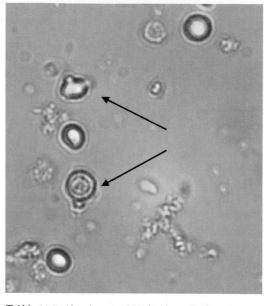

□ Abb. 14.5. Akanthozyten (»Micky Mouse Erythrozyten«) im Urin bei glomerulärer Hämaturie infolge einer in der Histologie nachgewiesenen IgA-Glomerulonephritis

Abhängig von Anamnese, Untersuchungsbefund und Urindiagnostik ist nun eine gezielte Differenzialdiagnostik möglich.

14.3.2 Leitsymptom Proteinurie

Definitionen.
- Normal: Eiweiß im Urin <100 mg/m² Körperoberfläche pro 24 h
- Kleine Proteinurie: Eiweiß im Urin 100–1 000 mg/m² Körperoberfläche pro 24 h
- Große Proteinurie: Eiweiß im Urin >1 000 mg/m² Körperoberfläche pro 24 h

Die Differenzierung der Eiweiße im Urin (Elektrophorese) und das Molekulargewicht der im Urin nachgewiesenen Proteine geben einen Hinweis auf den Ursprung der Proteinurie. Vorwiegend kleinmolekularer Proteine (wie α-1-Mikroglobulin) weisen auf eine tubulointerstitielle Schädigung hin, da diese Eiweiße normalerweise frei durch den Glomerulus filtriert und dann im proximalen Tubulus nahezu komplett rückresorbiert werden. Albumin wird aufgrund seiner Ladungen und seines Molekulargewichts (ca. 66 000 Da) nicht über den Glomerulus filtriert. Der Nachweis von Albumin ist Zeichen einer glomerulären Schädigung. Eine kleine Proteinurie ist im Kindesalter meist mit einer Hämaturie vergesellschaftet, eine isolierte Proteinurie eher selten. Die harmlose **orthostatische Proteinurie**, gekennzeichnet durch erhöhte Eiweißausscheidung tagsüber, aber nicht nachts, stellt eine Ausschlussdiagnose dar.

□ Tab. 14.2. Differenzierung zwischen glomerulärer und nichtglomerulärer Hämaturie

	glomerulär	nichtglomerulär
Urinfarbe	rotbraun-colafarben	rosa-(hell)rot
Blutkoagel	keine	möglich
Eryhrozytenmorphologie	dysmorph (Akanthozyten)	eumorph
Erythrozytenzylinder	möglich	keine
Proteinurie*	>100 mg/ m²×d	<100 mg/m²×d

* als Differenzierungsmerkmal nur bei Mikrohämaturie sinnvoll, da bei Makrohämaturie falsch-positive Befunde für die Proteinurie

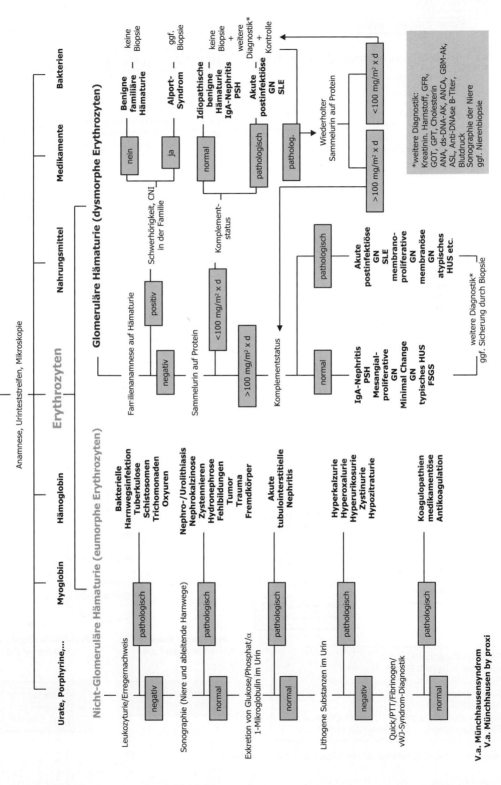

Roter Urin

Anamnese, Urinteststreifen, Mikroskopie

Urate, Porphyrine,... Myoglobin Hämoglobin Erythrozyten Nahrungsmittel Medikamente Bakterien

Nicht-Glomeruläre Hämaturie (eumorphe Erythrozyten)

Glomeruläre Hämaturie (dysmorphe Erythrozyten)

Leukozyturie/Erregernachweis

**Bakterielle
Harnwegsinfektion
Tuberkulose
Schistosomen
Trichomonaden
Oxyuren**

negativ — pathologisch

Sonographie (Niere und ableitende Harnwege)

**Nephro-/Urolithiasis
Nephrokalzinose
Zystennieren
Hydronephrose
Fehlbildungen
Tumor
Trauma
Fremdkörper**

normal — pathologisch

Exkretion von Glukose/Phosphat/α 1-Mikroglobulin im Urin

**Akute
tubulointerstitielle
Nephritis**

normal — pathologisch

Lithogene Substanzen im Urin

**Hyperkalzurie
Hyperoxalurie
Hyperurikosurie
Zystinurie
Hypozitraturie**

negativ — pathologisch

Quick/PTT/Fibrinogen/
vWJ-Syndrom-Diagnostik

**Koagulopathien
medikamentöse
Antikoagulation**

normal — pathologisch

**V.a. Münchhausensyndrom
V.a. Münchhausen by proxi**

Familienanamnese auf Hämaturie

negativ — positiv

Schwerhörigkeit, CNI in der Familie

nein — **Benigne familiäre Hämaturie** — keine Biopsie

ja — **Alport-Syndrom** — ggf. Biopsie

Sammelurin auf Protein

<100 mg/m² x d — >100 mg/m² x d

Komplement-status

normal — **Idiopathische benigne Hämaturie
IgA-Nephritis
PSH** — keine Biopsie + weitere Diagnostik + Kontrolle

pathologisch — **Akute postinfektiöse GN
SLE**

Komplementstatus

normal — **IgA-Nephritis
PSH
Mesangial-proliferative GN
Minimal Change GN
typisches HUS
FSGS**

pathologisch — **Akute postinfektiöse GN
SLE
membrano-proliferative GN
membranöse GN
atypisches HUS etc.**

weitere Diagnostik*
ggf. Sicherung durch Biopsie

patholog.

Wiederholter Sammelurin auf Protein

<100 mg/m² x d

>100 mg/m² x d

*weitere Diagnostik:
Kreatinin, Harnstoff, GFR,
GOT, GPT, Cholesterin
ANA, ds-DNA-AK, ANCA, GBM-AK,
ASL, Anti-DNAse B-Titer,
Blutdruck
Sonographie der Niere
ggf. Nierenbiopsie

◻ Abb. 14.6. Algorithmus Hämaturie. (Aus: Benz et al, 2004)

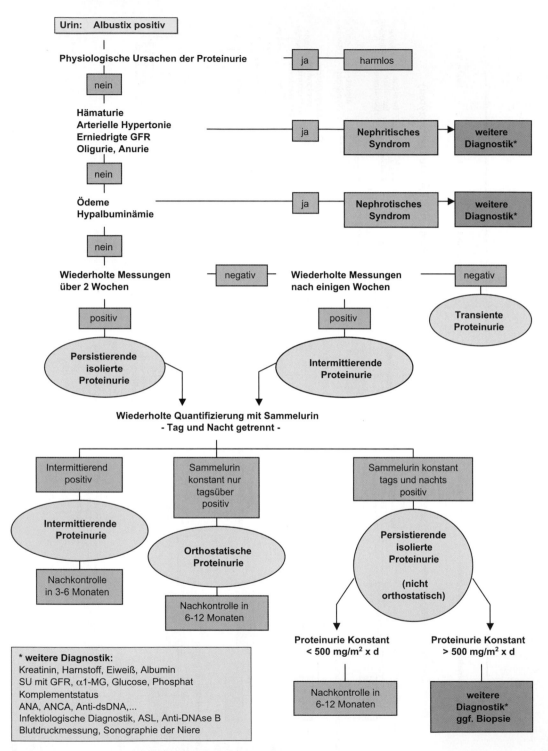

⬛ Abb. 14.7. Algorithmus isolierte Proteinurie. (Aus: Benz et al. 2004)

❗ Nephrotisches und nephritisches Syndrom sind klinisch definiert. Zugrunde liegende glomeruläre Erkrankungen können durch eine histopathologische Untersuchung gesichert werden.

14.3.3 Nephrotisches Syndrom

Definition/Symptomatik. Symptomenkomplex, hervorgerufen durch glomerulären Eiweißverlust.
- Obligate Symptome:
  - Große Proteinurie (>1 000 mg/m² KOF pro 24 h
  - Hypalbuminämie ≤25 g/l
- Fakultative Symptome:
  - Ödeme
  - Hyperlipidämie (Cholesterin ↑, Triglyzeride ↑)

Pathophysiologie. Erhöhte Permeabilität der Glomeruluskapillaren → vermehrte Permeabilität für Makromoleküle, z. B. Albumin → renaler Eiweißverlust, v. a. von Albumin (selektive Proteinurie) → Hypalbuminämie → Verminderung des onkotischen Drucks → Verlagerung intravaskulärer Flüssigkeit in das Interstitium → **Ödeme.**

Renaler Verlust von Immunglobulinen und Komplementfaktoren → **vermehrte Infektanfälligkeit.**

Verminderter intravasaler Flüssigkeitsgehalt, erhöhte Viskosität, renaler Verlust von Antithrombin III, Protein C und S sowie Thrombozytose → **Thromboseneigung.**

Stimulation der Lipoproteinsynthese in der Leber durch Hypoproteinämie und Verlust der Lipoproteinlipase über den Urin → **Hyperlipoproteinämie.**

Ätiopathogenese. Es wird zwischen idiopathischen (primären) und sympomatischen (sekundären) Formen des nephrotischen Syndroms unterschieden (◘ Tab. 14.3). Sekundäre nephrotische Syndrome kommen im Rahmen von Systemerkrankungen mit glomerulärer Beteiligung vor, machen im Kindesalter aber nur einen Anteil von 10% aus.

Idiopathisches nephrotisches Syndrom

Epidemiologie.
- Die jährliche Inzidenz liegt bei 3–7:100 000.
- m:w=2:1 beim steroidsensiblen und m:w=1:1 beim steroidresistenten nephrotischen Syndrom.
- 85% der nephrotischen Syndrome im Kindesalter sind MCGN.

Symptomatik.
- Manifestation im Kleinkindesalter (>12 Monate und <8 Jahre).

◘ **Tab. 14.3.** Nephrotisches Syndrom im Kindesalter

Ätiologie	Erkrankung
Idiopathisch	- Minimale Glomerulusveränderungen (MCGN) - Fokal-segmentale Glomerulosklerose (FSGS) - Diffuse mesangiale Sklerose (DMS) - Membranoproliferative Glomerulonephritis (MPGN) - Membranöse Glomerulonephritis (MGN)
Symptomatische Formen des nephrotischen Syndroms	
Immunologische Systemerkrankungen	
Infektionen	
Impfungen	
Allergien	
Tumore	
Kreislauf	
Medikamente und Toxine	

- Innerhalb von Tagen bis Wochen auftretende Ödeme (◘ Abb. 14.8a–c):
  - Lidödeme, v. a. morgens
  - Prätibiale Ödeme
  - Skrotalödem
  - Aszites, Pleuraergüsse
- Gewichtszunahme
- Oligurie
- Häufige Begleitsymptome sind Inappetenz, Übelkeit, Erbrechen und Diarrhoe
- Hypothyreose (durch Mangel an Transportproteinen)
- Selten glomeruläre Hämaturie
- Meist normaler Blutdruck

Komplikationen.
- Infektionen (bedingt durch Antikörpermangel), selten, aber typisch: bakterielle Peritonitis (Streptococcus pneumoniae).
- Thrombembolien (bedingt durch Hypovolämie, Hyperkoagulabilität, erhöhte Viskosität und Immobilisierung) → Beinvenenthrombose, Sinusvenenthrombose, Nierenvenenthrombose.
- Nephrotische Krise: Schock (Hypotonie, Tachykardie,…) und akute Niereninsuffizienz
- Dyspnoe infolge Lungenödem, Pleuraerguss und Aszites.
- Medikamentös bedingte Nebenwirkungen.

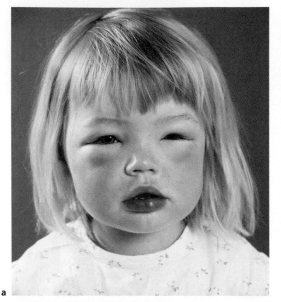

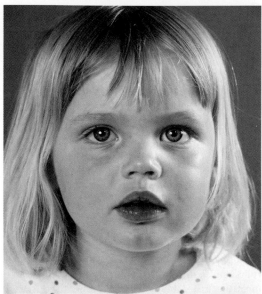

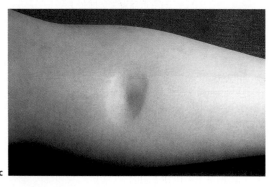

🔲 **Abb. 14.8a–c. a** Kind mit nephrotischem Syndrom mit deutlich sichtbarem Lidödem; **b** Nach Therapie Verschwinden der Lidödeme. **c** Bei peripheren Ödemen an den Extremitäten bleibt nach Eindrücken der Haut mit dem Finger eine Delle zurück

Diagnostik.
- **Labor:**
  - Serum: Gesamt-Protein <50 g/l, Albumin <25 g/l, pathognomonische Proteinelektrophorese: Albumin ↓, γ-Globuline ↓ in Kombination mit relativer Erhöhung der $α_2$-Globuline; Cholesterin und Triglyzeride ↑↑, Kreatinin anfangs normal, später evtl. ↑, AT III ↓, Fibrinogen ↑, erniedrigtes Gesamtkalzium bei in der Regel normalem ionisierten Kalzium, Hyponatriämie.
  - Urin: Schaumig durch hohe Eiweißkonzentration. Proteinurie >1 000 mg/m² KOF/Tag (selektive Proteinurie: fast ausschließlich Albumin), im Urinteststreifen ≥300 mg/dl. 20–30% der Patienten: glomeruläre Mikrohämaturie, Oligurie
- **Nierenbiopsie:**
  - Bei typischem Verlauf und Steroidsensibilität zunächst nicht indiziert, bei Hinweis auf andere Form jedoch schon vor Therapiebeginn indiziert.

Histopathologie: in 77% aller Patienten mit einem idiopathischen nephrotischen Syndrom minimale Glomerulusveränderungen, in 8% fokal-segmentale Glomerulosklerose.

❯ **Rezidiv beim nephrotischen Syndrom:** Im Morgenurin Urinteststreifen ≥300 mg/dl über 3 aufeinander folgende Tage oder im Sammelurin Proteinurie >1 000 mg/m² pro 24 h.

❶ Wegen der Gefahr von Thrombembolien und Niereninsuffizienz vorsichtiges Ausschwemmen der Ödeme.

Therapie.
- **Symptomatisch:**
  - Flüssigkeitsrestriktion
  - Natriumarme Kost

- Diuretika nur bei ausgeprägten Ödemen (Gefahr der akuten Niereninsuffizienz und Thrombembolien). Nur bei schwersten Ödemen oder Schocksymptomatik Infusion von Albumin und anschließener Furosemidgabe.
- Mobilisation und prophylaktische Gabe von niedermolekularem Heparin (Gefahr der Thromboembolien).
- Bei schweren Ödeme und Aszites antibakterielle Prophylaxe und ggf. Immunglobulingabe i. v.
- Impfungen nach STIKO-Empfehlungen (v. a. Pneumokokken und VZV).
- Antihypertensive Therapie.
- Bei langandauernder Hypercholesterinämie: Lipidsenker.
- Bei Hypothyreose durch Mangel an thyroxinbindendem Globulin: Thyroxin.
- **Immunsuppressiv:**
- Prednison (60 mg/m^2 KOFxd für 6 Wochen, anschließend 40 mg/m^2 KOF alle 2 Tage für 6 Wochen). Über 90% der Patienten mit einer MCGN kommen mit diesem Therapieschema in Remission (Normalisierung des Albumins im Serum), unter den Patienten mit FSGS sind es lediglich 30%. Abhängig vom weiteren Verlauf kommen zusätzlich Cyclophosphamid, Cyclosporin A oder Mycophenolatmofetil zum Einsatz.

Prognose. Steroidsensibles NS:
- Ein Drittel der Patienten nach einer Episode geheilt, ein Drittel seltene Rezidive, eein Drittel steroidabhängig oder häufige Rezidive.
- In ca. 70% verschwindet die Erkrankung nach der Pubertät, bei Persistenz ins Erwachsenenalter (ca. 30%) wird eine geringere Rezidivhäufigkeit beobachtet.

> **Therapieüberwachung:** Täglich Morgenurin prüfen mit Albuminteststreifen für mindestens 1 Jahr nach dem letzten Rezidiv.

Sonderformen

Kongenitales und (bis zum 3. Monat, genetisch) und infantiles (3.–12. Monat) nephrotisches Syndrom.

14.3.4 Nephritisches Syndrom

Definition. Symptomenkomplex, der im Gegensatz zum nephrotischen Syndrom nicht einheitlich definiert ist.

Das nephritische Syndrom kann folgende Symptome umfassen:
- Arterielle Hypertonie, Glomeruläre Hämaturie, Ödeme (= Volhard-Trias)
- (kleine) Proteinurie
- Zylindrurie
- Oligurie
- Einschränkung der glomerulären Filtration (GFR)

Eine Überlappung zwischen nephritischem und nephrotischem Syndrom ist möglich.

Histopathologische Formen der Glomerulopathien
- Erworben:
  - Infektionsassoziiert: postinfektiöse Glomerulonephritis; IgA-Glomerulonephritis
  - Systemerkrankungen mit glomerulärer Beteiligung:
    - Purpura Schönlein-Henoch
    - Systemischer Lupus erythematodes
    - Goodpasture-Syndrom
    - Morbus Wegener
    - Panarteriitis nodosa
  - Chronische Glomerulopathien:
    - Fokal-segmentale Glomerulosklerose
    - Membranoproliferative Glomerulonephritis
    - Membranöse Glomerulonephritis
- Hereditäre Glomerulopathien:
  - Benigne familiäre Hämaturie
  - Alport-Syndrom

Akute Postinfektiöse Glomerulonephritis (AGN)

Definition. Akute, exsudativ-proliferative Immunkomplex-Glomerulonephritis, 1–4 Wochen nach einer akuten Infektion, manifestiert sich klinisch meist als nephritisches, selten als nephrotisches Syndrom.

Epidemiologie.
- Häufigste Ursache eines **akuten nephritischen Syndroms.**
- Häufig zwischen 4. und 12. Lebensjahr, selten <3. Lebensjahr.
- Eine AGN trat früher bei 10–20% aller Streptokokkenerkrankungen im Kindesalter auf, wird aber aufgrund konsequenter antibakterieller Therapie der primären Infektion zunehmend seltener.

Ätiopathogenese. Viele Erreger (Bakterien, Viren, Parasiten, Pilze) können eine AGN auslösen. Häufige Erreger sind β-hämolysierende Streptokokken der Gruppe A → Poststreptokokken-GN. β-hämolysierende Streptokokken A, die nach abgelaufener Infektion (meist Impetigo contagiosa, seltener Angina tonsillaris) eine AGN auslösen, werden auch als nephritogene Stämme bezeichnet.

Eine direkte Entzündung des Glomerulus wird nur bei einigen Viren beobachtet (z. B. HIV, Hepatitis-Viren). In der Mehrzahl der Fälle kommt es durch Antigene im Blut nach Immunantwort zur Bildung von Immunkomplexen. Immunkomplexe und Komplementfaktoren (C3) lagern sich an Mesangium und glomerulärer Basalmembran ab und induzieren so eine Entzündungsreaktion im Sinne einer endokapillären, exsudativen proliferierenden Glomerulonephritis.

Symptomatik.
- 1–4 Wochen nach einer Infektion:
  - Nephritisches Syndrom mit: (Makro-)Hämaturie, arterieller Hypertonie, kleiner Proteinurie, Ödemen, Oligurie, akuter Niereninsuffizienz.
  - Krankheitsgefühl, Kopfschmerzen, Blässe, Appetitlosigkeit, Erbrechen.
  - Dauer der klinischen Symptome ca. 1–2 Wochen, Proteinurie und Hämaturie können über 18 Monate persistieren.

Komplikationen.
- In 5–10% der Fälle Anurie (= akute Niereninsuffizienz).
- Kardiovaskuläre Symptome durch Wasser- und Salzretention.
- Zerebrale Symptome: Kopfschmerzen, Erbrechen, Bewusstseinsstörungen, Krampfanfälle, hypertensive Krisen.

Diagnostik.
- Mikrohämaturie ist obligat, Makrohämaturie häufig.
- Erythrozytenzylinder und dysmorphe Erythrozyten im Urinsediment.
- Kleine Proteinurie, nur in 5% große Proteinurie.
- Kreatinin (n/↑), Harnstoff (n/↑) und Kreatininclearance (zur Abschätzung der GFR) n/↓.
- Elektrolyte
- Komplementaktivität, C_3-Komponente ↓ (bei 60–90% zu Erkrankungsbeginn erniedrigt, Normalisierung nach 3 Monaten, sonst Hinweis auf Chronifizierung).
- Bei Verdacht auf Poststreptokokken-GN: Antistreptolysintiter (ASL), Antihyaluronidase und Antideoxyribonukease B ↑ (Cave: ASL kann auch durch nicht nephritogene Streptokokken erhöht sein, bleibt andererseits bei Impetigo häufig negativ und ist bisweilen lediglich ein persistierender Durchseuchungstiter) → Rachenabstrich: zur Sicherung der Diagnose.
- **Nierenbiopsie:** nur bei chronischem Verlauf indiziert.
- **Histologie**: Diffuse, endokapilläre, mesangioproliferative Glomerulonephritis, Ablagerung von Antigenen, Antikörpern und Komplementfaktoren an den Kapillarschlingen der Glomeruli (»Humps«).

> Pathognomonische Laborkonstellation bei akuter Poststreptokkoken-Glomerulonephritis: ASL, Antihyaluronidase und Antideoxyribonuklease B ↑ und C_3 ↓.

Therapie.
- **Therapie der Infektion**:
  - Bei Verdacht auf Poststreptokokken-GN antibakterielle Therapie:
    - Penicillin V über 10 Tage (100 000 I.E./kg KG/d)
- **Symptomatisch:**
  - Antihypertensive Behandlung bei Hypertonie.
  - Bettruhe bei Ödemen, Hypertonie, Makrohämaturie.
  - Flüssigkeitsbilanzierung, evtl. Furosemid.
  - Evtl. Nierenersatztherapie.

Prognose.
- Rückbildung der Symptome meist innerhalb von 1–2 Wochen.
- GFR normalisiert sich innerhalb von Wochen bis Monaten.
- Restitutio ad integrum in 95% der Fälle innerhalb von 2 Monaten.

14.3.5 IgA-Glomerulonephritis (IgA-GN)

Definition. Eigenständige Form der Glomerulonephritis mit Ablagerung von Immunglobulin A im Mesangium der Glomeruli.

Epidemiologie.
- Häufigste glomeruläre Erkrankung im Erwachsenenalter, jenseits des Säuglingsalters in allen Altersstufen (v. a. 10.–30. Lebensjahr), m>>w.

Symptomatik.
- Abhängig vom Schweregrad, meist oligosymptomatisch oder Zufallsbefund.

- In der Regel sind die betroffenen Kinder subjektiv nicht beeinträchtigt.
- Typisch (80%): rezidivierende Makrohämaturieschübe für wenige Tage mit meist persisitierender Mikrohämaturie im Intervall (Auslöser für Makrohämaturie: Infektionen, Impfungen, ausgeprägte sportliche Betätigung).
- Meist keine weiteren Symptome während der Makrohämaturie.
- Im Langzeitverlauf evtl. Proteinurie und Abnahme der GFR.

Diagnostik.
- Glomeruläre Mikro- oder Makrohämaturie, bei fehlender oder geringer Proteinurie.
- IgA im Serum ↑ (in 15%).
- Indikation zur Nierenbiopsie: Große Proteinurie und/oder Abnahme der GFR.
- **Histologie:** Pathognomonisch ist der immunhistologische Nachweis von diffusen granulären IgA-Ablagerungen im Mesangium der Glomeruli.

Therapie.
- Keine kausale Therapie.
- ACE-Hemmer und AT1-Rezeptor-Antagonisten werden bei Proteinurie eingesetzt.
- Evtl. antibakterielle Therapie bei akuten Infektionen (insbes. der oberen Luftwege).
- Bei schweren Verläufen immunsuppressive Therapie oder Plasmapherese.
- Bei terminaler Niereninsuffizienz: Nierenersatztherapie.
- Ggf. Tonsillektomie.

Prognose.
- Im Erwachsenenalter: 25% der Patienten werden nach 20 Jahren dialysepflichtig.
- Im Kindesalter Prognose schlechter als bislang angenommen, >4 Jahre nach Diagnosestellung sind 15% der Kinder niereninsuffizient.

14.3.6 Systemerkrankungen mit glomerulärer und vaskulärer Beteiligung

Purpura Schönlein-Henoch

Definition. Leukozytoklastische Vaskulitits mit Befall der kleinen Gefäße von Haut, Gelenken, Gastrointestinaltrakt und Nieren mit den Leitsymptomen: nichtthrombozytopenische Purpura an den abhängigen Körperpartien, Arthritis, abdominelle Schmerzen und nephritisches oder nephrotisches Syndrom.

Epidemiologie. Häufigste systemische Vaskulitis im Kindesalter; hauptsächlich jüngere Kinder; m>w.

Ätiopathogenese. Immunkomplexbildung nach Antigenkontakt (Infektion, Impfung, Allergie,…) → Ablagerungen dieser IgA-haltigen Immunkomplexe in kleinen Blutgefäßen → Komplementaktivierung → Leukozyteninfiltration und proteolytische Endothelschädigung.

Symptomatik. Im Kleinkindesalter und Schulkindesalter kommt es im Anschluss an eine Infektion des oberen Resirationstrakts, Impfung, etc. zu folgenden Symptomen:
- **Haut (obligat):** Petechien und petechiale Blutungen auf Papeln (= Purpura), aber auch urtikariell-ödematöse Blutungen, v. a. der Schwerkraft folgend an den Streckseiten der unteren Extremitäten und am Gesäß, selten an Armen und im Gesicht.
- **Gelenke** (60–70%): Arthritiden und Arthralgien an Füßen und Händen (meist symmetrisch).
- **Abdomen** (60–70%):
  - Akute Abdominalkoliken durch Darmwandödem und Vaskulitis.
  - Blutige Stühle, nicht selten Invagination.
- **ZNS:** Kopfschmerzen, Krampfanfall
- **Genital:** Cave: Hodentorsion
- **Niere** (50–80%): Renale Veränderungen, die unterschiedlich ausgeprägt sein können, treten in der Regel **Tage bis Wochen** nach der Purpura auf:
  - Mikro- oder Makrohämaturie
  - Kleine oder große Proteinurie

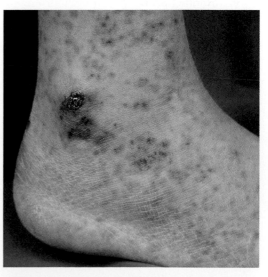

◩ **Abb. 14.9.** Petechien und Purpura an der unteren Extremität bei Purpura Schoenlein-Henoch

- Ödeme
- Arterielle Hypertonie
- Selten akute Niereninsuffizienz

Diagnostik.
- **Symptomatik:** Symptome und typisches Verteilungsmuster des petechialen Exanthems.
- **Urin:**
  - In 50–80% der Fälle Mikrohämaturie innerhalb von 1–2 Wochen (kann bis zu 2 Jahre persistieren).
  - Proteinurie
  - Urinsediment: Erythrozytenzylinder, dysmorphe Erythrozyten
- **Labor:**
  - Petechien bei normaler Thrombozytenzahl
  - Unauffälliger Gerinnungsstatus
  - In 50% IgA ↑, C3 meist normal
  - Gelegentlich ANCA-positiv
  - **Stuhl:** Haemoccult in der Regel positiv.
  - **Nierenbiopsie:** Indikation ist abhängig von Schweregrad und Verlauf.
- **Histologie:** s. IgA-Glomerulonephritis

Differenzialdiagnostik.
- Sepsis
- Meningitis mit Verbrauchskoagulopathie
- Thrombozytopenie
- Andere Vaskulitiden

Therapie.
- Symptomatisch:
  - Arthritis: NSAID
  - Nur bei **schweren abdominellen Symptomen**:
    - Prednison 1–2 mg/kg pro Tag
    - Bei Invagination: konservative oder chirurgische Lösung
    - Bei Hodentorsion: Operation
    - Bettruhe bessert zwar die Purpura, jedoch nicht die Prognose der Erkrankung und ist daher nicht generell zu empfehlen
  - Nierenbeteiligung ist durch Steroide kaum zu beeinflussen und daher nicht indiziert, häufig guter Spontanverlauf, sonst symptomatische Therapie mit Diuretika und Antihypertensiva.
  - ACE-Inhibitoren bei persistierender Proteinurie
- Bei schwerer Nierenbeteiligung abhängig vom Biopsieergebnis Planung der immunsuppressiven Therapie und ggf. Plasmapherese.

Prognose. In den meisten Fällen gut. Spontane Rückbildung der Hautveränderungen innerhalb weniger Tage. Wiederauftreten der Hautveränderungen in Schüben innerhalb von 6–8 Monaten ist nicht selten, v. a. bei körperlicher Belastung. Bei Auftreten einer RPGN (s. u.) sehr schlechte Prognose.

Systemischer Lupus erythematodes (SLE)

Definition. Chronisch-entzündliche Multisystemerkrankung unklarer Ursache mit Produktion von Autoantikörpern gegen Zellkernbestandteile und Ablagerung von Immunkomplexen.

Diagnostik. ► Kap. 8.3.

Therapie. Die immunsuppressive Therapie der Lupusnephritis richtet sich nach dem Ergebnis der Nierenbiopsie.

Goodpasture-Erkrankung

Definition/Ätiopathogenese. Im Kindesalter sehr seltene Vaskulitis. Schweres Krankheitsbild mit akuter Niereninsuffizienz, Hypertension, Makrohämaturie und Proteinurie ausgelöst durch Antikörper gegen die glomeruläre Basalmembran sowie Hämoptysen als Zeichen des Befalls der pulmonalen Basalmembran.

14.3.7 Rapid-progressive Glomerulonephritis (RPGN)

Definition.
Charakteristisch sind die innerhalb von Tagen rasch absinkende Nierenfunktion sowie der histologische Nachweis von Halbmondbildungen in mindestens 50% der Glomeruli unabhängig von der zugrunde liegenden Nierenerkrankung.

Ätiopathogenese. Diese perakute Glomerulonephritis entsteht auf dem Boden verschiedener primärer Nierenerkrankungen, am häufigsten Immunkomplexerkrankungen, wie Purpura Schönlein-Henoch und akute postinfektiöse GN; Vaskulitiden (v. a. ANCA-positive Vaskulitiden wie Wegener Granulomatose (cANCA) und Panarteriitis nodosa (pANCA), SLE und Goodpasture-Syndrom; idiopathische Formen.

Symptomatik.
- Ausgeprägtes nephritisches Syndrom mit Makrohämaturie, arterieller Hypertonie, Ödemen, Proteinurie und Oligurie oder Anurie.
- Allgemeinsymptome wie Fieber, Kopfschmerzen, Erbrechen, Blässe, Müdigkeit, Krampfanfälle.
- Evtl. extrarenale Symptome der zugrunde liegenden Systemerkrankung.

— Meist Progression der Niereninsuffizienz innerhalb von Wochen bis Jahren.

Diagnostik.
— **Serum:** Kreatinin ↑, Harnstoff ↑, Harnsäure ↑, Anämie, Autoimmun-Ak, Komplementfaktoren abhängig von Grunderkrankung.
— **Urin:** Urinsediment: massenhaft Erythrozytenzylinder, dysmorphe Erythrozyten, Akanthozyten, Proteinurie.
— **Nierenbiopsie:** Extrakapilläre proliferative und nekrotisierende Glomerulonephritis mit Halbmondbildung (engl. »crescents«) des Kapselepithels. Immunhistologisch kann anhand des Ablagerungsmusters auf der glomerulären Basalmembran zwischen linearen, granulären und fehlenden (pauci-immun) Ablagerungen unterschieden werden.

Therapie.
— Symptomatisch: s. Management der akuten Niereninsuffizienz
— Kombinationstherapie aus Immunsuppressiva (Kortikosteroiden, Cyclophosphamid) und Plättchenaggregationshemmern (Acetylsalicylsäure) sowie bei linearen Ablagerungen und pauci-immuner RPGN: Plasmapherese.

Prognose. Schlechte Prognose, abhängig von Anzahl und Art der Halbmondbildungen, Therapieform und -beginn

14.3.8 Chronische Glomerulopathien

— Glomerulopathien manifestieren sich im Kindesalter meist akut als nephritisches oder nephrotisches Syndrom. Die bei Kindern seltenen chronischen Glomerulopathien können zwar auch akut beginnen, zeigen aber häufig einen schleichend beginnenden Verlauf.

Fokal-segmentale Glomerulosklerose (FSGS)

Ätiopathogenese, Epidemiologie. Die primäre FSGS manifestiert sich als mesangiale Sklerose in einigen Glomeruli (= fokal) und in beschränkten Abschnitten des Glomerulus (= segmental), ist die zweithäufigste Ursache des idiopathischen nephrotischen Syndroms und die häufigste Glomerulopathie, die zur terminalen Niereninsuffizienz führt. Sekundäre Formen der FSGS kommen bei verschiedenen primären Nierenerkrankungen vor (z. B. Refluxnephropathie, Nierendysplasie).

Therapie, Prognose. Immunsuppressive und antifibrotische Therapieansätze; die Prognose für die Nierenfunktion ist schlecht.

Membranoproliferative Glomerulonephritis (MPGN)

Definition. Die seltene MPGN (auch mesangioproliferative GN) betrifft ältere Kinder und Jugendliche. Histopathologisch Verdickung der glomerulären Kapillarwände und Proliferation der Mesangialzellen.

Symptomatik, Diagnostik. Makro- oder Mikrohämaturie, kleine oder auch große Proteinurie vom glomerulären Typ, arterielle Hypertonie und bisweilen Nierenfunktionseinschränkung.

Therapie, Prognose. Die optimale immunsuppressive Therapie ist umstritten. Ohne Therapie werden 50% der Kinder terminal niereninsuffizient, mit Therapie haben 60–85% nach 10 Jahren eine gute Nierenfunktion.

Membranöse Glomerulonephritis (MGN)

Epidemiologie. Im Gegensatz zum Erwachsenenalter bei Kindern extrem selten.

Ätiopathogenese. Mögliche sekundäre Ursachen wie SLE und andere Autoimmunerkrankungen, Tumoren, Hepatitis B und C sowie Intoxikationen müssen ausgeschlossen werden.

Symptomatik, Diagnostik.
— In 70% manifestiert sich die membranöse GN primär als nephrotisches Syndrom, in 30% als asymptomatische Proteinurie.
— Mikrohämaturie und selten auch arterielle Hypertonie treten begleitend auf.
— **Histologie:** diffuse Verdickung der glomerulären Basalmembran infolge subepithelialer Immunablagerungen ohne glomeruläre Zellproliferation.

Therapie. Aufgrund der hohen Spontanremissionsrate im Kindesalter ist bei nichtnephrotischem Verlauf eine abwartende Haltung indiziert. Nephrotische Patienten sollten immunsuppressiv therapiert werden.

14.3.9 Benigne familiäre Hämaturie

Definition. Autosomal-dominant vererbte, isolierte oder häufig wiederkehrende Hämaturie mit guter Prognose.

Symptomatik. Persistierende oder intermittierende isolierte Mikrohämaturie.

Diagnostik.
- Isolierte Mikrohämaturie
- Positive Familienanamnese: auch ein Elternteil und ggf. Großeltern haben eine (intermittierende) Mikrohämaturie ohne Proteinurie, Niereninsuffizienz oder Schwerhörigkeit.
- Da die benigne familiäre Hämaturie eine Ausschlussdiagnose ist, müssen alle anderen Ursachen einer Mikrohämaturie ausgeschlossen werden.
- Eine Abgrenzung zum Alport-Syndrom ist nicht immer einfach und im Zweifel ist eine milde Verlaufsform desselben nicht auszuschließen.
- **Pathohistologie:** Lichtmikroskopisch unauffällig, elektronmikroskopisch dünne Basalmembran ohne die für das Alport-Syndrom (s. 14.3.10) typischen Veränderungen

Therapie. Keine.

14.3.10   Alport-Syndrom

Definition. Hereditäre Glomerulopathie mit charakteristischen Veränderungen der glomerulären Basalmembran.

Ätiopathogenese.
- 75–85%: X-chromosomal vererbter Defekt der α-5-Kette des Typ-IV-Kollagens (COL4A5), 10–15%: autosomal-rezessiv vererbter Defekt der α-3-Kette des Typ-IV-Kollagens (COL4A3), <5%: autosomal-dominant vererbter Defekt der α-4-Kette des Typ-IV-Kollagens (COL4A4).

Epidemiologie. Prävalenz 1:7 000; häufigste hereditäre, progrediente Nierenerkrankung.

Symptomatik.
- Obligat: Hämaturie (Mikro- oder Makrohämaturie). Proteinurie im Verlauf. Progrediente Niereninsuffizienz, Terminalstadium bei männlichen Patienten in der (2–)3–4. Lebensdekade.
- Innenohrschwerhörigkeit in der Adoleszenz.
- Augenveränderungen: Lentikonus, Makulapathie.

Bei Konduktorinnen kann neben einer glomerulären Mikrohämaturie ebenfalls eine Proteinurie und selten eine Schwerhörigkeit auftreten.

Diagnostik.
- Klinische Symptome und positive Familienanamnese plus typische elektronenmikroskopische Veränderungen oder Molekulargenetik.
- **Histologie:** Lichtmikroskopisch weitgehend unauffällig. Elektronenmikroskopisch charakteristische Aufhebung der trilaminären Struktur der glomerulären Basalmembran (GBM), die Verdickung und Aufsplitterung der Lamina densa führt zu einer typischen **korbgeflechtartigen Vernetzung** der GBM.

Therapie.
- Antiproteinurische, nephroprotektive Therapie mit ACE-Hemmer/ AT1-Rezeptor-Antagonisten und evtl. Cyclosporin A.
- Symptomatische Therapie der Niereninsuffizienz, ggf. Nierentransplantation.

Prognose.
- Bei Jungen: Niereninsuffizienz im Alter von 10–20 Jahren, bei Mädchen: über viele Jahre glomeruläre Hämaturie ohne Einschränkung der Nierenfunktion.
- Wichtigster prognostischer Faktor: Höhe der Proteinurie.
- Hörverlust kann zu vollständiger Taubheit führen.

14.4   Hämolytisch-urämisches Syndrom (HUS)

Definition. Akute Erkrankung der Endothelzellen mit der typischen Trias:
- Hämolytische Anämie mit Nachweis von Fragmentozyten
- Thrombozytopenie
- Akute Niereninsuffizenz

Pathoanatomisch liegt eine **thrombotische Mikroangiopathie** (TMA) vor (analog zur thrombotisch-thrombozytopenische Purpura des ZNS im Erwachsenenalter).

Epidemiologie.
- Häufigste Ursache einer akuten Niereninsuffizienz im Kindesalter.
- Inzidenz in Mitteleuropa und Nordamerika 3: 100 000.
- Altersgipfel: 1–4 Jahre.

Ätiopathogenese.
- **(D+) HUS = Typisches HUS:** dem HUS geht eine Prodromalerkrankung (gewöhnlich Diarrhoe) vo-

raus. Das HUS basiert im 1. Lebensjahr zu 50% und ab dem 2. Lebensjahr zu 80% auf einer Gastroenteritis mit **enterohämorrhagischem E. coli (EHEC)**, v. a. der **Serogruppe O157H7** (Übertragung durch rohes Fleisch, unpasteurisierte Milch). Als Pathogenitätsfaktor fungiert das von diesen Erregern gebildete Shiga-like Toxin.

- **(D-) HUS = Atypisches HUS:** nicht typischer klinischer Verlauf, keine Prodromalerkrankung, verschiedenste Ätiologien (Neuraminidase produzierende Pneumokokken, angeborene Defekte des Komplementsystems, von-Willebrand-Faktor-Protease-Mangel, u. a.).
- **Sekundäres HUS:** nach Systemerkrankungen (SLE, Tumoren, u. a.) oder Medikamenten (Cyclosporin, orale Kontrazeptiva, u. a.).

Symptomatik (typisches HUS, D+).
- **Prodromalstadium** (3–10 Tage vor der Erkrankung): Bauchschmerzen, Durchfälle (häufig blutig), Erbrechen, Fieber, ggf. Rektumprolaps
- **Akute Phase:** Blässe (hämolytische Anämie), Petechien (Thrombozytopenie), Rückgang der Ausscheidung bis Oligurie/ Anurie und akute Niereninsuffizienz, Dehydratation, aber auch Hyperhydratation (bei Anurie und Flüssigkeitszufuhr), Arterielle Hypertonie, ZNS: Krampfanfall, Somnolenz bis Koma (prognostisch ungünstig).

Diagnostik.
- **Labor:** Blutbild (Anämie, Thrombozytopenie, Leukozytose); Blutausstrich: Fragmentozyten (= »eierschalenförmige« Erythrozyten); Hämolysezeichen: Haptoglobin ↓, LDH ↑, Kalium ↑; Kreatinin, Harnstoff ↑; Phosphat ↑, Amylase, Lipase, Transaminasen, Blutzucker; Gerinnung: PTT ↓, Fibrinspaltprodukte (D-Dimere) ↑; Komplementstatus (klassischer Weg: CH50, alternativer Weg: APH50 sowie C3 und C3d) → erniedrigt beim atypischen HUS
  - Urin: Erythrozyten, Hämoglobin, Protein, 24 h-Sammelurin
  - Stuhlkultur
- **Sonographie der Niere:** vergrößerte Nieren mit erhöhter Echogenität im Bereich der Rinde bei gleichzeitig verminderter Echogenität im Mark.

Therapie.
- Keine **kausale** Therapie beim typischen HUS.
- **Symptomatisch:**
  - Flüssigkeits- und Elektrolytbilanz und -substitution
  - Erythrozytentransfusion

- Thrombozytentransfusion bei Blutungszeichen oder vor chirurgischem Eingriff (z. B. Katheteranlage)
- Antibakterielle Therapie ist nicht indiziert
- Nierenersatztherapie (Peritoneal- oder Hämodialyse)
- Antihypertensive Therapie
- Bei ZNS-Beteiligung und/oder Verdacht auf atypisches HUS: Plasmagabe, Plasmapherese.

Komplikationen. Überwässerung mit extrarenalen Komplikationen wie Hypertonie, hypertensive Krisen, zerebralen Affektionen und pulmonalen Symptomen.

Prognose. Akute Phase: bei adäquater Therapie: 90–95% Überlebensrate. Bei 5–10% der Patienten terminale Niereninsuffizienz (D+ HUS), bei 20–60% der Patienten nach 15 Jahren arterielle Hypertonie, Proteinurie und/oder eingeschränkte Nierenfunktion. Vor allem beim atypischen HUS besteht das Risiko für Rezidive der Erkrankung.

❶ Prävention: Verzehr von rohem Rindfleisch und unpasteurisierter Milch meiden!

14.5 Tubulointerstitielle Nephritis (TIN)

Definition. Akute oder chronische Nierenerkrankungen, die sich auf den tubulointerstitiellen Apparat beschränken und Glomeruli und Gefäße weitgehend ausschließen.

Ätiopathogenese.
- Akute TIN:
  - **Medikamente:** NSAID, Antibiotika, Antikonvulsiva, Diuretika, andere
  - **Infektionen** (direkte Invasion oder postinfektiös): hämolysierende Streptokokken der Gruppe A, Mykoplasmen, CMV, EBV, Hanta-Virus, Hepatitis B, HIV
  - **Immunologisch bedingt:** Systemerkrankungen: SLE, Sarkoidose, M. Wegener, rheumatoide Arthritis, Purpura Schönlein-Henoch, Komplizierend bei primärer Glomerulopathie, z. B. IgA-Glomerulonephritis.
  - **Idiopathisch:**
    - Mit Uveitis = Tubulointerstitielle-Nephritis-Uveitis-Syndrom (TINU-Syndrom).
- Chronische TIN: kann aus einer akuten TIN hervorgehen oder auf dem Boden einer anderen Erkrankung der Nieren und ableitenden Harnwege

entstehen (Harntransportstörung, Nephronophthise, Alport-Syndrom, Morbus Fabry u. a.).

Symptomatik. Akute TIN:
- Beginn mit unspezifischen Symptomen wie allgemeines Krankheitsgefühl, Müdigkeit, Blässe, Übelkeit, Erbrechen, Gewichtsverlust, Fieber.
- Polyurie und Polydipsie durch eingeschränkte Konzentrierungsfähigkeit der Niere.
- Auch akute Niereninsuffizienz mit Oligurie möglich.
- Uveitis (ein Drittel der Patienten mit idiopathischer Form), die Uveitis kann der TIN vorausgehen, gleichzeitig auftreten oder nachfolgen.

Diagnostik.
- **Anamnese** (Infektionen, Medikamente, Hinweise auf Systemerkrankung)
- **Labor**:
  - Leukozytose, Eosinophilie (v. a. bei medikamentös bedingter TIN), Anämie; BKS ↑, CRP ↑, Fibrinogen ↑; Kreatinin und Harnstoff ↑; hyperchlorämische metabolische Azidose; Elektrolytstörungen (Hyper- oder Hypokaliämie, Hyper- oder Hypophosphatämie).
- **Urin**:
  - Proteinurie (meist <1 g/d), bevorzugte Ausscheidung kleinmolekularer Proteine (α1-Mikroglobulin); nicht selten Mikrohämaturie, sterile Leukozyturie; Glukosurie, Hyperaminoazidurie; Eingeschränkte Harnkonzentrierungsfähigkeit.
- **Sonographie:** vergrößerte echoreiche Nieren.
- **Nierenbiopsie** bei unklarer Genese oder zur Sicherung der Diagnose.
- **Ophthalmologische Untersuchung:** Uveitis? Regelmäßige Kontrollen auch bei initial unauffälligem Befund!

Therapie.
- Behandlung der Ursachen, z. B. der zugrunde liegenden Infektion, Absetzen der auslösenden Medikamente.
- Flüssigkeits- und Elektrolytkontrolle.
- Evtl. Prednison (kein gesicherter Effekt).

Prognose. Gerade bei Kindern wird meist nach Wochen bis Monaten eine Spontanremission beobachtet, selten kommt es zu einer progredienten oder terminalen Niereninsuffizienz.

14.6   Tubulopathien

Definition. Angeborene oder erworbene Defekte einzelner oder mehrerer tubulärer Transportfunktionen bei primär normaler Glomerulusfiltration. Im Kindesalter überwiegen angeborene Störungen die meist einzelne Transporter betreffen. Erworbene Formen sind seltener und betreffen meist mehrere Abschnitte des Tubulus.

Tubulopathien (Beispiele)
Hereditäre Tubulopathien:
- Zuckertransport: Renale Glukosurie
- Aminosäuretransport: Cystinurie, ▶ Kap. 5.1.7
- Wassertransport: Nephrogener Diabetes insipidus
- Natrium-, Chlorid- und Kaliumtransport: Neonatale Bartter-Syndrome, Klassisches Bartter-Syndrom, Gitelman-Syndrom, Pseudohypoaldosteronismus Typ I und II
- Kalziumtransport: Dent-Erkrankung
- Phosphattransport: Hypophosphatämische Rachitis, Pseudohypoparathyreoidismus Typ I
- H^+- und HCO_3-Transport: Proximale renal tubuläre Azidose, Distale renal tubuläre Azidose
- Harnsäuretransport: Lesch-Nyhan-Syndrom
- Komplex: Idiopathisches DeToni-Debré-Franconi-Syndrom

Sekundäre Tubulopathien:
- Hereditäre Stoffwechselerkrankungen: Cystinose, Galaktosämie, Hereditäre Fruktoseintoleranz, Morbus Wilson, Glykogenosen, Atmungskettendefekte.
- Exogene Intoxikationen: Schwermetalle (Blei, Quecksilber), Cisplatin, Ifosfamid.
- Nephropathien mit primärer Schädigung der Glomeruli oder der ableitenden Harnwege.

14.6.1 Renale Glukosurie

Definition. Autosomal-rezessiv oder dominant vererbte Störungen der renalen Glukoseresorption und Fehlen anderer tubulärer Störungen, bei normalem Blutzucker.
- **Typ A:** Defekt des Glukosetransporters $SGLT_2$, erniedrigte Schwelle für den Glukoseübertritt und verminderte maximale Resorptionskapazität
- **Typ B:** Defekt des Glukosetransporters $SGLT_1$, verminderte Resorptionsschwelle bei erhaltendem

Resorptionsmaximum, zusätzlich meist Glukose-Galaktose-Malabsorption.

Symptomatik. Keine klinischen Symptome (bei Typ B Diarrhoe infolge Glukose-Galaktose-Malabsorption), sehr selten Hypoglykämie.

Diagnostik.
- **Blut:** normaler Blutzucker, Molekulargenetik.
- **Urin:** Glukosekonzentration im Spontanurin und 24 h-Sammelurin.

Differenzialdiagnostik. Diabetes mellitus, komplexe tubuläre Schäden: z. B. DeToni-Debré-Fanconi-Syndrom, sekundäre Tubulopathie.

Therapie. Keine.

14.6.2 Störungen des Aminosäuretransports

Beispiel: Cystinurie ▶ Kap. 5.1.7

14.6.3 Nephrogener Diabetes insipidus (NDI)

Definition. Vermindertes Ansprechen des distalen Nephrons auf das antidiuretische Hormon (ADH = Arginin-Vasopressin) mit gestörter Rückresorption von Wasser im distalen Tubulus und in den Sammelrohren. Die entstehende hypertone Dehydratation führt zu den Leitsymptomen Polydipsie und Polyurie.

❯ Differenzialdiagnose
- **Nephrogener Diabetes insipidus:** vermindertes Ansprechen der Sammelrohre auf ADH bei normaler Sekretion von ADH.
- **Zentraler Diabetes insipidus:** verminderte Sekretion von ADH im Hypophysenhinterlappen.

Ätiopathogenese.
- X-chromosomal-rezessiv vererbt durch Mutation im Vasopressin-V2-Rezeptor-Gen (AVPR2).
- Autosomal-rezessiv vererbt durch Mutation im Gen für den Wassertransportkanal Aquaporin 2 (AQP2) (selten).

Symptomatik.
- Leitsymptome: Polydipsie und Polyurie bereits im Säuglingsalter.
- Erbrechen, Obstipation.

- Exsikkose, subfebrile bis febrile Temperaturen (»Durstfieber«), Irritabilität.
- Gedeihstörung.

❶ Bei Patienten mit Diabetes insipidus besteht v. a. bei Infektionen, Gastroenteritiden oder vermehrtem Schwitzen die Gefahr der Exsikkose.

Diagnostik.
- **Blut:** Zeichen der hypertonen Dehydratation:
    - Hypernatriämie und Hyperchloridämie (Natrium >150 mmol/l, Chlorid >110 mmol/l)
    - Hämatokrit ↑ und Gesamt-Eiweiß ↑
    - Serumosmolalität ↑ (>310 mosmol/kg)
    - Ggf. Harnstoff ↑, Kreatinin ↑
    - sonst normale Serum-Elektrolyte
    - **Molekulargenetik**
- **Urin:** Ausscheidung eines hypotonen Urins durch mangelnde Konzentrierungsfähigkeit: Urinosmolarität ↓ (<150 mosmol/kg).

❶ Beim Diabetes insipidus renalis übersteigt die Urinosmolalität niemals die Serumosmolalität!

❯ **ADH-Test** zur Differenzierung zentraler versus nephrogener Diabetes insipidus. Beim nephrogenen Diabetes insipidus (NDI) kommt es nach ADH-Gabe nicht zu einem Anstieg der Urinosmolarität oder zu einem Abfall der Serumosmolarität.

Differenzialdiagnostik.
- Zentraler Diabetes insipidus
- Psychogene Polydipsie
- Mangelnde Konzentrationsfähigkeit der Nieren durch: Akute oder chronische Niereninsuffizienz, obstruktive Uropathien, vesikoureteralen Reflux, interstitielle Nephritis, Hypokaliämie, Hyperkalzämie, Lithiumtherapie.

Therapie.
- Ausreichend Flüssigkeit- und Kalorienzufuhr, kochsalzarme und eiweißreduzierte Kost zur Senkung der osmotischen Last.
- Medikamentöse Senkung der Urinmenge: Prostaglandinsynthesehemmer (z. B. Indomethacin), Thiaziddiuretika (paradoxer Effekt).

Prognose.
- Bei rechtzeitigem Therapiebeginn (lebenslange Therapie) gute Prognose.
- Beeinträchtigung der psychomotorischen Entwicklung v. a. bei wiederholten, schweren Exsikkosen.

❶ Bei Dehydratation und Diabetes insipidus besteht meist eine Hypernatriämie. Die Reduktion des Serumnatriums muss langsam erfolgen (nicht mehr als 15 mmol/d) und erfolgt mit physiologischer Kochsalzlösung (NaCl 0,9%).

14.6.4 Bartter-Syndrome und Gitelman-Syndrom

Definition. Verschiedene autosomal-rezessiv vererbte Salzverlust-Tubulopathien mit hypochlorämischer Alkalose, Hyponatriämie und Hypokaliämie, mit Unterschieden hinsichtlich Manifestationsalter, Begleitsymptomen und zugrunde liegendem Kanaldefekt.

Neonatale Bartter-Syndrome (»Furosemidähnliche Salzverlusttubulopathie in der Neonatalperiode«)
- Bartter-Typ I: Mutation in SLC12A1 für den Na/K/2Cl-Kotransporter (NKCC2)
- Bartter-Typ II: Mutation in KJNJ1 für den Kaliumkanal (ROMK)
- Bartter-Typ IV: Mutation in BSND (Barttin) → defekte Chloridkanäle (ClC-Ka und ClC-Kb)

Klassisches Bartter-Syndrom
- Bartter-Typ III: Mutation in CLCNKB für den basolateralen Chloridkanal (CLC-Kb)

Gitelman-Syndrom (»Thiazidähnliche Salzverlusttubulopathie«)
- Gitelman: Mutation in SLC1231 für den Thiazidsensiblen Na/Cl-Kotransporter (NCCT)

Pathophysiologie. Defekte Transporter im aufsteigenden Schenkel der Henle-Schleife und/oder distalen Tubuluskonvolut → erhöhte Natriumchlorid- und Kaliumkonzentration im distalen Tubulus → Stimulation der Prostaglandinsynthese und Stimulation des Renin-Angiotensin-Aldosteron-Systems → weitere Steigerung der Hypokaliämie.

Symptomatik. Neonatale Bartter-Syndrome:
- Polyhydramnion, Frühgeburtlichkeit, Hyponatriämie, Hypokaliämie (kann direkt postnatal noch fehlen), metabolische Alkalose, Polyurie, Hyperkalziurie → Nephrokalzinose, Fieber, Erbrechen, Durchfall, Gedeihstörung, muskuläre Hypotonie.
- Bartter-Typ IV: Innenohrschwerhörigkeit, chronische Niereninsuffizienz, mentale Retardierung.

Klassisches Bartter-Syndrom:
- Symptomatisch erst im Kleinkindes- oder Kindesalter, Hyponatriämie, Hypokaliämie, metabolische Alkalose, Gedeihstörung, Fieber, Erbrechen, Polyurie, Polydipsie.

Gitelman-Syndrom:
- Symptomatisch erst im Jugend- oder Erwachsenenalter, Müdigkeit, Obstipation, Muskelkrämpfe, Gelenkbeschwerden, Hyponatriämie, Hypokaliämie, metabolische Alkalose und zusätzlich: Hypokalzurie und Hypomagnesiämie.

Differenzialdiagnostik. Hypokaliämien anderer Ursache (Erbrechen, Diarrhoe); komplexe Tubulopathien (diese haben meist eine Azidose).

Therapie.
- Kalium-, Magnesium- und Natriumchloridsubstitution.
- Ausreichende Flüssigkeitssubstitution.
- Kaliumsparende Diuretika (Spironolacton oder Triamteren) → meist nur passagerer Effekt.
- Indomethacin oder Ibuprofen zur Prostaglandinsynthesehemmung.

Prognose.
- Unter Therapie gute Prognose.
- Cave: Reizleitungsstörungen des Herzens durch chronische Hypokaliämie im Langzeitverlauf.
- Selten Fortschreiten zur Nephrokalzinose und Niereninsuffizienz (Ausnahme Bartter Typ IV).

14.6.5 Dent-Erkrankung

Definition. X-chromosomal vererbte Tubulopathie mit den möglichen Symptomen einer Hyperkalziurie, Proteinurie vom tubulointerstitellen Typ, Nephrokalzinose/Nephrolithiasis und Rachitis, die selten zu einer terminalen Niereninsuffizienz führen kann. In ca. 60% wird die Erkrankung durch eine Mutation im Gen *CLCN5* verursacht, welches für einen endosomalen Chloridkanal kodiert. In etwa 10% der Patienten konnte eine Mutation in *OCRL1* nachgewiesen werden. Somit besteht eine genetische Überschneidung zum Lowe-Syndrom.

14.6.6 Lowe-Syndrom (okulo-zerebro-renales Syndrom)

Definition. X-chromosomale Mutation in OCRL1 führt zu einem Defekt der Inositol-Polyphosphat-5-Phosphatase und führt neben einem sekundären Fanconi-Syndrom zu:

- Katarakt
- Mentaler Retardierung
- Chronischer Niereninsuffizienz
- Arthropathie
- Muskelhypotonie

Keine kausalen Therapieoptionen.

14.6.7 Hypophosphatämische Rachitis

▶ Kap. 15: Knochen.

14.6.8 Renal-tubuläre Azidosen (RTA)

Definition. Störungen des renalen Säure- oder Bikarbonattransports, die durch eine hyperchlorämische Azidose bei normaler Anionenlücke im Serum charakterisiert sind. Nach dem Ort des Defekts werden unterschieden:

- **Proximale RTA (Typ II):** Reduzierte HCO_3-Resorption im proximalen Tubulus.
- **Distale RTA (Typ I):** Störung der Ausscheidung von H^+-Ionen in Form von titrierbaren Säuren im distalen Tubulus.
- **Hyperkaliämische RTA (Typ IV):** ein Aldosteronmangel oder eine Aldosteronresistenz führen durch verminderte Mineralokortikoidwirkung im distalen Tublus neben der verminderten Natriumreabsorption zur Abnahme der Kalium- sowie H^+-Ionensekretion.

Symptomatik. Die proximale RTA ist wesentlich seltener als die distale Form und kann sich im Kleinkindesalter spontan bessern. Die Symptomatik der proximalen und distalen RTA ist sehr ähnlich:

- Erbrechen, mangelndes Gedeihen, Polyurie, Dehydratation, Gliederschmerzen, Nephrokalzinose/Nephrolithiasis, Rachitis/Osteopenie, Kleinwuchs.
- Eine Nephrokalzinose fehlt bei der hyperkaliämischen RTA.

Diagnostik.

- Im Serum: hyperchloridämische Azidose mit normaler Anionenlücke (Anionenlücke: $(Na+K)-(Cl+HCO_3)$; Normal: 8–14.
- Messung von Na, K, Cl im Urin, wenn: $Cl<(Na+K)$: Messung von Kalium im Serum und Urin-pH
  1. normales oder erniedrigtes Kalium **und** Urin-pH<5,5: proximale RTA (Typ II)
  2. normales oder erniedrigtes Kalium **und** Urin-pH>5,5: distale RTA (Typ I)

3. erhöhtes Kalium **und** Urin-pH<5,5: hyperkaliämische RTA (Typ IV)
- Bei der distalen RTA kann der Urin-pH auch bei starker Azidose nicht <5,5 gebracht werden.
- **Säurebelastung:** Gabe von 0,1 mg/kg Ammoniumchlorid.
  - Bei RTA Typ II: der Urin fällt innerhalb von 8 h auf einen pH <5.
  - Bei RTA Typ I: der Urin bleibt stets bei einem pH >5.

Differenzialdiagnostik.

- Metabolische Azidosen mit erhöhter Anionenlücke (diabetische Ketoazidose, Organoazidurien, chronische Niereninsuffizienz, Medikamente).
- Sekundäre renal tubuläre Azidosen: im Zusammenhang mit komplexen Tubulopathien (z. B. Fanconi-Syndrom), Autoimmunerkrankungen etc.

Therapie. Orale Substitution von Basen als Bikarbonat oder Zitrat (2–6 mmol/kgKG pro 24 h), bei der hyperkaliämischen RTA zusätzlich Korrektur der Elektrolytverluste.

Prognose. Abhängig von der Form; ältere Kinder brauchen meist weniger Substitution, die proximale RTA kann nach den ersten Lebensjahren ohne Basengabe auskommen.

14.6.9 DeToni-Debré-Fanconi-Syndrom

Definition. Tubuläre Transportstörung des proximalen und distalen Tubulus.

Ätiopathogenese.

- Idiopathisch (autosomal-rezessiv, autosomal-dominant, selten X-chromosomal oder sporadisch).
- Sekundär bei hereditären Stoffwechselerkrankungen und exogenen Intoxikationen (s. oben).

Durch Beeinträchtigung verschiedenster Transportsysteme im proximalen und möglicherweise auch distalen Tubulus kommt es zum renalen Verlust von Wasser, Natrium, Kalium, Kalzium, Phosphat, Bikarbonat (= sekundäre proximale RTA), Harnsäure, Glukose, Aminosäuren und kleinmolekularer Proteine.

Symptomatik. Manifestation in den ersten 6 Lebensmonaten:

- Polydipsie, Polyurie, Dehydratation
- Fieber, Erbrechen, Gedeihstörung, muskuläre Hypotonie

- Knochenschmerzen, Rachitis/Osteopenie, Kleinwuchs

Diagnostik.
- **Blut**: Hyperchlorämische metabolische Azidose,
  Kalium: n/↓, Phosphat: n/↓, Harnsäure: n/↓, Alka-
  lische Phosphatase ↑ bei Rachitis
- **Urin**: Polyurie, Proteinurie vom tubulären Typ,
  Aminosäuren ↑, Glukose ↑, Phosphat ↑, Kalzi-
  um ↑, Carnitin ↑.

Therapie. Symptomatisch:
- Ausgleich der Elektrolyt-, Basen- und Flüssigkeits-
  verluste (meist ca. 1–3 l zusätzliche Flüssigkeitszufuhr).
- Kalzium und Vitamin D_3 oder 1,25 Dihydroxy-Vi-
  tamin-D_3 zur Verbesserung der Knochenminerali-
  sation.

14.7 Arterielle Hypertonie

Definition. Blutdruckwerte, die systolisch oder diasto-
lisch nach mehrfacher Messung (>3) über der nach
Alter, Geschlecht und Körperlänge eruierten 95. Perzentile liegen. Als Grenzwerthypertonie werden Blutdruckwerte zwischen der 90. und 95. Perzentile eingeordnet. Eine Normotonie besteht bei Blutdruckwerten
<90. Perzentile.

❯❯ Blutdruckwerte schwanken innerhalb eines Tages und
der Nacht zum Teil erheblich und sind bei Säuglingen und
Kleinkindern oft schwierig zu generieren, daher sollte bei
Verdacht auf arterielle Hypertonie eine kontinuierliche
Blutdruckmessung über 24 h durchgeführt werden.

Im Kindesalter zeigen die Ursachen einer chronischen
arteriellen Hypertonie eine altersabhängige Verteilung:
je jünger das Kind, desto wahrscheinlicher ist eine se-

kundäre arterielle Hypertonie und desto intensiver
muss nach ihrer Ursache gefahndet werden. Renovas-
kuläre und renoparenchymatöse Erkrankungen sind
die häufigsten Ursachen für eine arterielle Hypertonie
im Kindesalter (◘ Tab. 14.5, ◘ Tab. 14.6). Die primäre
essenzielle Hypertonie ist im Kindesalter eine Rarität,

◘ **Tab. 14.5.** Chronische Hypertonien

Ursachen	Erkrankungen
Renoparenchyma- tös (Beispiele)	- Chronische Glomerulonephritis - Narben nach rezidivierenden Pyelonephritiden - Nierendysplasie
Renovaskulär (Beispiele)	- Nierenarterienstenose (fibromus- kuläre Dysplasie, Thrombosen, Aneurysmata, Neurofibromatose, Vaskulitis) - Nierenvenenthrombose
Kardiovaskulär (Beispiele)	- Aortenisthmusstenose - Koarktation der abdominellen Aorta (mid-aortic-syndrome)
Endokrin (Beispiele)	- Hyperkortisolismus - Hyperthyreose
ZNS (Beispiele)	- Intrazerebrale Raumforderung - Hirnblutung - Zustand nach Hirnverletzung - Tetraplegie
Primär idiopathisch	- Essenzielle Hypertonie

◘ **Tab. 14.6.** Altersabhängige Ursachen der arteriellen
Hypertonie (Beispiele)

Neugeborene und Säuglinge	1. Nierenarterienstenose (fibromuskuläre Dysplasie, Thrombus durch Nabelarte- rienkatheter) 2. ARPKD/ADPKD 3. Nierenvenenthrombose 4. Neuroblastom
Kleinkinder	1. Renovaskulär und mid-aortic-syn- drome 2. Glomerulonephritis 3. Phäochromozytom/Neuroblastom 4. Wilms-Tumor
Schulkinder	1. Refluxnephropathie 2. Glomerulonephritis 3. Zystennieren 4. Renovaskulär und mid-aortic-syn- drome
Adoleszente	1. Adipositas 2. essenzielle Hypertonie 3. Refluxnephropathie 4. Glomerulonephritis

◘ **Tab. 14.4.** Erkrankungen mit akuter, transienter arterieller Hypertonie

Renal (Beispiele)	- Akute Postinfektiöse Glome- rulonephritis - IgA-Glomerulonephritis - Hämolytisch-urämisches Syndrom - Pyelonephritis
Toxisch-medikamentös (Beispiele)	- Kortikosteroide - Sympatikomimetika
Zentralnervöse oder vegetative Ursachen (Beispiele)	- Erhöhter intrakranieller Druck - Enzephalitis

14

tritt aber unter Jugendlichen aufgrund zunehmender Adipositas in dieser Altersgruppe immer häufiger auf.

Symptomatik.
- Meist asymptomatisch
- Erst bei schwerem Hypertonus:
  - Kopfschmerzen, Schwindel, Schreiattacken, Irritabilität
  - Übelkeit, Erbrechen
  - Dystrophie
  - Hypertensive Enzephalopathie (Krampfanfälle, Somnolenz, Paresen, Visus-/Hörstörungen)

Diagnostik.
- **Wiederholte Blutdruckmessungen** an allen Extremitäten
- **24 h-Blutdruckmessung**
- **Körperliche Untersuchung:** Auskultation der Nierenarterien, Körpergewicht, -größe
- **Labor:**
  - Serum: Kreatinin, Harnstoff, Elektrolyte, Schilddrüsenhormone, Kortisol, Plasmareninaktivität, Aldosteron.
  - Urin: Sediment, Protein, Kreatinin-Clearance, Elektrolyte, Katecholaminausscheidung.
- **Sonographie/Dopplersonographie:** Nierengröße, dysplastische Niere, Parenchymstruktur, Flüsse in den Aa. renales und Aa. interlobares.
- **Digitale Subtraktionsangiographie** (DSA) oder **Angio-MRT**: bei Verdacht auf Nierenarterienstenose.
- **EKG, ECHO**
- **Augenhintergrund:** hypertensive Veränderungen?

> Die Blutdruckmanschette sollte dem Oberarm angepasst sein. Denn: zu kleine Manschetten führen zu falsch hohen Messungen, zu große Manschetten zu falsch niedrigen Messungen!

Therapie.
- **Kausal:** Therapie der Ursache, sofern möglich.
- **Symptomatisch:**
  - Bei nur leichter Erhöhung und Verdacht auf essenzielle Hypertonie ist zunächst eine **konservative** Therapie indiziert:
    - Natriumrestriktion, regelmäßige Bewegung, Gewichtsreduktion
    - evtl. verhaltenstherapeutische Maßnahmen (Stressreduktion)
- **Medikamente:** Sind diese Maßnahmen nicht ausreichend oder liegt eine sekundäre arterielle Hyper-

tonie vor, deren Ursache nicht behoben werden kann, ist eine **medikamentöse** Therapie indiziert. Diese folgt in Abhängigkeit von der Schwere der arteriellen Hypertonie einem Stufenschema. Die Wahl des Antihypertensivums ist abhängig von der Grunderkrankung und den vorliegenden Kontraindikationen:
Zunächst Monotherapie: **Basistherapeutika:**
- A: ACE-Hemmer/ AT1-Rezeptor-Antagonist
- B: Betarezeptorblocker
- C: Kalziumantagonist
- D: Diuretikum
Bei ausbleibender Blutdrucknormalisierung Kombinationstherapie:
- **Zweiertherapie:** Kombination aus A oder B mit C oder D; oder C + D
Bei ausbleibender Besserung:
- **Dreiertherapie:** A + C + D oder B + C +D

> ACE-Hemmer sind bei renoparenchymatös bedingtem Hypertonus im Kindesalter meist das Mittel der ersten Wahl, da so die nephroprotektiven und evtl. auch antiproteinurische Wirkungen des ACE-Hemmers ausgenutzt werden können.

> Eine gute Blutdruckeinstellung ist für alle Erkrankungen und zur Vermeidung von Folgeerkrankungen essenziell! Eine konsequente Überwachung der Blutdruckwerte ist notwendig!

14.8 Urolithiasis und Nephrokalzinose

Definition.
- **Urolithiasis**: Ablagerung von Steinen in den ableitenden Harnwegen
- **Nephrokalzinose**: Ablagerung von Kalzium (als Ca-Phosphat oder Ca-Oxalat) im Nierenparenchym

Epidemiologie. Steinbildungen in Niere und ableitenden Harnwegen sind bei Kinder in Industrieländern selten (1–5:10 000), kommen aber in Afrika und Asien wesentlich häufiger vor (häufiger Infektsteine).

14.8.1 Urolithiasis

Ätiopathogenese.
- **Metabolisch bedingte Steine:**
  a) **Kalziumphosphatsteine**: Hyperkalziurie (s. Nephrokalzinose)
  b) **Kalziumoxalatsteine**: Hyperkalziurie, Hypozitraturie, Primäre Hyperoxalurie (PH) Typ I

und II (s. unten), Sekundäre Hyperoxalurie bei Fettmalabsorption (z. B. chronisch entzündliche Darmerkrankungen, Mukoviszidose) oder idiopathisch

  c) **Cystinsteine**: Cystinurie ▸ Kap. 5.1.7
  d) **Harnsäuresteine;**: Lymphome und Leukämien (Zelllyse), Harnsäurestoffwechselstörungen mit Hyperurikämie, Lesh-Nyan-Syndrom (Defekt der Hypoxanthin-Guanin-phosphoryltransferase mit den Leitsymptomen: psychomotorische Retardierung, Spastik, Dystonie, Choreathetose, ggf. Autoaggression).
  e) **Xanthinsteine**: Xanthinoxidasedefekt
  f) **Dihydroadeninsteine**: Adeninphosphoribosyltransferase-Defekt (sehr selten)

- **Infektsteine**: Magnesium-Ammonium-Phosphat-Steine/Struvit-Steine bei Infektionen

Symptomatik.
- Rezidivierende Harnwegsinfektionen (v. a. mit Proteus mirabilis).
- Abdominalkoliken (akute Passage).
- Nicht glomeruläre Hämaturie
- Selten dumpfer Bauchschmerz
- Harnwegsobstruktionen, Dilatation des Harnleiters und des Nierenbeckens
- Symptomlos: Zufallsbefund

Diagnostik.
- **Sonographie:** Schallschatten
- **Röntgen-Abdomen-Übersicht:** Darstellung röntgendichter kalziumhaltiger Konkremente; evtl. i. v.-Pyelogramm, evtl. CT.
- **Steinanalysen** (bei Abgang des Steins): wichtig zur Planung der Metaphylaxe
- **Urinanalyse:** Kalzium/Kreatinin-Quotient, Oxalat- bzw. Cystinausscheidung

Therapie.
- **Akute Therapie**: Analgesie, viel trinken (2–3 l/d), antibakterielle Therapie bei Infektionen
  - Je nach Lage, Größe und Konsistenz des Steins: Stoßwellenlithotrypsie, Schlinge, Zange oder operative Steinentfernung.
- **Metaphylaxe**: Therapie der Ursache sofern möglich, hohe Trinkmenge. In Abhängigkeit von der Steinart Harnalkalisierung (Kalzium-, Oxalat-, Uratsteine) oder Harnansäuerung (Infektsteine). Bei Hyperkalziurie ggf. Therapie mit Hydrochlorothiazid

14.8.2 Nephrokalzinose

Die Ablagerung von Kalzium im Nierenmark (seltener auch Nierenrinde oder kombiniert) kann bei Normokalzämie, Hyperkalzämie oder seltener Hypokalzämie sowie bei Hyperoxalurie entstehen. Diese Befunde helfen bei der breiten Differenzialdiagnose der Nephrokalzinose zur Identifikation der Ursache. Die Nephrokalzinose lässt sich sonographisch nachweisen (Gradeinteilung: I, IIa, IIb, III).

Differenzialdiagnostik Nephrokalzinose
- Normokalzämie und Hyperoxalurie
  - Primäre Hyperoxalurie
  - Sekundäre Hyperoxalurie
- Normokalzämie und Hyperkalziurie
  - Frühgeburtlichkeit
  - Diuretika
  - Vitamin-D-Gabe
  - Immobilisation
  - Neonatale Bartter-Syndrome
  - Osteogenesis imperfecta
  - Idiopathische Hyperkalziurie
  - Dent-Erkrankung
  - Renal tubuläre Azidose
- Hyperkalzämie und Hyperkalziurie
  - Hyperparathyreoidismus
  - Vitamin-D-Intoxikation
  - Immobilisierung
  - Williams-Beuren-Syndrom
  - Hypophosphatasie
  - Tumoren
  - Idiopathische Hyperkalzämie
- Hypokalzämie und Hyperkalziurie
  - Familiäre Hypomagnesiämie-Hyperkalziurie

14.8.3 Primäre Hyperoxalurie (PH)

Definition/Ätiopathogenese. Autosomal-rezessiv vererbte Erkrankung; verminderter hepatischer Oxalatabbau mit konsekutiv gesteigerter Oxalsäureausscheidung und Nephrolithiasis durch Kalziumoxalatsteine, Nephrokalzinose und im Verlauf progredienter Niereninsuffizienz.

Symptomatik/Diagnostik.
- **PH Typ I**: Defekt des peroxysomalen Enzyms Alanin-Glyoxylat-Aminotransferase (AGT). Variable klinischen Symptome in Abhängigkeit der zugrunde liegenden Mutation. Eine Nephrokalzinose und

chronische Niereninsuffizienz kann sich bereits im Säuglingsalter entwickeln oder es können Steine erstmals im Erwachsenenalter auftreten. Diagnose: erhöhte Werte für Oxalat in Urin und Plasma, Molekulargenetik, ggf. Leberbiopsie. Besteht eine Niereninsuffizienz kommt es zu Ablagerungen von Oxalat in allen Organen (v. a. Gefäße und Reizleitungssystem des Herzens).

- **PH Typ II**: Defekt der D-Glyceratdehydrogenase. Der Typ II ist wesentlich seltener und verläuft leichter.

Therapie. Therapeutische Optionen sind neben der symptomatischen erhöhten Flüssigkeitszufuhr und Harnalkalisierung, der Versuch einer Pyridoxingabe (40% der Patienten zeigen darunter Besserung). ggf. Lebertransplantation (Aufheben des Enzymdefekts) und Nierentransplantation.

Eine oxalatarme Diät oder die Therapie mit Oxalobacter formigenes wird v. a. bei sekundärer Hyperoxalurie eingesetzt.

14.9 Harnwegsinfektionen (HWI)

Definition/Ätiopathogenese. Durch Mikroorganismen bedingte Infektion des Niereninterstitiums, des Nierenbeckens, der Harnleiter, der Blase oder der Harnröhre gekennzeichnet durch eine Leukozyturie und Nachweis des Erregers im Urin.

Epidemiologie. 7% aller Mädchen und 2% aller Jungen erkranken in den ersten 6 Lebensjahren an einer Harnwegsinfektion.

Einteilung der Harnwegsinfektionen
- **Lokalisation**:
  - **Zystitis:** Infektion der Blase und Harnröhre.
  - **Pyelonephritis:** zusätzlich Infektion von Harnleiter, Nierenbecken oder der Niere selbst.
- **Symptomatik**:
  - **Asymptomatische Bakteriurie:** isolierte signifikante Bakteriurie ohne Symptome.
  - **Asymptomatische Harnwegsinfektion:** signifikanteBakteriurie und Leukozyturie, aber ohne körperliche Symptome.
  - **Symptomatische Harnwegsinfektion:** signifikante Bakteriurie und Leukozyturie mit körperlichen Symptomen (afebril oder febril).

▼

- **Komplikationsmöglichkeiten**:
  - **Unkomplizierte Harnwegsinfektion:** normaler Harntrakt, normale Blasenfunktion, normale Nierenfunktion, normale Immunkompetenz.
  - **Komplizierte Harnwegsinfektion:** bei Nierenfehlbildung, Harntraktfehlbildung, Harnabflussbehinderung, vesikoureteralem Reflux, Urolithiasis, neurogener Blasenentleerungsstörung, Immundefizienz, Fremdkörper, Diabetes mellitus, Niereninsuffizienz, Zustand nach Nierentransplantation.

Ätiopathogenese.
- Häufigste Erreger: Darmbakterien wie
  - E. coli (80%)
  - Enterokokken (je nach Zentrum bis zu 20%)
  - Pseudomonas aeruginosa (v. a. bei Fehlbildungen, unter antibakterieller Prophylaxe), Proteus mirabilis (v. a. bei Jungen und bei Urolithiasis)
- Pilze (selten)
- Im Kindesalter meist Monoinfektion mit einem Erreger.
- Mischinfektionen nur bei Patienten mit Vesikostoma, Ileumconduit oder Blasendauerkatheter.

In der Neugeborenenperiode ist eine hämatogene oder aszendierende Infektion Ursache der Infektion, später: meist aszendierende Infektionen. Risikofaktoren: s. komplizierte Harnwegsinfektion.

Symptomatik.
- **Neugeborene und junge Säuglinge**:
  - Unspezifische Symptome wie Erbrechen, Gewichtsverlust, Fieber
  - Grau-blasses Hautkolorit, schrilles Schreien, Schreckhaftigkeit
  - Entwicklung einer Urosepsis (Zentralisierung, Berührungsempfindlichkeit)
  - Evtl. Ikterus prolongatus bei Neugeborenen
- **Ältere Kinder**:
  - Bei Zystitis:
    - Dysurie und Schmerzen/Schreien beim Wasserlassen
    - Pollakisurie
    - Harninkontinenz oder Enuresis nach bereits erreichter Kontinenz
  - Bei Pyelonephritis:
    - Flankenschmerzen im Kindesalter selten, eher diffuse Bauchschmerzen als Hinweis auf eine Pyelonephritis
    - Temperatur >38,5°C

> Bei jedem Säugling mit Fieber unklarer Ursache muss differenzialdiagnostisch eine Harnwegsinfektion erwogen werden!

Diagnostik.
- **Uringewinnung:**
  - Bei älteren Kindern: Mittelstrahlurin
  - Bei Säuglingen: nach gründlicher Reinigung des Genitales mit Wasser oder nichtschäumenden Antiseptika Anbringen eines Urinbeutels
- **Urinuntersuchung:** signifikante Erhöhung der Leukozytenzahlen im Urin:
  - Mädchen: <20 Leukozyten/μl: normal, 20–50/μl: verdächtig, >50/μl: pathologisch
  - Jungen >3 Jahre: >10 Leukozyten/μl: pathologisch, Jungen <3 Jahre: s. Mädchen
  - Signifikante Bakteriurie: Mittelstrahlurin >100 000 Keime/mm^3, Katheterurin >10 000 Keime/mm^3, suprapubische Blasenpunktion: jeder Keimnachweis
  - Evtl. Nitritnachweis im Urin (unsicher)
  - Evtl. Hämaturie
- **Labor:** Leukozytose, CRP ↑ (Fieber, Leukozytose und CRP >2,0 mg/dl sind hinweisend auf Pyelonephritis und sprechen gegen eine Zystitis)
- **Sonographie der Nieren:**
  - Nierenvolumen bei Pyelonephritis vergrößert
  - Hinweise auf Harntraktfehlbildung?
- **Röntgen-Miktionszysturethrogramm bzw. sonographische/ szintigraphische Refluxprüfung**
  - Nach erster Pyelonephritis beim Säugling oder Kleinkind.
  - Bei rezidivierenden Harnwegsinfektionen im Kindesalter.
  - Harnwegsinfektion und sonographischen Hinweisen auf Harntraktfehlbildung.
- **Spezielle weiterführende Diagnostik:**
  - In Abhängigkeit der bislang erhobenen Befunde: DMSA-Szintigraphie, MAG-3-Szintigraphie, IVP, MR-Urographie, Zystomanometrie.

> Während ein negativer Befund aus einem Urinbeutel eine Harnwegsinfektion weitestgehend ausschließt, muss bei einem positiven Befund aufgrund der hohen Zahl falsch positiver Befunde eine Bestätigung mittels suprapubischer Blasenpunktion oder transurethralem Einmalkatheterismus erfolgen. Bei Jungen sollte der transurethrale Katheterismus zugunsten der suprapubischen Blasenpunktion vermieden werden.

> Vor Beginn der Therapie Abnahme von Urin zur mikrobiologischen Erregerkultur und Antibiogramm! Nach Beginn der antibakteriellen Therapie ist die Diagnostik nicht mehr verwertbar!

Therapie.
- Bei Säuglingen, Verdacht auf Urosepsis, deutlich reduziertem Allgemeinzustand, Trinkverweigerung, Erbrechen oder Durchfall sowie bei komplizierter HWI: i. v.-Applikation des Antibiotikums.
- **Antibakterielle Therapie:**
  - HWI im 1. Lebensjahr: Ceftazidim+Ampicillin oder Aminoglykosid+Ampicillin.
  - Unkomplizierte Pyelonephritis und >1 Jahr: Monotherapie mit oralem Cephalosporin der 2. und 3. Generation oder Amoxicillin/Clavulansäure.
  - Unkomplizierte Pyelonephritis (jedes Alter): Ceftazidim+Ampicillin oder Aminoglykosid+ Ampicillin.
  - Zystitis: orales Cephalosporin oder Amoxicillin/Clavulansäure.

Komplikationen.
- Akut: Abszessbildung.
- Chronisch: Narbenbildung bis zur Schrumpfniere bei rezidivierenden Infektionen und Entwicklung eines renoparenchymatösen arteriellen Hypertonus sowie einer Niereninsuffizienz.

Prognose. Rezidivneigung bei Risikofaktoren (s. oben) und konstitutioneller Veranlagung.

Prophylaxe.
- Antibakterielle Dauerprophylaxe bei rezidivierenden Infektionen und Risikofaktoren:
  - Cephalosporine, Trimethoprim (nicht unter 7. Lebenswoche) oder Nitrofurantoin (nicht unter 3. Lebensmonat)

14.10 Enuresis

Definition. Enuresis: Normale Füllung und Entleerung der Harnblase, jedoch zur falschen Zeit (nachts, im Schlaf), am falschen Ort (im Bett).

Dies ist zu differenzieren von der **funktionellen Harninkontinenz** im Kindesalter = unwillkürlicher Urinverlust durch Störung der Blasenspeicherfunktion oder Blasenentleerungsfunktion.

Enuresis: Kind ist mindestens 5 Jahre alt, Einnässen im Alter <7 Jahren mindestens 2-mal pro Monat, im Alter >7 Jahre mindestens 1-mal pro Monat.

- **Primäre Enuresis:** das Kind war noch nie länger als 6 Monate am Stück trocken.
- **Sekundäre Enuresis:** Wiederauftreten von Einnässen nach einer trockenen Periode von mindestens 6 Monaten.

Epidemiologie. Kontinenz wird altersabhängig erlernt: Regelmäßiges nächtliches Einnässen besteht bei ca. 30% der Kinder mit 4 Jahren. Eine Enuresis besteht bei ca. 10% der Kinder mit 7 Jahren, ca. 5% der Kinder mit 10 Jahren.

Ätiopathogenese. Multifaktoriell:
- Genetische Disposition mit familiärer Häufung und dominantem Erbgang
- Entwicklungsverzögerung
- Arousal-Dysfunktion (Ausbleiben des Aufwachens bei zunehmender Blasenfüllung)

Diagnostik. Basisdiagnostik:
- Fragebogen und Protokoll über 14 Tage (Frequenz des Einnässens)
- Blasentagebuch über 2 Tage mit Dokumentation der Uhrzeit und der Menge der Flüssigkeitsaufnahme und Urinportionen (normal: 5–7 Miktionen/d und Blasenkapazität von Alter in Jahren + 1-mal 30 ml)
- Erfragen von Tagessymptomatik wie Drangsymptomatik oder stotternder Miktion
- Familienanamnese
- Körperliche Untersuchung (Lumbosakralregion: Porus? Nävus? Analreflex?)
- Urindiagnostik (inkl. Urin-Osmolarität)
- Sonographie der Nieren und ableitenden Harnwege (inkl. Restharnprüfung)

Bestehen eine Tagessymptomatik oder Hinweise auf eine organische Untersuchung, ist eine weitere Diagnostik, z. B. Zystomanometrie, erforderlich.

Therapie.
- Neurogene, nephrologische, urologische oder andere pädiatrische Ursachen der Enuresis sind ebenso wie eine bestehende Tagessymptomatik primär zu therapieren.
- Therapie der monosymptomatischen Enuresis:
  - **Nichtmedikamentöse Therapie:**
    - Ausführliches Gespräch mit Kind und Eltern und Führen eines »Sonne-Wolken-Kalender« für trockene respektive feuchte Nächte (Entlastung, Motivationsaufbau, positive Verstärkung).
    - Verteilung der Trinkmenge gleichmäßig über den Tag.

  - Apparative Verhaltenstherapie (AVT): Klingelhose oder Klingelmatte (Evidenzgrad I).
  - **Medikamentöse Therapie** (Indikationen: Situationen, die ein kurzfristiges Trockenwerden erfordern (z. B. Klassenfahrt), in Kombination mit AVT, Therapieresistenz): DDAVP (ADH Analogon) intranasal oder oral abends. Nach Absetzen der Therapie mit DDAVP kommt allerdings häufiger zu Rückfällen als bei der AVT.

❶ Bei Flüssigkeitszufuhr nach der Einnahme von DDAVP kann es zu Hyponatriämie und Wasserintoxikation kommen!

Prognose. Günstige Prognose, bei <1% langfristige Persistenz einer Enuresis.

14.11 Akute Niereninsuffizienz (ANI)

Definition. Innerhalb von Stunden bis Tagen eintretende Abnahme der Nierenfunktion um mindestens 50%; Anstieg des Serumkreatinins (0,5–1,0 mg/dl pro Tag) und des Serumharnstoffs.

Neugeborene: Kreatinin: >1,5 mg/dl unabhängig von der Urinproduktion, fehlendes Absinken unter das maternale Kreatinin am 5.–7. Tag p. p. oder Ansteigen um ≥0,3 mg/dl am Tag unabhängig von der Urinproduktion.

Unterschieden werden:
- Oligurie: Urinausscheidung <300 ml/m² pro 24 h, bei Neugeborenen <1 ml/kg/h.
- Anurie: komplettes Sistieren der Urinausscheidung (respektive <1 ml/kg pro 24 h).
- Polyurie: Urinausscheidung >2 ml/kg/h.

❶ Die Urinmenge sagt nichts über die Nierenfunktion aus. Eine akute Niereninsuffizienz kann oligo-anurisch, normurisch oder polyurisch sein.

Epidemiologie.
- Inzidenz: 40 pro 1 Mio. Kinder <16 Jahren.
- 1–6% der Patienten auf einer pädiatrischen Intensivstation (ohne Neonatologie).

Ätiopathogenese. Unterscheidung prärenaler (70%), renaler und postrenaler (selten) Ursachen (❏ Tab. 14.7).

Der Übergang von der funktionellen Oligurie über die prärenale akute Niereninsuffizienz ist fließend und bei adäquater Therapie (Volumengabe) reversibel. Bei unzureichender Therapie mündet die prärenale ANI jedoch in einem renalen ANI mit akuten Tubulusnekrose.

▣ Tab. 14.7. Ätiologie der akuten Niereninsuffizienz im Kindesalter

Ursachen	Erkrankungen

Prärenal	▬ Intravasaler Volumenmangel
	  – z. B. Blutung, Dehydratation (Gastro-
	  enteritis, Verbrennung,...)
	▬ Erniedrigter systemischer Blutdruck =
	  Abfall des intraglomerulären Drucks

Renal	▬ Akute Tubulusnekrose
	▬ Glomerulär
	▬ Vaskulär
	▬ Kongenitale Malformation (Nieren-
	  dysplasie/Nierenhypoplasie,...)
	▬ Infektiös (akute Pyelonephritis, Hantaa-
	  virusinfektion,...)
	▬ Akute tubulointerstitielle Nephritis

Postrenal	▬ Strukturelle Anomalien des Harntrakts,
	  z. B. Ureterabgangsstenose, terminale
	  Ureterstenose, VUR, Harnröhrenklap-
	  pen,...
	▬ Tumoren
	▬ Funktionelle Harnabflussstörungen: neu-
	  rogene Blasenentleerungsstörung (auch
	  medikamenteninduziert)

Symptomatik.
▬ Anurie, Oligurie, Normurie oder Polyurie
▬ In Abhängigkeit von der Ursache Dehydrata-
 tion oder Hyperhydratation mit Ödemen (evtl.
 Herzinsuffizienz, Lungenödem, Gehirnödem, As-
 zites)
▬ Hypertonus (mit zerebralen Krampfanfällen, Kopf-
 schmerzen)
▬ Übelkeit, Erbrechen
▬ Arrhythmien durch Hyperkaliämie
▬ im Endstadium: urämisches Koma

❶ Bei Hyper- und Hypokaliämie besteht die Gefahr lebensbedrohlicher Herzrhythmusstörungen!

Diagnostik.
▬ **Anamnese**: Podromi, Vorerkrankungen (inkl. Hin-
 weise auf chronische Niereninsuffizienz), Pränatale
 Ultraschallauffälligkeiten, Medikamentenanamne-
 se, Familienanamnese
▬ **Blut**: BB, Differenzialblutbild, Retikulozyten, ggf.
 Blutausstrich (Fragmentozyten?); Kreatinin, Harn-
 stoff, Harnsäure, Cystatin C; Na, K, Cl, Ca, P, Mg,
 BGA; Eiweiß, Albumin, Haptoglobin, CK, LDH,
 Parathormon; C3, C4, Gesamt-Komplement
 (CH50); ANA, Anti-dsDNA-AK, ASL, Anti-DNA-
 se B, Anti-GMB-AK; Blutkultur

▬ **Urin:** Erythrozyten, Hb, Myoglobin (Urinmikros-
 kopie), Kreatinin, Harnstoff, Na, K, Cl, Ca, P,
 Eiweiß, Albumin, α1-MG, IgG, Urinkultur
▬ **Röntgen-Thorax:** Herzgröße? Lungenödem durch
 Überwässerung?
▬ **Sonographie der Nieren:** Vergrößerung, Hydrone-
 phrose?

❯ Die Flüssigkeitsbilanz kann durch mehrmals tägliche Gewichtskontrolle überwacht werden. Ziel bei Überwäs-serung ist eine negative Bilanz, d. h. ein Gewichtsverlust.

Therapie.
▬ Vitalparameter, Gewicht und Blutwerte überwa-
 chen.
▬ Therapie der Grunderkrankung.
▬ Bei prärenaler ANI → Volumengabe zur Verhinderung des Übergangs in eine renale ANI.
▬ Medikamente an Nierenfunktion anpassen.
▬ Indikation zur Dialyse: Unkontrollierbare Ödeme/
 Überwässerung, unkontrollierbare Hypertonie, andauernde Oligurie mit Überwässerung, Anurie
 >24 h, therapierefraktäre Azidose, Hyperkaliämie,
 Hyperphosphatämie, Hypo- oder Hypernatriämie,
 rapider Anstieg von Serumkreatinin oder Serum-
 harnstoff (>200 mg/dl bzwm. >100 mg/dl Harn-
 stoff-N)
 Absolute Dialyseindikation bei urämischen Symptomen (Blutungen, persistierender Brechdurchfall,
 Perikarditis, therapieresistente Konvulsionen, Bewusstseinsstörung), ausgeprägter Katabolismus
 trotz kalorienreicher Ernährung, dialysierbares Ne-
 phrotoxin als Ursache der ANI.

❶ Die Gabe von Diuretika (z. B. Furosemid) ist nur nach adäquater Volumengabe und bei noch vorhandener Diu-rese sinnvoll.

Prognose. Auch nach anscheinender Erholung der Nie-renfunktion kann sich sekundär eine Nierenatrophie entwickeln → längerfristige Nachuntersuchungen in kindernephrologischem Zentrum.

14.12 Chronische Niereninsuffizienz (CNI)

Definition. Irreversibler bilateraler Verlust von Nieren-gewebe mit glomerulärer Filtrationsrate (GFR) unter der Altersnorm (Einteilung ▣ Tab. 14.8).

Schätzung der GFR durch: Klassische Kreati-ninclearance, GFR nach Schwartz oder Cystatin C im Serum.

◻ **Tab. 14.8.** Stadieneinteilung der CNI

	GFR (ml/min×1,73m²)	
Grad 1	>90	Nierenerkrankung ist vorhanden, normale GFR
Grad 2	60–90	Meist noch keine Symptome
Grad 3	30–60	Sekundäre laborbiochemische Auffälligkeiten und klinische Symptome
Grad 4	15–30	Ausgeprägte sekundäre laborbiochemische Auffälligkeiten und klinische Symptome
Grad 5 = terminale NI	<15	Indikation zur Nierenersatztherapie

❯ GFR nach Schwartz:

$$GFR = \frac{k \cdot \text{Körperlänge (cm)}}{\text{Serumkreatinin (mg/dl)}}$$

Korrekturfaktor k:
- FG: 0,33
- NG <1 J: 0,45
- >1 J–13 J: 0,55
- >13 J weibl.: 0,57
- >13 J männl.: 0,7

Epidemiologie. 5:1 Mio Kinder <16 Jahre in Deutschland werden jährlich terminal niereninsuffizient.

Ätiopathogenese.
- Fehlbildungen der Nieren und ableitenden Harnwege: ca. 40%
- Glomerulopathien: ca. 25%
- Hereditäre Nierenerkrankungen: ca. 20% (inkl. zystische Nierenerkrankungen)
- Systemische Erkrankungen (inkl. HUS): ca. 10%
- Andere Nierenerkrankungen/unbekannt: ca. 5%

Symptomatik.
- Abhängig von der GFR (milde Formen sind meist asymptomatisch)
- Müdigkeit durch renale Anämie
- Inappetenz, Übelkeit und Untergewicht
- Kleinwuchs
- Knochendeformitäten und Osteopenie
- Oligurie oder Polyurie (ggf. sekundäre Enuresis)
- Arterielle Hypertonie mit zunehmender Kreislaufbelastung und Herzinsuffizienz
- Blutungsneigung durch Thrombozytopenie und -pathie
- Infektionsneigung

Komplikationen. Je niedriger die GFR, desto ausgeprägter die **sekundären Folgen der CNI**:
- **Sekundärer Hyperparathyreoidismus**: durch Phosphatretention verminderte Hydroxlierung von 1,25 Dihydroxy-Cholecalciferol in der Niere → verminderte Kalziumresorption im Darm → Hypokalziämie → PTH↑ → Freisetzung von Kalzium aus dem Knochen → renale Osteopenie.
- **Renale Anämie**: verminderte Freisetzung von Erythropoietin aus der Niere → verminderte Stimulation des Knochenmarks.
- **Arterielle Hypertonie**: infolge Aktivierung des Renin-Angiotensin-Aldosteron-Systems (RAAS) und Sympathikusaktivierung sowie durch Hypervolämie.
- **Metabolische Azidose:** durch gestörte Säureausscheidung und Bikarbonatverluste.
- **Renaler Kleinwuchs:** infolge verminderter Wirkung von IGF-I (Endorganresistenz), metabolische Azidose, Anämie.
- **Polyurie** infolge Isosthenurie (Unfähigkeit der Urinkonzentrierung).
- **Malnutrition:** durch Inappetenz und Übelkeit.

Therapie.
- **Kontrolle des Elektrolyt- und Säure-Basen Haushalts:** Bilanzierung, Gewichtskontrolle; bei Elektrolytverlust: Substitution, Bei Azidose: Substitution von Natriumbikarbonat oder Natriumhydrogenzitrat; bei Hyperphosphatämie: phosphatarme Diät und Phosphatbinder zur Mahlzeit; bei Hyperkaliämie: kaliumarme Diät, selten Austauscherharze.
- **Anämie:** Substitution von Erythropoetin s. c. und Eisen.
- **Renale Osteopathie:** Therapie der Hyperphosphatämie durch Diät und Phosphatbinder, 25-Hydroxy-Cholecalciferol und 1,25 Dihydroxy-Cholecalciferol.
- **Arterielle Hypertonie:** Stufenplan ▶ Kap. 14.7: Hypertonie.
- **Wachstumsretardierung:** Rekombinantes Wachstumshormon.
- **Appetitlosigkeit:** Antiemetika, evtl. Sondenernährung.

- **Diät:** Iso-/hochkalorische Ernährung, An Alter und GFR angepasste Proteinzufuhr, ggf. Substitution von essenziellen Aminosäuren, wasserlöslichen Vitaminen, Zink, Eisen.

Bei terminaler Niereninsuffizienz → **Nierenersatztherapie:**
- **Dialyse:** Die Dialyse dient (meist) zur Überbrückung bis zur Nierentransplantation (s. unten).
  - **Hämodialyse:** Blutreinigung mit extrakorporalem Hämofilter. Die harnpflichtigen Substanzen werden über eine semipermeable Membran entlang eines Konzentrationsgefälles nach dem Gegenstromprinzip entfernt.
  - **Peritonealdialyse:** Das Peritoneum dient als semipermeable Membran. Über einen Katheter werden Dialyseflüssigkeiten in die Bauchhöhle instilliert. Es existieren kontinuierliche sowie intermittierende(nächtliche) Verfahren.
  - **Nierentransplantation:** (präemptive) Lebendspende; Verstorbenenspende.

14.13 Nierenvenenthrombose (NVT)

Definition. Akutes Krankheitsbild mit Thrombosierung einer oder beider Nierenvenen.

Ätiopathogenese.
- Neugeborene und Säuglinge mit: mütterlichem Diabetes mellitus, Geburtstrauma, perinataler Asphyxie, Dehydratation, Schock, Sepsis, (75% Manifestation im 1. Lebensmonat).
- Älteren Kindern mit nephrotischem Syndrom, Herzinsuffizienz, Kontrastmittelapplikation
- Genetisch bedingte Thrombophilie: APC (aktiviertes Protein-C)-Resistenz, ATIII-Mangel, Protein-C- und Protein-S-Mangel.

Symptomatik.
- Plötzliche Makrohämaturie
- Einseitige oder bilaterale Nierenschwellung
- Thrombozytopenie
- Bei beidseitiger NVT: Oligurie → Akute Niereninsuffizienz

❶ Bei einem Neugeborenen mit Makrohämaturie und Olgurie oder eingeschränkter Nierenfunktion ist an eine Nierenvenenthrombose zu denken.

Diagnostik.
- Labor:
  - Plötzliche Hämaturie

- D-Dimere (Fibrinspaltprodukte) ↑, Thrombozytopenie, Anämie
- Der Blutdruck ist im akuten Stadium meist normal.
- **Sonographie:** ein- oder beidseitige deutliche Nierenvergrößerung
- **Dopplersonographie:** verminderter venöser Fluss
- **DMSA-Szintigraphie:** fehlende Nierenfunktion

Therapie.
- Umstritten: konservativ mit Hoffnung auf Rekanalisierung versus Therapie mit niedermolekularem Heparin.
- Einseitiger Befall: Abwarten.
- Beidseitiger Befall: Heparinisierung, Fibrinolyse mit Urokinase oder operative Therapie.
- Nephrektomie bei Nierenatrophie, arterieller Hypertonie oder rezidivierenden Infektionen.

Prognose.
- Abhängig von der Ausdehnung der Läsion → sekundäre Atrophie der Niere.
- Evtl. sekundäre Hypertonie oder rezidivierende Pyelonephritiden, aber auch Verläufe mit kompletter Restitution der Nierenfunktion.

14.14 Das äußere Genitale

14.14.1 Hypospadie

Definition. Die Harnröhre mündet proximal dystop an der Unterseite des Penisschafts, im Bereich des Skrotums oder des Perineums (◘ Abb. 14.10).
Je nach Mündung der Harnröhre werden unterschieden:
- Anteriore = distale Hypospadie (50%): glandulär, koronar, subkoronar, distales Drittel des Penisschafts.
- Mittlere Hypospadie (30%): mittleres oder proximales Drittel des Penisschafts.
- Posteriore Hypospadie (20%): penoskrotal, skrotal, perineal.

Fakultative Merkmale:
- Ventrale Penisschaftdeviation (Ursachen: Chorda, dystrophe ventrale Penisschafthaut, hochansetzendes Skrotum (»Palmure«), schnelleres Wachstum der dorsalen Anteile der Corpora cavernosa im Vergleich zu den ventralen Anteilen).
- Dorsale Präputiumschürze (durch mangelnde zirkuläre Vereinigung des Präputiums).

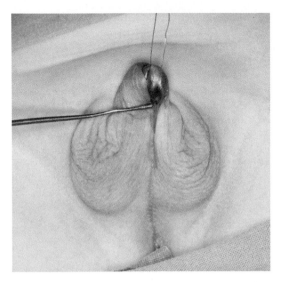

■ Abb. 14.10. Anteriore Hypospadie. Die Sonde weist auf das Orificium urethrae

Epidemiologie. 4,7–8:1 000 männliche Lebendgeburten; familiäre Häufung.

Assoziierte Fehlbildungen der Nieren und ableitende Harnwege möglich (VUR: 10–17%, Ureterabgangsstenose, Nierendystopie; auch Wilms-Tumor (5,5%)).

Therapie. Operative Korrektur (meist im 1. Lebensjahr, ein- oder zweizeitig) mit dem Ziel der orthotopen Anlage eines Neomeatus im Bereich der distalen Glans und ggf. Aufrichtung des nach ventral deviierten Penisschafts sowie eines nach vorne gerichteten ungeteilten Harnstrahls mit normalem Flow.

14.14.2 Epispadie und Ekstrophiekomplex

Definition. Epispadie, Blasen- und Kloakenekstrophie werden zusammengefasst unter der dem Epispadie-Ekstrophiekomplex.
- **Blasenekstrophie:** dysraphische Störung mit offen liegendem Blasenfeld, Sphinkterregion und Urethra (häufig fehlende Symphyse, weit auseinander klaffende Schambeinäste).
- **Kloakenekstrophie:** zusätzlich liegt mittig eine Dünndarm- oder Dickdarmfistel vor bei imperforierten Anus und möglichen lumbosakralen Defekten.
- **Epispadie:** Dorsale Fehlbildung der Harnröhre mit gespaltener Urethra.

Epidemiologie. Inzidenz der Blasenekstrophie 1: 10 000–50 000 (m:w=2,5:1); familiäre Häufung.

Symptomatik. Prä- oder postnatale Blickdiagnose.

Therapie. Operative Rekonstruktion mit den Zielen: Blasenverschluss, Rekonstruktion der Urethra und Kontinenz. Bei Unmöglichkeit der Rekonstruktion ist ein harnableitendes Verfahren zu wählen (z. B. Implantation des Ureters in einen Sigma-Rektumpouch).

14.14.3 Phimose

Definition. Unphysiologische Stenose des präputialen Rings, sodass die Vorhaut jenseits des Kleinkindalters nicht vollständig bzw. nicht ohne ausgeprägte Manipulation retrahiert werden kann. Eine Präputialverklebung bei Neugeborenen und Säuglingen ist physiologisch, sie löst sich in mehr als 95% bis zum **4. Lebensjahr** spontan.

Epidemiologie. Etwa 2–4% der Knaben und Männer erhalten im Laufe ihres Lebens aufgrund einer Phimose, Paraphimose oder rezidivierender Balanitiden eine Zirkumzision.

Symptomatik. Eine Phimose kann symptomlos sein. Pathologisch sind Rötung, Narben, kleine Einrisse, ein verdicktes Präputium sowie Ballonierung der Vorhaut beim Wasserlassen. Eine Phimose kann prädisponierender Faktor für rezidivierende Balanitiden sein.

❶ Keine Manipulation oder gewaltsame Dehnung der Vorhaut durchführen, da es sonst zu Einrissen der Haut und sekundären Narbenphimosen kommen kann!

Diagnostik. Vorsichtiges Überstreifen des Präputiums über die Glans: wenn dies nicht möglich ist und ein rüsselförmiges, nicht zu öffnendes Vorhautstück vorliegt, besteht eine Phimose.

Therapie.
- Bei persisitierender Präputialverklebung Versuch der Auflockerung des Gewebes durch lokale steroidhaltige oder östrogenhaltige Creme für 6 Wochen.
- Operative Zirkumzision bei symptomatischer Phimose.

14.14.4 Paraphimose

Definition. Überstreifen des zu engen Präputiums über die Glans mit konsekutiver Einengung hinter der Glans und venöser Abflussbehinderung. Der distale Anteil des Penis schwillt so stark an, dass die Vorhaut nicht mehr zurückgezogen werden kann.

Symptomatik. Starke Schwellung; ödematöse, glasiglivide Verfärbung des Penis und des Präputialrings.

Therapie. In Analgo-Sedierung oder in Narkose:
- Versuch der Reposition des Präputiums über die Glans.
- Bei Erfolglosigkeit Indikation zur dorsalen Inzision des einschnürenden Präputialrings. Nach Abschwellen (7–10 Tagen): Zirkumzision.

❶ Die Paraphimose stellt einen Notfall dar! Die Behebung einer Paraphimose muss baldmöglichst in ausreichender Sedierung oder Narkose durchgeführt werden!

14.14.5 Balanitis

Definition/Ätiopathogenese. Entzündung im Bereich der Glans und des Präputiums, eine Phimose ist prädisponierend.

Symptomatik. Rötung, Schmerzen und ggf. Schwellung der Glans penis und des distalen Penis.

Therapie.
- Lokale Therapie:
  - Umschläge mit Antiseptika oder Kochsalz
  - Kamillebäder
  - Lokale antibakterielle Salbe
- Bei systemischen Infektionszeichen: systemische antibakterielle Therapie.
- Bei rezidivierenden Balanitiden Zirkumzision im Verlauf.

14.14.6 Lageanomalien des Hodens

Definition.
- **Maldescensus testis:** ein oder beide Hoden sind nicht ins Skrotum deszendiert (10% der Neugeborenen), auf dem physiologischen Weg des Descensus testis oder außerhalb dieses Weges.
- **Retentio testis:** der Hoden verharrt im Leistenkanal oder im Bauchraum.

- **Hodenektopie:** der Hoden liegt außerhalb des normalen Weges (zeitweise dystop oder permanent dystop).
- **Pendelhoden:** der normalerweise orthotop liegende Hoden retrahiert häufig aufgrund einer hypertrophen Kremastermuskulatur, bleibt aber nach Reposition im Skrotum.
- **Gleithoden:** der dystope Hoden kann manuell in das Skrotum vorgebracht werden, retrahiert aufgrund eines verkürzten Samenstrangs jedoch beim Loslassen sofort wieder nach inguinal.

Diagnostik.
- Palpation und Manipulation
- Bei nicht palpablem Hoden:
  - Sonographie (oder MRT) zur Lokalisation.
  - Choriogonadotropin (HCG)-Test zum Nachweis Testosteron produzierenden Hodengewebes
  - ggf. Laparoskopie

Therapie. Ziel: korrekte skrotale Positionierung des Hodens vor Vollendung des 1. Lebensjahrs:
1. Konservativ: LH-RH-Analoga intranasal 3-mal täglich über 4 Wochen und/oder HCG i.m. 1- bis 2-mal wöchentlich über 5 Wochen.
2. Operativ: Orchidopexie.

❶ Mögliche Komplikationen eines Maldescensus testis, der nicht bis zum 2. Lebensjahr operativ ins Skrotum verlagert wird, sind: Infertilität, Hodentorsion und selten maligne Entartung (5- bis 10-fach erhöhtes Risiko).

14.14.7 Hydrozele

Definition. Pathologisches Transsudat innerhalb eines aberrierenden Processus vaginalis oder zwischen den serösen Hodenhöhlen.

Symptomatik. Schmerzlose, prall-elastische Schwellung des Skrotums.

Diagnostik. **Positive Diaphanoskopie** (Durchleuchtung).

Therapie. Zunächst abwarten, meist spontanen Rückbildung. Ab dem 1. Lebensjahr operative Entfernung wegen erhöhtem Risiko einer Hodentorsion.

14.14.8   Hodentorsion

Definition. Hochakute schmerzhafte Torquierung des Samenstrangs, Hodens und Nebenhodens mit ischämischer oder hämorrhagischer Nekrose.

❶ Bei einer Hodentorsion kann es innerhalb weniger Stunden zur irreversiblen Schädigung des Hodengewebes kommen!

Symptomatik.
- Akut einsetzender Schmerz
- Schwellung des Hodens
- Prehn-Zeichen: Das Anheben des Hodens führt im Gegensatz zu entzündlichen Erkrankungen des Hodens nicht zur Schmerzlinderung (unsicheres Zeichen).

Diagnostik.
- Klinik
- Dopplersonographie: fehlender venöser Rückstrom (in der Frühphase evtl. falsch negative Befunde durch noch erhaltene arterielle Perfusion) → im Zweifel: explorative operative Freilegung des Hodens.

Therapie. Eine operative Detorquierung und Fixierung des Hodens ist binnen 6 h notwendig!

14.14.9   Labiensynechie

Definition. Durch Verklebung der Labia minora ist – je nach Ausprägung – der Introitus vaginae und der Meatus urethrae nicht einsehbar, durch eine kleine Öffnung unterhalb der Klitoris fließt der Urin ab.

Symptomatik. Meist symptomlos, möglich jedoch sind rezidivierende Vulvovaginitiden und Harnwegsinfektionen.

Therapie. Mit Eintritt der Pubertät wird das Vaginal-pH meist saurer, die Verklebungen verschwinden von selbst. Bei Persistenz lokal östrogenhaltige Cremes.

14.14.10   Hymenalatresie

Definition/Symptomatik. Membranartiger, kompletter Verschluss des Hymens. Dies führt im Kleinkindesalter durch Sekretretention zu einem **Hydrokolpos** bzw. in der Pubertät durch Ansammlung von Menstruationsblut zum **Hämatokolpos**.

Therapie. Kreuzförmige Inzision oder partielle Exzision des Hymens.

14.15   Tumoren im Bereich der Nieren und ableitenden Harnwegen

Wilms-Tumor

▶ Kap. 10.

Tuberöse Sklerose

▶ Kap. 17.

14.16   Störungen des Wasser-, Elektrolyt- und Säure-Basen-Haushalts

14.16.1   Grundlagen

Definition.
- Der Extrazellulärraum besteht aus interstitieller und intravasaler Flüssigkeit.
- Transzellulärraum (»3. Raum«): z. B. zerebrospinale Flüssigkeit.
- Osmolalität: molare Konzentration gelöster Teilchen/kg Wasser.
- Osmolarität: molare Konzentration gelöster Teilchen/l Wasser.
- Isovolämie: normale Wasser-Zusammensetzung des kindlichen Organismus.
- Isotonie: normale Elektrolyt-Zusammensetzung des kindlichen Organismus.

Gesamtkörperwasser: Reife Neugeborene 70%, Frühgeborene >70%, 10. Lebensjahr 60%.

❯ Je jünger das Kind, desto größer die Labilität des Wasser-, Elektrolyt- und Säure-Basen-Haushalts, und desto geringer die Kompensationsfähigkeit bei Störungen.

14.16.2   Störungen des Natrium- und Wasserhaushalts

Dehydratation

Definition. Extrazellulärer Volumenmangel

Ätiopathogenese. Übermäßiger Flüssigkeitsverlust (z. B. Gastroenteritis mit Erbrechen und Diarrhoe), mangelnde Flüssigkeitaufnahme.
    Einteilung: isotone, hypotone oder hypertone Dehydratation.

Symptomatik. Bei schwerer Dehydratation:
- **Exsikkose:** eingesunkene Fontanelle, tief liegende Augen, verminderter Hautturgor, langsames Verstreichen einer angehobenen Hautfalte, trockene Mundschleimhaut.
- **Kreislauf:** Tachykardie, Hypotonie, marmorierte Haut, kühle Extremitäten.
- **Atmung:** beschleunigte und vertiefte Atmung bei schwerer metabolischer Azidose.
- **ZNS:** Unruhe, schrilles Schreien, Apathie, Koma, Krämpfe.

Diagnostik.
- **Anamnese:** Dauer der Erkrankung, Ausmaß und Häufigkeit des Erbrechens, Stuhlfrequenz, -menge und -konsistenz, Körpertemperatur, Zeitpunkt und Frequenz der letzten Urinabgabe.
- Schweregrad abhängig von der klinischen Beurteilung.
- Zusätzlich Bestimmung von Osmolalität, Natrium, Eiweiß.

Isotone Dehydratation

Definition. Wasserverlust entspricht etwa dem Elektrolytverlust.

Ätiopathogenese.
- Renale Verluste (polyurische Phase des Nierenversagens, Diuretika).
- Gastrointestinale Verluste (Erbrechen, Durchfälle, Peritonitis, Pankreatitis).
- Verluste über die Haut (Verbrennungen).

Diagnostik. ◻ Abb. 14.11.

Hypertone Dehydratation

Definition. Wasserverlust ist größer als der Elektrolytverlust.

Ätiopathogenese.
- Ungenügende Wasserzufuhr bei erloschenem Durst oder nicht befriedigtem Durstgefühl
- Durchfallerkrankungen
- Starkes Schwitzen, Hyperventilation
- Hyperthermie, hyperpyretische Toxikose
- Diabetes mellitus und insipidus, Nierenerkrankungen
- Iatrogen

Die hohe Osmolalität des Extrazellulärraums saugt Wasser aus dem Intrazellulärraum an, dadurch kommt es zu einer Verminderung des Intra- und Extrazellulärraums.

Symptomatik.
- Hautturgor nicht vermindert, Haut eher teigig
- Typisch: Hyperexzitabilität, Muskelhypertonie, Nackensteifigkeit, Krämpfe

Diagnostik. ◻ Abb. 14.11.

Hypotone Dehydratation

Definition. Der Elektrolytverlust ist größer als der Wasserverlust.

Ätiopathogenese.
- Ungenügender Natriumersatz bei Erbrechen, Durchfall oder Schwitzen
- Gesteigerter Natriumverbrauch bei Nieren- und Nebenniereninsuffizienz (AGS)

Extrazellulärflüssigkeit ↓, die normale Salzkonzentration der Zelle saugt osmotisch extrazelluläres Wasser an → intrazelluläres Ödem.

Symptomatik. Durch Hyponatriämie häufig Krampfanfälle, Somnolenz, Koma.

Diagnostik. ◻ Abb. 14.11.

Therapie.
- Basisbedarf an Wasser:
  - Säuglinge: 100–140 ml/kg KG
  - Kleinkinder: 80–100 ml/kg KG
  - Schulkinder: 50–70 ml/kg KG
- Natrium: jedes Alter: 3–4 mmol/kg KG
- Chlorid: jedes Alter: 3–4 mmol/kg KG
- Kalium: jedes Alter: 2 mmol/kg KG

Praktisches Vorgehen:
Leichte Dehydratation (Waserverlust bis 5% des Körpergewichts, d. h. 50 ml/kg): orale Zufuhr einer oralen Rehydratationslösung (isoosomare Lösung mit Glukose und Natrium im definierten Verhältnis)
- Mittelschwere und schwere Dehydratation: Therapie in 3 Phasen:
  - **1. Phase:**
    - Schwere Exsikkose: 5% Humanalbumin (10–20 ml/kg KG in 10–30 min, anschließend 0,9% NaCl-Lösung (20 ml/kg/h)
    - Mittelschwere Exsikkose: 0,9% NaCl Infusion
  - **2. Phase:** (beginnt unmittelbar nach dem Eintreffen der ersten Labordaten, angepasst an den Typ der Dehydratation):
    - Isotone Dehydratation (Natrium 130–150 mmol/l): Ersatz des verlorenen Wassers und

◘ Abb. 14.11. Veränderungen der Laborwerte bei Dehydratation und Hyperhydratation

		Serum-Natrium Serum-Osmolalität	mittleres Erythrozyten-volumen (MCV)	Hämatokrit Hämoglobin Serum-Eiweiß
Dehydratation	Isoton	normal	normal	
	Hypoton	↓	↑	↑
	Hyperton	↑	↓	
Hyperhydratation	Isoton	normal	normal	
	Hypoton	↓	↑	↓
	Hyperton	↑	↓	

Elektrolyte, nach Abzug des in Phase 1 substituierten Wassers und Natriums zu drei Viertel in den ersten 24 h und zu ein Viertel in der 25.–48. h, zusätzlich ggf. Ersatz des andauernden Mineral- und Wasserverlusts.

– Hypertone Dehydratation (Natrium >150 mmol/l): große Gefahr (z. B. hyperpyretische Toxikose oder hyperosmolares Koma) besteht in der zu raschen Senkung des Natriumspiegels durch Infusion einer physiologischen Kochsalzlösung (NaCl 0,9%); da bei dieser Form der Dehydratation intrazellulär eine Hyperosmolarität besteht, würde es zu einem raschen Wassereintritt in die Zellen kommen und zum Gehirnödem! Daher zunächst Infusion eine isotonen, dann langsames Umstellen auf eine hypotone Lösung unter adäquater Kalium- und Kalziumsubstitution.

– Hypotone Dehydratation (Natrium <130 mmol/l): entsprechend der Behandlung der isotonen Dehydratation, zusätzlich: Ersatz der Natriumverluste. Treten vor der Behandlung bereits zerebrale Krämpfe auf: Natriuminjektion in hohen Konzentrationen langsam i. v.!

━ **3. Phase**: Nach der akuten Rehydratation, die nicht länger als 48 h dauert, kann mit oraler Ernährung begonnen werden, die die Infusionsbehandlung schrittweise ersetzt.

❶ Der Serumnatriumspiegel soll nicht schneller als 0,5–1 mmol/h gesenkt werden.

Gefahr der zentralen pontinen Myelinose durch zu schnellen Ausgleich einer Hyponatriämie, der Natriumspiegel darf nicht schneller als 1 mmol/h steigen.

Hyperhydratation

Epidemiologie. Eher selten.

Symptomatik. Gewichtszunahme, Ödeme.

Diagnostik.
- Hb ↓, Hk ↓, Eiweiß ↓
- Je nach Typ der Hyperhydratation Veränderungen von Natrium, MCV, MCHC.

Hypotone Hyperhydratation (Natrium <130 mmol/l)

Definition. Wasservermehrung > Elektrolytvermehrung.

Ätiopathogenese.
- Verminderte renale Ausscheidung des freien Wassers infolge einer inadäquat hohen ADH-Ausschüttung (**Schwartz-Bartter-Syndrom**) bei z. B. bakterieller Meningitis, Schädelhirntrauma, Tumor, Enzephalitis, Pneumonien, Medikamenten wie Vincristin, Carbamazepin, Indomethacin.
- Inadäquat hohe Wasserzufuhr (Wasserintoxikation, inadäquate Infusionen).
- Oligurie oder Anurie
- Bei Kindern, die DDVAP bekommen wegen Enuresis, besteht die Gefahr der hypotonen Hyperhydratation bei nicht beschränkter Flüssigkeitszufuhr.

❶ Zunahme des extrazellulären und intrazellulären Volumens, Gefahr des Gehirnödems.

Symptomatik. Erbrechen, Kopfschmerzen, Krämpfe und Bewusstseinsstörungen.

Diagnostik. Natrium im Serum ↓ aber Natrium im Urin ↑ (>20 mmol/l).

Therapie.
- Therapie der Grunderkrankung
- Wasserrestriktion
- Evtl. Furosemid

❶ Zentrale pontine Myelinose bei zu schnellem Ansteigen der Natriumkonzentration.

Hypertone Hyperhydratation (Natrium >150 mmol/l)

Definition. Elektrolytvermehrung > Wasservermehrung.

Ätiopathogenese.
- Meist Folge einer unkontrollierten Zufuhr an hypertonen NaCl- oder Natriumbicarbonat-Lösungen.
- Fehlerhafte orale Rehydrierung.
- Zu kochsalzreiche Ernährung bei Säuglingen.

Diagnostik. MCHC ↑, MCV ↓.

Symptomatik. Wasserbewegung aus dem Intra- in den Extrazellulärraum, daher können Symptome wie bei einer hypertonen Dehydratation auftreten.

Therapie. Natrium- und Flüssigkeitsrestriktion.

14.16.3 Störungen des Kaliumhaushalts

Normbereich von Kalium im Serum: 3,5–5,5 mmol/l. Das mit der Nahrung aufgenommene Kalium wird fast vollständig im oberen Dünndarm resorbiert, die Ausscheidung erfolgt zu ca. 90% über die Nieren, zu 9% über den Darm und zu 1% über die Haut.

❯ Eine Azidose bewirkt einen Anstieg, eine Alkalose einen Abfall des Serumkaliumspiegels – durch gegensinnigen Transport von Kalium und H$^+$!

Hypokaliämie

Definition. Kalium <3,5 mmol/l.

Ätiopathogenese.
- Unzureichende Zufuhr (v. a. bei parenteraler Ernährung).
- Vermehrte renale Ausscheidung (renale Erkrankungen, Behandlung mit Diuretika).
- Vermehrte gastrointestinale Verluste (Erbrechen, Durchfall, hypertrophe Pylorusstenose).

- Umverteilung von Kalium aus dem Extra- in den Intrazellulärraum (Alkalose).
- Medikamente: Diuretika, Steroide, Insulin.

Symptomatik.
- Adynamie, Hyporeflexie, schlaffe Lähmungen
- Paralytischer Ileus
- In schweren Fällen: Polyurie, Herzrhythmusstörungen (Tachykardie, Arrhythmie bis Herzstillstand)

Therapie.
- Bei leichter bis mittelschwerer Hypokaliämie: orale Substitution.
- Bei schwerer Hypokaliäme: i. v.-Dauersubstitution (max. 4 mmol/kg/KG in 24 h, nur bei intakter Nierenfunktion!).

Hyperkaliämie

Definition. Kalium >5,5 mmol/l.

Ätiopathogenese.
- Unkontrollierte i. v.-Zufuhr.
- Gestörte renale Ausscheidung infolge Niereninsuffizienz, Hyperaldosteronismus, AGS, Morbus Addison.
- Azidose mit Umverteilung von K$^+$ aus dem Intra- in den Extrazellulärraum.
- Freisetzung großer Kaliummengen durch Zelluntergang (Hämolyse, Verbrennungen, zytostatische Behandlung von Leukämien).
- Wiederholte Transfusionen von Erythrozytenkonzentraten.

Symptomatik.
- Störungen der neuromuskulären Erregbarkeit (Muskelschwäche, Parästhesien, Paresen).
- Herzrhythmusstörungen (Bradykardie, Arrhytmie und Kammerflimmern).

Therapie.
- Notfallbehandlung:
  - Verdünnung mit 0,9% NaCl
  - Azidoseausgleich
  - Glukose und Insulin i. v. → Aufnahme von K$^+$ in die Zelle
  - Calciumgluconat i. v., dadurch Hemmung der kardiotoxischen Wirkung von K$^+$
  - Kationenaustauscher rektal oder oral
- Evtl. Dialyse bei Niereninsuffizienz

❶ Ab K$^+$ >9 mmol/l → Kammerflimmern und Herzstillstand.

14.16.4 Störungen des Säure-Basenhaushalts

Physiologie

- Normwerte (Isohydrie): pH 7,35–7,45
- Puffersysteme:
  - im Blut: Kohlensäure (CO_2)/Bikarbonat (HCO3⁻), Oxyhämoglobin/Hämoglobin
  - im Urin: Dihydrogenphosphat/Hydrogenphosphat, Ammonium/Ammoniak

Pulmonale Regulation: ein Anstieg der CO_2-Konzentration in der Atemluft bewirkt über eine Stimulation des Atemzentrums eine Hyperventilation und eine Abatmung des überschüssigen CO_2 (und umgekehrt) (◘ Abb. 14.12).

Renale Regulation: das bei Pufferung und pulmonaler Regulation ständig verbrauchte Bikarbonat wird ausschließlich durch die Nieren nachgeliefert.

Metabolische Veränderungen: ausgelöst durch Veränderung der Bikarbonatkonzentration.

Respiratorische Veränderungen: ausgelöst durch vermindertes Abatmen von CO_2.

> Metabolische Störungen werden respiratorisch kompensiert und umgekehrt.

Azidose
Metabolische Azidose
Ätiopathogenese.

- Übermäßige Säurebelastung (Ketoazidose bei Diabetes mellitus, Laktazidose)
- Verminderte renale H⁺-Exkretion
- Verminderte renale HCO³⁻-Rückresorption (Niereninsuffizienz, tubuläre Azidose)
- Vermehrte enterale Verluste bikarbonatreicher Sekrete (Diarrhoe)

Symptomatik. Respiratorische Kompensation durch vertiefte und beschleunigte Atmung (**Kussmaul-Atmung**).

Therapie.
- Therapie der Grunderkrankung.
- Ab pH < 7,2: Pufferung mit 8,4%igem (1 mmol/ml) Natriumbikarbonat nach folgender Formel:

ml= Basendefizit (mmol/l)×kg KG×0,3

Von diesem Defizit wird in der 1. h nur die Hälfte verabreicht!

Respiratorische Azidose
Ätiopathogenese. Respiratorische Insuffizienz infolge pulmonaler, neurogen-muskulärer oder zentral-nervöser Erkrankungen.

Therapie.
- Therapie der Grunderkrankung.
- Beatmung.

Alkalose
Metabolische Alkalose
Ätiopathogenese.

- Gesteigerter Säureverlust (anhaltendes Erbrechen, Diuretikatherapie mit Hypokaliämie, Überschuss an Mineralokortikoiden).
- Übermäßige Zufuhr an Basen (zu starke Bikarbonat-Pufferung).

Therapie.
- Behandlung der Grunderkrankung.
- In schweren Fällen: Pufferung mit ansäuernden Substanzen (Argininhydrochlorid).

Respiratorische Alkalose
Ätiopathogenese. Hyperventilation infolge:

- Psychischer Störungen
- Kompensatorisch bei Hypoxie
- Stimulation des Atemzentrums (Enzephalitis, Schädel-Hirn-Trauma, Hirntumoren)
- Überbeatmung bei kontrolliert beatmeten Patienten

Therapie. Behandlung der Grunderkrankung; evtl. Sedierung.

		pH	Standard-bikarbonat	pCO₂
	Normalwerte	7,35 – 7,45	21 – 28 mmo l/l	35 – 45 mm Hg
Azidose	metabolische	⬇	⬇	normal
	respiratorische	⬇	normal	⬆
Alkalose	metabolische	⬆	⬆	normal
	respiratorische	⬆	normal	⬇

◘ **Abb. 14.12.** Laborveränderungen bei dekompensierter Azidose und Alkalose

15 Knochen und Gelenke

15.1 Angeborene Skelettanomalien

15.1.1 Skelettdysplasien – Osteochondroplasien

Definition. Fehlanlage oder fehlerhafte Entwicklung des Knorpel-Knochen-Gewebes mit dem Leitsymptom dysproportionierter Minderwuchs.

Epidemiologie. Häufigkeit: 2–3:10 000.

Achondroplasie (Chondrodystrophie)

Definition. Autosomal-dominant vererbte Störung der enchondralen Ossifikation; generalisierte Fehlentwicklung des proliferierenden Knorpels der Wachstumsfuge (epiphysäre Dysplasie) mit Verkürzung der Röhrenknochen.

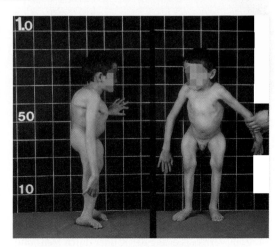
Abb. 15.1. Patient mit Osteogenesis imperfecta

Epidemiologie. Häufigkeit: 2–4:100 000.

Symptomatik.
- Dysproportionierter Kleinwuchs mit charakteristischer Schädel- und Gesichtsform (früher häufig Zirkusclowns).
- Deutlich reduziertes Längenwachstum (durchschnittliche Körpergröße 125 cm), nahezu normale Rumpflänge, jedoch stark verkürzte Extremitäten.
- Charakteristische Schädelform: vergrößerter Hirnschädel mit »Balkonstirn« und »Sattelnase«.
- Achsenabweichung der Extremitäten: Genua vara, plumpe Hände und Füße.
- Hyperlordose der Lendenwirbelsäule (später z. T. Spinalkanalstenose); thorakolumbale Kyphose.
- Normale Intelligenz.

Therapie.
- Keine kausale Therapie verfügbar.
- Ggf. operative Begradigung der Achsenabweichung der unteren Extremität.

- Ggf. Verlängerungsosteotomie mittels Ilizarov-Fixateur (Verlängerung bis ca. 20 cm möglich, pro cm Verlängerung ca. 1 Monat Behandlungsdauer).
- Bei Spinalkanalstenose ggf. chirurgische Erweiterung im Erwachsenenalter (drohende Paralyse).

Osteogenesis imperfecta (Glasknochenkrankheit)

Definition. Systemerkrankung mit gestörter Kollagensynthese: statt des stabilen Kollagens Typ I wird das instabile Kollagen Typ III gebildet.

Symptomatik. Die Symptomatik variiert je nach Klassifikation Tab. 15.1, Abb. 15.1:
- **Leitsymptom**: abnorme Knochenbrüchigkeit, z. T. schon intrauterin
- Mangelnde Knochendichte, Osteoporose, Minderwuchs, Kyphoskoliose
- Progrediente Deformierung des Skelettsystems durch Knochenbrüche nach Bagatelltraumen

Tab. 15.1. Osteogenesis imperfecta; Klassifikation in 4 Typen

	I (Typ Lobstein)	II (Typ Vrolik)	III	IV
Vererbung	Autosomal-dominant	Meist autosomal-dominant, Neumutation	Meist autosomal dominant	Autosomal-dominant
Blaue Skleren	+	+	Wechselnd	–
Otosklerose	+/–		+	(+)
Opaleszentes Dentin	+/–		+	+
Manifestation	Kindheit	Pränatal, evtl. Totgeburt	Geburt	Geburt oder später
Verlauf	Besserung in der Pubertät	Meist letal	Progrediente Deformierung	Besserung in der Pubertät

- Schädel: breiter Stirnschädel, weicher »Kautschuk-schädel«, auseinanderklaffende Schädelnähte
- Blaue Skleren, schlaffe Bänder
- Gestörte Zahnentwicklung, Hörminderung durch Otosklerose

Diagnostik. Röntgen: aufgrund der ausgedünnten Kortikalis gläsern wirkende Röhrenknochen, Frakturen, Kallusbildung, verbreiterte, plumpe Knochen, »Kartenherzform« des Beckens.

Therapie.
- Keine kausale Therapie verfügbar.
- Evtl. Therapieversuch mit Calcitonin oder Biphosphonaten (kein gesicherter Effekt).
- Ziel: Vertikalisierung der Kinder durch Steh- und Gehorthesen, Frakturvermeidung, muskuläre Stärkung.
- Frakturversorgung (v. a. intramedulläre Schienung mit Nägeln).

Osteopetrosis (Marmorknochenkrankheit, Albers-Schönberg-Erkrankung)

Definition/Ätiopathogenese. Seltene, genetisch-bedingte, generalisierte, sklerosierende Skeletterkrankung. Die Osteoklasten sind nicht in der Lage, die Knorpelanteile der Spongiosa abzubauen. Die mangelnde oder fehlende Resorption der Primärspongiosa führt zu einer generalisierten Verdichtung der Knochenstruktur (Osteosklerose) und zu einer Modellierungsstörung der Knochenenden. Das Knochenmark ist mit primärer Spongiosa gefüllt, es kommt zu Anämie, gesteigerter extramedullärer Blutbildung und Hepatosplenomegalie. **Autosomal-rezessiv** vererbte Form der Osteopetrosis mit **schwerem Verlauf** und früher Manifestation, **autosomal-dominant** vererbte Form mit **milderem Verlauf** und nur diskreter Symptomatik.

Symptomatik.
- Keulenförmig aufgetriebene Knochenenden
- Frakturen nach Bagatelltraumen
- Einengung der Hirnnervenpassage an der Schädelbasis
- Hepatosplenomegalie, Anämie

Diagnostik. Röntgen: gesteigerte Knochendichte, pathologische Frakturen mit Kallusbildung, charakteristische, geschichtete Verdichtungsbänder, die senkrecht zur Hauptwachstumsrichtung der Knochen laufen (vertikal oder transversal).

Therapie. Knochenmarktransplantation (gute Erfolge).

Kleidokraniale Dysplasie (früher: Dysostosis cleidocranialis, Dysplasia cleidocranialis)

Definition. Autosomal-dominant vererbte Skeletterkrankung mit Befall von Schädel und Schlüsselbeinen.

Symptomatik.
- Großer Kopf, hervorspringende Stirnhöcker.
- Hypermobilität des Schultergürtels durch fehlende Schlüsselbeine (die Betroffenen können die Schultern vor der Brust zusammenführen).
- Evtl. Trichterbrust, Fuß- und Hüftdeformitäten.

15.1.2 Dysostosen

Definition. Angeborene Entwicklungsstörung einzelner Knochen:
- Kraniale und faziale Dysostosen: z. B. Morbus Crouzon, Akrozephalosyndaktylie, Apert-Syndrom
- Dysostosen mit axialem Befall: z. B. Klippel-Feil-Syndrom
- Dysostosen mit Extremitätenbefall: z. B. Dysmelien

Kraniale und faziale Dysostosen

Kraniosynostosen

Definition. Schädeldeformität aufgrund vorzeitigem Verschluss einer oder mehrerer Schädelnähte. Das Schädelwachstum erfolgt übermäßig in Richtung der verschlossenen Naht.

Epidemiologie/Ätiologie. Häufigkeit ca. 1:2 000; Ätiologie unbekannt; in 10–20% mit genetischen Syndromen assoziiert.

Einteilung. ◘ Tab. 15.2.

Symptomatik. Deformierter Schädel; palpable Knochenleiste im Bereich der frühzeitig verknöcherten Naht.

❗ Insbesondere wenn mehrere Nähte betroffen sind, kann es bei Kraniosynostosen zu einer Erhöhung des Schädelinnendrucks kommen. Eine neurochirurgische Entlastungsoperation kann notwendig werden.

Therapie. Operative Therapie aus kosmetischen Gründen oder bei Hirndruck.

Dysostosis craniofazialis (Morbus Crouzon)

Definition. Prämature Synostose der Schädelnähte mit Turmschädel, Hirndruck, Optikusatrophie und einem röntgenologisch charakteristischen »Wabenschädel«.

◻ Tab. 15.2. Kraniosynostosen

Art	Synonym	Prämature Synostose der	Morphologie
Skaphozephalus	Dolichozephalus, Kahnschädel	Sutura sagittalis	Verjüngung des Schädeldachs zum Scheitel hin, langer, schmaler, kahnförmiger Schädel
Trigonozephalus	Dreiecksschädel	Sutura frontalis	Kielartig vorspringender Schädel mit prominenter Stirn
Brachyzephalus	Kurz-, Rundkopf	Sutura coronalis (beidseitig)	Breiter, kurzer Schädel
Plagiozephalus	Schiefschädel	Sutura coronalis (einseitig)	Abflachung des Schädels auf der betroffenen Seite
Akrozephalus	Turmschädel	Sutura sagittalis und coronalis	Turmartiger, hoher Schädel

Symptomatik.
- Turmschädel, hohe Stirn
- Exophthalmus und Hypertelorismus (vergrößerter Augenabstand)
- »Papageienschnabelartig« gebogene Nase, Oberkieferdysplasie

Akrozephalosyndaktylie (Apert-Syndrom)
Definition. Autosomal-dominant vererbtes Syndrom mit Turmschädel, Oberkieferhypoplasie, Syndaktylien und evtl. »Löffelhand« (knöcherne oder weichteilige Verbindung aller Finger).

Dysostosen mit vorwiegend axialem Befall
Klippel-Feil-Syndrom
Definition. Angeborene Fehlbildung mit Blockwirbelbildung der HWS und ggf. der oberen BWS.

Symptomatik.
- Kurzer Hals, tiefer Haaransatz
- Evtl. Pterygium colli
- Evtl. Bewegungseinschränkung der HWS, Skoliose der HWS und BWS und Schiefhals
- Häufig mit der **Sprengel-Deformität** assoziiert: Wirbelbogenschlussstörung und Schulterblatthochstand

Differenzialdiagnose. Muskulärer Schiefhals ► Kap. 15.2.5.

Therapie. Bei unbeeinträchtigter Wirbelsäule keine Therapie erforderlich; bei Skoliose ggf. Orthesenversorgung, selten Operation erforderlich.

Dysostosen mit überwiegendem Extremitätenbefall
Dysmelie (Gliedmaßenfehlbildungen)
Definition. Schwerwiegendste Form der angeborenen Extremitätenfehlbildungen (◻ Abb. 15.2):

Einteilung in:
- **Transversale Gliedmaßendefekte**: ein Teil der Extremitäten sind in der Transversalebene nicht angelegt oder abgeschnürt (»amputiert«).
- **Longitudinale Gliedmaßendefekte**: Fehlen einzelner Skelettelemente mit Fehlentwicklung benachbarter Gelenke, Bewegungseinschränkung und Achsenfehlern.
- Fehler in der Bildung von Teilen (**Gliedmaßendefekte**).
- Fehler in der **Differenzierung und Separation** von Teilen.
- **Überentwicklungen** qualitativ (z. B. Riesenwuchs) oder quantitativ (z. B. Polydaktylie).
- **Unterentwicklungen**
- **Amniotische Abschnürungen**

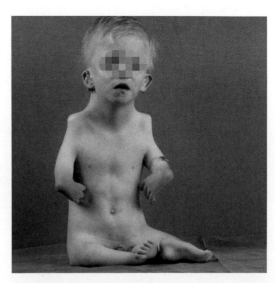

◻ Abb. 15.2. Patient mit Dysmelie

Transversale Gliedmaßendefekte

Beispiele.

- **Perodaktylien:** partielles Fehlen von Phalangen, meist rein kosmetisches Problem, da die Funktion nicht beeinträchtigt ist.
- **Peromelie:** zu kurzer Unterarmstumpf, häufigste Dysmelie.
- **Amelie:** vollständiges Fehlen einer Gliedmaße (ggf. Prothesenversorgung).

Longitudinale Gliedmaßendefekte

Beispiele.

- **Phokomelie:** Fehlen der langen Röhrenknochen der Extremitäten; Hand oder Fuß setzen direkt am Rumpf an (»Robbengliedmaßen«).
- **Ektromelie:** einzelne Röhrenknochen fehlen ganz oder teilweise (»Strahldefekte«), z. B. **Klumphand** mit Hypo- oder Aplasie der Speiche und Abweichen der Hand nach radial.
- **Spalthand und Spaltfuß:** zentraler, longitudinaler Gliedmaßendefekt, keine wesentliche funktionale Beeinträchtigung bei Spalthand, bei Spaltfuß ggf. Einlagenversorgung und u. U. plastische Operationen notwendig.
- **Proximaler fokaler Femurdefekt (PFFD):** unterschiedliche Ausprägung: geringe Hypoplasie bis hin zum völligen Fehlen des Femurs und begleitenden Fehlbildungen an Unterschenkel und Fuß.
- **Hypo- und Aplasie von Tibia und Fibula:** Verkürzung des Unterschenkels, Achsenfehlstellung von Knie- und Sprunggelenk.

Fehler in der Differenzierung und Separation von Teilen

Beispiele.

- **Syndaktylie:** knöcherne oder häutige Verbindung von Fingern oder Zehengliedern (kutane oder ossäre Syndaktylie), stärkste Ausprägung ist die Löffelhand (z. B. Apert-Syndrom), operative Sanierung

meist an der Hand notwendig, am Fuß meist nicht sinnvoll (Funktion vor Kosmetik).

- **Polydaktylie:** quantitative Überschussfehlbildung, mit überschüssigen Fingern oder Zehen, z. T. funktionslos (z. B. Pendeldaumen) oder mit voller Funktion. Polydaktylie Hand: Abtragung bzw. Amputation ab dem 4. Lebensmonat, Polydaktylie Fuß: evtl. Korrektur zur Konturoptimierung vor dem Erlernen des Laufens.
- **Riesenwuchs:** qualitative Überschussfehlbildung, häufig einseitig, vom Befall einer Fingerphalanx bis zum Befall einer Körperhälfte.
- **Amnionabschnürung:** intrauterine Abschnürung von Gliedmaßen oder Schnürfurchen aufgrund von Verklebungen zwischen Amnion und Embryo oder Fehlentwicklung des Amnions (amniotische Abschnürungen); operative Resektion bzw. Erweiterungsplastik bei Gefahr der Durchblutungsstörung notwendig.

15.2 Wirbelsäulenerkrankungen

15.2.1 Wirbelsäulenhaltung, Beinlängendifferenz

Fehlformen und Fehlhaltungen der Wirbelsäule

Definition.

- **Kyphose:** dorsal konvexe Form der Wirbelsäule, im BWS-Bereich bis 40° physiologisch (Cobb-Winkel).
- **Lordose:** dorsal konkave Form der Wirbelsäule, im Bereich der HWS und der LWS physiologisch.

Einteilung. ◘ Tab. 15.3.

Epidemiologie. Häufigkeit: je nach Definition zwischen 20 und 80%.

◘ **Tab. 15.3.** Klassifikation von Haltung und Haltungsstörungen

	Morphologisch	Funktionell
Normale Haltung	Harmonische, physiologische Krümmung der Wirbelsäule (Lordosierung, Kyphosierung)	Minimale Haltungsleistung ohne Kompensationsarbeit der Muskulatur
Fehlhaltung (funktionelle, fehlerhafte Formvarianten)	- Rundrücken - Hohlrunder Rücken - Flachrücken - Skoliotische Schiefhaltung	Funktionell bedingte Abweichungen von der physiologischen Krümmung (ausgleichbar)
Fehlformen	- Skoliose - Kyphose - Lordose	Fixierte Abweichung von der physiologischen Krümmung

Symptomatik. Abweichung der Wirbelsäule von der Norm:

- **Rundrücken:** starke Rundung der gesamten Wirbelsäule, insbesondere der Brustwirbelsäule. Die Schultern fallen nach vorne, entsprechend ist die Brustmuskulatur verkürzt, der Bauch wölbt sich vor. Bei starker Ausprägung kommt es sekundär zu vegetativen Symptomen (**sternokostales Belastunggssyndrom Brügger**) mit eingeschränkter Atmung, Darmträgheit und allgemeiner Konzentrations- und Leistungsschwäche.
- **Hohlrundrücken:** vermehrte Brustkyphose und ausgleichende Lendenlordose, z. T. Schmerzen im Bereich der LWS.
- **Flachrücken:** selten, verminderte Krümmung von Brust- und Lendenwirbelsäule.
- **Seitkrümmung oder skoliotische Schiefhaltung:** Fehlhaltung infolge von Beinlängendifferenz und Beckenschiefstand. Anlagebedingte (idiopathische) Beinlängendifferenzen von bis zu 1 cm sind bei Jugendlichen häufig. Jede Beinverkürzung von >0,5 cm, die zu einer sekundären Seitkrümmung der Wirbelsäule führt, sollte durch Schuheinlagen oder Absatzerhöhung ausgeglichen werden. Bei länger bestehender Schrägstellung des Beckens und Krümmung der Wirbelsäule kann es zum Fehlwachstum und zu einer nicht mehr ausgleichbaren Skoliose kommen.
- **Hyperkyphose:** fixierte, abnorme Kyphose mit stark konvexer Rundung der Brustwirbelsäule, die Schultern fallen nach vorne, die ventralen Strukturen sind verkürzt, der Bauch vorgewölbt; wenn das Kind an der Wand steht, erreicht der Kopf die Wand nicht, häufig Folge eines Morbus Scheuermann ► Kap. 15.2.2.

Diagnostik.

- **Haltungstest nach Matthias:** Das Kind hält die Arme in aufrechter Stellung waagrecht vor den Rumpf. Kann diese Position >30 s gehalten werden, ist das Kind als »haltungsgesund«, wenn innerhalb von 30 s die Schultern nach hinten fallen, der Rücken ins Hohlkreuz geht und das Becken vorkippt, liegt eine Haltungsschwäche vor.
- **Vorschiebeversuch:** Abgrenzung einer noch ausgleichbaren Wirbelsäulenfehlhaltung von einer Wirbelsäulenfehlform: das Kind setzt sich auf die Fersen, die Hände werden flach auf den Boden gelegt, die Wirbelsäule durchgedrückt. Bleibt die Rundung bestehen, ist diese als fixiert und als erster Hinweis auf eine Fehlform zu deuten.
- **Vorbeugetest:** Wirbelsäulenfehlbildungen sind am besten am vornüber geneigten Patienten zu erkennen.

- **Röntgen:** bei ausgeprägten Formen Ausschluss von Strukturfehlern, angeborenen Fehlformen oder Morbus Scheuermann.
- Gemeinsame Beurteilung mit Kinderchirurgen und Orthopäden.

> Fehlhaltungen und Haltungsschwäche lassen sich in der Regel endgültig nicht vor dem 6.–8. Lebensjahr beurteilen. Die Beurteilung ist stets eine Momentaufnahme im Entwicklungsprozess.

Therapie.

- Leichtere Formen: Ermunterung zur Bewegung.
- Ausgeprägte Formen: krankengymnastische Übungsprogramme.
- Sehr ausgeprägte Formen: Rumpforthesen zur Wachstumslenkung, Cave: Compliance.

15.2.2 Morbus Scheuermann (Adoleszentenkyphose)

Definition. **Hyperkyphose** im BWS-Bereich, im thorakolumbalen Übergangsbereich oder im LWS-Bereich aufgrund einer Wachstumsstörung der knorpeligen Deck- und Grundplatten der Wirbelkörper. Die Bandscheibenkerne verlagern sich in die entstehenden Dellen (**Schmorl-Knötchen**). Die Bandscheiben sinken in sich zusammen, aufgrund einer ventral betonten Wachstumsverzögerung bilden sich **Keilwirbel,** die Wirbelsäule verliert an Beweglichkeit, es entwickelt sich ein **fixierter Rundrücken.**

Epidemiologie. Häufigkeit: bis 30% der Jugendlichen; m>w; Beginn ca. 11.–13. Lebensjahr.

Symptomatik.

- Vorstellung häufig durch die Eltern wegen »schlechter Haltung«.
- Bei Befall der BWS: thorakale Kyphose (Hohlrundrücken oder Flachrücken), bei Befall der LWS: Flachrücken durch Verminderung der Lendenlordose.
- Eingeschränkte Beweglichkeit, Rückenschmerzen.

Diagnostik. Röntgen:

- Unregelmäßige Konturierung der Deck- und Bodenplatten, v. a. an den ventralen Wirbelkörperkanten.
- **Schmorl-Knötchen**: Bandscheibeneinbrüche in die Wirbelkörper.
- Deformierte Wirbelkörper, Keilwirbel, verschmälerte Zwischenwirbelräume (Bandscheiben).
- Thorakale Kyphose >50°.

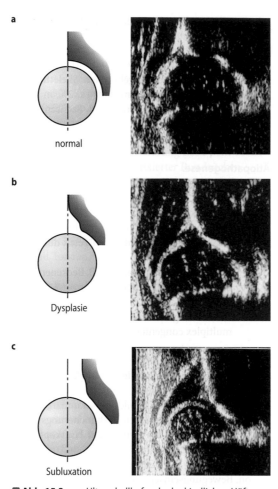

a normal

b Dysplasie

c Subluxation

Abb. 15.3a–c. Ultraschallbefunde der kindlichen Hüftgelenksregion. **a** Normal: korrekt ausgebildeter knöcherner Pfannenerker. Adäquat in der Gelenkpfanne lokalisierter Hüftkopf im Alter von 2 Monaten. **b** Dysplasie. Knöchernes Acetabulum lateral deformiert. Überdachung des Femurkopfs nicht optimal. Alter 4 Wochen. **c** Subluxation. Acetabulum sehr steil. Knöcherner Pfannenerker fehlt Hüftkopf stark lateralisiert und leicht nach kranial verlagert. Alter 7 Tage

bei Frühgeborenen erst ab einem Gewicht >1 500 g. Beurteilung des knöchernen Form, des knöchernen und knorpeligen Erkers, der Knochenwinkel α und β; Einteilung nach Graf in Typ I, Typ II a–c, Typ D, Typ IIIa und Typ IV.
- **Röntgen:** Beckenübersichtsaufnahme im Verlauf: Bestimmung des Pfannendachwinkels (AC-Winkel) (Gonandenschutz).

Therapie. Ziel: Nachreifen der Pfanne durch tiefe Zentrierung des Hüftkopfs in die Pfanne, dies ist v. a. in Abduktionsstellung möglich.

- **Konservativ:** Spreizhose, Pavlikbandage oder Tübinger Schiene bis zum 12. Lebensmonat.
- Bei **instabiler Hüfte** stabilere Schienen, ggf. Gips.
- Bei **Luxation oder Subluxation:** Vorbehandlung, um eine schonende Reposition zu ermöglichen, Physiotherapie (nach Vojta), >3. Lebensmonat stationäre Traktionstherapie (Overhead-Traktion).
  - Geschlossene Reposition durch Beugung und Abspreizung des Gelenks (Ortolani-Manöver) oder offene Reposition (chirurgisch, selten).
  - Retention des Hüftgelenks in der physiologischen Position als Voraussetzung für die Ausheilung (Nachverknöcherung der Pfannendysplasie): Beckenbeingips bei Reluxationsgefahr, Spreizhosen, Bandagen.
- Bei zu spätem Therapiebeginn und Restdysplasie: operative offene Reposition, Beckenosteotomie nach Salter, Pfannendachplastik u. a.

⊕ Schwerwiegende Komplikation der Hüftgelenksdysplasie ist die Hüftkopfnekrose (Durchblutungsstörung des Hüftkopfkerns) mit Wachstumsstörung des gesamten Hüftgelenks und frühzeitigen arthrotischen Veränderungen. Es dürfen daher keine brüsken Repositionsmanöver durchgeführt werden, das Hüftgelenk darf nicht in dezentrierter Stellung oder in Extrempositionen fixiert werden (Druckschäden).

Prognose. Je früher der Therapiebeginn desto besser die Prognose; bei Therapiebeginn >3. Lebensmonat schlecht.

Sonderform. Siebener-Syndrom: Symptomkombination aus Hüftgelenksdysplasie, Gesichts- und Schädeldeformitäten, Tortikollis, Skoliose, Thoraxassymmetrien und Fußdeformitäten.

15.3.2 Morbus Perthes (Legg-Calvé-Perthes Erkrankung, juvenile Hüftkopfnekrose)

Definition. Aseptische, ischämische Osteochondrose der Femurkopfepiphyse mit Wachstumsstörung des Hüftkopfs.

Epidemiologie.
- Inzidenz: 1:2 000; m:w=4:1
- In 25% beidseits
- Häufigkeitsgipfel: 5.–6. Lebensjahr

15

Ätiopathogenese. Durchblutungsstörung des Hüftkopfs unklarer Genese (möglicherweise insuffiziente Gefäßversorgung während einer starken Wachstumsphase). Die Nekrose der Knochenbälkchen der Femurepiphyse führt zum Sistieren des Wachstums. Die Erkrankung verläuft über Monate bis Jahre in verschiedenen Stadien:

1. **Initialstadium:** verzögertes Wachstum des Hüftkopfkerns mit Verbreiterung des Gelenkspalts.
2. **Kondensationstadium:** Nekrose des Ossifikationskerns mit zunehmender Verdichtung des Knochens.
3. **Fragmentationsstadium:** fortschreitender Abbau der Knochenbälkchen.
4. **Reparationsstadium:** Wiederaufbau des Hüftkopfs durch Bildung neuer Knochenbälkchen.
5. **Ausheilung**

Symptomatik.
- Leitsymptome: Hinken und belastungsabhängige Hüft- und v. a. Knieschmerzen
- Bei älteren Kinder Schmerzen v. a. in der Leistenbeuge, an Oberschenkel und Knie
- Einschränkung der Abduktion und Innenrotation
- Atrophie der Oberschenkelmuskulatur, rasche Ermüdbarkeit

! Hinken und Knieschmerzen, v. a. bei älteren Kindern, können Hinweis auf einen Morbus Perthes sein.

Diagnostik.
- **Klinische Untersuchung:**
  - Überprüfung der **Hüftgelenksbeweglichkeit**: bereits früh zeigt sich eine eingeschränkte Abduktion und Innenrotation.
  - **Vierer-Zeichen:** Beugung des betroffenen Beins im Hüftgelenk und Positionieren der Ferse auf das Knie der Gegenseite: es kommt zu einer Abduktionshemmung, das Knie kann nicht nach außen fallen.
- **Sonographie:** Nachweis eines Gelenkergusses.
- **MRT:** Frühdiagnose (nur in unklaren Fällen), Bestimmung des Ausmaßes der Hüftkopfnekrose.
- **Röntgen** (Beckenübersicht und axiale Aufnahme in 90°-Hüftflexion und 45°-Abduktion nach Lauenstein): Stadieneinteilung
- **Evtl. Skelettszintigraphie:** (in Ausnahmefällen): verminderte Speicherung im Nekrosebereich

Therapie.
- Konservativ: Ruhigstellung, Entlastung, Thomas-Schiene, Physiotherapie.
- Operativ: Umstellungsosteotomie (in schweren Fällen).

Differenzialdiagnostik. Coxitis fugax, septische Arthritis.

Prognose.
- Bei Kindern <4 Jahren: günstigere Prognose, da Hüftkopf und Nekrose noch klein, schnellere Reparation, geringeres Körpergewicht und geringere körperliche Belastung.
- Bei Kindern >8 Jahren: ungünstige Prognose, Sinterung der Nekrose zur Hüftkopfdeformität (abgeflachter und vergrößerter Hüftkopf), Defektheilung, Früharthrose.

Therapie.
- Keine kausale Therapie verfügbar.
- Sofortige Entlastung, um einer Deformierung des Hüftkopfs zu verhindern.
- <4. Lebensjahr: Beobachtung, Schonung, bei Adduktionskontrakturen: Krankengymnastik, Außenrotation der Hüfte.
- Ältere Kinder: bei ausgedehntem Befall, beginnender Subluxation, metaphysärer Beteiligung: operative Behandlung mit dem Ziel der zentrierten Einstellung des Hüftkopfs durch Beckenosteotomien (nach Salter).
- Kinder mittlerer Altersgruppe ohne Deformierung oder Risikozeichen: entlastende Orthesebehandlungen (z. B. Thomas-Splint, Mainzer-Orthese).

15.3.3 Epiphysiolysis capitis femoris

Definition. Dislokation der Hüftkopfepiphyse vom Schenkelhals; Einteilung in eine akute (**Epiphysiolysis capitis femoris acuta**) und eine chronische (**Epiphysiolysis capitis femoris lenta**) Verlaufsform.

Epidemiologie.
- Auftreten v. a. bei Jugendlichen während des pubertären Wachstumsschubs, m:w=3:1
- Prädisponierend: Dystrophia adiposogenitalis, eunuchoider Hochwuchs
- In 50–60% beidseits

Ätiopathogenese. Das starke Längenwachstum während des pubertären Wachstumsschubs führt zu einer Verdickung der Knochensäulen mit mechanischer Schwächung. Die Hüftkopfepiphyse gleitet dorsal nach unten. Es kommt zu Außenrotationskontraktur und Beinverkürzung.

Symptomatik.
- Auffälliger Konstitutionstyp
- Schmerzen in Hüft- und Kniegelenk
- Beinfehlstellung: Streckung in Außenrotation und Adduktion
- **Akute Form**: bei Belastung (z. B. Weitsprung, Verdrehung des Beins) tritt plötzlich eine hochgradig schmerzhafte Belastungsunfähigkeit im Bereich der Hüfte auf; absolute Notfallsituation, da die Durchblutung des Femurs gefährdet ist.
- **Lenta-Form**: schleichende Entwicklung, ziehende Schmerzen im Hüft-, Oberschenkel- und Kniebereich, Gangbehinderung, Ermüdbarkeit.

Diagnostik.
- **Klinische Untersuchung:**
  - Untersuchung in Rücklage: spontane Haltung in Außenrotation bei schmerzhaft eingeschränkter Innenrotation.
  - Positives **Drehmannzeichen**: Beugung des Hüftgelenks führt zu Außenrotation und Abduktion des Beins.
  - **Scherenphänomen**: bei Beugung der Kniegelenke in Bauchlage, überkreuzen sich die Unterschenkel.
- **Röntgen:**
  - Lauenstein-Aufnahme (axiale Aufnahme in 90°-Hüftflexion und 45°-Abduktion): Dislokation des Epiphyse nach dorsal, Bestimmung des Gleitwinkels.
  - verkürzter, plumper Schenkelhals.
- **Sonographie**: Erguss.
- **Labor**: Ausschluss Entzündung.

> ❯ Die Röntgenaufnahme des Hüftgelenks bei Verdacht auf Epiphysiolysis muss in 2 Ebenen erfolgen, da sich bei der Aufsichtsaufnahme ein isolierter Gleitprozess nach hinten dem Nachweis entziehen kann.

Therapie.
- Sofortige Entlastung des Hüftgelenks.
- Zügige operative Reposition und Fixation der Epiphyse:
  - Bei geringer Dislokation: Fixation der Epiphyse mit Kirschner-Drähten oder Schrauben.
  - Bei fortgeschrittener Dislokation mit begleitenden Kontrakturen: Wiederherstellung der Hüftgelenksmechanik durch Osteotomie, ggf. Keilresektion.
- Bei Kindern vor dem Wachstumsschub muss eine prophylaktische Fixation der Gegenseite erfolgen, da der Gleitprozess häufig doppelseitig auftritt.

Komplikationen. Hüftgelenksarthrose; Hüftkopf- oder Knorpelnekrose.

15.3.4 Coxitis fugax

Definition. Flüchtige, aseptische Hüftgelenksentzündung für ca. 1–2 Wochen, häufig infektassoziiert.

Symptomatik/Diagnostik.
- Plötzliche Schmerzen in Hüft- oder Kniegelenk, Hinken, kein Fieber.
- Eingeschränkte Innenrotation
- Sonographisch Erguss nachweisbar (nicht obligat)
- Labor: kein Hinweis auf eine bakterielle Entzündung

Differenzialdiagnose. Morbus Perthes, septische Arthritis, rheumatoide Arthritis, Leukämie, Osteomyelitis, Epiphyseolysis capitis femoris u. a.

Therapie. Entlastung des Hüftgelenks, antiphlogistische Therapie (z. B. Ibuprofen), in der Regel zügige Besserung.

15.4 Kniegelenkserkrankungen

15.4.1 Beinachsenfehler

Definition. Abweichung der Beinachse von der Norm. Normalerweise liegen Hüftkopf-, Kniegelenks- und Sprunggelenksmittelpunkt auf einer Achse (Mikulicz-Linie). Varusfehlstellungen sind Achsenabweichungen im Sinne eines O, Valgusfehlstellungen sind Achsenabweichungen im Sinne eines X.

Symptomatik.
- Klinische Fehlstellung, meist keine Beschwerden.
- Sekundäre degenerative Gelenkschäden durch Fehlbelastung, bei hochgradigen Deformitäten evtl. Bandlockerung des Kniegelenks.

Diagnostik. Klinik; Röntgen: Objektivierung des Befundes.

Therapie. Verlaufsbeobachtung; Nachtschalenlagerung zur Wachstumslenkung; selten operative Sanierung bei starken Fehlstellungen.

15.4.2 Osteochondrosis dissecans

Definition. Lokalisierte aseptische Osteochondrose eines umschriebenen Areals einer Gelenkfläche, vermutlich infolge einer Durchblutungsstörung, insbesondere bei starker Belastung. Häufig an Femurkondyle oder Patella lokalisiert. Bei Ablösung des abgestorbenen Knorpel-Knochen-Bereichs kommt es zur Dissektion eines freien Gelenkkörpers (Gelenkmaus, Dissekat) aus einem Gelenkflächendefekt (Mausbett).

Symptomatik.
- Knie- oder Knochenschmerzen, v. a. bei Bewegung oder Druck.
- Unter Umständen Gelenkblockierung nach Ablösung des Dissekats.

Diagnostik.
- **Röntgen:** im Frühstadium meist noch nicht erkennbar.
- **MRT:** im Frühstadium Darstellung möglich, Kontrastmitteldarstellung mit Gadolinium zur Beurteilung der Vitalität des Fragments und des Knorpelübergangs.

Therapie.
- **Konservativ:** <10. Lebensjahr, bei ausreichender Wachstumsreserve und kernspintomographisch nachweisbarer Vaskularisation des betroffenen Bereichs: konsequente Entlastung des Kniegelenks.
- **Chirurgisch:** bei älteren Kindern oder völliger Avitalität des Fragments: Anbohrung, Spongiosaumkehrplastik, Replantation des ausgelösten Dissekats.

15.4.3 Morbus Osgood-Schlatter

Definition. Aseptische Osteochondrose der knorpeligen Tuberositas tibiae.

Epidemiologie/Pathogenese.
- Auftreten v. a. präpubertär durch Auflockerung der knorpeligen Struktur während des präpubertären Wachstumsschubs.
- Ossifikationsverzögerung der Tibiaapophyse.
- Auftreten bei starker mechanischer Beanspruchung des Übergangs zwischen Patellasehne und knorpeligem Ansatz am Schienbein (Leistungssport, Adipositas).

☐ Tab. 15.4. Übersicht aseptische Knochennekrosen

Name	Lokalisation
Morbus Scheuermann	Wirbelkörper
Morbus Kienböck	Os lunatum
Morbus Köhler I	Os naviculare pedis
Morbus Freiberg-Köhler II	Metatarsaleköpfchen II–IV
Morbus Panner	Capitulum humeri
Morbus Calvé-Legg-Perthes-Waldenström	Femurkopf und -hals
Morbus Larsen-Johansson	Apophyse der Patellaspitze
Morbus Osgood-Schlatter	Apophyse der Tuberositas tibiae
Morbus Vogel	Talus

Symptomatik.
- Anfänglich belastungsabhängige Schmerzen an der Tuberositas tibiae, lokaler Druckschmerz
- Später Schwellung
- Aseptische Knochennekrosen auch an anderen Lokalisationen möglich (☐ Tab. 15.4).

Therapie.
- Entlastung: Sportkarenz, bei anhaltende Beschwerden Kniegelenksschiene
- Ggf. lokale physikalische Therapie

15.5 Fußdeformitäten

☐ Tab. 15.5.

15.6 Trichterbrust – Pectus excavatum

Definition. Rinnen- oder schüsselförmige Einziehung der vorderen Thoraxwand; der übrige Brustkorb erscheint abgeflacht.

Ätiopathogenese. Unklar, gelegentlich familiär; häufiger bei zarten, muskelschwachen Kindern.

Symptomatik.
- Die tiefste Stelle des Trichters liegt meist im unteren Brustbeindrittel.
- Häufig begleitende **Haltungskyphose** der BWS und entsprechende Gegenbiegung der LWS, schlaffe Bauchdecke, nach vorne hängende Schultern,

◻ Tab. 15.5. Übersicht Fußdeformitäten

Art	Definition	Klinik	Therapie
Knick-Senk-Fuß	Abflachung des Längsgewölbes und vermehrte X-Stellung des Rückfußes	»Plattfuß« Vorzeitige abgelaufene Fußsohle am Schuhinnenrand Mangelndes Abrollen Mangelde Ausbildung eines Fußgewölbes	Bei schweren Formen: Weichschaumeinlagen
Klumpfuß	Verkürzung des gesamten Bandapparats mit – Spitzfußstellung – Varusstellung des Rückfußes – Hohlfußkomponente – Adduktion des Vorfußes	Klinisch unverkennbar	Angeboren: tägliche Redression durch (Gips-) verbände Bleibende Deformität: operative Entflechtung der verkürzten Bandstrukturen
Hackenfuß	Fußdeformität mit Tiefstand der Ferse	Häufig bei intrauteriner Raumbehinderung	Meist spontane Rückbildung innerhalb der ersten Monate
Sichelfuß	Adduktion von Mittel- und Vorfuß	Kontrakte Adduktion des Vorfußes begleitende Valgusstellung des Rückfußes	Sofortige Redressionsverbände (Gips, Lagerungsschalen oder Innenschuhe)
Kletterfuß	passiv behebbare Adduktion des Vorfußes	Häufig bei intrauteriner Raumbehinderung	Spontane Korrektur innerhalb einiger Wochen

selten **isolierte lokalisierte Fehlbildung** bei sonst normalem Habitus.
– Zum Teil ist das Herz nach hinten und nach links verdrängt.

Therapie. Operation vorwiegend aus kosmetischen Gründen, v. a. bei psychischer Belastung, frühestens nach dem 8. (–12.) Lebensjahr.

15.7 Osteomyelitis

15.7.1 Akute hämatogene Osteomyelitis

Definition. Akute, eitrige Infektion des Knochenmarks mit und ohne Gelenkbeteiligung.

Epidemiologie. Häufigkeit: 1:5 000 Kinder <15. Lebensjahr.

Ätiopathogenese. Erreger: in 80% Staphylococcus aureus (häufig Eiterherde an Tonsillen, Appendix etc.) oder Haemophilus influenzae, Streptokokken der Gruppe A, Salmonellen, gramnegative Erreger, Pseudomonas aeroginosa (bei Immundefekten) u. a.

Altersabhängige Ausbreitung der Infektion:
– **Säuglingsalter:** die Infektion breitet sich entlang der A. nutricia aus, die durch die knorpelige Epi-

physenfuge läuft. Die Erreger durchbrechen die Metaphysen-Epiphysengrenze, es entwickelt sich eine septische Arthritis (Pyarthros).
– **Kleinkindesalter (>2. Lebensjahr):** die perforierenden Arterienäste der A. nutricia haben sich zurückgebildet, die Epiphyse wirkt daher als Barriere für die Ausbreitung der Infektion, sie bleibt auf die Metaphyse beschränkt.
– **Späteres Kindes- und Adoleszentenalter:** die Epiphyse ist verschlossen, die schützende Epiphysenfuge hat sich zurückgebildet, die Infektion kann in das Gelenk einbrechen (Pyarthros).

Im Neugeborenenalter sind mögliche Infektionswege insbesondere die hämatogene Ausbreitung von lokalen Infektionen (Pyodermie, Omphalitis) oder von infizierten Infusionssystemen (z. B. Nabelgefäßkatheter) und die Absiedelung der Erreger in Knochen und Gelenken per continuitatem (Abszess, infiziertes Kephalhämatom) oder durch wiederholte Fersenpunktionen zur kapillären Blutentnahme (Kalkaneus-Osteomyelitis, seitliche Fersenpunktionen).

Symptomatik.
– Häufig vorausgehende Allgemeininfektion
– Schlechter AZ, hohes Fieber, Schüttelfrost
– Überwärmung, Rötung, Schwellung der betroffenen Extremität
– Eingeschränkte Beweglichkeit (Pseudoparalyse)

❗ Bei unspezifischen Knochenschmerzen muss auch immer an eine Osteomyelitis gedacht werden, da nicht immer das klassische klinische Bild vorliegt.

Diagnostik.
- **Labor:** BKS ↑↑ (»Sturzsenkung«), Leukozytose, Linksverschiebung, CRP ↑, Erregernachweis: Blutkultur, ggf. Gelenkpunktion, Knochenpunktion.
- **MRT:** Darstellung von Knochen- und Weichteilveränderungen.
- **Ganzkörperszintigraphie** (^{99}m Technetium): bei Verdacht auf multifokale Osteomyelitis, jedoch hohe Strahlenbelastung, kein Routineverfahren.
- **Röntgen:** im Frühstadium noch keine Knochenveränderung nachweisbar, nur eine ödematöse Weichteilschwellung; nach ca. 2 Wochen Osteolysen, Verkalkungen, periostale Ossifikationen.

Differenzialdiagnostik. Ewing-Sarkom (v. a. radiologisch schwierige Differenzierung), Frakturen, Paresen, Weichteilinfektionen.

Therapie. Unmittelbar nach Blutkultur, Knochenpunktion und Röntgen:
- Hochdosierte i. v.-Antibiose über mindestens 3 Wochen, im Anschluss orale Antibiose, initial Clindamycin plus Cefotaxim, nach Erhalt des Antibiogramms ggf. Umstellung.
- Ruhigstellung der betroffenen Region (für 7 Tage, dann Mobilisierung).
- Antipyrese, Analgesie
- Falls Punktion eitrig: chirurgische Herdsanierung und Saugspüldrainage.
- Regelmäßige laborchemische Verlaufskontrolle der Entzündungsparameter (BB, CRP, BKS).
- Ggf. Sanierung des Primärherdes.

Prognose. Bei rechtzeitiger Diagnose und konsequenter Behandlung günstig; bei verspätetem Behandlungbeginn kann es zu Defektheilung und Wachstumsstörungen kommen (regelmäßige Kontrolle der Patienten mit abgelaufener Osteomyelitis auf Defektheilung, Beinlängendifferenz etc.) Vor allem bei Säuglingen können die epiphysenversorgenden Gefäße thrombosieren und zu Fehlstellung und Fehlentwicklung der Gelenke führen.

15.7.2 Chronische Osteomyelitis

Definition. Chronische Infektion des Knochens mit Rezidivneigung und Therapieresistenz.

Ätiopathogenese.
Meist **sekundär**
- als Folge eines verzögerten Therapiebeginns bei akuter Osteomyelitis
- posttraumatisch
- postoperativ

Selten **primär**:
- lokal meist keine Bakterien nachweisbar, nur diskreter klinischer Befund
- tuberkulös durch Infektion mit Mycobacterium tuberculosis

Symptomatik. Schwerer Verlauf (oft über Jahre bis Jahrzehnte) mit rezidivierenden Fisteln und Bildung von Knochensequestern.

Diagnostik. Röntgen:
- Knochenzerstörung mit Sequesterbildung und Nekroarealen (metaphysär als Brodie-Abszess bezeichnet).
- Umgebende Sklerosebezirke (die eine wirksame Antibiotikakonzentration am Entzündungsherd verhindern).
- Verdickte Kortikalis.

Therapie.
- Ruhigstellung, antibiotische Therapie, ggf. operative Einlage von Gentamixinketten.
- Sequestrotomie: Ausmeißeln der Knochenhöhle und Auffüllung mit Spongiosa.

15.8　Knochentumoren

15.8.1 Gutartige Knochentumoren

Osteochondrom (Osteokartilaginäre Exostose)
Definition. Pilzförmiger Tumor aus Knochen- und Knorpelgewebe, meist metaphysennah wachsend.

Epidemiologie.
- Häufigster gutartiger Knochentumor im Kindesalter (ca. 40% der gutartigen Knochentumoren).
- Häufig familiär, autosomal-dominant vererbt, m>w=2:1.
- Lokalisation meist im Bereich der distalen Femurepiphyse und der proximalen Metaphyse von Tibia und Humerus.

Symptomatik.
- Solitäres oder multifokales Auftreten eines pilzförmigen Knochentumors mit knorpeliger Kappe.

- Meist schmerzloser Zufallsbefund.
- Selten symptomatisch durch schnappende Sehnen oder mechanische Druckbelastung von anliegender Muskultur oder Nerven.
- Die Knorpelschicht verkalkt nach Wachstumsabschluss.
- Die Exostose schiebt sich im Verlauf des Wachstums langsam diaphysenwärts, sie wächst mit dem wachsenden Knochen.
- Gelegentlich Wachstumsretardierung der betroffenen Extremität.

❶ Das Entartungsrisiko ist bei solitären Exostosen zwar gering, jedoch bei rumpfnaher Lokalisation erhöht. Solitäre Exostosen sollten auch immer abgetragen werden, da sie in ca. 1% maligne entarten können. Bei multiplen hereditären Exostosen beträgt das Entartungsrisiko 2%.

Sonderform. Exostosenkrankheit: multiple kartilaginäre Exostosen.

Diagnostik.
- **Röntgen:** pilzartiges Tumorwachstum
- **Skelettszintigraphie** (bei Verdacht auf Malignität): Mehrspeicherung bei Malignität

Therapie. Chirurgische Abtragung bei Beschwerden und Funktionsbeeinträchtigung; in allen anderen Fällen Operation erst nach der Pubertät, da sonst häufig Rezidive auftreten (2%).

Solitäre juvenile Knochenzyste

Definition. Zystischer Kochendefekt, meist mit einer gelblichen Flüssigkeit gefüllt; häufige Erkrankung des kindlichen Skeletts.

Symptomatik.
- Meist uncharakteristische oder keine Symptome.
- Evtl. »spontane oder schleichende Schmerzen«, wenn es unter Belastung zu kleineren Infraktionen der Zyste kommt.
- Diagnosestellung meist erst bei pathologischer Fraktur.

Diagnostik. Röntgen:
- Zystische Hohlraumbildung
- Scharf begrenzte, rundliche Aufhellungsherde
- Ausgebuchtete, verdünnte Kortikalis
- Keine periostale Reaktion, kein Überschreiten der Epiphysenfuge

Therapie.
- Bei Zufallsbefund und Gefahr einer Spontanfraktur: operative Sanierung; sonst: Abwarten bis zwischen Epiphysenfuge und Zystenrand ein Saum gebildet ist, damit bei Ausräumung der Höhle nicht die Wachstumsfuge mitverletzt wird.
- Bei Spontanfrakturen: Abwarten der Frakturheilung.

Nichtossifizierendes Knochenfibrom (Histiozytäres Fibrom)

Definition. Benigner Knochentumor aus fibrösem Gewebe, häufig im Bereich der distalen Femurmetaphyse und der proximalen und distalen Tibiametaphyse lokalisiert.

Epidemiologie. Häufigkeit: 20–30% aller Kinder zwischen dem 5. und 10. Lebensjahr.

Symptomatik. Meist symptomlos; selten Spontanfrakturen bei größeren Fibromen.

Diagnostik. Röntgen:
- Einzelne oder multiple, traubenförmig aneinander gereihte Osteolysen.
- Schmaler sklerotischer Randsaum.
- Verdünnte Kortikalis, die aber intakt ist.
- Keine periostale Reaktion.

Differenzialdiagnostik.
- **Albright-Syndrom:** Kombination eines nichtossifizierenden Knochenfibroms (fibröse Dysplasie), Café-au-lait Flecken und Pubertas praecox.
- **Fibröser Kortikalisdefekt:** auf die Kortikalis beschränktes Knochenfibrom, das im Laufe des Wachstums spontan verschwindet.

Therapie.
- Kleinere Fibrome: keine Therapie.
- Größere Defekte: Kürretage und Auffüllung mit autologer Spongiosa oder Knochenersatzmaterial.

Osteoidosteom

Definition. Benigner, osteoblastischer Knochentumor mit zentraler Aufhellungszone (Nidus).

Epidemiologie. ingesamt selten; m>w.

Symptomatik.
- V. a. nächtliche, hartnäckige und lokalisierte Schmerzen (DD: Wachstumsschmerzen).
- Druckschmerzhafte Knochenauftreibung.

15

— Bevorzugte Lokalisation: Dia- oder Metaphysen der Röhrenknochen (Femur, Tibia, Humerus), prinzipiell jedoch alle Lokalisationen möglich.

> Leitsymptom bei Osteoidosteom sind nächtliche, lokalisierte Schmerzen, die typischerweise durch Analgetika (v. a. Acetylsalicylsäure) sistieren.

Diagnostik.
— **Röntgen:**
  — Charakteristischer kleiner Aufhellungsherd (Nidus) im Knochen
  — Ausgeprägte perifokale Sklerosierung
  — Spindelige Auftreibung der Kortikalis
— **Szintigraphie:** Nachweis einer Mehrspeicherung

Therapie. Chirurgische Exzision des Herdes, evtl. perkutane, computergesteuerte Verödung.

15.8.2 Maligne Knochentumoren

► Kap. 10.7.

15.9 Kalzium-, Phosphat- und Magnesiumstoffwechsel

Physiologie.
Kalzium:
— Normwerte im Serum (Kinder): Gesamtkalzium: 2,1–2,6 mmol/l, Ionisiertes Kalzium: 0,9–1,36 mmol/l
— Kalzium liegt zu 50% als freie Ionen im Serum vor, zu 50% gebunden v. a. an Eiweiß.
— Gesamtkalzium ↓ bei hohem Proteingehalt (mehr Kalzium gebunden), Gesamtkalzium ↓ bei Alkalose, ↑ bei Azidose.
— Kalzium ist zu 99% im Skelett lokalisiert. Kalzium im Gewebe beeinflusst die Erregungsleitung im Nervensystem, die Zellmembranstabilisierung, die Blutgerinnung und die Sekretion und Funktion zahlreicher Hormone, Neurotransmitter und Enzyme.

Phosphat:
— Liegt im Skelett zu 85% in der anorganischen Form als Hydroxylapatit vor.
— Ist wichtiger Bestandteil von Proteinen, Nukleinsäuren, Lipiden, energiereichen Phosphaten (z. B. ATP).

Magnesium:
— Magnesium ist zu 60% im Knochen lokalisiert, zu 40% in der Muskulatur, zu 1% im Serum.
— Magnesium ist ein intrazelluläres Kation, Kofaktor vieler Enzme, beeinflusst die neuromuskuläre Erregung und die Strukturelemente des Skeletts.

Die **Regulation des Kalzium-Phosphat-Haushalts** erfolgt durch Vitamin D, Parathormon und Calcitonin.

Vitamin D
Synonyme.
— Vitamin D3 = Cholecalciferol
— 25-OH-D3 = Calcifediol
— 1α-25(OH)2-D3 = 1,25-Dihydroxy-Vitamin D = Calcitriol

Physiologie. Vitamin D wird in der Haut aus 7-Dehydrocholesterol mittels UV-Licht gebildet oder mit der Nahrung aufgenommen. Es wird zur Leber transportiert, dort zu 25-(OH)-Vitamin D hydroxyliert und dann in der Niere zu 1,25-(OH)2-Vitamin D (Calcitriol, aktives Hormon) hydroxyliert. Es hebt den Kalziumspiegel im Blut durch:
— Förderung der enteralen Resorption von Kalzium und Phosphat
— Förderung der renalen Rückresorption von Kalzium und Phosphat
— Förderung der Mineralisation des Knochens durch Kalziumphosphatbildung
— Zudem hat Vitamin D immunmodulatorische Funktionen (z. B. Anregung der IL-1 Produktion).

Regulation: vermehrte Calcitriolbildung bei:
— Hypokalzämie
— Hypophosphatämie
— Hyperparathyreoidismus

Parathormon (PTH)
Physiologie. PTH wird in den Epithelkörperchen gebildet und hebt den Kalziumspiegel im Blut durch:
— Hemmung der Kalziumausscheidung in der Niere
— Förderung der Freisetzung von Kalzium und Phosphat aus dem Skelett (mit Vitamin D)
— Förderung der Hydroxylierung von 25-(OH)-Vitamin D in der Leber (es stimuliert somit indirekt die Kalzium- und Phosphataufnahme im Darm)
— Steigerung der renalen Phosphatausscheidung

Regulation: vermehrte PTH-Ausschüttung bei:
— Hypokalzämie
— Hyperphosphatämie

Calcitonin

Physiologie. Calcitonin wird in den C-Zellen der Schilddrüse gebildet und senkt den Kalziumspiegel im Blut durch Hemmung der Osteoklastentätigkeit

Regulation: vermehrte Calcitoninausschüttung bei Hyperkalzämie

> **Wirkung und Rückkopplung**
> - PTH → (führt zu) → Serumkalzium ↑, Serumphosphat ↓ (als einziger Regulator gegensinnig)
> - Vitamin D → Serumkalzium ↑, Serumphosphat ↑
> - Calcitonin → Serumkalzium ↓, Serumphosphat ↓
> - Positiver Feedback-Mechanismus: PTH fördert die Bildung von Calcitriol
> - Negativer Feedback-Mechanismus: Calcitriol hemmt über Hyperkalzämie die PTH-Ausschüttung

15.9.2 Rachitis

Definition. Rachitis: gestörte Mineralisation und Desorganisation der Wachstumsfuge (nur bei Kindern).
Osteomalazie: mangelhafte Mineralisation von Spongiosa und Compacta.

> **Einteilung der Rachitis**
> - Kalzipenische Rachitis
> - Phosphopenische Rachitis
> - Hypophosphatasie durch Aktivitätsminderung der alkalischen Phosphatase

Kalzipenische Rachitis

Definition. Rachitis aufgrund von:
- Vitamin D-Mangel (häufigste Ursache)
- Mangelnder Umwandlung von Vitamin D in das aktive Calcitriol
- Calcitriolresistenz
- Stark verminderter Kalziumzufuhr

Ätiopathogenese/Symptomatik.
Stadium 1: Hypokalzämie
Stadium 2:
- Vermehrte PTH-Ausschüttung (sekundärer Hyperparathyreoidismus)
- Vermehrte Kalziummobilisation aus dem Skelett und noch normaler Kalziumspiegel
- Vermehrte renale Phosphatausscheidung und Hypophosphatämie

Stadium 3: Trotz ausgeprägtem sekundären Hyperparathyreoidismus besteht eine Hypokalzämie, da nicht mehr genügend Kalzium aus dem Skelett mobilisierbar ist; es besteht eine Hypophosphatämie und eine Hypokalzämie.

Diagnostik.
- **Labor:**
  - Hypokalzämie (Stadium 1, 3) oder noch normaler Kalziumspiegel (Stadium 2)
  - Alkalische Phosphatase ↑ (Zeichen gesteigerter Osteoblastenaktivität)
  - Phosphat ↓ oder normal
  - Parathormon ↑
  - Differenzialdiagnostisch wegweisend: Vitamin-D-Metabolite im Serum (s. unten)
- **Urin:** oft Hypokalziurie
- **Röntgen:**
  - Auftreibung/Becherung der metaphysären Wachstumsfugen, Epiphysenverbreiterung
  - Kalkarmut und Skelettdeformierung
  - »Looser-Umbau-Zonen«: bandförmige Aufhellungen des Knochens quer zur Längsachse
  - Kolbige Auftreibungen der vorderen Rippenenden
  - Grünholzfrakturen: Biegungsfrakturen: Frakturen, die nur auf einer Seite vollständig frakturiert sind
  - Subperiostale Knochenresorptionszonen v. a. der Phalangen infolge des sekundären Hyperparathyreoidismus

Vitamin-D-Mangel Rachitis

Definition. Rachitis durch eingeschränkte physiologische Vitamin D-Bildung in der Haut durch:
- mangelnde Sonneneinwirkung
- zu geringe Vitamin-D-Zufuhr: unzureichende Vitamin-D-Prophylaxe, rein vegetarische Ernährung

Symptomatik. Manifestation in den ersten beiden Lebensjahren:
- Hypokalzämie: Tetanie, Krampfanfälle, Pfötchenstellung
- Skelettveränderungen:
  - Verdickte Hand- und Fußgelenke (◘ Abb. 15.4)
  - Quadratschädel (abgeflachter Hinterkopf, vorgewölbte Stirn)
  - Kraniotabes (Erweichungsbezirke am Hinterkopf)
  - Harrison-Furche (horizontale Einbuchtungen des seitlichen Thorax)
  - »Rachitischer Rosenkranz« (Auftreibung der Knorpel-/Knochengrenze der Rippen)

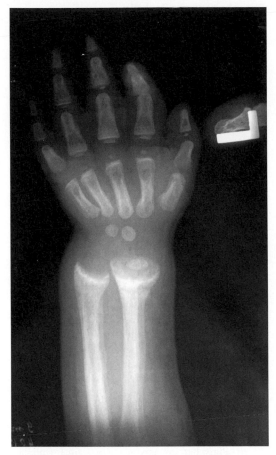

Abb. 15.4. Typische Gelenkauftreibung und Becherknochen bei Rachitis

- Sitzkyphose
- Genua valga oder varae, Kartenherzbecken, Froschbauch
- Frakturen
- Myopathie: Bewegungsarmut, muskuläre Hypotonie, schlechte Kopfkontrolle
- Wachstumsverzögerung, verzögerte psychomotorische Entwicklung
- Infektanfälligkeit, Anämie, Obstipation, Zahnschmelzdefekte

Diagnostik. 25-OH-Vitamin D im Serum ↓.

Therapie. Vitamin D3 und Kalzium p. o. über 3 Wochen; dann: Rezidivprophylaxe mit Vitamin D3 500 I.E./Tag im Säuglingsalter, Frühgeborene 1 000 I.E./Tag.

❗ Die therapeutische Vitamin-D-Gabe kann initial durch Einbau von Kalzium in den Knochen eine schwere Hypokalzämie mit Krampfanfällen und/oder Herzrhythmusstörung auslösen, daher muss gleichzeitig unbedingt Kalzium substituiert werden. Bei initialer, symptomatischer Hypokalzämie muss Kalzium für einige Tage i. v. substituiert werden.

Immigrantenrachitis

Definition. Rachitis bei Immigranten aus sonnenreichen Ländern; gefördert durch stärkere Hautpigmentierung (geringere UV-Wirkung), oft habituelles Meiden der Sonnenlichtexposition, eine Fortsetzung der traditionellen faserreichen Ernährung (Getreide und Hülsenfrüchte) mit Hemmung der Resorption von Vitamin-D-Metaboliten im Darm. Zusätzlich mangelhafte Aufnahme von Phosphat und Vitamin-D-haltigem Fleisch oder Fisch. Die mangelnde Kalzium-, Phosphat- und Vitamin-D-Zufuhr kann nicht mehr wie im Herkunftsland durch die stärkere UV-Exposition kompensiert werden.

Rachitis bei hepatobiliären und gastrointestinalen Erkrankungen und unter antiepileptischer Langzeittherapie

Definition/Ätiopathogenese. Vitamin D Mangelrachitis bei
- Mangelnden Reserven bei Frühgeborenen
- Malabsorption: Zöliakie, Pankreatitis, Mukoviszidose
- Medikamenten: Phenytoin, Phenobarbital
- Hepatozellulären Erkrankungen

Therapie. Therapie der Grunderkrankung; evtl. enterale oder parenterale Vitamin D- und Kalzium-Substitution.

Renale Osteopathie

Definition. Rachitis bei Niereninsuffizienz durch eine herabgesetzte renale 1,25-(OH)2-D3-Produktion und eine verminderte renale Phosphatausscheidung.

Symptomatik. Es besteht eine Hypokalzämie und eine Hyperphosphatämie, es entwickelt sich ein sekundärer Hyperparathyreoidismus.

Diagnostik. Labor: Kalzium ↓, Phosphat ↑, alkalische Phosphatase ↑, Nierenwerte (Kreatinin, Harnstoff) ↑.

Therapie.
- Kalzium p. o.
- Im fortgeschrittenen Stadium der Niereninsuffizienz: phosphatarme Diät, Vitamin-D-Substitution.

Vitamin-D-abhängige Rachitis Typ I (VDAR I)

Definition. Autosomal-rezessiv vererbte renale Synthesestörung von 1,25-(OH)2-D durch Defekt der renalen **25-OHD-1α-Hydroxylase.**

Symptomatik. Ähnlich der Vitamin-D-Mangelrachitis, jedoch zusätzlich gehäuftes Auftreten familiärer Fälle und fehlendes Ansprechen auf Vitamin-D in Dosierungen, die bei Vitamin-D-Mangelrachitis ausreichen.

Diagnostik.
- 1,25-(OH)2-D3 im Serum ↓↓
- 25-OH-D3 normal
- Mutationsanalyse des CYP27B1-Gen

Therapie. Lebenslange Gabe von 1,25-(OH)2-D3 (hohe Dosierung); ausreichende Kalziumzufuhr.

Vitamin-D-abhängige Rachitis Typ II (VDAR II)

Definition. Schwere, autosomal-rezessive, kalzipenische Rachitis aufgrund einer Inaktivierung des Vitamin-D-Rezeptors.

Epidemiologie. Selten, gehäuft bei Arabern und Japanern.

Symptomatik. Ähnlich der Vitamin D Mangelrachitis, zusätzlich: totale Alopezie (50%).

Diagnostik.
- 1,25-(OH)2-D3 im Serum ↑↑
- 25-OH-D3 normal
- Rezeptoranalyse in Fibroblasten
- Mutationsanalyse des VDR-Gens: inaktivierende Mutation

Therapie.
- 1,25-(OH)2-D3 oder D3 in höchster Dosierung (Tag)
- Bei Therapieversagen: tgl. Kalzium i. v. oder oral

Kalziummangelrachitis

Definition/Ätiopathogenese. Rachitis infolge eines Kalziummangels.

Epidemiologie. Sehr selten, z. T. bei inadäquat substituierten Frühgeborenen, parenteral oder streng vegetarisch ernährten Patienten.

Phosphopenische Rachitis
Familiäre hypophosphatämische Rachitis (Phosphatdiabetes)

Definition. X-chromosomal-dominant vererbte Rachitisform mit gestörter renaler Phosphatrückresorption; die Aktivität der **neuralen Endopeptidase** ist vermindert, dadurch bleibt die Inaktivierung des phosphaturischen Faktors »Phosphatonin« aus.

Epidemiologie. Häufigkeit: 1:20 000.

Ätiopathogenese. In den Osteoblasten wird überschießend Phosphatonin gebildet, das die Phosphatrückresorption am Tubulus und die 1,25-(OH)2-D3-Bildung in der Niere hemmt.

Symptomatik.
- Ab dem 3. Lebensmonat ausgeprägte Hypophosphatämie.
- Ein Mangel an Kalzium-Phosphatprodukt führt zu Rachitis und Osteomalazie.
- Minderwuchs, breitbasiger/watschelnder Gang, rachitische Beindeformitäten.
- Evtl. gestörte Zahnentwicklung.
- Erwachsene: keine Symptome oder Verkalkungen im Bereich von Sehnen, Gelenkkapseln, Ligamenten, Innenohrschwerhörigkeit, Knochenschmerzen.

Diagnostik.
- **Labor:**
  - Phosphat im Serum ↓, im Urin ↑ (tubuläre Phosphatrückresorption vermindert)
  - Alkalische Phosphatase ↑
  - Kalzium, PTH, 25-OH-D3 meist normal
  - Mutation des PHEX-Gens (**p**hosphate regulating gene with **h**omologies to **e**ndopeptidase located on the **X**-chromosome)
- **Röntgen:**
  - Klassische Rachitiszeichen
  - Typischerweise mediale Verbreiterung der Epiphysen am distalen Femur und an der proximalen Tibia
  - O-Bein-Stellung der Unterschenkel mit keilförmigem Defekt der statisch überlasteten medialen Tibiametaphyse

Therapie. Phosphat und 1,25-(OH)2-D3 (Calcitriol) p. o.

Differenzialdiagnostik.
- Hereditäre hypophosphatämische Rachitis mit Hyperkalzurie (hohe 1,25-(OH)2-D-Spiegel und erhöhte Kalziumausscheidung im Urin)

- Tumorrachitis durch Bildung von »Phosphatonin«, das auch die Phosphatrückresorption hemmt, meist Normalisierung nach Entfernung der oft gutartigen mesenchymalen Tumore
- Tubulopathie
- Malabsorption

Hypophosphatasie

Definition. Erbliche Aktivitätsminderung der alkalischen Knochenphosphatase. Durch einen unzureichenden Phosphateinbau kommt es zu rachitisähnlichen Veränderungen mit gestörter Mineralisierung der Knochenmatrix.

Epidemiologie. Häufigkeit: 1:100 000.

Symptomatik.
- **Infantile Form**: zwischen 1–6 Monaten: rachitische Veränderungen mit Knochenverbiegungen und Frakturen, Gedeihstörung, prämaturer Schädelsynostose, Krampfanfällen, ätiologisch ungeklärte Hyperkalzämie und Nephrokalzinose
- **Juvenile Form**: nach dem 1. Lebensjahr: vorzeitiger Ausfall der Milchzähne, Rachitiszeichen, Minderwuchs

- **Adulte Form**: Knochenschmerzen, -deformierungen, Osteoporose, ektope Verkalkungen

Diagnostik.
- Labor: Aktivität der alkalischen Phosphatase ↓, Pyridoxalphosphat ↑
- 24 h-Urin: gesteigerte Ausscheidung von Phosphoethanolamin
- Mutationsanalyse des ALPL-Gens

Therapie. Symptomatisch: orthopädische-operative Korrekturen.

❶ Bei Hypophosphatasie ist eine Vitamin-D-Behandlung kontraindiziert, da ohnehin eine Hyperkalzämietendenz besteht.

15.9.3 Hyperkalzämie und Hypokalzämie

Hyperkalzämie

Definition.
- Gesamtkalzium im Serum >2,6 mmol/l (10,6 mg/dl)
- Ionisiertes Kalzium >1,4 mmol/L (5,5 mg/dl)

Ätiopathogenese. ❑ Tab. 5.6.

❑ **Tab. 15.6.** Ursachen der Hyperkalzämie

Endokrinopathien	primärer Hyperparathyreoidismus	- sporadisch - familiär - multiple endokrine Neoplasie Typ I und II - familiäre hypokalziurische Hyperkalzämie
	Hypothyreose	
	Hyperthyreose	
	Nebennierenrindeninsuffizienz	
Medikamente	Vitamin D	
	Vitamin A	
	Thiazide	
Erhöhte Calcitriol-sekretion/Wirkung	idiopathische Hyperkalzämie des Säuglings	- ohne assoziierte Störungen - mit Retardierung und kardiovaskulären Fehlbildungen (Fanconi-Schlesinger-Syndrom)
	Sarkoidose	
	Adiponecrosis subcutanea neonatorum	- subkutane Fettgewebsnekrose, meist bei reifen Neugeborenen, lokalisiert, spontan reversibel
Tumoren	direkte Wirkung auf das Skelett	- Infiltration - Metastasen
	Fernwirkung auf das Skelett durch Sekretion von Hormonen	- parathormonähnliches Peptid (PTHrP) - Prostaglandine
Sonstige Ursachen	plötzliche Immobilisierung Phosphatmangel Morbus Jansen	

Symptomatik.
- Polyurie, Polydipsie
- **Gastrointestinal:** Appetitlosigkeit, Übelkeit, Erbrechen, Obstipation, Gewichtsabnahme
- **Kardiovaskulär:** Hypertonie, EKG-Veränderungen
- **ZNS:** Muskelschwäche, Somnolenz, Halluzinationen

Komplikationen. Nephrokalzinose, Nephrolithiasis.

Diagnostik/Differenzialdiagnostik.
- Primärer Hyperparathyreoidismus: PTH ↑, Kalzium im Urin ↓
- Familiäre hypokalziurische Hyperkalzämie (autosomal-dominant erbliche Inaktivierung des Gens für den Kalziumrezeptor)
- Vitamin-D-Intoxikation: PTH ↓, Hyperkalziurie, 25-(OH)-D ↑
- Idiopathische infantile Hyperkalzämie: ungeklärte Hyperkalzämie, die sich im Säuglingsalter als Vitamin-D-Intoxikation manifestiert

Therapie.
- Stopp der Kalziumzufuhr (Milch/Milchprodukte, Mineralwässer)
- Rehydrierung mit 0,9% NaCl, forcierte Diurese (Furosemid)
- Evtl. Calcitonin oder Glukokortikoide (Vitamin-D-Antagonisten)
- Evtl. Hämodilayse bei Niereninsuffizienz

Hypokalzämie

Definition.
- Gesamtkalzium im Serum <2,1 mmol/l (8,4 mg/dl)
- Ionisiertes Kalzium <1,1 mmol/l (4,4 mg/dl)

Ätiopathogenese.
- Vitamin-D-Mangel
- Hyperventilationstetanie: Hypokalzämie aufgrund von Verminderung des ionisierten Kalziums bei respiratorischer Alkalose
- Hyperphosphatämie, Hypoparathyreoidismus
- Malabsorption
- Akutes Nierenversagen (ANV)
- Sepsis

Symptomatik.
- Tetanie: Parästhesien, Pfötchenstellung, Laryngospasmus, »Karpfenmaul«
- Epileptiforme Krampfanfälle

Diagnostik.
- **Chvostek-Zeichen:** Zucken der Gesichtsmuskulatur beim Beklopfen des N. facialis
- **Trousseau-Zeichen:** Pfötchenstellung der Hände bei Anlage und Aufblasen einer Blutdruckmanschette am Oberarm (>systolischer Blutdruck für 3 min)

Therapie.
- Hyperventilationstetanie: Beruhigung des Patienten, Tütenatmung
- Kausale Therapie
- Akute Hypokalzämie: Kalziumglukonat i. v. (Cave: bei Hypomagnesiämie muss diese ebenfalls ausgeglichen werden)
- Chronische Hypokalzämie: Kalziumsubstitution p. o., ggf. Vitamin D Substitution.

15.9.4 Störungen des Phosphatstoffwechsels

Isolierte Hyperphosphatasie

Definition. Isolierte Erhöhung der Aktivität der alkalischen Phosphatase.

Diagnostik. Augeschlossen werden müssen hepatobiliäre Erkrankungen oder Osteopathien (Bestimmung von Leberenzymen, Kalzium, Phosphat, Röntgenaufnahme der linken Hand).

Transitorische Hyperphosphatasie

Definition. Häufig bei Säuglingen und Kleinkindern auftretend, spontane Normalisierung der alkalischen Phosphataseaktivität nach 6–12 Wochen, häufig infektassoziiert. Zugrunde liegt vermutlich ein infektbedingt gestörter Abbau der alkalischen Phosphatase.

Persistierende Hyperphosphatasie

Definition. Viel seltenere, idiopathische oder hereditäre Hyperphosphatasie mit geistiger Retardierung.

15.9.5 Störungen im Magnesiumstoffwechsel

Hypomagnesiämie

Definition. Magnesium im Serum <0,7 mmol/l (1,7 mg/dl).

Ätiopathogenese.
- Malabsorption, gastrointestinale Verluste (auch angeboren: primäre Hypomagnesiämie)

- Vermehrte renale Ausscheidung (auch angeboren: primärer renaler Magnesiumverlust)
- Hyperparathyreoidismus, Hyperthyreose

Symptomatik. Symptome treten in der Regel erst bei Serumkonzentrationen <0,4 mmol/l (1 mg/dl) auf und ähneln einer Hypokalzämie:
- Neuromuskuläre Übererregbarkeit: Krämpfe, Tetanie, psychische Veränderungen
- Tachykardie und Rhythmusstörungen

Therapie. Magnesiumsubstitution.

Hypermagnesiämie

Definition. Magnesium im Serum >1 mmol/l (2,4 mg/dl).

Ätiopathogenese. Exzessive Zufuhr, z. B. durch magnesiumhaltige Antazida oder Infusionen bei gleichzeitiger gestörter Ausscheidung (Niereninsuffizienz).

Symptomatik. Symptome treten in der Regel erst bei Serumkonzentrationen >2 mmol/l (4,8 mg/dl) auf:
- Schwäche, Verwirrung, Lethargie
- Paresen, Atemlähmung
- Kardiovaskuläre Störungen, Übelkeit, Erbrechen

Therapie.
- Vermeidung exogener Magnesiumzufuhr, i. v.-Kalziumsubstitution
- In bedrohlichen Fällen: Hämodialyse

16 Pädiatrische Dermatologie

16.1　Erbliche Hauterkrankungen

Ichthyosis vulgaris

Definition/Ätiopathogenese. Gruppe diffuser Keratosen mit generalisierter Schuppenbildung (griechisch »Ichthys« = Fisch), aufgrund eines gestörten Gleichgewichts zwischen Hornbildung und -abschilferung. Ätiologisch können Defekte epidermaler Strukturproteine und Regulationsdefekte des Lipidstoffwechsels oder der Proteinsynthese bzw. des -katabolismus zugrunde liegen.

Einteilung/Symptomatik. ◘ Tab. 16.1.

◘ **Tab. 16.1.** Ichthyosen

	Erbgang	Klinik	Komorbidität
Ichthyosis vulgaris	Autosomal-dominant	— Häufigkeit ca. 1:300 Neugeborene — »Retentionshyperkeratose«: vermindertes Abschilfern bei normaler Epidermisproliferation — Auftreten einer feinen, generalisierten Hautschuppung im 1. oder 2. Lebensjahr — Ausprägung variabel: leichte Rauhigkeit der Haut bis hin zu schmutzig-brauner Fisch- oder Reptilienhaut — Juckreiz — Prädilektionsstellen: Streckseiten der Extremitäten und Rumpf — Große Gelenkbeugen ausgespart — Palmare Hyperlinearität: welkige, betonte Linienzeichnung »Ichthyosishand«	Atopie Atopisches Ekzem Keratosis pilaris
X-chromosomal rezessive Ichthyosis	X-chromosomal-rezessiv; Defekt des STS-Gens wird auf Chromosom Xp22.32 kodiert	— Häufigkeit: 1:2 000–1:6 000 männliche Neugeborene — Ätiologie: Steroidsulfatasemangel mit Störung des Cholesterinstoffwechsels der Haut — Klinik ähnlich der I. vulgaris, jedoch gröbere, grau-bräunliche und fest haftende Schuppen — Patienten wirken »schmutzig-grau« — Gelenkbeugen sind mitbetroffen — Hand- und Fußflächen bleiben frei — evtl. Geburtsstillstand, da Steroidsulfatase für Öffnung des Muttermundes verantwortlich ist	Gonadale Anomalien (Kryptorchismus, Maldescensus testis, Infertiliät); kommaförmige Hornhauttrübungen; Kallmann-Syndrom; Chondrodysplasia punctata
Ichthyosis congenita	Meist autosomal-rezessiv	— Häufigkeit 1:100 000 — Generalisierte Verhornungsstörung — Einteilung in bullöse, nichtbullöse Formen, erythrodermische und nichterythrodermische Formen — Kollodium-Babys: bei Geburt von einer Kollodiummembran umhüllt, die in den ersten Lebenstagen einreißt — Dann glänzende Rötung der Haut — Schuppung der insgesamt verdickten und rissigen Haut	
Ichthyosis congenita gravis (verschiedene Subtypen)	Autosomal-rezessiv	— Schwere Form der Ichtyosis congenita — »Harlekin-Babys«: bei Geburt extrem verdickte Kollodiummembran; Hornpanzer reißt rhombenförmig ein — Generalisierte Hautrötung (Erythrodermie) — Ektropium, Eklabium — Gelegentlich vernarbende Alopezie und Nagelwachstumsstörungen — erhöhter Energiebedarf	
Erythrodermia ichthyosiformis congenita bullosa = Epidermolytische Hyperkeratose, Morbus Brocq	Autosomal-dominant, in etwa 50% sporadisches Auftreten; Mutation der Gene für Keratin 1/10 (Chromosom 12q13/ Chromosom 17q21-22)	— Ätiologie: schwere Differenzierungsstörung der Epidermis im Stratum spinosum — Bei Geburt: Erythrodermie und großflächige Erosionen — Generalisierte Hautschuppung und Blasenbildung — Später v. a. Hyperkeratosen, ausgeprägte Palmoplantarkeratosen — Neigung zu bakteriellen Superinfektionen — Pränatale Diagnose möglich	

Diagnostik.
- Klinik
- Hautbiopsie: elektronenmikroskopische und immunhistologische Differenzierung
- Mutationsanalyse

Therapie.
- **Symptomatisch:**
  - Im 1. Lebensjahr rückfettende Ölbäder, später Bäder mit Natriumhydrogenkarbonat.
  - Rehydratation und milde Keratolyse: Im 1. Lebensjahr Cremes mit Zusatz von Glycerol (10%) und Dexpanthenol (5%), später Ureahaltige (10-15%ige) Lotiones und Cremes, milchsäurehaltige (5%ige) Lotiones und Cremes; palmoplantar Salicylsäurehalige Cremes (2,5–5%) **Cave:** transkutane Resorption und metabolische Azidose bei großflächiger Anwendung.
  - Ggf. topische antiseptische Therapie.
  - Schwerste Formen: systemische Retinoide p. o.
- **Interdisziplinäre Betreuung:** Ophthalmologie, HNO, Orthopädie, Pyhsiotherapie, Diätberatung, Psychologie.

Prognose. Bei Ichthyosis vulgaris häufig Besserung der Symptomatik mit zunehmendem Alter der Patienten; bei allen anderen Ichthyosen meist lebenslange intensive Hautpflege notwendig.

Epidermolysis bullosa heredetaria

Definition. Klinisch und genetisch heterogene Gruppe von Erkrankungen mit angeborener Neigung zu mechanisch induzierbarer Blasenbildung aufgrund von Defekten der Halbdesmosomen oder der Verankerungsfibrillen der Haut.

Einteilung der Epidermolysis bullosa hereditaria (EB):
- Epidermolysis bullosa simplex: Spaltbildung oberhalb der Basalmembran (intraepidermal)
- Epidermolysis junctionalis: Spaltbildung innerhalb der Basalmembran (junctional)
- Epidermolysis dystrophica: Spaltbildung unmittelbar unterhalb der Basalmembran (dermal)

Symptomatik. Klinik je nach Form und Schweregrad sehr variabel:
- **Epidermolysis bullosa simplex** (z. B. Typ Köbner):
  - Pralle Blasenbildung, v. a. an Händen und Füßen nach längerer Beanspruchung, z. B. Wan-

dern, keine Narbenbildung, evtl. bereits postpartal bestehende, generalisierte Blasenbildung, v. a. an mechanisch belasteten Stellen (z. B. Windelbereich); Verschlechterung der Symptomatik bei warmer Witterung; Beteiligung von Mund, Larynx und Ösphagusschleimhaut möglich; selten Nageldystrophie.
- **Epidermolysis bullosa junctionalis** (überwiegend autosomal-rezessive, aber auch einzelne autosomal-dominant vererbte Mutationen hemidesmosomaler Proteine):
  - Tiefere Blasenbildung, obligate Narbenbildung; permanente Blasenbildung von Geburt an
  - Hautatrophie, Kontrakturen, Keloide, typische, subunguale Blasenbildung, Anonychie
  - Superinfektionen; Schleimhautbeteiligung, Beteiligung von Mund, Pharynx, Urethra, Blase
  - Schmerzen, Trinkprobleme, Eisenmangel, Anämie
- **Epidermolysis bullosa dystrophica** (Hallopeau-Siemens) (Mutationen des Gens für die α1-Kette des Typ VII-Kollagens, ☐ Abb. 16.1):
  - Narbenbildung bis hin zu ausgeprägter Mutilation mit Kontrakturen; rezessive EBD: Pseudosyndaktylien, Nagelverlust, 10% narbige Alopezie, Karies und Schmelzdefekte
  - Entstehung von Spinaliomen bereits im Jugendalter

Diagnostik. Klinik, Hautbiopsie mit elektronenmikroskopischer und immunhistologischer Klassifikation, Molekulargenetik.

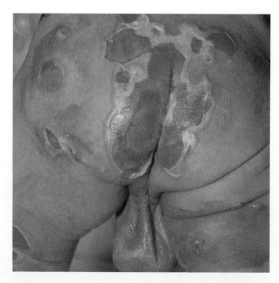

☐ **Abb. 16.1.** Epidermolysis bullosa hereditaria dystrophica

Therapie. Keine kausale Therapie verfügbar, symptomatische Therapie:
- Konsequente Hautpflege (»minimal handling« = keine verletzenden Manipulationen); Aufstechen von Blasen mit steriler Nadel (Blasendach belassen); Vermeidung von Traumata (Polsterschuhe, Polsterverbände, weiche Lagerung, keine Pflaster); Vermeidung und Behandlung von Superinfektionen (lokale Antiseptika); evtl. systemische Antibiose oder kurzfristige Kortikoidtherapie bei starkem Juckreiz; Physiotherapie und chirurgische Maßnahmen bei Kontrakturen und Mutilationen; ausreichende Eisenzufuhr, ggf. hyperkalorische Sondenkost bei Dystrophie; genetische Beratung.

Xeroderma pigmentosum

Definition/Symptomatik. Gruppe genetisch bedingter Erkrankungen mit defektem DNA-Reparaturmechanismus und folgenden **Leitsymptomen**:
- Hochgradige Lichtempfindlichkeit
- Okulokutane Pigmentierungen, »Altershaut«
- Entwicklung von Hauttumoren und neurodegenerativen Veränderungen

Weitere Symptome sind:
- Bereits im Kleinkindesalter starke Neigung zu »Sonnenbrand«, chronische Konjunktivitis, Photophobie, zahlreiche »Sommersprossen« (Epheliden), Hauttrockenheit; Teleangiektasien, Hypo- oder Hyperpigmentierungen, Präkanzerosen, multiple Hauttumoren, Narben, Ektropium.
- Risiko nichtkutaner Malignome ebenfalls erhöht, etwa 30% entwickeln neurologische Symptome.

Therapie.
- Lebenslang strengster Lichtschutz der Haut (Schutzkleidung, Sonnenschutzmittel).
- Verlagerung des Tages- auf den Nachtrhythmus (»Mondkinder«).
- Konsequente, engmaschige Vorsorgeuntersuchungen, großzügige Exzision.
- Evtl. Chemoprophylaxe mit Isoretinoin, sofern die Nebenwirkungen toleriert werden.

Ektodermale Dysplasien

Definition. Gruppe erblicher Erkrankungen mit Fehlbildungen von Haut und Hautanhangsgebilden.

Symptomatik.
- Spärlicher Haarwuchs
- Charakteristische Fazies
- Nagelhypoplasie
- Trockene, atrophische Haut
- Zahndefekte, partielle Anodontie
- Hypoplasie von Schweiß- und Tränendrüsen, Anhidrose
- Bei den anhidrotischen Formen Hyperthermie durch Fehl- bzw. Nichtanlage von Schweißdrüsen.

Therapie. Symptomatisch.

Ehlers-Danlos Syndrom (Cutis hyperelastica)

Definition. Heterogene Gruppe erblicher Bindegewebserkrankungen bei gestörter Kollagenbiosynthese.

Symptomatik.
- Haut: pathologische Elastizität, samtartige, zigarettenpapierartige Haut, leicht verletzbar, schlecht heilende Wunden
- Gelenke: pathologische Überstreckbarkeit (»Schlangenmenschen«), rezidivierende Subluxationen und Luxationen, Skoliose
- Gefäße: Rupturneigung, Hämatome, Aneurysmata, Herzvitien, Varikosis
- Organe: Hernien, Analprolaps, spontane intestinale Rupturen
- Auge: Luxation und Subluxation der Linse, Glaukom, Astigmatismus, blaue Skleren

Neurofibromatosis generalisata
▶ Kap. 17.

16.2 Nävuszellnävi

Definition. Umschriebende, kongenitale oder erworbene Fehlbildungen der Haut (Muttermale).

Epidemiologie. Ca. 1% der Neugeborenen haben kongenitale Nävi; hellhäutige (»kaukasische«) Jugendliche haben im Schnitt im Alter von 10 Jahren ca. 20–40 erworbene Nävi.

Einteilung. ❏ Tab. 16.2.

> **Formen der Nävuszellnävi**
> - Melanozytäre Nävi: Vermehrung von Melanozyten
>   - Epitheliale Nävi: Nävuszellnester in der Epidermis
>   - Dermale Nävi: Nävuszellnester in der Dermis
> - Vaskuläre Gefäßnävi: Vermehrung und Erweiterung von Blutgefäßen
> - Bindegewebsnävi: Vermehrung bestimmter Gewebe und Hautadnexen

⬛ **Tab. 16.2.** Typen der Nävuszellnävi		
	Aussehen	**Histologie**
Junktionaler Nävuszellnävus	Homogen pigmentierte Macula, scharf begrenzt, keine Behaarung	Nävuszellnester in der Junktionszone
Compound-Nävus	Homogen pigmentierte, flache oder leicht erhabene Papel, gelegentlich behaart	Nävuszellnester in der Junktionszone und dermal
Dermaler Nävuszellnävus	Meist hautfarbener, scharf begrenzter Knoten, häufig behaart	Nävuszellnester in der Dermis

16.2.1 Melanozytäre Nävi

Definition. Umschriebene Vermehrung nestartig angeordneter Melanozyten in der dermoepidermalen Verbundzone oder in der Dermis.

❶ Eine erhöhte Entartungstendenz besteht bei dysplastischen Nävi, beim Syndrom der atypischen melanozytären Nävi und beim kongenitalen Riesenzellnävus.

Symptomatik/Diagnostik. Große Variabilität in Form, Größe, Erhabenheit und Pigmentierungsgrad.
Umschriebene Hyperpigmentierungen:
- **Epheliden:** Sommersprossen
- **Lentigines:** rundliche, mittel- dunkelbraune Pigmentflecken mit einem Durchmesser bis zu 5 mm.
- **Café-au-lait-Flecken:** scharf begrenzte, homogene, hellbraune Maculae (histologisch keine Melanozytenvermehrung), >5 Café-au-lait Flecken, mit einem Durchmesser >0,5 cm (präpubertär) oder >1,5 cm Durchmesser (postpubertär) sind ein Hinweis auf eine Neurofibromatose. (DD: ash-leafs: weiße Hypopigmentierungen bei Tuberöser Sklerose).
- **Melanozytäre Nävi vom Junktions-, Compound- oder dermalen Typ:** Generell: flache, halbkugelig-papulös oder papillomatös gefurchte Hautveränderungen mit gleichmäßiger Pigmentierung.
- **Atypische melanozytäre Nävi (dysplastische melanozytäre Nävi):** in Form, Begrenzung und Farbe unregelmässige, größere und dunklere Nävi, häufig familiär auftretend, erhöhtes Melanomrisiko, auch als **Syndrom der atypischen melanozytären Nävi** vorkommend.
- **Spindelzellnävi (Spitz-Nävus):** einzelnes rotes Knötchen, klinisch und histologisch oft schlecht von einem malignem Melanom zu unterscheiden.
- **Naevus spilus (Kiebitzei-Nävus):** hellbrauner Patch mit dunklen Einsprengungen.

- **Halo-Nävus:** depigmentierter Hof um einen NZN als Ausdruck einer harmlosen lymphozytären Entzündungsreaktion, häufig bei Vitiligo.
- **Kongenitale melanozytäre Nävi:** bereits bei der Geburt vorhandene Nävi, die sich häufig bis ins Erwachsenealter schubweise vermehren.
- **Kongenitale Riesenzellnävi:** großflächige (>20 cm), unregelmäßig pigmentierte Nävi, häufig Satellitenläsionen, erhöhte Entartungstendenz, neurokutane Melanose möglich.
- **Naevus coeruleus:** blau-graue, einzeln stehende, derbe, rundliche Knötchen, klinisch ähnlich einem malignen nodulären Melanom.
- **Naevus fuscocoeruleus (Mongolenfleck):** flächenhafter, bläulicher Nävus meist in der Kreuzbeinregion, angeboren, häufig bei Neugeborenen asiatischer/afrikanischer Herkunft, blasst im Verlauf meist ab.

❱ **ABCD-Kriterien,** die für einen dysplastischen Nävus sprechen:
- A – Assymetrie: unregelmäßige Form
- B – Begrenzung: unscharfe Begrenzung, Ausläufer
- C – Color: unregelmäßige, inhomogene Farbe
- D – Durchmesser: Durchmesser >6 mm

Therapie. Operative Exzision bei kosmetisch störenden Nävi oder Entartungstendenz.

❶ Bei auffälligen Veränderungen, wie rasche Größenzunahme, Farbwechsel, Juckreiz, Erosion oder Blutung, muss eine genaue Beurteilung durch einen Dermatologen erfolgen. In jedem Zweifelsfall sollte eine Exzision mit nachfolgender histologischer Untersuchung erfolgen.

Prophylaxe. Meidung von Sonnenbränden im Kindesalter; regelmäßige ärztliche Kontrollen der Nävi.

16

16.2.2 Epitheliale (epidermale) und Bindegewebs-Nävi

Definition.
- **Epidermaler Nävus:** 0,1% aller Kinder; lineäre teils weich-polypöse, teils derb-hyperkeratotische, verruköse Tumore von hautfarben bis dunkelbraun, mögliche Assoziation mit extrakutanen Fehlbildungen, sonst nur kosmetische Beeinträchtigung.
- **Nävus sebaceus (Talgdrüsennävus):** Häufigkeit: 0,05% aller Kinder; gelblicher, länglicher Plaque als Ausdruck einer epithelialen Fehlbildung mit Vermehrung der Talgdrüsen, häufig am Kopf lokalisiert. Talgdrüsennävi neigen zur Entartung im Erwachsenenalter, daher vorher Exzision.

16.2.3 Gefäßnävi

Naevus flammeus – Feuermal

Definition. Kongenitale Fehlbildung mit Vermehrung und Erweiterung kapillärer Hautgefäße aufgrund verminderter Dichte sympathischer Nervenfasern. Klinisch imponiert der Naevus flammeus als flammendrotes, scharf abgegrenztes, oft segmentales Erythem.

Sonderform. Nicht selten kombiniert mit anderen Fehlbildungen, so genannten **Phakomatosen:**
- **Sturge-Weber-Syndrom** (bei Auftreten in Trigeminusbereich V1) (► Kap. 17)
- **Klippel-Trénaunay-Syndrom** (► Kap. 17)

Symptomatik.
- Prädilektionsstellen: Trigeminusbereich V1/2, an der Mittellinie von Stirn und Nacken (im Volksmund »Storchenbiss«)
- An der Stirn: meist Rückbildung in der Säuglingszeit
- Am Nacken: meist Abblassung im Verlauf, aber lebenslanges Bestehenbleiben
- Kosmetisch störender, einseitig lateraler Naevus flammeus des Gesichts oder einer ganzen Extremität
- Im Verlauf mögliche knotige Verdickung und dunkle, livide Verfärbung

Diagnostik. Klinisches Bild; bei lumbosakraler Lokalisation um die Mittellinie: Bildgebung zum Ausschluss Dysraphie.

Therapie. Schwierig:
- Im Gesichtsbereich Abdeckung mit medizinisch kosmetischen Schminken (»Camouflage«)

- Versuch der Kryotherapie
- Lasertherapie
- Bei periokulärer Lokalisation augenärztliche Untersuchung (Glaukom-Risiko)

Hämangiom

Definition. Gutartige, kapilläre Gefäßneubildungen, angeboren oder in den ersten Lebenswochen auftretend, die initial proliferieren und sich in den meisten Fällen nach einer Wachstumsphase langsam zurückbilden.

Symptomatik. Prall gefüllte, sattrote »Blutschwämme«, die einzeln oder multiple auftreten (□ Abb. 16.2).

Therapie.
- Abwartende Haltung, da hohe spontane Rückbildungsrate.
- Bei ungünstiger Lokalisation (Gesicht, Augennähe, Schleimhäute): frühzeitige Behandlung durch Kontakt-Kryotherapie mit flüssigem Stickstoff, gepulstem Farbstofflaser, Nd:YAG-Laser oder operative Entfernung.
- Bei Hämangiomen im Mandibularbereich mögliche Beteiligung der Luftwege, im medianen Lumbosakralbereich okkulte spinale Dysraphien möglich.

Prognose.
- In 80–90% kommt es zur spontanen, meist vollständigen, narbenlosen Rückbildung nach 9–12 Monaten.

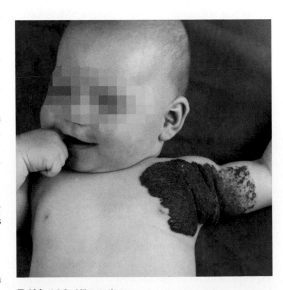

□ **Abb. 16.2.** Hämangiom

- Rückbildungszeichen ist eine zunehmende, grau-weiße Oberflächenzeichnung.
- Bei ungewöhnlichem Wachstumsverlauf an Differenzialdiagnosen denken.

16.3 Viruserkrankungen der Haut

16.3.1 Viruspapillome

Ätiopathogenese. Die **humanen Papillomviren (HPV)** sind DNA-Viren verschiedener Typen mit einem Durchmesser von ca. 45 nm; sie rufen unterschiedliche Warzentypen hervor:
- Verrucae vulgares
- Verrucae plantares
- Verrucae planae juveniles
- Condylomata acuminata

Die Übertragung erfolgt von Mensch zu Mensch oder über Gebrauchsgegenstände. Prädisponierend sind lokale (Akrozyanose) oder generalisierte Resistenzminderungen (Atopie, Immundefekte, Immunsuppression).

Verrucae vulgares (vulgäre Warzen)

Definition. Meist durch HPV Typen 1,2,4 oder 7 hervorgerufene, stecknadelkopf- bis linsengroße, in großer Zahl auftretende Papeln mit zerklüfteter, grauer Oberfläche. Bei Kindern häufig.

Verrucae plantares

Definition/Symptomatik. Einzelne, in die Tiefe eindringende »Dornwarzen« oder multiple »Mosaikwarzen«, die z. T. beetartig angeordnet sind. Übertragung durch Barfußlaufen v. a. in Schwimmbädern oder Turnhallen, Vermehrung durch Autoinokulation. Neigung zu Rezidiven. Das Gehen ist z. T. schmerzhaft behindert.

Therapie.
- Spontanremission von 60% innerhalb von 2 Jahren.
- Aufweichen mit Salicylpflastern, mechanische Abtragung und Auftragen virostatischer Warzentinkturen, Kryotherapie, (elektro)-chirurgische Abtragung in örtlicher oder allgemeiner Narkose, Lasertherapie.

Verrucae planae juveniles

Definition. Flache, gelb-rötliche Papeln, die durch HPV Typen 3, 10, 28 hervorgerufen sind und bei Kindern multipel v. a. an Wangen, Stirn oder Handrücken auftreten.

Therapie. Spontane Abheilung; evtl. zurückhaltende Therapie mit keratolytischen, salicylhaltigen Tinkturen oder Vitamin-A-Säure (Tretinoin).

Condylomata acuminata (Feigwarzen)

Definition. Sexuell oder durch Schmierinfektion übertragbare Hauterkrankung im Anogenitalbereich durch Infektion mit HPV 6 und 11, bei Kindern selten.

Symptomatik. Beeren- oder blumenkohlartige Papillome, bevorzugt auf entzündlich vorgeschädigten, mazerierten, intertriginösen Hautbereichen angesiedelt.

❶ Beim Auftreten von Condylomata acuminata im Kindesalter muss immer auch an sexuellen Missbrauch gedacht werden!

Therapie. Imiquimod, Podophyllotoxin (unter ärztlicher Aufsicht), operatives Ausschälen, Kryotherapie, Lasertherapie, evtl. Plazebo- oder Suggestivtherapien.

Prognose. Spontanheilung der Warzen im Kindesalter in >50% der Fälle.

16.3.2 Molluscum contagiosum (Dellwarzen)

Definition. Stecknadelkopf- bis linsengroße Papeln mit glatter Oberfläche und zentraler narbiger Eindellung (Dellwarzen), hervorgerufen durch ein großes DNA-Quadervirus aus der Gruppe der Pockenviren.

Symptomatik.
- Weiße, gelbe oder rötliche, derbe Knötchen ca. 1–5 mm groß (❒ Abb. 16.3).
- Kugeliges Vorwölben aus der Haut mit zentraler Delle.
- Vorkommen vereinzelt, aber meist gruppiert in großer Zahl.
- Auftreten bevorzugt intertriginös und auf trockener Haut, auch periokulär.
- Nach Anritzen lässt sich eine krümelige Masse exprimieren.
- Mikroskopisch sind virusgefüllte »Molluscumkörperchen« zu erkennen.

❯ Bei massivem Befall mit Mollusca contagiosa muss eine gestörte Immunabwehr (Atopie, Leukämie, Steroidtherapie, AIDS) ausgeschlossen werden.

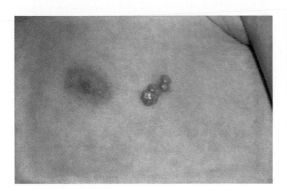

Abb. 16.3. Molluscum contagiosum

Therapie.
- Meist Spontanheilung im Laufe von Monaten.
- **Therapieindikation** besteht aufgrund der ständigen Autoinokulation und Infektiösität:
  - Entfernung der Mollusken durch Anritzen, Ausdrücken, Kürettage und Desinfektion nach Anwendung einer lokalanästhesierenden Salbe (Emla-Creme), bei großer Anzahl Entfernung in Kurznarkose.
  - Alternativ Applikation von 5%iger KOH-Lösung 2-mal täglich für 2–3 Wochen; Cave: Hautirritation.

16.3.3 Herpes simplex und Herpes zoster

▶ Kap. 7.

16.4 Bakterielle Hauterkrankungen (Pyodermien)

Ätiopathogenese. Bakterielle Hautinfektionen werden insbesondere durch Streptokokken und Staphylokokken ausgelöst (◘ Tab. 16.3). Während sich Staphylokokken v. a. in vertikaler Richtung ausbreiten, breiten sich Streptokokken v. a. horizontal (lympho- oder hämatogen) aus.

16.4.1 Staphylodermien

Grobblasige, »bullöse« staphylogene Impetigo contagiosa

Definition. Hochkontagiöse, grobblasige, oberflächliche Hautinfektion mit Staphylokokken, die die exfoliativen Toxine Exfoliatin A und B bilden.

◘ Tab. 16.3. Prädisponierende Faktoren für bakterielle Hautinfektionen

	Beispiele
Störung der epidermalen Lipidbarriere	- Frühgeborene - Atopisches Ekzem, Ichtyosen und andere Erkrankungen - Traumata: Verbrennungen, Verletzungen - Zu häufiges Baden, Seifen
Abwehrschwäche	- Angeborene Immundefekte - Konsumierende Erkrankungen - Malnutrition - Zytostatische Therapie
Andere Grunderkrankungen	- Diabetes mellitus - Gefäßerkrankungen

Ätiopathogenese. Die exfoliativen Toxine spalten intrazelluläre Haftstrukturen zwischen den Keratinozyten im Stratum granulosum (ähnlicher Pathomechanismus bei Staphylococcal Scaled Skin Syndrome, SSSS).

Symptomatik.
- Initial: fleckige Erytheme.
- Rasches Auftreten leicht rupturierbarer Bläschen und feuchter Erosionen.
- Leitsymptom: »honiggelbe Krustenbildung«.
- Die Effloreszenzen sind hochkontagiös: die Infektion kann sich flächenhaft ausbreiten.
- Sonderform: **Bulla repens**: eitergefüllte Blase, die sich um einen Finger- oder Zehennagel herum bildet.

❶ Die Impetigo contagiosa ist hochkontagiös.

Diagnostik. Abstrich, Erregernachweis und Antibiogramm.

Differenzialdiagnostik. HSV-Infektion.

Therapie.
- Lokal begrenzte Formen (<3–5% der KOF): lokale Antiseptika und Betaisodona-Bäder.
- In schwereren Fällen: systemische Antibiose mit Cephalosporinen der 1. Generation, Amoxicillin und Clavulansäure oder Amoxicillin und Sulbactam.

❶ Bei Impetigo contagiosa sollte ein Antibiotikum gewählt werden, das sowohl gegen Streptokokken (kleinblasige, »nicht-bullöse« Form) als auch gegen Staphylokokken (grobblasig, »bullöse« Form) wirksam ist. Nach Erhalt des Antibiogramms sollte ggf. ein Umsetzen der Antibiose erfolgen.

Dermatitis exfoliativa neonatorum

Synonym. Staphylococcal scaled skin syndrome, SSSS, früher: Morbus Ritter von Rittershain.

Definition. Ausgedehnte, großflächige Blasenbildung aufgrund einer Infektion mit Staphylokokken, die ein exfoliatives Toxin produzieren; die Infektion geht meist von einer lokalisierten Staphylokokkeninfektion (z. B. Pharyngitis, eitrige Otitis) aus und betrifft häufig Säuglinge und Kleinkinder.

Symptomatik/Diagnostik.
- Generalisierte Erythrodermie, Entwicklung leicht platzender oberflächlicher Blasen (der Blaseninhalt ist steril), generalisierte, nässende Wunden
- **Positives Nikolski-Phänomen:** Ablösen der Haut auf tangenzialen Druck hin

Differenzialdiagnostik.
- »Lyell-Syndrom«: toxische epidermale Nekrolyse mit subepidermaler Blasenbildung
- Erythema exsudativum multiforme (Steven-Johnson-Syndrom)
- Bullöse Arzneimittelexantheme
- Ekzema herpeticum

Therapie.
- Lokale Wundbehandlung
- »Minimal handling« (Berührungsempfindlichkeit)
- Flüssigkeitssubstitution (Ersatz des Verlusts über die nässenden Wunden)
- Antibiotische Therapie mit Flucloxacillin oder einem Cephalosprin

Furunkel

Definition. Knotige Entzündung eines Haarbalgs aufgrund einer Infektion mit Staphylococcus aureus.

Symptomatik. Aus einer Pustel entwickelt sich eine infiltrative, schmerzhafte Rötung eines Haarbalgs mit eitriger Einschmelzung im Verlauf.

Therapie.
- Ruhigstellung der erkrankten Region.
- Lokal antiseptische Cremes oder Lösungen (Ammoniumbituminosulfonat).
- Reife Furunkel: Stichinzision.
- In schweren Fällen oder bei Lokalisation im Gesicht: systemische Antibiose mit penicillinasefesten Penicillinen.

❶ An Gesichtsfurunkeln im Bereich des Nasen-Mund-Dreiecks darf nicht manipuliert werden, sie dürfen keinesfalls inzidiert werden, da aufgrund der Lokalisation das Risiko der Entwicklung einer Sinusvenenthrombose oder einer Meningitis besteht.

16.4.2 Streptodermien

Kleinblasige, streptogene Impetigo contagiosa

Definition. Durch Streptokokken hervorgerufene, kleinblasige Pyodermie, häufig bei Klein- und Schulkindern.

Symptomatik.
- Initiale Rötung, dann Entwicklung von Bläschen, Pusteln und von münzgroßen oder größeren, von honiggelben Krusten bedeckte Erosionen.
- Prädilektionsstellen: Hände und Gesicht (Kontaktinfektion), häufig Ausbreitung auf weitere Körperstellen.

❶ Die Impetigo contagiosa ist hochinfektiös und wird durch direkten Kontakt oder über Gebrauchsgegenstände und Spielzeug übertragen.

Differenzialdiagnostik. Bakteriell superinfizierte, »impetiginisierte« Dematosen, z. B. bei Skabies, Kopfläusen und Ekzemen; HSV-Infektionen.

Therapie.
- Lokale antiseptische Therapie (z. B. Methylrosanilin 0,1%, Octenispet 0,1%).
- Evtl. Schwarztee-Umschläge zum Lösen der Krusten.
- Bei Befall >5% der KOF oder Hinweis auf Nephritis: systemische Antibiose.
- Häusliche Hygiene, Wechsel und Reinigung der Wäsche.

Komplikationen. Gefürchtete Komplikation ist die **Impetigo-Nephritis:** 4 Wochen nach Streptokokkeninfektion muss immer eine Urinkontrolle erfolgen.

Ekthyma

Definition. Ulzerierende Infektion der Haut mit Streptokokken, bevorzugt bei abwehrgeschwächten Patienten und unzulänglichen Hygienebedingungen.

Symptomatik. Im Bereich von Insektenstichen oder Kratzspuren entwickeln sich solitäre oder multiple rundliche Geschwüre, die ausgestanzt imponieren, im Verlauf nekrotisieren und langsam, narbig abheilen.

Therapie.
- Lokale antiseptische und systemische antibiotische Therapie
- Evtl. Hydrokolloidverbände zu Reepithelialisierung

Erysipel

Definition. Flächenhafte, kutane Hautinfektion mit Streptokokken (meist β-hämolysierende Streptokokken der Gruppe A). Eintrittspforte sind kleine Hautverletzungen, die Ausbreitung erfolgt über die Lymphwege.

Symptomatik.
- Flächenhaftes, schmerzhaftes, flammend rotes Erythem
- Scharf begrenzt, mit zungenförmigen Ausläufern
- Rasches Ausbreiten über die Lymphwege
- Fieber, Schüttelfrost

Therapie.
- Hochdosiert Penicillin G/Amoxicillin+Clavulansäure i. v. über 10 Tage
- Bettruhe, Ruhigstellung, Hochlagerung und Kühlung der infizierten Region

Prognose. Gut bei rechtzeitiger Therapie; mögliche Komplikationen: Sinus-cavernosus-Thrombose, Myo-, Endo-, Perikarditis, Glomerulonephritis, Streptokokkenpneumonie, Übergang in phlegmonöse Entzündungen oder Lymphödem.

16.5 Pilzinfektionen der Haut

16.5.1 Kandidose

Definition. Entzündliche Infektion der Haut mit Candida albicans, einem fakultativ pathogenen Hefepilz, der v. a. bei abwehrgeschwächen Patienten zur Erkrankung führt. Mundsoor und Windeldermatitis sind auch bei abwehrgesunden Patienten häufig.

Symptomatik. Bevorzugter Befall von feuchtwarmen Regionen:
- **Stomatitis** (Mundsoor): weißliche Beläge auf den Schleimhäuten, die nach Abwischen evtl. leicht bluten.
- **Windeldermatitis**: Rötung, Papeln mit Colleretteartiger Schuppung, Erosion, Mazeration im Windelbereich.
- **Chronische mukokutane Kandidose**: im Rahmen von Endokrinopathien oder Immundefekten auftretende, stärker entzündliche, granulomatöse Reaktionen von Haut, Schleimhaut und Nägeln.

- **Vulvovaginitis/Balanitis**: Befall der Genitalregion, präpubertät selten.
- **Kandidasepsis**: gefürchtete Komplikation bei immunsupprimierten Patienten.

Diagnostik.
- Klinik
- Mikroskopie: Nativpräparat und Kultur
- Serologischer Nachweis von Candida-Antigen oder -Antikörpern bei System-Candidosen

Therapie.
- Kutane Form: lokale oder selten systemische Therapie mit Nystatin und Miconazol
- Oropharyngeal: lokale Therapie mit Nystatin oder Miconazol-Gel
- Vaginal: Nystatin-Pasten oder -Ovula, ggf. Clotrimazol-haltige Cremes
- Systemisch: Amphotericin B oder Fluconazol i. v. (Cave: Nebenwirkungen)

16.5.2 Pityriasis versicolor

Synonym. Malassezia furfur.

Definition. Infektion mit Pityrosporum orbiculare/ovale führt zu einer harmlosen, oberflächlichen Schuppung und ungewöhnliche Pigmentierung mit bräunlicher (bei wenig pigmentierter Haut), sonst weißlicher, kleieförmig-scheckiger Haut im Thoraxbereich.

Therapie. Antimykotische Lösungen und Ketoconazol-haltiges Shampoos; Selendisulfid-haltige Suspensionen.

16.5.3 Infektionen durch Dermatophyten

Definition. Infektion von Haut und Nägeln mit Dermatophyten (Fadenpilzen), z. B. Trichophyton, Epidermophyton oder Microsporon.

Ätiopathogenese. Übertragung von Tier zu Mensch, Mensch zu Mensch oder über kontaminierte Pflanzen und Erde; feuchtes Milieu begünstigt die Ausbreitung.

Symptomatik.
- **Tinea corporis** (Trichphyton mentagrophytes, T. rubrum):
    - Scharf begrenzte, scheibenförmige Erytheme randständig mit stärkerer Entzündung und zentrifugaler Ausbreitung, Schuppung, Juck-

reiz; zentrales Abheilen bei peripherem Fortschreiten der Entzündung.

- **Tinea capitis** (T. mentagrophytes, T. verrucosum, T. rubrum):
  - Befall des behaarten Kopfs, von Wimpern und Augenbrauen: scheibenförmige, scharf begrenzte Alopezie-Herde mit randständiger Betonung, Rötung und Schuppung.
  - Tiefe Form (Kerion celsi): honigwabenartige Knoten, Pusteln, Lymphknotenschwellungen
- **Mikrosporie** (Microsporum audoninii, canis):
  - Kreisrunde Alopezieherde, mit feiner Schuppung, wie von Mehl bestaubt, die Haare brechen 1–2 mm über dem Hautniveau ab. Hochkontagiös, häufig Ausbreitung in Kindergärten etc., die Alopezie ist reversibel.
- **Favus** (Trichophyton schönleinii):
  - chronische, tiefe Trichophytie mit multiplen gelblichen Krusten und Alopezie.
- **Tinea manum et pedum** (T. rubrum, T. mentagrophytes):
  - Selten bei Kindern: feine, trockene Schuppung, die den Hand- und Fußlinien folgt, z. T. Entwicklung multipler kleiner Bläschen oder Mazerationen in den Finger- und Zehenzwischenräumen, tiefe Rhagaden, Juckreiz.

Diagnostik. Wood-Licht-Untersuchung, mikroskopische und kulturelle Untersuchung.

Therapie.
- Topische Antimykotika (Spray, Lotion, Creme), z. B. Imidazol-Derivate, Terbinafin, Ciclopirox-Olamin
- Ausgeprägte Dermatophytosen (besonders Tinea capitis): systemische Antimykose (Griseofulvin, Fluconazol, Itraconazol)

16.6 Parasitosen der Haut

16.6.1 Pedikulose

Definition. Infektion der Haut (meist der Kopfhaut) mit Läusen (blutsaugende Insekten), Übertragung durch Körperkontakt, Ausbreitung v. a. in Kindergärten und Schulen.

Symptomatik.
- Pediculosis corporis: an den Bissstellen entstehen rötliche Papeln, besonders nachts stark juckenden und ekzemartigen Veränderungen, gelegentlich kommt es zur Superinfektion.

- Pediculosis capitis: an den Haaren kleben weißliche Nissen, die das Haar verfilzen.

Therapie.
- Permethrin-haltige Lösung einmalig für 30–45 min auf das gewaschene Haar auftragen.
- Herausspülen der Nissen mit warmer, verdünnter Essiglösung.
- Entfernung der Nissen mit einem feinen Kamm.
- Kein Schulbesuch, Untersuchung der Kontaktpersonen.
- Evtl. milde Kortikoid-Cremes (Alfason Creme) bei ekzematösen Veränderungen.

16.6.2 Skabies (Krätze)

Definition. Infektion der Haut mit der weiblichen Krätzmilbe Sarcoptes scabiei var. hominis. Das befruchtete Weibchen gräbt Gänge in die Hornschicht der Haut und legt dort Eier ab, die Larven schlüpfen und legen erneut Eier ab.

Symptomatik.
- Feine Gangsysteme, v. a. an Interdigitalfalten, Handgelenken, Achselfalten, Brustwarzen, Nabel und Penis, am Ende der Gänge erkennt man das ca. 0,4 mm große Weibchen als schwarzen Punkt.
- Nächtlicher Juckreiz durch sekundäre Ekzematisation und Entzündung.
- Bei Säuglingen häufig auch Handflächen, Fußrücken und Fußsohlen befallen.

Therapie.
- Einreiben des Körpers über Nacht mit Permethrin-Emulsion (<2 Jahre: 2,5%ig, >2 Jahre: 5%ig).
- Antihistaminika gegen den Juckreiz.
- Exzembehandlung (Kortikoidcremes, z. B. Alfason, Ölbäder).
- Wäsche und Bettwäsche für 72 h nicht benutzen.
- Untersuchung und Mitbehandlung von Kontaktpersonen.

16.6.3 Strophulus infantum

Definition. Juckende Dermatose, die als Reaktion auf Bisse von Milben, Hunde-/Katzenflöhe oder kleinen Insekten auftritt. Manifestation als urtikarielle Papeln oder persistierende papulo-nodöse Hautveränderungen, meist in den Sommer und Herbstmonaten, bevorzugt in ländlichen Gegenden.

Symptomatik.
- Urtikarielle, stark juckende Papeln, ca. linsengroß
- Häufig kleines Bläschen im Zentrum der Papel (Seropapel)
- Generalisierte Kratzspuren

Differenzialdiagnostik. Varizellen, Skabies, Milbendermatitis, persistierende Insektenstichreaktionen, papulopruriginöse Form des atopischen Ekzems.

Therapie. Expositionsprophylaxe (Raumdesinfektion, Therapie der Haustiere); symptomatisch: Antihistaminika, kühlende Lotiones.

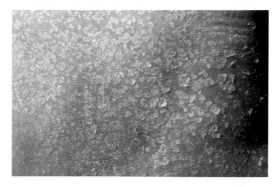

◻ **Abb. 16.4.** Dermatitis seborrhoides

16.7 Dermatitis und Ekzem

Windeldermatitis

Definition/Ätiologie. Entzündliche Veränderung im Windelbereich: mäßige Rötung bis hin zu ausgedehnter Mazeration und Erosionen. Ursächlich ist die Hautreizung durch den Urin (Ammoniakbildung durch ureaseproduzierende Bakterien) und das feuchte Milieu.

Symptomatik.
- Rötung im Windelbereich
- Evtl. Papeln, Bläschen, Nässen und Schuppung
- Evtl. Lichenifizierung, Erosionen und Ulzerationen
- Evtl. Superinfektion mit Candida

Therapie.
- Häufiges Windelwechseln
- Möglichst viel »offen« lassen, evtl. trocken föhnen
- Stoffwindeln
- Waschen der Haut mit lauwarmem Wasser, keine Anwendung von Zusätzen
- Akut: Abdecken der Haut mit weicher Zinkpaste
- Bei Candidabefall: Zusatz von Nystatin, Clotrimazol lokal

Dermatitis seborrhoides

Definition. Akute, entzündliche Hauterkrankung v. a. junger Säuglinge in den ersten 6 Lebensmonaten unklarer Ätiologie.

Symptomatik.
- Beginn typischerweise in den ersten 6 Lebenswochen.
- Scharf begrenzte, landkartenartige, gerötet Herde mit gelblich-fettigen Schuppen (◻ Abb. 16.4)
- V. a. im Bereich des behaarten Kopfs, der Windelregion und in Hautfalten
- Meist geringer Juckreiz

- Ausbreitung auf andere Körperregionen möglich
- Selten Entwicklung einer Erythrodermie: **Erythrodermia desquamativa Leiner** mit Rötung und Schuppung des gesamten Körpers
- **Gneis:** mildeste Variante: fettige, fest-haftende Schuppung der Kopfhaut ohne oder mit geringer Entzündung

Therapie.
- Vermeiden zu fetter Grundlagen, keine Salben
- Capillitium: Olivenöl über Nacht auftragen, morgens abwaschen, evtl. 1–2%ige Salicylvaseline.
- Windelbereich und intertriginös: weiche Zinkpaste
- Evtl. kurzzeitige Anwendung von Antimykotika (lokal) oder Steroidcremes

Dermatitis atopica

Synonym. Atopische Dermatitis, endogenes Ekzem, Neurodermitis.

Definition. Chronisch-rezidivierendes, nichtinfektiöses Ekzem bei genetischer Disposition (Atopie).

Epidemiologie. Prävalenz 12–15% bei Kindern und Jugendlichen, häufigste kindliche Hauterkrankung; ca. 20% der Gesamtbevölkerung betroffen, zunehmende Häufigkeit.

Ätiopathogenese.
- Polygen vererbte atopische Disposition und maternales Imprinting ▶ Kap. 2.
- In einigen Fällen (selbst bei den schwersten Formen der Erkrankung jedoch nur in 35%, bei leichten Formen in 2–5%) Triggerung durch Nahrungsmittelallergene (z. B. Kuhmilch, Hühnerei). Bei älteren Kindern können auch aerogene Allergene (Tierhaare, Hausstaubmilben) als Trigger wirken.

Ätiopathogenese. Jedes Medikament als Auslöser möglich; im Kindesalter häufig Cephalosporine, Betalaktamantibiotika oder Sulfonamide.

Symptomatik. Klinisches Bild sehr variabel:
- Z. B. makulopapulöse, Masern-, Scharlach- oder Röteln-ähnliche Exantheme
- Häufig auch Entwicklung von urtikariellen oder vesikulären Effloreszenzen
- Häufig gerötetes Gesicht
- Ausgeprägter Juckreiz

Diagnostik. Anamnese, Klinik, Verlauf nach Absetzen der Medikation.

Therapie.
- Absetzen des verdächtigen Medikaments
- Symptomatisch: lokal kühlende Lotionen, Antihistaminika p. o., in schweren Fällen: kurzfristig Glukokortikoide p.o.
- Nach 3–4 Wochen evtl. allergologische Abklärung (Intrakutantest)
- Allergieausweis

16.9.2 Erythema exsudativum multiforme

Definition. Akut auftretendes Exanthem unklarer Genese, das nach Arzneimittelexposition oder Infektionen auftritt und sich als charakteristisches Exanthem manifestiert.

Ätiopathogenese.
- Unklar
- Auslöser:
  - Medikamente: z. B. Antibiotika, Sulfonamide, NSAR, Schlafmittel
  - Antiepileptika: z. B. Phenytoin, Carbamazepin
  - Virale oder bakterielle Infekte (z. B. HSV, EBV, Yersinien, Mykoplasmen)

Symptomatik.
- **Minor-Form:**
  - Akutes oder schubweises Auftreten von symmetrisch angeordneten, scheiben- bzw. kokardenförmigen, erythematösen Maculae
  - Akrale Betonung
  - Entwicklung multipler kleiner Bläschen
  - Zentripetale Ausbreitung und Konfluieren der Herde
- **Major-Form:** zusätzlich Erosionen der Schleimhäute, schlechter Allgemeinzustand, Fieber, Myalgien, z. T. purulente Konjunktivitis

Therapie.
- Absetzen der auslösenden Noxe, ggf. Therapie der Infektion (z. B. Mykoplasmen-Pneumonie)
- Minor-Form: Hautpflege
- Major-Form: evtl. niedrig dosierte systemische Glukokortikoidtherapie; ausreichende Flüssigkeitszufuhr

Steven-Johnson- Syndrom (SJS) und toxische epidermale Nekrolyse (TEN)

Synonym. Syndrom der verbrühten Haut.

Definition. Schweres, lebensbedrohliches Krankheitsbild noch unklarere Genese, durch Arzneimittel und Infektionen getriggert. Es kommt zu grossflächiger Blasenbildung, das SJS betrifft <10%, die TEN >10% der gesamten KOF.

Symptomatik/Diagnostik.
- Prodromalphase mit Allgemeinsymptomen
- Kraniokaudale Ausbreitung erythematöser, makulärer Effloreszenzen
- Starke Berührungsempfindlichkeit
- Großflächige Blasenbildung und Ablösung fast der gesamten Oberhaut
- Schlechter Allgemeinzustand, Fieber
- Häufig pulmonale Komplikationen, Sepsis, Hornhautnarben, Symblepharon (zusammengewachsene Bindehaut von Lid und Sklera)

Therapie.
- Absetzen potenziell auslösender Arzneimittel
- Intensivmedizinische Behandlung (siehe Verbrennungen)
- I. v.-Antibiose (Cephalosporin)
- Spezielle Augen- und Mundpflege

Prognose. Letalität: SJS: 1%, TEN: 5–50%.

16.9.3 Erythema nodosum

Definition. Kutane Reaktion auf verschiedene Auslöser mit typischem klinischen Bild: gerötete, schmerzhafte, überwärmte Knoten an den Unterschenkelstreckseiten.

Ätiopathogenese.
- Vermutlich allergischer Prozess, u. a. durch Infektion mit Streptokokken, EBV, Yersinien oder Mycobakterium tuberculosis ausgelöst.
- Häufig mit Sarkoidose, Morbus Crohn, Colitis ulcerosa und entzündlichen Gelenkerkrankungen assoziiert.

Symptomatik.
- Tief liegende, blaurote, später grün-braune, stark druckschmerzhafte, überwärmte Knoten.
- Evtl. begleitendes Krankheitsgefühl, Fieber, Gelenkschmerzen.
- Schubweises Auftreten über Wochen bis Monate.
- Prädilektionsstellen: Unterschenkelstreckseiten.

Diagnostik.
- Klinik
- Labor: BKS ↑↑
- Ausschluss von Grunderkrankungen:
  - Anamnese (Medikamente?)
  - Tuberkulinprobe
  - Streptokokken-Schnelltest
  - Röntgen-Thorax (Sarkoidose?)

Therapie.
- Therapie der Grunderkrankung, falls bekannt
- Symptomatisch: Bettruhe, feuchte Umschläge, entzündungshemmende Cremes
- Evtl. nichtsteroidale Antiphlogistika
- In ausgedehnten Fällen Kaliumiodid-Lösung p. o.
- Evtl. kurzzeitige Therapie mit systemischen Glukokortikoiden

16.10 Psoriasis vulgaris

Definition. Erbliche, chronisch rezidivierende Immunerkrankung von Haut, Nägeln, Schleimhäuten und Gelenken mit typischem klinischen Bild: scharf begrenzte, erythematöse Plaques (◘ Abb. 16.6).

Einteilung der Psoriasis
- **Typ-I-Psoriasis** (kindliche Psoriasis):
  - Frühes Manifestationsalter (15–25% <15. Lebensjahr)
  - Positive Familienanamnese
  - HLA-System assoziiert
- **Typ-II-Psoriasis:**
  - Manifestaion ca. 50.–60. Lebensjahr
- **Nach dem klinischen Bild:**
  - Psoriasis punctata
  - Psoriasis guttata
  - Psoriasis nummularis
  - Psoriasis geographica

Ätiopathogenese.
- Multifaktoriell bedingt, genetische polygene Disposition

- Mögliche Triggerfaktoren sind Infektionen, Verletzungen, Operationen, mechanische Reizung (Schmuck, Gürtel), medikamentöse Therapie (z. B. Lithium, ACE-Hemmer), Alkohol, Kälte, Stress u. a.
- Erhöhte Proliferation und Verbreiterung der Epidermis (Akanthose) mit Differenzierungsstörung und Entzündungsreaktion

Epidemiologie. Eine der häufigsten Hauterkrankungen: 2–3% der hellhäutigen Bevölkerung sind betroffen.

Symptomatik.
- Leitsymptome:
  - Rötung und Schuppung der Haut
  - Scharf begrenzte, erythematosquamöse Plaques von unterschiedlicher Form
  - Selten auch Gelenkbeteiligung (meist oligoartikulär)
- Prädilektionsstellen:
  - Streckseiten der Extremitäten
  - Behaarter Kopf
  - Sakralbereich
  - Nägel
  - Bei Kindern im Gegensatz zu Erwachsenen auch häufig Befall des Gesichts
  - Bei Säuglingen: Windelpsoriasis

Diagnostik. Klinik ◘ Tab. 16.5.

Therapie.
- Vermeidung von Triggerfaktoren
- Entschuppung:
  - Salicylsäure-Salben (1–3%), kleinflächig, nicht im Windelbereich und nur kurze Applikationszeiten

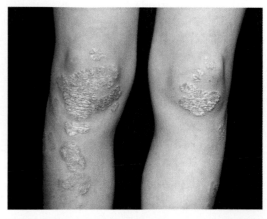

◘ Abb. 16.6. Psoriasis

◘ Tab. 16.5. Klinische Merkmale der Psoriasis

Name	Klinik
Phänomen des letzten Häutchens	Unter den Schuppen befindet sich eine letzte Epidermisschicht, die abgezogen werden kann.
Blutiger Tau, Auspitz-Phänomen	Nach Abziehen der Epidermisschicht kommt es zu punktuellen Blutaustritten aus den erweiterten Gefäßschlingen.
Kerzentropfen-Phänomen	Unter den groblamellären Schuppen lassen sich kerzenwachsartige Flocken ablösen.
Ölflecke	Gelbfärbung unter der Nagelplatte durch Hyperkeratose des Nagelbetts
Tüpfelnägel	Tüpfel- oder grübchenförmige Defekte der Nagelplatte

- Harnstoff (10%), nicht im 1. Lebensjahr anwenden
- Milchsäure (5% in Vaseline)
- Badezusätze (Öle, Kochsalz, Milchsäure (3%))
- Antiproliferative/antientzündliche Medikamente:
  - Dithranol: seltene Anwendung bei Kindern und nur hoch verdünnt mit nur kurzem Hautkontakt
  - Kortison: Anwendung bei kleineren Herden und am Kopf, Anwendung für 2–3 Wochen dann Ausschleichen, nie oral und nicht abrupt absetzen, da Gefahr des Rebound-Effekts
  - Vitamin-D3-Analoga: nicht vor dem 6. Lebensjahr zugelassen, da Beeinflussung des Kalziumstoffwechsels
- Systemische Therapie
  - Den schwersten Fällen vorbehalten: orale Retinoide, Cyclosporin A, Methotrexat
  - UV-Bestrahlung als ultima ratio

❶ Es bestehen Unterschiede in der Behandlung der Psoriasis des Kindes- und des Erwachsenenalters, da die kindliche Haut auch für lokal applizierte Medikamente besonders durchlässig ist und es auch bei lokaler Applikation zu systemischen Nebenwirkungen (u. a. Wachstumsstörungen) kommen kann. Nahezu alle in der Erwachsenenmedizin angewandten Psoriasismedikamente sind im Kindesalter nicht zugelassen.

Prognosee. Chronisch rezidivierender Verlauf; keine Heilung möglich.

16.11 Acne vulgaris

Definition. Erkrankung mit vermehrter Horn- und Talgbildung der Haut, typischerweise in der Pubertät auftretend bei genetischer Disposition und u. a. durch Androgene verursacht.

Einteilung der Acne vulgaris
- Acne neonatorum: beim Neugeborenen
- Acne infantum: im Kindesalter
- Acne juvenilis: bei Jugendlichen

Epidemiologie.
- Bis zu 85% aller Jugendlichen sind in irgendeiner Form von Akne betroffen.
- Bei 15–30% der Jugendlichen deutliche Ausprägung z. T. mit Narbenbildung.

Ätiopathogenese.
- Seborrhoe (übermäßige Talgproduktion)
- Übermäßige Verhornung
- Verstopfung der Ausführungsgänge der Talgdrüsen
- Auslöser für die Seborrhoe: Androgene, die in der Pubertät vermehrt gebildet werden
- Bakterielle Superinfektion

Symptomatik.
- Komedone (Mitesser, **Acne comedonica**)
- Papeln und Pusteln aufgrund der Beteiligung von Propionibakterien (**Acne papulopustulosa**)
- Bei Ausbreitung der Entzündung auf benachbarte Regionen entstehen Abszesse und Fisteln (**Acne conglobata**) mit Narbenbildung bei Abheilung
- Prädilektionsstellen: Gesicht, Hals, Rücken und Außenseiten der Oberarme
- **Acne fulminans:** Maximalform der Akne mit Fieber und Arthralgien
- **Acne neonatorum:** bei ca. 20% der Neugeborenen auftretende Komedone, Papeln und Pusteln, v. a. an den Wangen, gelegentlich an der Stirn, spontanes Abheilen nach wenigen Wochen

Therapie.
- **Allgemein:** Hautreinigung mit Tensiden, benzoylperoxidhaltigen Waschgels oder milden alkoholischen Lösungen
- **Leichte Formen:** Keratolyse durch Adapalen, Benzoylperoxid und Vitamin-A-Säure-Tinktur oder
- Creme, anfangs starke Hautreizung, der Effekt tritt erst langsam ein, evtl. lokal antibiotische Gels (z. B. Erythromycin, Clindamycin)

16

- **Schwere Formen:** zusätzlich zur Lokaltherapie systemische Antibiose mit Erythromycin p. o. oder Tetracyclin p. o. (ab dem 12. Lebensjahr)
- **Acne conglobata, Acne fulminans:** zusätzlich zu o. g. Therapie systemische Glukokortikoide und Isotretinoin

Prognose. Gut, meist spontanes Abheilen mit Beginn des 3. Lebensjahrzehnts; bei schweren Formen Narbenbildung.

16.12 Keloid

Definition. Überschießende, die Wunde überschreitende, knotige Narbenbildung, v. a. nach Verbrennung und Verbrühung.

Symptomatik.
- Derbe, überschießende Narbenbildung
- Evtl. Juckreiz, Hyperästhesie
- Bewegungseinschränkung bei Gelenkbefall

Therapie.
- Kompressionsbehandlung
- Kryotherapie
- Örtliche Injektion von Steroidkristallen
- Okklusivverbände mit Steroidsalben
- Plastische Operationen
- Rezidivprophylaxe: Silikonfolien unter Kompression

17 Erkrankungen des Nervensystems

antibiotische Harnwegsinfektdauerprophylaxe, intermittierendes Einmalkatheterisieren, Mastdarmtraining

Komplikationen.
- Persistierende neurologische Defizite (durch Operation nicht zu verhindern)
- rezidivierende Harnwegsinfektionen, vesikoureteraler Reflux
- Orthopädische Deformitäten, Schmerzen, Dekubitus
- Bei VP-Shunt: Shuntdysfunktion

> Die Mehrzahl der Neuralrohrdefekte ist durch eine **perikonzeptionelle Folsäureprophylaxe** zu verhindern. Mindestens 4 Wochen vor bis 8 Wochen nach der Befruchtung sollte 0,4 mg Folsäure am Tag eingenommen werden.

Prognose.
- Je kaudaler der Defekt bei Spina bifida, desto besser sind die Aussichten auf ein selbstständiges, unabhängiges Leben; je höher der Defekt, desto schlechter ist die Prognose.
- Die 5-Jahres-Überlebensrate nach Operation beträgt 95%, aber nur 12% der Patienten erlernen das Laufen; unbehandelt beträgt die Mortalität 70–80%.
- Die Prognose wird insbesondere durch die Komplikationen beeinträchtigt: Infektionen, Hydrozephalus u. a.

17.1.3 Andere Fehlbildungen

Dandy-Walker-Syndrom

Definition. Fehlbildungssyndrom mit zystischer Erweiterung des 4. Ventrikels, **Dysgenesie des Kleinhirnwurms**, Erweiterung hintere Schädelgrube, Hochstand des Tentoriums und Atresie der Foramina Magendii. 90% der Patienten entwickeln einen Hydrozephalus.

17.1.4 Hydrozephalus

Definition. Erweiterung der Liquorräume des Gehirns.

Einteilung des Hydrozephalus
- **Hydrozephalus internus:** Erweiterung der inneren Liquorräume, der Ventrikel
- **Hydrozephalus externus:** Erweiterung der äußeren Liquorräume
- **Hydrozephalus communicans:** Erweiterung der inneren und äußeren Liquorräume

Physiologie. Liquor dient dem mechanischen Schutz des Gehirns vor Stößen, ermöglicht den Ausgleich von Druckunterschieden und den Transport von wasserlöslichen Substanzen. Täglich werden ca. 500 ml Liquor im Plexus choroideus (vorwiegend in den Seitenventrikeln) produziert. Ca. 150 ml Liquor zirkulieren im inneren und äußeren Liquorsystem, zwischen den Seitenventrikeln, dem 3. Ventrikel, dem Aquaeductus cerebri und dem 4. Ventrikel über die basalen Zisternen in das Cavum subarachnoidale. Von den Pacchioni-Granulationen (Granulationes arachnoidales) wird der Liquor resorbiert und über das Venen- und Lymphsystem abtransportiert.

> Foramen **L**uschkae: Apertura **l**ateralis des IV. Ventrikels.
> Foramen **M**agendi: Apertura **m**ediana des IV. Ventrikels.

Epidemiologie. Angeborener Hydrozephalus: Häufigkeit: ca. 3:1 000 Lebendgeburten.

Ätiopathogenese.
- Liquorabflußtörung aufgrund eines mechanischen Verschlusses, z. B. bei Fehlbildungen und Tumoren (**Hydrozephalus occlusus**).
- Gesteigerte Liquorproduktion im Plexus choroideus (**Hydrozephalus hypersecretorius**).
- Verminderte Liquorresorption, z. B. nach Entzündungen (**Hydrozephalus aresorptivus**)
- **Angeborener Hydrozephalus** (25%): Fehlbildungen, Arnold-Chiari-Malformation, Dandy-Walker-Malformation, Aquäduktstenose, pränatale Toxoplasmose oder Zytomegalie, Atresie der Foraminae Luschkae und Magendii.
- **Erworbener Hydrozephalus**: Zustand nach intrakranieller Blutung bei Frühgeborenen, Zustand nach Infektionen, Traumata, bei Tumoren, Plexuspapillomen mit Liquorüberproduktion.

Symptomatik.
- **Säuglinge:**
  - Zunahme des Kopfumfangs (Abweichen von der physiologischen Perzentilenentwicklung)
  - Dünne Kopfhaut mit betonter Venenzeichnung
  - Gespannte Fontanelle, klaffende Schädelnähte
  - »Balkonstirn«, »frontal bossing«: vorgewölbte Stirn
  - »Sonnenuntergangsphänomen«: Bulbusverdrängung nach unten und sichtbare Sklera über der Iris
  - Optikusatrophie, Strabismus
  - Allgemein: Trinkschwäche, Erbrechen, Berührungsempfindlichkeit, schrilles Schreien, statomotorische Entwicklungsverzögerung
- **Ältere Kinder:** Hirndrucksymptomatik:
  - Kopfschmerzen, Nüchternerbrechen, Verhaltensänderung
  - Sprengung der Schädelnähte
  - Stauungspapille, zunehmende Mydriasis
  - Progrediente Bewusstseinstrübung
  - Hirnnervenausfälle (Abduzensparese)
- **Später:**
  - Blasenentleerungsstörungen
  - Gangstörungen
  - Psychoorganische Veränderungen

❶ **Einklemmungssyndrome:** Bei einem intrakraniellen Druckanstieg, der nicht ausgeglichen werden kann, kommt es zu einer Verlagerung bzw. Einklemmung des Mittelhirns in den Tentoriumschlitz (obere Einklemmung) oder zu einer Verlagerung bzw. Einklemmung der Medulla oblongata in das Foramen occipitale magnum (untere Einklemmung) mit den Leitsymptomen: Bewusstseinsstörung, verminderte Reaktion auf Schmerzreize, Störung der Pupillomotorik, weite lichtstarre Pupillen und Beuge- oder Strecksynergien.

Ein **Einklemmungssyndrom** ist **lebensbedrohlich**, es kann zu irreversiblem Verlust von Großhirn- und Hirnstammfunktionen kommen (Medulla oblongata mit Atem- und Kreislaufzentren).

Diagnostik.
- Regelmäßige Messung des Kopfumfangs (Perzentilen)
- Bildgebung:
  - Schädelsonographie: erweiterte Liquorräume, ggf. transtemporale Schädelsonographie
  - CT/MRT Schädel: Darstellung der Morphologie, Hinweise auf intrauterine Infektionen (z. B. Verkalkungen)?
- Ophthalmologische Untersuchung: Stauungspapille? (erst nach Fontanellenschluss)

Therapie. Hydrocephalus occlusivus und malresorptivus:
- Chirurgische Shuntanlage, bestehend aus einem Katheter und einem druckgesteuertem Ventil (verhindert den Rückfluss); der Liquor wird von den Seitenventrikeln ins Peritoneum (ventrikuloperitonealer Shunt, VP-Shunt) geleitet, in Ausnahmefällen in den rechten Vorhof (ventrikuloatrialer Shunt).
- Regelmäßige Kontrollen der Shuntfunktion erforderlich, ggfs. Shuntrevisionen bei Katheterobstruktion oder –diskonnektion, Infektionen, Thrombosen oder Ventildysfunktion.

Prognose. Bei frühzeitiger chirurgischer Intervention günstig, dennoch bestehen neben dem Hydrozephalus häufig weitere Behinderungen; postoperativ ist in 25% der Fälle eine Shunt-Revision notwendig.

17.2 Infantile Zerebralparese (Morbus Little, cerebral palsy, CP)

Definition. Nicht progredienter, frühkindlicher Hirnschaden mit Störung der motorischen, der geistigen und der neuropsychologischen Entwicklung. Häufig assoziiertes Anfallsleiden.

Epidemiologie. Häufigkeit: ca. 1–2:1 000 Lebendgeburten; sehr unreife Frühgeborenen <1 500 g GG haben ein 40-fach erhöhtes Risiko.

Ätiopathogenese.
- Pränatale Schäden: Anlagestörungen, zentrale Gefäßverschlüsse, Schwangerschaftskomplikationen
- Perinatale Schäden: Hypoxie, Frühgeburtlichkeit, geburtstraumatische Schäden, Blutungen, Infektionen

Symptomatik. Variable Symptomatik, häufig besteht ein Mischbild:
- **Spastik:** erhöhter Muskeltonus durch Schädigung im Verlauf des 1. Motorneurons. Häufig betroffen sind die Streck- und Adduktorenmuskulatur der unteren Extremität und die Beugemuskulatur der oberen Extremität; die Muskeleigenreflexe sind gesteigert, die Pyramidenbahnzeichen positiv, im Verlauf entwickeln sich Kontrakturen.
- **Dyskinesien:** ständig wechselnder Muskeltonus der Agonisten und Antagonisten mit abnormen, unwillkürlichen Bewegungen, die nur im Schlaf sistieren.
- **Dystonie:** langsame, wurmartige Bewegungen der Extremitäten und Körperachse

◘ Tab. 17.3. Beispiele infantiler Zerebralparesen

	Klinik	Ätiologie	Besonderheit
Spastische Hemiparese	Parese betrifft nur eine Körperseite	Umschriebene Marklager- oder Hirnrindenläsion, häufig durch pränatale Gefäßverschlüsse verursacht, z. B. Verschluss der A. cerebri media oder im Rahmen von Fehlbildungen	Lähmung und Atrophie der betroffenen Extremität, Verkürzung
Spastische Diplegie	Beinbetonte Form der spastischen Tetraparese	Meist bei periventrikulärer Leukomalazie ehemaliger Frühgeborener nach hypoxisch-ischämischer Enzephalopathie	Beinbetonte, spastische Bewegungstörung, Überkreuzungstendenzen, Spitzfußhaltung
Spastische Tetraparese	Alle 4 Extremitäten sind betroffen	Schwere, hypoxisch-ischämische oder hämorrhagische Läsion des Gehirns	Spastische Bewegungsstörung von Armen und Beinen
Dyskinetische Zerebralparese	Choreatiforme oder athetotische Bewegungsmuster	Neonatale Asphyxie (v. a. im Bereich der Basalganglien), Kernikterus	Ständige Beuge- und Streckbewegungen, Dysarthrie, orale Automatismen, häufig relativ gute geistige Fähigkeiten
Ataktische Zerebralparese	Ataxie, Intentionstremor, Nystagmus	Blutung, Trauma, Hypoxie	
Nichtklassifizierbare Zerebralparese	Häufig		Mischformen aus o. g. Elementen

- **Athetose:** wurmartige Bewegungen der Extremitäten
- **Chorea:** schnelle, ruckartige Bewegungen von Rumpf und Extremitäten
- **Ataxie:** gestörte Koordination von Bewegungsabläufen, Assynergie, Dysdiadochokinese, Dysmetrie, Gangstörung, überschießende Bewegungen
- Je nach **Lokalisation der Schädigung:** Tetraplegie, Hemiplegie, Diplegie, Monoplegie (◘ Tab. 17.3)
- Neuropsychologische Defizite, Verhaltensstörungen, Krampfanfälle
- **Frühsymptome** bei CP im Neugeborenenalter:
  - Hypotoner Muskeltonus, Fäusteln, Überkreuzen der Extremitäten, Opisthotonus
  - Persistierende Neugeborenenreflexe
  - Reflex- oder Tonusasymmetrie
  - Muskelkloni, gesteigertes Reflexniveau

❯ **Pyramidenbahnzeichen** sind pathologische Fremdreflexe, die bei einer Läsion zentraler motorischer Neurone in Gehirn und Rückenmark auftreten. Die pathologische **Reflexantwort** besteht in einer tonischen Dorsalextension der Großzehe, hervorrufbar je nach Reflex durch:
- **Babinski:** Bestreichen der lateralen Fußsohle mit einem spitzen Gegenstand

- **Oppenheim:** kräftiges Herabstreifen an der Tibia mit Daumen und Zeigefinger
- **Gordon:** Kompression der Wadenmuskulatur
- **Chaddock:** Bestreichen des lateralen Fußrandes von dorsal

❯ Eine Progredienz der Symptome spricht gegen eine infantile Zerebralparese. Insbesondere bei der ataktischen Zerebralparese sind zerebelläre Raumforderungen, neurodegenerative (z. B. Heredoataxien) und neurometabolische Erkrankungen und genetische Syndrome (z. B. Angelman-Syndrom) auszuschließen.

Diagnostik.
- Anamnese: Schwangerschaft, Geburt
- Symptomatik, entwicklungsneurologische Verlaufsuntersuchungen
- Bildgebung: Sonographie Schädel, MRT/CT: morphologische Auffälligkeiten, Ventrikelgröße, Verkalkungen etc.
- EEG: unspezifische Veränderungen, hypersynchrone Aktivität
- Seh- und Hörtests
- Ausschluss anderer Erkrankungen: Gerinnungsdiagnostik, v. a. bei Infarkten, ggf. Chromosomenanalyse, Stoffwechseluntersuchungen

Differenzialdiagnostik.
- Neuromuskuläre Erkrankungen
- Neurometabolische Erkrankungen
- Gehirntumoren
- Myelopathien: Dysraphien, Tethered cord (► Kap. 17.1.2)
- Genetische Syndrome

Therapie.
- Betreuung in sozialpädiatrischen Zentren
- Physiotherapie, Logopäde, Ergotherapie, Frühförderung, Heilpädagogik
- Orthopädische Hilfsmittel, ggf. operatives Lösen von Kontrakturen
- Medikamentöse Therapie:
  - Bei Spastik: Botulinumtoxin als Injektion in die betroffene Muskelgruppe, Baclofen p. o. oder ultima ratio intrathekal oder subkutan appliziert mittels Pumpe.
  - Bei Krampfanfällen antikonvulsive Therapie.

Sonderform. Minimale zerebrale Dysfunktion: diskrete neurologische Symptome im Sinne einer frühkindlichen Hirnschädigung bei auffälliger Schwangerschafts- oder Geburtsanamnese: verzögerte Entwicklung, u. a. im schulischen Bereich, Verhaltensauffälligkeiten: Langsamkeit, Reizüberempfindlichkeit, Impulsivität, Affektlabilität, Distanzstörung, Hypermotorik, Ängstlichkeit oder auffallende Angstfreiheit, grob- oder feinmotorische Ungeschicklichkeit (»clumsiness«).

17.3 Neurometabolische Erkrankungen

Definition. Angeborene Stoffwechselstörungen mit Beteiligung des ZNS und den Leitsymptomen: psychomotorische Entwicklungsverzögerung, Verlust bereits erworbener Fähigkeiten, zerebrale Krampfanfälle, Muskelschwäche und Bewusstseinsstörungen. Neurometabolische Erkrankungen werden nach der subzellulären Lokalisation des Stoffwechseldefekts eingeteilt. Defekte können im Zytoplasma oder in den Zellorganellen vorkommen, z. B. in den Lysosomen, Mitochondrien, Peroxisomen, im Golgi-Apparat oder dem endoplasmatischen Retikulum.

Epidemiologie.
- Inzidenz: 1:2 000 bis 1:500 000
- Große ethnische Unterschiede in der Häufigkeit: z. B. Tay-Sachs bei Ashkenazi-Juden: 1:2 000, bei der übrigen Bevölkerung: 1:250 000

17.3.1 Lysosomale Erkrankungen

Physiologie. In den **Lysosomen** werden eine Vielzahl unterschiedlicher biochemischer Sustanzen abgebaut, sie sind die »Entsorgungsknotenpunkte« der Zelle.

Beispiele lysosomaler Erkrankungen
- Morbus Tay-Sachs, ► Kap. 5
- Morbus Niemann-Pick, ► Kap. 5
- Mukopolysaccharidosen, ► Kap. 5
- Zystinosen, ► Kap. 5
- Morbus Krabbe, ► Kap. 5
- Metachromatische Leukodystrophie, ► Kap. 5

17.3.2 Mitochondriale Erkrankungen

Physiologie. Mitochondrien sind die »Kraftwerke« der Zelle, die ATP zur Verfügung stellen. In der mitochondrialen Matrix werden durch die β-Oxidation von Fettsäuren und durch den Pyruvatabbau über den Citratzyklus Energieträgersubstanzen wie NADH erzeugt, die anschließend durch die Atmungskette in der inneren mitochondrialen Membran in ATP umgewandelt werden. Mitochondriale Erkrankungen enstehen bei Störungen der Atmungskette, des Pyruvatmetabolismus, des Citratzyklus oder der Fettsäureoxidation.

Atmungskettendefekte

Definition. Autosomal-rezessiv oder mitochondrial vererbte Störungen einer der 5 Proteinkomplexe der Atmungskette.

Symptomatik.
- Rasche Ermüdbarkeit
- Rückschritte in der motorischen Entwicklung, psychomotorische Retardierung
- Generalisierte Muskelhypotonie, zunehmende Muskelatrophie, Spastik
- Sehstörungen, Ptosis
- Plötzliche Bewusstseinsstörung, Erbrechen, v. a. im Rahmen kataboler Stoffwechselsituationen
- Plötzliche Krisen mit akuter Verschlechterung der neurologischen Funktionen

Diagnostik.
- Klinisches Bild
- Labor: Laktazidose (nicht obligat), Molekulargenetik (nukleäres und mitochondriales Genom)
- Muskel-/Hautbiopsie: histopathologische und funktionelle Untersuchungen der Atmungskette in Muskelgewebe oder Fibroblasten

Therapie/Prognose.
- Symptomatisch, bei schwerer Laktazidose Pufferung
- Ggf. Carnitin, Riboflavin, Thiamin, Vitamin-K- oder Coenzym-Q-Substitution
- Schubweiser, progredienter Verlauf

Pyruvatdehydrogenasemangel

Definition. Autosomal-rezessiv vererbter Mangel der Pyruvatdehydrogenase.

Symptomatik. Schwere neurologische Symptomatik bereits im Neugeborenenalter: Entwicklungsverzögerung, Krampfanfälle, muskuläre Hypotonie, Koma.

Diagnostik. Labor: schwere Laktazidose; Molekulargenetik; Hautbiopsie: Nachweis des Enzymmangels in den Fibroblasten

Therapie/Prognose. Symptomatisch, Tod im 1. Lebensjahr.

17.3.3 Peroxisomale Erkrankungen

Definition. Meist autosomal-rezessiv vererbte Erkrankungen mit ausbleibender oder mangelnder Bildung von Peroxisomen oder Defekten einzelner peroxisomaler Stoffwechselwege. Wichtige peroxisomale Funktionen sind die β-Oxidation von überlangkettigen Fettsäuren, der Abbau von Wasserstoffperoxyden und die Bildung von Gallensäuren.

Zellweger-Syndrom (zerebrohepatorenales Syndrom)

Definition. Autosomal-rezessiv vererbte, schwere Störung der peroxisomalen Synthese.

Symptomatik.
- Typische **Fazies**: flache, hohe Stirn, tiefe Nasenwurzel, Hypertelorismus (breiter Augenabstand), Epikanthus, mongoloide Lidachse, Mikrognathie
- **ZNS**: Trinkschwäche, Muskelhypotonie (floppy infant), psychomotorische Retardierung, Krampfanfälle
- **Sonstiges**: Gedeihstörung, Zystennieren, Hepatopathie

Diagnostik.
- Labor: überlangkettige Fettsäuren ↑ und Plasmalogene ↑
- Molekulargenetik, Pränataldiagnostik

◻ Tab. 17.4. Andere peroxisomale Erkrankungen

Erkrankung	Symptomatik
Rhizomelia chondrodysplasia punctata	Proximal verkürzte Extremitäten, faziale Dysmorphien, Kleinwuchs, Mikrozephalie, Katarakt, Ichthyose
X-chromosomal vererbte Adreno-leukodystrophie	Demyelinisierung des ZNS, Krampfanfälle, spastische Tetraparese, Demenz, periphere Neuropathie, Nebenniereninsuffizienz, Infertilität, häufig erst >3.–10. Lebensjahr symptomatisch
Morbus Refsum	▶ Kap. 5

Therapie/Prognose. Symptomatische Therapie; meist Tod im 1. Lebensjahr.

17.3.4 Störungen des Purin- und Pyrimidinstoffwechsels

Definition. Autosomal-rezessiv oder X-chromosomal vererbte Erkrankungen mit Störungen in der Synthese oder im Abbau von Purin- und Pyrimidinnukleotiden.

Beispiele.
- **Lesch-Nyhan-Syndrom:** Autoaggressivität, psychomotorische Retardierung, neurologische Symptomatik, Epilepsie, Nephrolithiasis, Gicht
- **Adenosin-Desaminase (ADA)-Mangel:** V. a. Immundefekt, progrediente neurologische Symptomatik
- **Xanthinurie:** Nephrolithiasis, Arthropathie
- **Hereditäre Orotazidurie:** Megaloblastäre Anämie, Gedeihstörung, psychomotische Retardierung

Therapie. Symptomatisch: z. T. purinarme Diät, Allopurinol.

17.3.5 Erkrankungen des Golgi-Apparats

Physiologie. Im Golgi-Apparat und im endoplasmatischen Retikulum werden viele Strukturproteine, Enzyme und Hormone glykosyliert. Eine gestörte Glykosylierung kann die Proteinfunktion beeinflussen und zu schweren Erkrankungen führen.

Congenital Disorders of Glykosylation (CDG-Syndrome)

Definition. Angeborene Störungen der N-Glykosylierung, der Anheftung eines Oligosaccharids an Proteine während der Translation im rauen endoplasmatischen Retikulum.

Symptomatik. Manifestation bereits im Säuglingsalter:
- Schwere Infekte, Gedeihstörung
- Leberveränderungen, Blutungsneigung
- Muskuläre Hypotonie, psychomotorische Retardierung, Krampfanfälle
- Invertierte Mamillen
- Auffällige Fettverteilung

Diagnostik. Labor: Nachweis eines abnormen Glykosylierungsmusters des Ferritins in der Transferrinelektrophorese, Mutationsanalyse; Pränataldiagnostik

Therapie. Symptomatisch.

> **Erkrankungen mit unbekanntem Defekt**: Viele angeborene neurologische Erkrankungen konnten bisher keinem spezifischen Fehler im Stoffwechselnetzwerk zugeordnet werden, obwohl das klinische Bild und der histopathologische Befund auf einen Stoffwechseldefekt hinweisen.
>
> Insgesamt können nur 50% aller psychomotorischen Entwicklungsverzögerungen einer definierten Erkrankung zugeordnet werden.

17.3.6 Leukodystrophien

► Kap. 5.

17.4 Neuromuskuläre Erkrankungen

- **Muskeldystrophien**
  - X-chromosomal-rezessiv vererbt:
    - Muskeldystrophie Duchenne
    - Muskeldystrophie Becker-Kiener
    - Muskeldystrophie Emery-Dreifuss
  - Autosomal-rezessiv vererbt:
    - Muskeldystrophie vom Gliedergürteltyp, distaler und kongenitaler Typ
  - Autosomal-dominant vererbt:
    - Fazio-skapulo-humerale Muskeldystrophie
    - Skapulo-humerale Muskeldystrophie
    - Okuläre Muskeldystrophie
    - Okulopharyngeale Muskeldystrophie
    - Myopathia tarda hereditaria (Welander)
▼

- **Myotone Syndrome**
  - Myotonia congenita Thompson
  - Myotonia congenita Becker
  - Paramyotonia Eulenburg
  - Myotone Dystrophie Curschmann-Steinert (DM1, DM2)
- **Periodische dyskaliämische Lähmungen**
  - Hypokaliämische Lähmung
  - Hyperkaliämische Lähmung
  - Normokaliämische Lähmung
- **Funktionelle Myopathien**
  - Myasthenia gravis
  - Kongenitale Myasthenie
  - Myasthenia Lambert-Eaton
- **Entzündliche Myopathien**
  - Polymyositis
  - Dermatomyositis
  - Im Rahmen von Systemerkrankungen, z. B. Kollagenosen
  - Selten: infektiös bedingt, z. B. bei Trichinose
- **Andere Myopathien**
  - Endokrine Myopathien
    - Morbus Cushing
    - Morbus Addison
    - Hypo-/Hyperthyreose
    - Hyperparathyreoidismus
  - Metabolische Myopathien
    - Bei Kohlenhydratstoffwechselstörungen: Glykogenose Typ 2 (Morbus Pompe), Glykogenose Typ 5 (Morbus Mc Ardle)
    - Mitochondriale Myopathien
  - Exogen-toxische Myopathien
    - Alkoholbedingt
    - Durch Medikamente bedingt, z. B. Statine, Resorchin
    - Maligne Hyperthermie
  - Angeborene Myopathien

17.4.1 Muskeldystrophien

Definition. Erkrankungen mit fortschreitender Degeneration von Muskelfasern und den Leitsymptomen progrediente Muskelschwäche und -atrophie. Es gibt verschiedene Formen (◻ Tab. 17.5).

Epidemiologie. Häufigkeit: 5–10:100 000.

Symptomatik.
- **Atrophie** und Schwäche der Muskulatur
- **Gnomwaden**: Pseudohypertrophie der Waden, degeneriertes Muskelgewebe wird durch Fett- und

◘ Tab. 17.5. Formen und Erbgang verschiedener Muskeldystrophien

X-chromosomal-rezessiv	Autosomal-rezessiv	Autosomal-dominant
Typ Duchenne (maligner Beckengürtel Typ)	Gliedergürteltyp (LMGD »limb girde muscular dystrophy«, distaler und kongenitaler Typ)	Fazioskapulohumerale Form
Typ Becker-Kiener (benigner Beckengürtel Typ)	Myopathia distalis juvenilis hereditaria	Okuläre Form
Typ Emery-Dreifuss (humeroperonealer Typ)	Kongenitale maligne Myskeldystrophie	Okulopharyngeale Form
		Myopathia distalis tarda hereditaria (Welander)
		Gliedergürtel-Typ

Bindegewebe ersetzt (klassisch bei Muskeldystrophie Duchenne).

- **Gowers-Manöver**: beim Aufrichten aus der Hockstellung werden die Hände auf den Oberschenkeln abgestützt.
- **Watschelgang**
- **Scapulae alatae**: »lose« Schultern aufgrund einer Muskelschwäche im Schultergürtelbereich
- **Mimische Schwäche**: unvollständiger Lidschluss, periorale Schwäche
- **Kontrakturen**: v. a. bei kongenitaler Muskeldystrophie
- **Skelettdeformitäten**: Spitzfuß, Skoliose
- **Kardiale Beteiligung**

❶ Leitsymptome bei Muskeldystrophie sind Muskelschwäche und -atrophie, es bestehen keine Sensibilitätsstörungen.

X-chromosomal-rezessive Muskeldystrophien
Muskeldystophie Duchenne (DMD) und Becker-Muskeldystrophie (BMD)
Definition.
- **Muskeldystrophie Typ Duchenne**: schwerste und häufigste Form der Muskeldystrophie
- **Muskeldystrophie Typ Becker-Kiener**: mildere Form der Muskeldystrophie, ca. 10% der X-chromosomal-rezessiv vererbten Muskeldystrophien
- **Muskeldystrophie Typ Emery-Dreifuss**: skapulohumerale und peroneale Muskelschwäche

Ätiopathogenese. Bei Morbus Duchenne und Morbus Becker-Kiener (so genannte »Dystrophinopathien«) liegt eine Mutation im Dystrophin-Gen auf dem kurzen Arm des X-Chromosoms vor. Es kommt zu einem Mangel oder einem Defekt des Proteins »Dystrophin«, einem Protein aus der Spectrin-Familie aus dem Sarkolem der Muskelfasermembran.

Das Fehlen von Dystrophin führt zu einer verstärkten Membrandurchlässigkeit mit Einstrom schädlicher Substanzen in den Muskel und Zelluntergang. Das Muskelenzym Kreatinkinase (CK) wird vermehrt freigesetzt und ist in hohen Konzentrationen im Blut nachweisbar. Aufgrund des X-chromosomalen Erbgangs sind die meisten Patienten männlich (in seltenen Fällen können durch ungleiche X-Inaktivierung auch weibliche Patienten betroffen sein).

Morbus Duchenne: vollständiges Fehlen von Dystrophin; **Morbus Becker-Kiener**: partiell funktionstüchtiges Dystrophin, mildere Klinik.

Epidemiologie. Häufigkeit: **Morbus Duchenne**: 1: 3 500 neugeborener Jungen, **Morbus Becker-Kiener**: 1: 17 000 neugeborener Jungen.

Symptomatik. Muskeldystrophie Duchenne (Symptombeginn meist vor dem 3. Lebensjahr):
- Proximal betonte, muskuläre Atrophie, v. a. im Bereich des Beckengürtels
- Aufsteigende Muskelatrophie, Scapulae alatae
- Kompensatorisch zur schwachen Beckenbodenmuskulatur Hyperlordose der LWS (◘ Abb. 17.1)
- Verzögertes Laufen lernen, Watschelgang, Schwierigkeiten beim Aufstehen und Treppen steigen
- Pseudohypertrophie der Wadenmuskulatur, Gnomenwaden, Wespentaille
- Abgeschwächter Patellarsehnenreflex bei weitgehend erhaltenem Achillessehnenreflex
- Gehunfähigkeit ca. im 9.–12. Lebensjahr, Lebenserwartung auf 20–30 Jahre begrenzt
- Kardiomyopathie, progrediente Ateminsuffizienz, rezidivierende pulmonale Infektionen
- z. T. leichte Intelligenzminderung (in 30%)
- z. T. NNR-Insuffizienz, Hypogonadismus

17

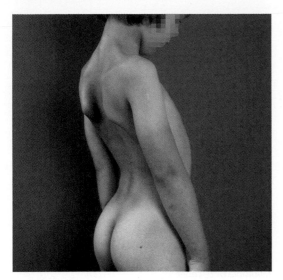

Abb. 17.1. Hyperlordose bei Muskeldystrophie Duchenne

Becker-Kiener-Muskeldystrophie (Symptombeginn im 4.–24. Lebensjahr):
- Schwäche v. a. im Bereich des Beckengürtels, Watschelgang, aufsteigende Muskelschwäche bis zum Schultergürtel, häufig asymmetrisch.
- Langsamere Progredienz, Gehunfähigkeit im 15.–30. Lebensjahr
- Kardiomyopathie
- Evtl. geistige Retardierung

Diagnostik.
- **Klinisches Bild:** typische Symptomatik (s. oben)
- **Labor:** CK ↑↑ >1 000 U/l (im Krankheitsverlauf nehmen die CK-Werte bei schwindender Muskelmasse ab), Transaminasen ↑, γ-GT normal, Molekulargenetik
- **Muskelbiopsie:** Kaliberschwankungen der Muskelfasern, zentrale Lokalisation der Kerne, immunzytochemischer Nachweis des Dystrophin-Mangels
- **EMG:** myopathisches Muster: vermehrte Polyphasien, verkürzte Potenziale, verminderte Amplitude bei maximaler Innervation
- **EKG, Echokardiographie:** zum Ausschluss einer Kardiomyopathie
- **Pränataldiagnostik**

❶ Patienten mit Muskeldystrophie haben ein erhöhtes Narkoserisiko. Es besteht die Gefahr der Entwicklung einer malignen Hyperthermie, ▶ Kap. 17.4.2.

Therapie.
- Symptomatisch:
  - Physiotherapie, Atemübungen
  - Konservative und operative orthopädische Maßnahmen
  - Prednison p. o. verzögert bei Morbus Duchenne die Gehunfähigkeit um ca. 1–3 Jahre
  - Bei nächtlicher Hypoventilation: assistierte nächtliche Maskenbeatmung
- Genetische Beratung: Die Mutter eines Duchenne-Jungen, die nachgewiesene Überträgerin ist, hat ein 50%iges Risiko, einen weiteren Jungen mit Morbus Duchenne oder ein Mädchen, das Konduktorin ist, zu bekommen. Bei Konduktorinnen, die meist asymptomatisch sind, lassen sich in der Kindheit häufig CK-Erhöhungen nachweisen.

Komplikationen. Progrediente Schwäche der Atemmuskulatur, rezidivierende pulmonale Infektionen, Kardiomyopathie und Herzinsuffizienz.

Autosomal-rezessiv vererbte Muskeldystrophien
Gliedergürtelmuskeldystrophie (LGMD)
Definition. Paresen und Atrophie der Becken- und Oberschenkelmuskulatur. Manifestation im Kindes- oder erst im Erwachsenenalter. Die Symptomatik ist langsam progredient.

Kongenitale Muskeldystrophie (CMD)
Definition. Gruppe von Muskeldystrophien mit ausgeprägter Muskelhypotonie bereits in den ersten Lebenstagen. Präsentation als »floppy infant«, häufig Mitbeteiligung des ZNS. In ca. 50% liegt ein Merosinmangel vor. **Beispiele** sind Merosinopathie, Fukyama-CMD, Walker-Warburg-Syndrom (WWS) und die Muscle-Eye-Brain-Erkrankung (MEBD).

Autosomal-dominant vererbte Muskeldystrophien
Fazioskapulohumerale Muskeldystrophie
Definition. Muskeldystrophie mit den Leitsymptomen: Fazies myopathica (offen stehender Mund, Pfeiffen nicht möglich) und Scapula alata. Manifestation im Kindes- oder Erwachsenenalter mit Paresen und Atrophie im Bereich der Gesichts-, Schulter- und Oberarmmuskulatur.

17.4.2 Myotone Syndrome

Definition. Myotonie: verstärkte, anhaltende Muskelkontraktion und verzögerte Muskelrelaxation nach Willkürinnervation.

Symptomatik. Leitsymptome aller myotonen Syndrome (s. unten):
- **Verzögerte Öffnung** der Hand nach willkürlichem Faustschluss
- Ausbildung eines **Muskelwulsts** bei Beklopfen des Thenars oder der Zunge
- **Warm-up**-Phänomen: Besserung der Symptomatik nach häufiger Wiederholung der Tätigkeit

❗ Bei Patienten mit Myotonie besteht ein deutlich erhöhtes Narkoserisiko mit der Gefahr der Entwicklung einer malignen Hyperthermie. Kontraindiziert sind daher depolarisierende Pharmaka wie Succinylcholin (Muskelrelaxans) und Cholinesteraseinhibitoren (Prostigmin/Neostigmin).

Myotonia congenita Thomsen

Definition/Ätiologie. Autosomal-dominant vererbte Myotonie aufgrund eines Defekts der **Chloridkanäle** der Muskulatur (Mutation des Chloridkanals CLC-1 auf Chromosom 7), mit veränderter Leitfähigkeit des Sarkolems und Membraninstabilität.

Epidemiologie. Inzidenz: 1:50 000 (Myotonia congenita Thomsen und Myotonia Becker).

Symptomatik. Manifestation im Säuglingsalter oder im frühen Kindesalter:
- **Myotone Steifigkeit**
  - der Beine: verzögerte motorische Entwicklung, verzögertes Laufenlernen
  - der Augenmuskulatur: bei Blickwendung nach unten bleibt die Sklera sichtbar, da sich das Oberlid verzögert senkt (»Lid lag«, Graefe-Zeichen)
  - der Kau- und Schluckmuskulatur: Kau- und Schluckstörungen
- **Athletischer Habitus** durch generalisierte Muskelhypertrophie (v. a. von Rumpf und Waden)

❗ Bei Myotonie besteht keine Muskelatrophie, sondern eine Muskelhypertrophie mit athletischem Habitus.

Diagnostik.
- Klinische Zeichen der Myotonie (s. o.)
- EMG: nach Nadelstich oder Beklopfen der Muskulatur: myotone Entladungsserien von Muskelpotentialen (»Sturzkampfbombergeräusch«, »myotone runs«)
- Mutationsanalyse

Myotonia congenita Becker

Definition. Autosomal-rezessiv vererbte Myotonie aufgrund eines Defekts der **Chloridkanäle** der Skelettmuskulatur.

Symptomatik.
- Beginn zwischen dem 3. und 30. Lebensjahr
- Myotonie, zunächst der Beine, später auch der Hände oder der Kaumuskulatur, periodische Muskelschwäche
- Muskelhypertrophie der unteren Extremität: athletischer Habitus

Paramyotonia congenita Eulenburg

Definition. Autosomal-dominant vererbte Myotonie aufgrund eines Defekts der **Natriumkanäle** der Muskulatur. V. a. nach Kälteexposition kommt es zu schlaffen Lämungen und Muskelsteifheit. Nach dem Waschen des Gesichts mit kaltem Wasser können z. B. die Augen nicht mehr geöffnet werden.

❗ Bei Paramyotonia congenita Eulenburg besteht kein Warm-up-Phänomen, sie wird daher auch als paradoxe Myotonie bezeichnet.

Therapie.
- Meist keine Therapie erforderlich; die Patienten lernen, mit der myotonen Symptomatik umzugehen, z. B. durch Vermeidung von Kälteexposition oder durch warm-up.
- Evtl. medikamentöse Therapie mit Membranstabilisatoren (z. B. Mexiletin) oder Carbamazepin.
- Bei Paramyotonia congenita Eulenburg: Mexiletin v. a. vor Kälteexposition.

Prognose.
- Myotonia Becker: leichte Progredienz möglich
- Myotonia Thomsen und Paramyotonia Eulenburg: Symptomatik meist diskret, keine Progredienz

Myotone Dystrophie Curschmann-Steinert

Definition. Autosomal-dominant vererbte Muskelerkrankung mit Muskeldystrophie, myotoner Symptomatik und Organbeteiligung u. a. von Herz, Lunge und Hormonsystem (◘ Tab. 17.6).

Epidemiologie. Häufigkeit: kongenitale Form: 1:3 000, late-onset Form: 1:8 000.

◘ **Tab. 17.6.** Formen der Myotonen Dystrophie (DM)

Form	Subtypen/Manifestationsalter
DM 1	Intrauterin letale Form Kongenitale Form Manifestation in der Kindheit Manifestation im Jugendalter Late-onset-Form oder asymptomatische Form
DM2	PROMM (proximale myotone Myopathie)

Ätiopathogenese.
- Es besteht eine Trinukleotidexpansion (CTG) auf dem für die Myotoninkinase kodierenden Gen (DMPK-Gen) auf Chromosom 19. Bei Gesunden liegen ca. 5–27 »CTG-repeats« vor, bei Patienten 50 bis zu mehrere 1 000 CTG-repeats; je länger die Trinukleotidexpansion, desto ausgeprägter die Klinik.
- Die Länge der Trinukleotidexpansion nimmt von Generation zu Generation zu (**Antizipation**).
- Übertragung v. a. durch maternale Vererbung (Mütter weisen z. T. eine diskrete Symptomatik auf, die häufig unerkannt bleibt).

Symptomatik.
Kongenitale Form:
- Polyhydramnion
- »Floppy infant« (◘ Abb. 17.2), **Ateminsuffizienz**
- Trinkschwäche, Facies myopathica: zeltförmig offen stehender Mund
- Fußfehlbildungen: Klumpfuß
- Psychomotorische Retardierung

Kindliche/adulte Form:
- Atrophie der Mm. sternocleidomastoidei und der Nackenbeuger: Patienten können den Kopf nicht vom Kissen heben.
- »Steppergang«, »Fallfuß«, aber Gehfähigkeit meist erhalten.
- Muskelschmerzen
- **Facies myopathica**: Stirnglatze, kraniale Hyperostose, eingefallene Schläfen, Masseteratrophie, schlaffe periokuläre/periorbitale Muskeln, leichte Ptosis bds. (DD Myasthenia gravis).

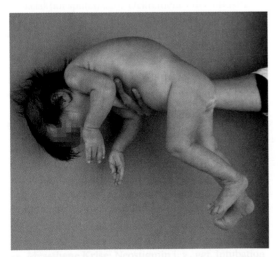

◘ **Abb. 17.2.** Morbus Curschmann-Steinert: »floppy infant«

- **Systemische Manifestation**:
  - Herz: Reizleitungsstörungen, Gefahr des plötzlichen Herztodes
  - Lunge: peripartale Ateminsuffizienz, rezidivierende Aspirationen, Hypoventilation, Tagesschläfrigkeit
  - Endokrinologisch: Gonadeninsuffizienz, Hodenatrophie, Schwangerschaftskomplikationen, Insulinresistenz
  - ZNS: mentale Retardierung (kongenitale Form), leichte intellektuelle Beeinträchtigung (adulte Form)
  - Sonstiges: Katarakt, Hörstörung

Diagnostik.
- Familienanamnese: Facies myopathica und »myotoner Händedruck« der Mutter (verzögertes Loslassen)
- Labor: Molekulargenetik: instabile Expansion von CTG-Triplett-repeats im DMPK-Gen
- EMG: »Myotone runs« (nicht vor dem 2. Lebensjahr nachweisbar), EMG der Mutter

Therapie.
- Symptomatisch: Physiotherapie, bei Reizleitungsstörungen Herzschrittmacher
- Medikamentös: Therapieversuch mit Mexiletin (Membranstabilisator)

Prognose.
- Kongenital: schlechte Prognose, v. a. bei länger anhaltender postpartaler Beatmungspflichtigkeit
- Adult: meist in jungem Alter arbeitsunfähig; Lebenserwartung: 45–50 Jahre
- Bei leichteren Formen auch symptomfreier Verlauf

❶ Patienten mit myotoner Dystrophie haben ein deutlich erhöhtes Narkoserisiko.

Periodische, familiäre, dyskaliämische Lähmung

Definition. Autosomal-dominant vererbte Erkrankungen mit periodisch auftretenden Lähmungen und begleitender Hypo- oder Hyperkaliämie. Zugrunde liegt ein Defekt der Ionenkanäle der Skelettmuskulatur mit gestörter Membranpermeabilität.

Ätiopathogenese.
- **Hypokaliämische periodische Lähmung**: Mutation des CACNL1A3-Gens (Chromosom 1q32), das den Kalziumkanal der Muskulatur kodiert.
- **Hyperkaliämische periodische Lähmung**: Mutation des SCN4A-Gens (Chromosom 17q23), das den Natriumkanal der Muskulatur kodiert.

Diagnostik.
- Familienanamnese
- Labor (in der Krise): CK ↑↑↑ (bis 40 000 U/l), schwere metabolische und respiratorische Azidose, schwere Hyperkalzämie und Hyperkaliämie
- In-vitro-Testung der Muskulatur auf Triggersubstanzen (Halothan, Succinylcholin, Coffein), bei positiver Familienanamnese vor der Narkose

Therapie/Prophylaxe.
- Sofortige Unterbrechung der Narkose
- Intensive Kühlung des Patienten, z. B. mit Eiswasser
- Dantrolen i. v. (reduziert die Kalziumfreisetzung aus dem sarkoplasmatischen Retikulum), bei Risikopatienten präoperativ

Prognose. Letalität 65–70%.

17.4.3 Erkrankungen der Motoneurone

Spinale Muskelatrophie

Definition. Neurogene Muskelatrophien (◘ Tab. 17.7) basierend auf der Degeneration des 2. motorischen Neurons (α-Motoneuron) mit Untergang der Vorderhornzellen des Rückenmarks oder der motorischen Hirnnervenkerne (bei Bulbärparalyse). Bei den meisten Patienten mit SMA Typ I–III liegt eine Deletion im Survival-Motor-Neuron-Gen (SMN-)Gen vor.

Symptomatik. ◘ Tab. 17.7.

Diagnostik.
- Familienanamnese
- Klinische Untersuchung: erloschene Muskeleigenreflexe, keine Pyramidenbahnzeichen, Faszikulationen
- Sonographie der Muskulatur: fettige Degeneration
- EMG: pathologische Spontanaktivität, verminderte, verbreiterte polyphasische Potentiale, Fibrillationen
- NLG: Normalbefund
- Muskelbiopsie: neurogene Muskelatrophie, gruppierte Atrophie muskulärer Einheiten
- Mutationsanalyse: Nachweis der Deletion im SMN-Gen

Differenzialdiagnostik.
- Konnatale Myopathie (keine Faszikulationen, MER positiv)
- Muskelhypotonie bei CP (keine Faszikulationen)
- Muskeldystrophie (CK ↑↑)
- Konnatale Myasthenie

Therapie. Symptomatisch: nächtliche Maskenbeatmung, PEG.

❯❯ Ziel bei SMA ist, Intubation und Beatmung möglichst herauszuzögern, da meist keine Entwöhnung mehr möglich ist.

◘ Tab. 17.7. Klassifikation spinaler Muskelatrophien			
Manifestation	**Vererbung**	**Symptomatik**	**Verlauf**
Typ I (Werdnig-Hoffmann), infantile Form der SMA	Autosomal-rezessiv	Beginn in den ersten Lebensmonaten, »floppy infant«, Stillstand der motorischen Entwicklung, typisches aufsteigendes Lähmungsmuster: Schwäche Beine>Rumpf>Arme>Gesicht	Lebenserwartung 1–3 Jahre
Typ II (intermediärer Typ), intermediäre Form der SMA	Autosomal-rezessiv	Beginn im 3.–8. Lebensmonat, symmetrische, proximal betonte, atrophische Paresen, das Sitzen wird erlernt, das Gehen nicht, Faszikulationen der Zunge, Tremor der Hände, fehlende MER	Lebenserwartung 2–30 Jahre (75% erreichen das Erwachsenenalter)
Typ III (Kugelberg-Welander), juvenile Form der SMA	Autosomal-rezessiv	Beginn zwischen dem 2.–18. Lebensjahr, symmetrische, proximal betonte, atrophische Paresen, v.a. des Schultergürtels, z. T. verzögertes Laufen lernen, bei Spätmanifestation: Schwierigkeiten beim Treppen steigen, häufiges Hinfallen, Watschelgang	Langsam progredient, Lebenserwartung kaum eingeschränkt
Typ IV (adulte Form)	Autosomal-rezessiv	Beginn nach dem 30. Lebensjahr, symmetrische, atrophische Paresen, Schwierigkeiten beim Treppen steigen, häufiges Hinfallen, Watschelgang	Gute Prognose, Lebenserwartung nicht eingeschränkt

17

Spinale Muskelatrophie Typ I (Werdnig-Hoffmann)

Definition. Autosomal-rezessiv vererbte, schwerste Form der spinalen Muskelatrophie aufgrund ausgeprägter Degeneration der α-Motoneurone im Rückenmark.

Symptomatik.
- Beginn in utero: pränatal schwache Kindsbewegungen oder Beginn in den ersten 3 Lebensmonaten.
- Progrediente, beinbetonte, schlaffe Lähmungen
- Aufsteigendes Lähmungsmuster: Schwäche Beine> Rumpf>Arme>Gesicht
- Generalisierte Muskelhypotonie: Spontanbewegung oft nur der Hände
- »Froschhaltung« (angewinkelte Beine)
- Muskelatrophie und -faszikulationen: Fibrillieren der Zunge, Polymyoklonien der Finger und Zehen
- Paradoxe Atmung (»Schaukelatmung«, »Bauchatmung«): der Bauch wölbt sich bei Inspiration vor, der Thorax sinkt ein.
- Bulbäre Beteiligung: Trinkschwäche, Schluckstörungen, rezidivierende Aspirationen
- Normale Intelligenz

Prognose. Tod in den ersten 2 Lebensjahren.

Poliomyelitis

▶ Kap. 7.2.4.

17.4.4 Erkrankung der peripheren Nerven

Hereditäre motorische und sensorische Neuropathien (HMSN)

Definition. Genetisch heterogene Gruppe autosomaldominant oder -rezessiv vererbter Polyneuropathien mit sensibler, motorischer und autonomer Symptomatik. Hauptsymptome sind Muskelschwäche und -atrophie (◘ Tab. 17.8).

Epidemiologie. Häufigkeit: 1:10 000.

Symptomatik.
- Beginn im Schulalter.
- Symmetrische Schwäche und Atrophie der distalen Muskulatur der unteren Extremität, »Storchenbeine«, »Steppergang«.
- Im Verlauf zusätzlich Sensibilitätsstörungen und autonome Störungen.
- z. T. verdickte Nervenstränge, die auch palpabel sind.
- z. T. sekundäre Skelettveränderungen: z. B. Hohlfuß.

◘ **Tab. 17.8.** Einteilung der HMSN

Typ I Marie Charcot Tooth	Demyelinisierende Polyneuropathie
Typ II Marie Charcot Tooth	Neurogene Muskelatrophie
Typ III Derjerine-Sottas	Demyelinisierende und hypertrophe Neuropathie
Typ IV Refsum-Syndrom	Demyelinisierende Neuropathie
Typ V	Neuropathie mit spastischer Paraparese
Typ VI	Neuropathie mit Optikusatrophie
Typ VII	Neuropathie mit Retinitis pigmentosa

Diagnostik.
- NLG: die motorische und sensible NLG ist stark verlangsamt.
- EMG: typisch neurogenes Muster.
- Nervenbiopsie des N. suralis: Abgrenzung der einzelnen Formen, z. B. Typ 1 und 2: segmentale Demyelinisierung, zwiebelschalartige Schwann-Zellen und Begleitdegeneration.
- Mutationsanalyse

Therapie/Prognose. Symptomatisch; in der Regel langsam progredienter Verlauf.

Hereditäre sensorisch-autonome Neuropathie (HSAN)

Definition. Seltene, autosomal-dominant oder -rezessiv vererbte Polyneuropathie mit Sensibilitätsstörungen und autonome Symptomen, die motorischen Funktionen sind weniger beeinträchtigt.

Erworbene Neuropathien

Ätiopathogenese. ◘ Tab. 17.9.

Guillain-Barré-Syndrom

Synonym. Idiopathische Polyneuritis, akute inflammatorische demyelinisierende Polyneuropathie (AIDP), akute Polyneuroradikulitis.

Definition. Postinfektiös auftretende, symmetrische, aufsteigende Polyradikuloneuritis mit vorübergehenden motorischen, sensiblen und autonomen Funktionsstörungen.

Epidemiologie. Häufigkeit: 0,5–2:100 000 Einwohner; ca. 25% der Betroffenen sind Kinder.

◻ Tab. 17.9. Ätiologie erworbener Neuropathien

Ursache	Beispiele
Metabolisch	Morbus Krabbe, X-chromosomal Adrenoleukodystrophie, Porphyrie, Diabetes mellitus, Niereninsuffizienz, Hyperlipidämien
Nutritiv	Vitamin-B1-Mangel, Vitamin-B12-Mangel (funikuläre Myelose), Vitamin-B6-Mangel, Vitamin-B2-Mangel, Folsäuremangel, insbesondere bei Resorptionsstörungen: Zöliakie, Zustand nach Gastrektomie, Ileumresektion
Paraneoplastisch	Myelosen, Plasmozytom, Thymom
Exogen toxisch	Blei, Quecksilber, Arsen, Insektizide, medikamentös bedingt: Isoniazid, Zytostatika, Statine
Rheumatisch	Kollagenosen, Sklerodermie, Lupus erythematodes, Wegener Granulomatose, rheumatoide Arthritis, Sarkoidose, Arteritiden
Infektiös	HIV, Borreliose, Lues
Traumatisch	Nach Unfällen

Ätiopathogenese. Pathogenese ungeklärt. Beginn häufig 1–4 Wochen nach einem akuten respiratorischen oder gastrointestinalen Infekt; häufige Erreger Campylobacter jejuni, Borrelien oder Mykoplasmen. Es kommt zu einer multifokalen, entzündlichen Degeneration der Markscheiden von Rückenmark und peripheren Nerven mit Demyelinisierung bei erhaltenen Axonen.

Symptomatik.
- Motorische Symptomatik:
  - Beginn mit Schmerzen und Schwäche in den Beinen.
  - Innerhalb von Stunden bis Tagen aufsteigende, progrediente, symmetrische Paresen der Extremitäten und des Rumpfs bis hin zur Tetraplegie und Atemlähmung.
  - Häufig auch Hirnnervenausfälle, v. a. der Nn. facialis, trigeminus, vagus, accessorius und hypoglossus, Schluckstörung, Augenmuskelparesen.
- Sensible Symptomatik:
  - Radikuläre Schmerzen, evtl. leichte Sensibilitätsstörungen, Parästhesien
- Autonome Symptomatik:
  - Störung der Herz-/Kreislauf-, Atem- und Temperaturregulation: hypertone Krisen, Herzrhythmusstörungen, Bradykardie, Asystolie, Blutdruckschwankungen, Miktionsstörungen

- Maximum der Symptomatik nach 1–4 Wochen
- Ca. 2–4 Wochen nach Stillstand der Symptomatik beginnt die Rückbildung der Symptome in umgekehrter Reihenfolge, sie kann Wochen bis Monate dauern.

❶ In 15–20% der Fälle kommt es bei Guillain-Barré-Syndrom zur Zwerchfellbeteiligung (Spinalwurzel C4) mit Atemlähmung (Landry-Paralyse).

Diagnostik.
- Anamnese: vorausgegangener Infekt?
- Neurologische Untersuchung: abgeschwächte MER, Areflexie
- Liquorpunktion:
  - Klarer Liquor, normale Glukose
  - Pathognomonisch ist die **albumino-zytologische Dissoziation:** normale oder nur leicht erhöhte Zellzahl bei deutlich erhöhter Eiweisskonzentration (>50 mg%).
- NLG: motorische und sensible NLG verlangsamt (Markscheidendegeneration)
- EMG: ausgeprägte Denervierung

❯ Das klassische diagnostische Merkmal des Guillain-Barré-Syndroms ist die **albumino-zytologische Dissoziation** im Liquor.

Therapie.
- Hochdosierte Immunglobuline i. v. über 5 Tage.
- In schweren Fällen Plasmapherese (v. a. bei Erwachsenen).
- Intensivmedizinische Überwachung: EKG-Monitoring, ggf. Beatmung, Herzschrittmacher, parenterale Ernährung etc.

Prognose.
- Im Kindesalter Restitutio ad integrum in > 80%.
- Rezidive in 3–10%, Mortalität: 7%.

Sonderform.
- **Miller-Fisher-Syndrom:** Sonderform des GBS mit den typischen klinischen Merkmalen: Ophthalmoplegie, Schluckstörung, Ataxie und Areflexie. In 95% besteht eine Assoziation mit Gangliosid-Ak gegen Gq1b.
- **Chronische inflammatorische demyelinisierende Polyneuropathie** (CIPD): seltenere Form einer demyelinisierenden Polyneuropathie mit ähnlicher Symptomatik, aber fluktuierenderem und protrahierterem Verlauf.

17

Fazialisparese

Definition. Zentrale oder periphere Lähmung des VII. Hirnnervs (N. facialis) mit Parese der mimischen Muskulatur im Versorgungsbereich des N. facialis (◘ Abb. 17.3).

Einteilung der Fazialisparesen
- **Periphere** Fazialisparese:
  Die Läsion liegt im 2. motorischen Neuron oder im peripheren Verlauf des Nervs, alle Fazialisäste sind betroffen.
- **Zentrale** Fazialisparese:
  Die Läsion liegt im 1. motorischen Neuron (Gyrus praecentralis) oder im Verbindungsstrang (Tractus corticonuclearis) zum 2. motorischen Neuron, nicht alle Fazialisäste sind betroffen, das Stirnrunzeln ist aufgrund des Vorhandenseins gekreuzter und ungekreuzter Bahnen noch möglich.

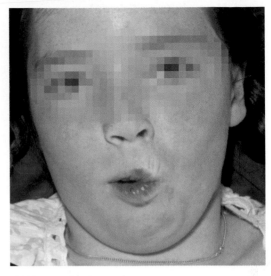

◘ **Abb. 17.3.** Fazialisparese

Ätiopathogenese.
- Periphere Fazialisparese:
  - Idiopathisch (80%)
  - Infektiös, v. a. im Rahmen einer Borrelieninfektion
  - Im Rahmen entzündlicher Prozesse im Bereich des Felsenbeins, z. B. Otitis, Mastoiditis
  - Traumatisch: Geburtstraumata, Zangengeburt, Felsenbeinfrakturen
  - Tumoren: Akustikusneurinom, Hirnstammtumoren
  - Iatrogen: nach Parotisoperationen
- Zentrale Fazialisparese:
  - Zerebrale Tumoren, Blutungen, Angiome

Symptomatik.
- **Periphere Fazialisparese:**
  - Paresen der Gesichtsmuskulatur im Stirn-, Augen- und Mundbereich
  - Stirnrunzeln und Augenschluss sind nicht möglich, beim Augenschluss wird die physiologische Augenrotation nach oben sichtbar (**Bell-Phänomen**), das Auge bleibt beim Versuch, die Augen zu schließen, offen (**Lagophthalmus**).
  - Herabhängen der Mundwinkel, Mundschiefstand
  - Geschmackstörung in den vorderen zwei Dritteln der Zunge
  - Hyperakusis durch Funktionsausfall des N. stapedius

  - Sensibilitätsstörungen im Bereich des Gehörgangs
- **Zentrale Fazialisparese:** Stirnrunzeln und Augenschluss möglich

Diagnostik.
- Anamnese: Trauma, Infekt?
- Neurologische Untersuchung:
  - Stirnrunzeln, Augen schließen, Mund spitzen, pfeifen, lachen, Tränensekretion vorhanden?
  - Sensibilitätsprüfung hinter dem Ohr und im Gehörgang
- Lumbalpunktion zm Ausschluss infektiöser Ursachen
- MRT zum Ausschluss raumfordernder Prozesse
- HNO-Konsil zum Ausschluss Otitis, Mastoiditis

Therapie.
- Symptomatisch: Uhrglasverband, Augensalbe (Gefahr der Entwicklung einer Keratitis bei unvollständigem Augenschluss).
- Evtl. operative Therapie
- Ggf. kausale Therapie bei Neuroborreliose oder Herpesinfektion ► Kap. 7

Prognose. Gute Prognose bei idiopathischer Fazialisparese: in 85% Spontanremission, in 10% bleibt eine leichte Schwäche bestehen.

17.5 Neurokutane Erkrankungen

17.5.1 Neurofibromatosen

Definition. Neurofibromatosen sind neurokutane Syndrome aus der Gruppe der Phakomatosen mit neuroekto- und mesodermalen Tumoren und Gefässveränderungen an Haut, ZNS und Auge.

> **Einteilung der Neurofibromatosen**
> - Neurofibromatose Typ I (Morbus von Recklinghausen)
> - Neurofibromatose Typ II
> - Tuberöse Hirnsklerose (Morbus Bourneville-Pringle)
> - Sturge-Weber-Syndrom
> - Von Hippel-Lindau-Erkrankung

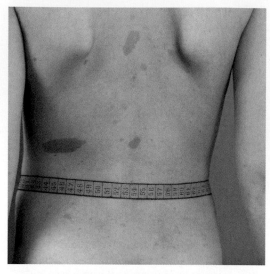

Abb. 17.4. Café-au-lait-Flecken bei Neurofibromatose Typ 1

Neurofibromatose Typ I (NF-1) Morbus von Recklinghausen

Definition. Autosomal-dominant vererbte Erkrankung mit den Leitsymptomen:
- Café au lait-Flecken
- Neurofibrome
- Neurinome der peripheren Nerven, der Hirnnerven und der Nervenwurzeln

Epidemiologie. Häufigkeit: 1:3 000 bis 1:4 000; m=w.

Ätiopathogenese.
- Mutation des NF1-Gens auf Chromosom 17 (17q11.2), das Genprodukt Neurofibronin ist für die Tumorsuppression relevant
- In 50% Spontanmutation

Symptomatik.
- Haut:
  - Café-au-lait-Flecken: braune, fleckenhafte Hyperpigmentierungen, die in der Anzahl mit dem Alter zunehmen (■ Abb. 17.4).
  - Sommersprossenartige Pigmentierung der Achseln und Inguinalregion.
- Neurofibrome (bestehend aus Schwann-Zellen und Zellen des Epi- und des Perineuriums): multiple breitflächige oder gestielte Fibrome am gesamten Körper.
- Plexiforme Neurofibrome: von größeren, viszeralen Nervensträngen ausgehende Tumoren, die z. T. benachbarte Organe verdrängen.
- Neurinome (nur aus Schwann-Zellen bestehend):
  - Multiple auftretende, subkutan tastbare Knoten an peripheren oder zentralen Nerven (z. B. Vestibularisneurinome), z. T. an spinalen Nervenwurzeln v. a. thorakal und zervikal lokalisiert, dort wachsen sie als »Sanduhrgeschwulst« aus den Foramina intervertebralia heraus.
- Schmerzen, Sensibilitätsstörungen, Parästhesien bei Nervenkompression.
- Zentralnervöse Tumore: v. a. Optikusgliome und pilozystische Astrozytome.
- Knochenanomalien: Skoliose, Trichterbrust.
- Augenveränderungen: Lisch-Knöchen (Hamartome) an der Iris.
- z. T. intellektuelle Beeinträchtigung, z. B. Lernstörungen.

Komplikationen.
- Krampfanfälle
- Malignes Entartungsrisiko der Neurofibrome: in 4% bilden sich Neurofibrosarkome.
- Erhöhte Inzidenz der myeloischen Leukämie, von Rhabdomyosarkomen und Wilms-Tumoren, in 10% Assoziation mit Phäochromozytomen.

Diagnostik. Die Diagnose ist wahrscheinlich, wenn der Patient mindestens 2 der in ■ Tab. 17.10 genannten Kriterien aufweist.

Therapie. Symptomatisch: ggf. medikamentöse Therapie bei Krampfanfällen und chirurgische Resektion der Tumoren, genetische Beratung.

◪ Tab. 17.10. Diagnosekriterien für Neurofibromatose Typ 1 nach den Empfehlungen der National Institutes of Health Consensus Conference

1) Mindestens 6 Café-au-lait-Flecken (größter Durchmesser präpubertal >5 mm, postpubertal >15 mm)

2) Mindestens 2 Neurofibrome oder mindestens ein plexiformes Neurofibrom

3) Sommersprossenartige Pigmentierung der Achselhöhlen oder der Inguinalregion

4) Optikusgliom

5) Mindestens 2 Lisch-Knötchen (Iris-Hamartome)

6) Typische Knochenläsionen wie Keilbeinflügeldysplasie oder Verkrümmung der langen Röhrenknochen mit oder ohne Pseudoarthrose

7) Verwandter 1. Grades mit NF Typ 1 aufgrund der o. g. Kriterien

◪ Tab. 17.11. Diagnosekriterien für Neurofibromatose Typ II nach Empfehlungen der National Institutes of Health Consensus Conference

1) Bilaterale Tumoren des VIII. Hirnnervs

2) Ein Verwandter 1. Grades mit gesicherter NF2 und entweder
   ▬ einem unilateralen Tumor des VIII. Hirnnervs
   oder
   ▬ 2 der folgenden Befunde:
   – Neurofibrom
   – Meningeom
   – Gliom
   – Schwannom
   – Juvenile posteriore subkapsuläre Katarakt

Prognose.

▬ Langsam progrediente Erkrankung.

▬ Prognose abhängig von der Ausprägung der Erkrankung, insgesamt reduzierte Lebenserwartung.

Neurofibromatose Typ II

Definition. Seltene, ebenfalls autosomal-dominant vererbte Erkrankung mit dem Leitsymptom: bilaterale Tumore des Vestibularisanteils des VIII. Hirnnerven (»Vestibularis-Schwannome«, früher: »Akustikus-Neurinome«).

Epidemiologie. deutlich seltener als NF Typ 1, Häufigkeit: 3:100 000 Einwohner.

Ätiopathogenese. Mutation des NF2-Gens auf Chromosom 22(22q11); das Genprodukt Merlin ist für die Tumorsuppression relevant

Symptomatik.

▬ Manifestation meist erst im Erwachsenenalter, in 10% vor dem 10. Lebensjahr.

▬ Die »Vestibularis-Schwannome führen zu Hörverlust, Tinnitus und Schwindel.

▬ Im Verlauf entwickeln sich intrakranielle Tumore, z. B. Gliome und Meningeome.

▬ Subkapsuläre posteriore Katarakte (meist schon im Kindesalter).

▬ Keine Hautbeteiligung.

Diagnostik. ◪ Tab. 17.11.

Therapie. Neurochirurgische Resektion invasiver Tumoren.

❯❯ Bei NF-2 führen sowohl die operative Entfernung der Vestibularis-Schwannome als auch das progrediente Tumorwachstum letztendlich zur Ertaubung.

Tuberöse Hirnsklerose – Morbus Bourneville-Pringle

Definition. Autosomal-dominant vererbte neurokutane Erkrankung mit:

▬ Schmetterlingsförmiger Angiofibromatose des Gesichts (früher: »Adenoma sebaceum«, »Naevus pringle«)

▬ Herdförmiger Hirnsklerose (»kortikale Tubera«)

▬ Netzhautsklerose (»retinale Phakomata«)

Epidemiologie. Häufigkeit: 10:100 000.

Ätiopathogenese.

▬ Gendefekt des TSC1-Gens auf Chromosom 9q34 oder des TSC2-Gens auf Chromosom 16p13.3, die Genprodukte Hamartin und Tuberin sind für die Tumorsuppression relevant.

▬ In 50% autosomal-dominante Vererbung, in 50% Spontanmutation.

Symptomatik. Nur bei 30% der Patienten kommt es zur vollen Ausprägung des Krankheitsbildes:

▬ Herdförmige Hirnsklerose:
   ▬ Multiple, subependymale Hamartome, mit steigendem Lebensalter zunehmende Verkalkung, z. T. Hereinreichen in die Liquorräume, Bildung von Riesenzellastrozytomen und Hydrozephalus, es entwickeln sich Tubera: Hamartome mit Gliawucherung und Sklerosierung.

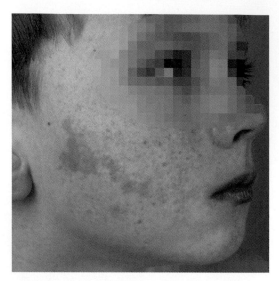

Abb. 17.5. Tuberöse Sklerose: faziale Angiofibrome

- in 80–90% Krampfanfälle, häufig schon im Säuglingsalter (typischerweise West-Syndrom, ▶ Kap. 17.7)
- Psychomotorische Retardierung
- Haut:
  - Fleckförmige Depigmentierung mit gezacktem Rand (White Spots), z. T. nur im Wood-Licht (UV-Licht mit 360 nm Wellenlänge) erkennbar.
  - Pathognomonisch sind faziale Angiofibrome: schmetterlingsförmig angeordnete, kleine, multiple, blau-rötliche, teleangiektatische Papeln (Abb. 17.5).
  - Sub- und periunguale Fibrome (Koenen-Tumoren).
- Tumoren:
  - Gliomatöse Tumoren der Retina
  - Hamartome der Choroidea und umschriebene Depigmentierung der Iris
  - Rhabdomyome des Herzens
  - Angiomyolipome der Niere

Komplikationen. Hypertonie, Niereninsuffizienz, Herzrhythmusstörungen.

Diagnostik.
- Bildgebung: CT/MRT-Schädel: Darstellung der periventrikulären Verkalkungen und der Tuberome
- Ophthalmologische Untersuchung: Nachweis gliomatöser Tumore der Retina
- Echokardiographie und Sono-Abdomen zum Ausschluss assoziierter Tumoren
- Mutationsanalyse

Therapie. Symptomatisch: antiepileptische Therapie; ggf. Laserung der fazialen Angiofibrome, ggfs. VP-Shunt-Anlage bei Verschlusshydrozephalus.

Prognose. Lebenserwartung verkürzt.

Sturge-Weber-Syndrom

Definition. Neurokutane Erkrankung mit enzephalofazialer Angiomatose (Naevus flammeus im Gesicht und ipsilaterale Hämangiome der Meningen) und intrazerebralen Verkalkungen.

Epidemiologie/Ätiologie. Häufigkeit: 1:230 000; sporadisches Auftreten; die Ätiologie ist ungeklärt, in seltenen Fällen sind familiäre Formen beschrieben.

Symptomatik.
- Gesicht: meist einseitiger, blau-roter Naevus flammeus im Innervationsgebiet des N. trigeminus (V1 und/oder V2)
- Auge: angiomatöse Choroidea, Atrophie der Retina, homonyme Hemianopsie, in 30% Glaukom
- ZNS: ipsilaterale Hämangiome der Meningen, leptomeningeale Angiomatose (Netzwerke geschlängelter, kapillärer Gefäße), Gehirnatrophie, Verkalkungen, Krampfanfälle, psychomotorische Retardierung, z. T. Hemiparese

Diagnostik.
- Klinisches Bild
- Ophthalmologische Untersuchungen: okuläre Beteiligung?
- Bildgebung: CT/MRT-Schädel: Nachweis kortikaler Atrophie, girlandenförmige Verkalkungen, leptomeningeale Angiomatose

Therapie. Antikonvulsive Therapie; ggf. Lobektomie oder Hemisphärektomie bei nicht beherrschbarer Epilepsie.

Von Hippel-Lindau-Erkrankung

Definition. Autosomal-dominant vererbte Erkrankung mit Hämangioblastomen des Kleinhirns, des Rückenmarks und der Retina. Die Hämangioblastome bestehen aus einem Netz kapillärer und kavernöser Gefäße.

Epidemiologie/Ätiologie.
- Häufigkeit: 0,6:100 000 Einwohner; m>w
- Zugrunde liegt eine Mutation im VHL (von Hippel-Lindau)-Gen (Tumorsuppressorgen) auf Chromosom 3p25, auch sporadisches Auftreten.

17

Symptomatik. Manifestation selten vor dem 10. Lebensjahr:
- Ataxie, Kopfschmerzen (okzipital betont), Hirndrucksymptomatik
- Sehstörungen, Gefahr der Glaukomentwicklung
- Zystische Veränderungen in Niere, Pankreas und Nebenhoden.
- In 30% entwickelt sich ein multifokales, bilaterales Nierenzellkarzinom.

Diagnostik.
- Ophthalmologische Untersuchung: retinale Angioblastome?
- Bildgebung: MRT-Schädel: Angioblastomnachweis, Sonographie-Abdomen: Nachweis der zystischen Veränderungen in Niere, Pankreas und Nebenhoden.
- Mutationsanalyse

Therapie. Photokoagulation der retinalen Angiome; chirurgische Resektion der Hämangioblastome des Kleinhirns und der anderen Tumoren.

Klippel-Trénaunay-Syndrom (Angioosteohypertrophie)

Definition. Neurokutane Erkrankung mit kapillären Malformationen, Hypertrophie von Knochen und Weichteilen und Varikosis.

Symptomatik.
- Hämangiome (Naevus flammeus) der unteren Extremität

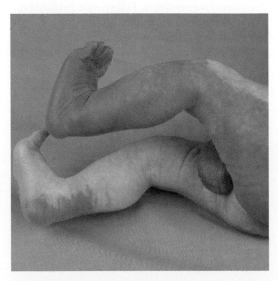

◘ **Abb. 17.6.** Klippel-Trénaunay-Syndrom

- Zusätzliche Gefäßmissbildungen an anderen Körperstellen
- Hypertrophie von Knochen und Weichteilen
- Meist trophische Hautstörung mit rezidivierenden Infektionen.

Therapie. Symptomatisch: chirurgische Teilexzisionen, Sklerosierung der Hämangiome, ggf. Amputation.

17.6 Zerebrovaskuläre Erkrankungen

17.6.1 Intrakranielle Gefäßanomalien

Arteriovenöse Malformationen

Definition. Kongenitale Fehlbildungen des Gefäßsystems in Form von arteriovenösen Kurzschlüssen (Shunts).

Epidemiologie. Häufigkeit: 0,5% der Bevölkerung, bei Kindern <10 Jahren sind AV-Malformationen die häufigste Ursache einer zerebralen Blutung oder eines Infarkts.

Ätiopathogenese. AV-Malformationen können sowohl zu einer zerebralen Blutung als auch zu einer Ischämie führen:
- Im Gefäßkonvolut sind das arterielle und das venöse System direkt verbunden, es ist kein Kapillarbett zwischengeschaltet. Der Gefäßwiderstand ist gering, aufgrund der hohen Flussraten und des erhöhten intravaskulären Drucks ist die Blutungsgefahr erhöht.
- **Steal-Effekt:** durch ein großes Shuntvolumen sind umgebende Gebiete unterversorgt, es resultiert eine chronische Ischämie mit neurologischen Symptomen und Rindenatrophie.

Symptomatik. Manifestation selten vor dem 10. Lebensjahr:
- Intrakranielle Blutungen (75%)
- Zerebrale Krampfanfälle (15%)
- Paresen
- Intermittierende Paresen und Kopfschmerzen sind häufig Prodromi einer Blutung.
- Blutungsrisiko: 2–3%/Jahr; nach der 1. Blutung verdoppelt sich das Risiko.

Diagnostik. Bildgebung: MR-Angiographie, konventionelle Angiographie, transkranielle Dopplersonographie.

❯ Bei einem fokalen neurologischen Defizit muss sofort eine Bildgebung des Schädels durchgeführt werden.

Therapie. Mikrochirurgische Exstirpation; Embolisierung, evtl. auch präoperativ bei großen Malformationen.

Prognose. Mortalität der 1. Blutung: 10%; in 50% bleibende neurologische Schäden.

Sonderform. Vena-Galeni-Malformation: arteriovenöse Gefäßfehlbildung der V. cerebri magna Galeni. Postnatal kommt es aufgrund des hohen Shuntvolumens zu einer kardialen Volumenbelastung, ferner bestehen Kopfschmerzen; progredienter Hydrocephalus internus bis hin zur Einklemmung; Diagnostik: MRT und Angiographie. Therapie: invasive Angiographie mit Embolisation.

Aneurysmen

Definition. Umschriebene Ausweitungen von Arterien aufgund einer einer Schwäche der Tunica media und einer Verdünnung der Gefässwand.

Epidemiologie.
- Häufigkeit: 4% der Bevölkerung
- Lokalisation meist an den Hirnbasisarterien, am Circulus arteriosus Willisii, in 85% im vorderen Anteil, meist an den Gabelungsstellen
- In 20% bestehen multiple Aneurysmata, in 20% Riesenaneurysmata (>2,5 cm)

Ätiopathogenese.
- Familiär: für Familienangehörige besteht ein 4-fach erhöhtes Risiko
- Posttraumatisch
- Assoziiert mit Kollagenerkrankungen: z. B. Ehlers-Danlos, Marfan-Syndrom und Infektionen

Symptomatik.
- Asymptomatischer Typ
  - Häufigkeit: 2–3% der Bevölkerung
  - ab einer Größe von 0,8–1 cm besteht ein 1%-iges Blutungsrisiko/Jahr
- Hämorrhagischer Typ
  - Manifestation als hämorrhagischer Insult (Subarachnoidalblutung): plötzliche, stärkste Kopfschmerzen »Vernichtungskopfschmerz«, häufig okkzipital oder nuchal lokalisiert, Meningismus, Bewusstseinsstörung
  - Posthämorrhagisch z.T. Liquorzirkulationsstörungen und Hydrocephalus internus
  - am 3.–10. Tag nach der Blutung besteht die Gefahr der Entwicklung sekundärer Vasospasmen und ischämischer Insulte
- Paralytischer Typ (10%)
  - durch den raumfordernden Effekt kommt es zur Kompression mit Hirnnervenausfällen

(häufig Okulomotorius-Parese) oder Horner-Syndrom (bei A. carotis interna-Aneurysma)

Diagnostik.
- Bei Blutungsverdacht: MRT oder CT Schädel
- MRT-Angiographie oder invasive Angiographie: Lokalisation und Morphologie des Aneurysmas

Therapie.
- Akut: Sicherung der Vitalfunktionen
- Interventionell:
  - transvaskuläre Ballonembolisierung
  - **Aneurysma-Coiling** bei kleinen Aneurysmen <10 mm: Einbringen kleinerer, ablösbarer Platinspiralen in das Aneurysma
- Operativ:
  - Rupturierte Aneurysmen sind eine absolute OP-Indikation
  - möglichst Frühoperation innerhalb von 48–72 h: Kraniotomie, Darstellung des Aneurysmas und Anbringen eines Aneurysma-Clips
  - Asymptomatische Aneurysmen werden in der Regel ab einer Größe von 0,8 cm operiert

Prognose. Bei Blutung 30%ige Letalität, häufig bleibende neurologische Schäden;

Kavernome

Definition. Konvolut erweiterter, kavernöser, endothelialisierter Gefäßkanäle, die durch dünne Bindegewebssepten voneinander getrennt sind.

Angiome

Definition/Epidemiologie. Embryonale Fehlbildungstumore aufgrund mangelnder Differenzierung des embryonalen Gefäßplexus; häufig Verkalkungen und Hämosiderinablagerungen; Angiome sind die häufigsten intrakraniellen Fehlbildungen, sie treten auch im Rahmen neurokutaner Erkrankungen auf.

Symptomatik.
- Kopfschmerzen, neurologische Herdsymptome, z. B. zerebrale Krampfanfälle
- Selten Blutungen
- Häufig auch Zufallsbefund bei symptomfreien Patienten

Diagnostik. Bildgebung: MRT, Angiographie.

Therapie. Symptomatisch; operative Maßnahmen in der Regel nicht erforderlich.

17.6.2 Zerebrale Zirkulationsstörungen

Gehirninfarkte

Definition. Arterielle Durchblutungsstörung des Gehirns aufgrund von Gefäßverschlüssen mit vorübergehenden oder persistierenden neurologischen Ausfällen.

Ätiopathogenese. Gehirninfarkte treten u. a. im Rahmen von Systemerkrankungen auf, z. B.:
- Kardiologische Erkrankungen (z. B. Arrhythmie, Kardiomyopathie)
- Zerebrovaskuläre Fehlbildungen
- Vaskulitiden, rheumatische Erkrankungen (z. B. Lupus erythematodes)
- Gerinnungsstörungen
- Infektionen (z. B. nach Varizelleninfektion)
- Stoffwechselerkrankungen (z. B. Homozystinurie)
- Traumata (v. a. im Halsbereich und intraoral)
- Onkologische Erkrankungen (z. B. bei Tumorinvasion in das Gefäßsystem)

Symptomatik. Plötzliche, neurologische Ausfallserscheinungen, je nach Lokalisation der Ischämie z. B. Hemiparesen oder Seh- oder Sprachstörungen.

Diagnostik.
- Symptomatik:
  - Die Art der Ausfallserscheinung erlaubt die topographische Zuordnung der Läsion in der Großhirnhemisphäre oder im Hirnstamm.
- Bildgebung:
  - MRT: Nachweis eines Infarkgebiets
  - MR-Angiographie: Darstellung der Gehirngefäße
- Ursachensuche: z. B. Echokardiographie, EKG: Ausschluss kardialer Emboliequellen; Gerinnungsuntersuchungen: Ausschluss Thrombophilie (Antithrombin III, Protein C, S, APC-Resistenz etc.).

Therapie.
- Ggf. kausale Therapie, Beseitigung der Ursachen
- Medikamentöse Therapie: Antikoagulation mit Heparin, Cumarinen oder Acetylsalicylsäure; akut: ggf. systemische Fibrinolyse
- Supportiv: Physiotherapie, Logopädie

Prognose. Die Prognose ist abhängig von Ausdehnung und Lokalisation des Infarkts. Im Kindesalter: häufig komplette Ausheilung ohne Residuum, im Verlauf kann sich eine Epilepsie entwickeln.

Sinusvenen- und Hirnvenenthrombose

Definition. Thrombose intrazerebraler venöser Gefäße, z. B. des Sinus sagittalis.

Ätiopathogenese. Auftreten in 25% idiopathisch oder im Rahmen von Systemerkrankungen, z. B.
- Dehydratation (häufig)
- Infektionen, z. B. septische Thrombophlebitis bei Furunkeln im Mittelgesichtsbereich, Otitis media, Mastoiditis, Sinusitis
- Hämatoonkologische Grunderkrankungen
- Kardiologische Grunderkrankungen
- Thrombophilie, z. B. APC-Resistenz, ATIII-Mangel, Protein-C- oder -S-Mangel
- Posttraumatisch
- Bei Fremdkörpern im Gefäßsystem, z. B. ZVK.

Die Thrombose führt zu einer venösen Abflussbehinderung mit zunehmender Hirndruckentwicklung, sekundär kann eine hämorrhagische Stauungsblutung auftreten.

Symptomatik. Meist subakute, schleichende Entwicklung der Symptomatik:
- Hirndrucksymptomatik: Kopfschmerzen, Nüchternerbrechen, Stauungspapille
- Vigilanzstörung
- Ggf. fokale neurologische Symptome bei sekundärer hämorrhagischer Infarzierung

Diagnostik. Labor: D-Dimere ↑; Bildgebung: CT-Schädel: klassisch ist das »Empty-Delta«-Zeichen nach Kontrastmittelgabe mit Enhancement um den thrombosierten Sinus; MRT-Schädel; MR-Angiographie.

Therapie.
- Akut: Antikoagulation mit Heparin, ggf. Fibrinolyse
- Kausal: Sanierung des Primärherdes (z. B. Mastoiditis), antibiotische Therapie

Prognose. Gut; in 80% Heilung ohne Residuen; Letalität <10%.

Sonderform. Sinus-cavernosus-Thrombose: Thrombose des Sinus cavernosus, meist im Rahmen einer septischen Thrombose bei Orbitainfektion, Sinusitis oder Furunkel im Mittelgesichtsbereich mit den Leitsymptomen Exophthalmus und Hirnnervenlähmung der Nn. II–VI.

⬛ Tab. 17.13. Einteilung der Epilepsien

Fokale Anfälle	
Einfache fokale Anfälle (ohne Bewusst-seinsstörung)	▬ Motorisch, Jackson-Anfälle ▬ Sensibel/sensorisch ▬ Sensomotorisch ▬ Vegetativ ▬ Psychisch
Komplexe fokale Anfälle (mit Bewusst-seinsstörung)	▬ Initial ohne, dann mit Bewusstseinsstörung ▬ Bereits initial mit Bewusstseinsstörung
Primär fokale, sekundär generalisierte Anfälle	▬ Sekundär generalisierter Grand-Mal ▬ Sekundär generalisierter Petit-Mal
Generalisierte Anfälle	
Grand-Mal	▬ Klassische tonisch-klonische Anfälle
Petit-Mal	▬ Absencen ▬ Atypische Absencen ▬ Myoklonische Anfälle (Impulsiv-Petit Mal) ▬ Astatische Anfälle ▬ Klonische Anfälle ▬ Tonische Anfälle ▬ Atonische Anfälle Epilepsie-Syndrome: ▬ West-Syndrom (früher: Blitz-Nick-Salaam Anfälle, BNS-Anfälle) ▬ Myoklonisch-astatische Anfälle (Lennox-Gastaut-Syndrom)
Nicht klassifizierte Anfälle	▬ Posttraumatische Anfälle ▬ Reflexepilepsie ▬ Gelegenheitsanfälle (Fieberkrämpfe, Intoxikationen, metabolische Störungen)

17.7.1 Fokale Epilepsien

Definition. Epileptische Anfälle mit (komplex-fokal) oder ohne (einfach-fokal) Bewusstseinsstörung aufgrund einer umschriebenen, fokalen Funktionsstörung des Gehirns, meist Ausdruck einer lokalisierten Gehirnschädigung.

Epidemiologie. Häufigkeit: >50% der Epilepsien sind fokal.

Ätiopathogenese.
▬ Häufig finden sich morphologisch-strukturelle Korrelate im Gehirn, die Symptomatik des Anfalls ist abhängig von der Lokalisation des Fokus.
▬ Jedes Gehirnareal kann Ausgangspunkt sein, häufig liegt der Fokus im Temporallappen.

Symptomatik.
▬ Die motorischen Symptome sind meist unilateral.
▬ Vor dem Anfall kommt es häufig zu einer Aura in Form von:

▬ Optischen Sensationen: Farben, Blitze, Blindheit
▬ Akustischen Sensationen: Klingeln, Rauschen
▬ Olfaktorischen Sensationen: Gerüchen
▬ Gustatorischen Sensationen: Geschmacksveränderungen
▬ Epigastrischen Sensationen: Druckgefühl im Oberbauch
▬ Eine Aura bei Kindern präsentiert sich häufig als »komisches«, vom Bauch aufsteigendes Gefühl; Angst.

Diagnostik.
▬ EEG: herdförmige auftretende steile oder langsame Wellen oder Krampfpotenziale
▬ MRT-Schädel: häufig morphologische Auffälligkeit nachweisbar

Einfach-fokale Anfälle mit motorischen Symptomen

Definition.
Einfach-fokale Anfälle ohne Bewusstseinsverlust und mit motorischen Symptomen manifestieren sich als:

- **Inhibitorische bzw. akinetische Anfälle:** plötzliche Unfähigkeit des Ausführens bestimmter Bewegungen.
- **Automatismen:** plötzliches Auftreten unwillkürlicher Bewegungen, z. B. Treten, Schmatzen, Schlagen, Nesteln, Zupfen.
- **Jackson-Anfall:** plötzliches Ausbreiten tonischer bzw. klonischer Zuckungen (motorische Jackson-Anfälle) oder sensibler Symptome (sensible Jackson-Anfälle) von einer Körperregion auf benachbarte Bezirke (March of Convulsion), meist von distal nach proximal, selten auch auf die gegenüberliegende Körperseite. Das Bewusstsein ist erhalten, sofern es nicht zu einer sekundären Generalisierung kommt.

Einfach-fokale Anfälle mit sensorischen Symptomen

Definition. Paroxysmal auftretende optische, akustische (Hyperakusis), gustatorische und olfaktorische Phänomene ohne Bewusstseinsverlust, selten isoliert auftretend.

Einfach-fokale Anfälle mit sensiblen Symptomen

Definition. Seltene Anfallsform mit paroxysmalem Auftreten von Parästhesien, Kribbeln, Brennen, Schmerzen oder Temperaturmissempfindungen im Bereich einer Extremität oder einer Gesichtshälfte bei erhaltenem Bewusstsein.

Fokale Anfälle mit sensomotorischer Symptomatik (Rolando-Epilepsie, benigne kindliche Epilepsie)

Definition. Gutartige, kindliche Epilepsie mit einseitiger sensomotorischer Symptomatik, v. a. im Bereich des Gesichtes, des Halses und/oder des Mundes ohne Bewusstseinsverlust.

Epidemiologie.
- Häufigste fokale Epilepsie im Kindesalter, Häufigkeit ca. 10–25% aller Epilepsien im Kindesalter.
- m>w=2:1.

Ätiopathogenese. Idiopathisch; genetische Prädisposition (familiäre Häufung).

Symptomatik. Auftreten häufig aus dem Schlaf heraus (kurz nach dem Einschlafen oder frühmorgens):
- Einseitige Sensibilitätsstörungen meist im Gesichts- und Mundbereich, die sich zu tonisch-klonischen Krampfanfällen (hemifaziale Kloni, Myokloni) entwickeln.
- Sprachstörungen, häufig Hypersalivation, gelegentlich Gurgeln.

- Bewusstsein meist erhalten, Generalisierung möglich.

Diagnostik. EEG: pathognomonisch sind zentrotemporal lokalisierte »Sharp-wave-Komplexe« bzw. »Rolando-spikes«.

Therapie. Mittel der 1. Wahl: Sultiam (Ospolot).

Prognose. Gut, meist Spontanremission vor der Pubertät.

Komplex-fokale Anfälle (psychomotorische Anfälle, Temporallappenepilepsie, komplexer Partialanfälle)

Definition. Komplex-fokale Anfälle mit Ursprung im Temporallappen oder der benachbarten Gehirnregion und typischer Symptomatik:
- Aura
- Bewusstseinstrübung
- Stereotype Bewegungen (Zupfen, Nesteln oder orale Automatismen) und
- begleitende vegetative Störungen (Tachykardie, Blässe, Rötung).

Epidemiologie/Ätiopathogenese. Insgesamt häufiges Vorkommen; zugrunde liegt meist eine organisch bedingte Funktionsstörung im Temporallappen, z. B. durch eine perinatale Schädigung, Gehirntumoren oder Ammonshornsklerose.

Symptomatik. Komplex-fokale Anfälle laufen in 3 Stadien ab:
1. **Aura:** epigastrische Missempfindungen, »komisches Gefühl«, Wärmegefühl, Beklemmung, Übelkeit, Schwindel, »Déja-vue-Erlebnisse«, Angst, Störung der Sinneswahrnehmung, Dysmorphopsie = verzerrte Größenwahrnehmung, Geruchssensationen.
2. **Anfall:**
   - Bewusstseinstrübung für 1–2 min, allerdings weniger tief als bei Absencen, die Patienten sind nicht ansprechbar, Dämmerzustand.
   - Stereotype Bewegungen: orale Automatismen (Schmatzen, Schlucken), Grunzen, Lecken der Lippen, Nesteln, Zupfen, Sprechen, Lachen oder repetitive Handlungsabläufe: Hin- und Herräumen von Gegenständen.
   - Patienten fallen in der Regel nicht hin.
   - Begleitend vegetative Störungen: Blässe, Gesichtsrötung, Schwitzen, Speichelfluss, Harndrang.

- Häufig sekundär bei Gehirnmissbildungen, prä-, peri- oder postnataler Gehirnschädigung oder degenerativen Erkrankungen (z. B. tuberöse Sklerose).
- z. T. idiopathisch.

Symptomatik.

- **Blitz-Krampf:** blitzartige Rumpfbeugung nach vorne, gleichzeitig werden die Arme nach vorne oder nach oben geworfen (nur Bruchteile von Sekunden andauernd).
- **Nick-Krampf:** Beugebewegung des Kopfs ohne Beteiligung der Extremitäten (nur Bruchteile von Sekunden andauernd).
- **Salaam-Krampf:** kurze tonische Beugung von Kopf, Rumpf und Armen im Sitzen, etwas langsamer ablaufend als Blitz-Nick-Krämpfe. Zusammenbringen der Hände vor dem Oberkörper (orientalischer Gruß namensgebend).
- Das Bewusstsein ist getrübt.
- Typischerweise treten die Krampfanfälle in Serien auf, die sich immer wieder über mehrere Minuten lang wiederholen.
- Häufig Schreien während bzw. zwischen den Anfällen.
- Postiktaler Erschöpfungszustand.

Diagnostik.

- Anamnese: Gehirnschädigung; typisches klinisches Bild.
- EEG: schwerste Veränderungen im Sinne einer Hypsarrhythmie: hohe, irreguläre, langsame Wellen mit multifokal oder generalisierten polymorphen hypersynchronen Potenzialen.
- Bildgebung: MRT-Schädel: Suche nach morphologischen Veränderungen.

Therapie.

- Insgesamt schlecht therapierbar, Mittel der Wahl: Valproat, Topiramat, Kortikosteroide.
- Bei morphologischen Veränderungen ggf. chirurgische Sanierung.

Prognose.

- Häufig Therapieresistenz.
- Ungünstig, meist Entwicklungsretardierung oder -rückschritte, nur in seltenen Fällen normale Entwicklung.
- BNS-Krämpfe sistieren zwar meist im Kleinkindesalter, jedoch meist Übergang in eine andere Epilepsieform.

Lennox-Gastaut-Syndrom (LGS, myoklonisch-astastische Epilepsie fokaler Genese)

Definition. Kindliche Epilepsie mit Beugemyoklonien und plötzlichem Tonusverlust mit Sturz zu Boden.

Epidemiologie/Ätiologie.

- Manifestationsgipfel: 2.–7. Lebensjahr; m>w.
- Häufig idiopathisch oder Folge einer prä- oder perinatalen Gehirnschädigung, z. T. Entwicklung aus einem West-Syndrom.

Symptomatik. »Buntes Bild« unterschiedlicher Anfallsmuster: myoklonische, tonische oder astatische Anfälle.

Diagnostik. Anamnese, Klinik; EEG: multifokale Sharp Waves mit sekundärer Generalisierung.

Therapie. Schwierig; Mittel der 1. Wahl: Valproat, Lamotrigen.

Prognose. Ungünstig; häufig Therapieresistenz, in der Regel keine normale Entwicklung.

17.7.3 Nicht klassifizierte Anfälle

Posttraumatische Epilepsie

Definition. Epilepsie aufgrund morphologischer Veränderungen des Gehirns nach Schädelhirntrauma. **Frühanfälle** treten innerhalb von einer Woche nach SHT auf u. a. bei Blutungen, Hypoxie oder Infektion. **Spätanfälle** treten eine Woche nach dem Ereignis auf, u. a. aufgrund narbiger Veränderungen.

Reflexepilepsie

Definition. Epilepsie, die durch verschiedene Reize ausgelöst wird, z. B. durch photogene Reize: intermittierende Lichtreize, Fahren durch eine Baumallee, Fernsehen, Flickerlicht oder durch audiogene Reize, z. B. Musik.

Gelegenheitsanfälle

Definition/Epidemiologie. Zerebrale Krampfanfälle, die als Reaktion auf eine das Gehirn direkt oder indirekt betreffende Störung auftreten, z. B. bei Alkoholkonsum, Fieber, Hypoglykämie oder Gehirntumor.

> Jeder 5. Mensch hat einmal in seinem Leben einen Krampfanfall.

Fieberkrampf

Definition. Tonisch-klonische Krampfanfälle, die häufig im Rahmen eines fieberhaften Infekts auftreten.

Epidemiologie. Häufigkeit: ca. 5% aller Kinder im Alter von 6 Monaten bis 5 Jahren; häufigste Form der zerebralen Krampfanfälle.

⊕ Fieberkrämpfe treten meist innerhalb der ersten 24 h nach Beginn eines fieberhaften Infekts auf. Epileptische Anfälle, die >24 h nach Beginn eines fieberhaften Infekts auftreten, können Hinweis auf eine Enzephalitis sein.

Ätiopathogenese.
- Auslöser: ansteigendes Fieber, z. B. im Rahmen einer Atemwegsinfektion, bei Otitis, Masern, Exanthema subitum oder nach Impfung.
- Familiäre Häufung.
- Gehäuftes Auftreten bei zerebraler Vorschädigung.

Symptomatik.
- Meist generalisierte, symmetrische, tonisch-klonische Anfälle.
- Selten fokale Anfälle.
- z. T. postiktale Paresen.
- Fieberkrämpfe dauern häufig länger als afebrile Anfälle: meistens spontanes Sistieren nach <5 min.

Diagnostik.
- Klinik
- Labor: BB, Differenzial-BB, CRP, Glukose, Elektrolyte zum Ausschluss anderer Ursachen.
- Bei Säuglingen im 1. Lebensjahr und bei allen Kindern mit Meningismus muss zum Ausschluss einer Meningitis eine Lumbalpunktion erfolgen.

Differenzialdiagnostik. Symptomatische Krampfanfälle; beginnende Epilepsie.

Therapie.
- Die Krampfanfälle sistieren meist spontan.
- Aufklärung der Eltern über das Wiederholungsrisiko.
- Rechtzeitige Fiebersenkung (<38,5°C, Effekt nicht sicher nachgewiesen).
- Rezeptierung von Diazepam rektal als Bedarfsmedikation zur Krampfunterbrechung bei Krampfanfällen >3 min.

Prognose.
- In der Regel gut.
- Wiederholte Rezidive bis zum 5. Lebensjahr möglich.
- Entwicklung einer Epilepsie in ca. 5%, bei komplizierten Fieberkrämpfen in ca. 10% (◻ Tab. 17.14).

◻ **Tab. 17.14.** Prognostisch ungünstige Kriterien bei Fieberkrampf – »komplizierter Fieberkrampf«

- Familiäre Belastung
- Zerebrale Vorschädigung
- Fokale Anfälle oder/und neurologische Herdsymptome nach dem Anfall
- >4 Rezidive
- >2 Anfälle innerhalb von 24 h
- >15-minütiges Anhalten der Krämpfe

Neugeborenenkrämpfe

Benigne familiäre Neugeborenenkrämpfe

Definition. Benigne, autosomal-dominant vererbte, klonische, apnoische oder tonische Krampfanfälle in den ersten Lebenstagen, häufig am 5. Lebenstag beginnend (5th-day fits). Die Anfälle sistieren meist spontan.

Benigne nicht-familiäre Neugeborenenkrämpfe
▶ Kap. 3

17.7.4 Grundzüge der Epilepsiebehandlung

Grundsätzlich gilt (◻ Tab. 17.15, ◻ Tab. 17.16):
- Die Dosisanpassung der Medikamente sollte schrittweise erfolgen.
- Verteilung auf 3 Einzeldosen bei Medikamenten mit kurzer Halbwertszeit (z. B. Carbamazepin, Valproat, Primidon) oder Verwendung von Retardpräparaten.
- Grundsätzlich zunächst Versuch einer Monotherapie.
- Bei Therapieresistenz: Einführen eines neuen Medikaments zunächst unter Beibehalten, später unter Ausschleichen des alten Medikaments.
- Bei Therapieresistenz ggf. Kombination von synergistischen Medikamenten (>3 Medikamente in der Regel nicht sinnvoll).
- Auslassversuch der Medikamente nach 2–5 Jahren Anfallsfreiheit.

Überwachung der Medikation:
- Anfallskalender
- In regelmäßigen Abständen Bestimmung des Medikamentenspiegels
- EEG-Kontrollen

◻ **Tab. 17.15.** Grundprinzipien der Epilepsiebehandlung

	Fokale Epilepsien	**Generalisierte Epilepsien**
1. Wahl	Carbamazepin/ Oxcarbazepin Sultiam	Valproat Lamotrigen

◻ Tab. 17.16. Medikamentöse Therapie bestimmter Epilepsieformen (Auswahl)

	1. Wahl	2. Wahl
Grand Mal	Valproat	Lamotrigen, Topiramat
Absencen	Valproat	Lamotrigen, Ethosuximid
Pyknolepsie	Valproat	Ethosuximid
Myoklonische-astatische Anfälle	Valproat	Lamotrigen, Ethosuximid
West-Syndrom	Vigabatrin	Valproat, Topiramat, Kortikoide
Lennox-Gastaut-Syndrom	Valproat	Lamotrigen, Topiramat, Kortikoide
Idiopathische Epilepsie	Sultiam	Valproat

Nichtmedikamentöse Therapie:
- Epilepsiechirurgie.
- Ketogene Diät: Fett: Eiweiß/Kohlenhydrate im Verhältnis 4:1.
- Allgemein: geregelte Lebensführung, Meidung körperlicher und geistiger Überanstrengung, ausreichend Schlaf, regelmäßige Medikamenteneinnahme.

17.7.5 Anfallsartige Krankheitsbilder

Affektkrämpfe

Definition. Ein emotionaler Anlass, z. B. eine Trotzreaktion bei Wunschverweigerung, verursacht heftiges Schreien, es kommt zum Atemstillstand in Exspiration mit Zyanose und plötzlichem Bewusstseinsverlust. In schweren Fällen folgt eine tonische Starre.

Ätiopathogenese. Affektbedingte Hypoxie infolge eines vasovagalen Reflexes.

Symptomatik. Affektkrämpfe sind klinisch häufig schlecht von zerebralen Krampfanfällen zu unterscheiden.

Therapie.
- Reizauslösung: kaltes Wasser, kleiner Klaps.
- Prophylaktisch sollte jede übertriebene Fürsorge vermieden werden.

Sonderform. Schmerzbedingtes »Wegbleiben« bei Schreck oder Schmerz, kein einleitendes Schreien.

Pavor nocturnus

Definition. Nächtliches Aufschrecken in einem Angstzustand.

Symptomatik.
- Plötzliches Aufschrecken aus dem Schlaf heraus: Angst, Unruhe, Schreien bei insgesamt schläfrigem Bewusstseinszustand.
- Auftreten häufig vor Mitternacht.
- Für das Ereignis besteht Amnesie.

Therapie. Aufwecken des Kindes, um den Angstzustand zu durchbrechen

17.8 Entzündliche Erkrankungen des ZNS

17.8.1 Meningitis

Definition. Entzündung der Gehirnhäute aufgrund einer Infektion mit Bakterien, Viren, Parasiten, Pilzen oder Protozoen.

Bakterielle Meningitis

Epidemiologie. Inzidenz in Deutschland: 30–40: 100 000 Einwohner/Jahr; ca. ein Drittel der Patienten sind Kinder <5 Jahren.

Ätiopathogenese. ◻ Tab. 17.17.

Pathogenese.
- Hämatogene Infektion: bei Bakteriämie oder Sepsis, häufig bei Neugeborenen.
- Fortgeleitete Infektionen: bei Sinusitis, Mastoiditis, Otitis, häufig bei älteren Kindern.

◻ Tab. 17.17. Häufige Erreger der bakteriellen Meningitis je nach Lebensalter

Lebensalter	Erreger
Neugeborene	E. coli Streptokokken der Gruppe B Listeria monocytogenes (aus dem Geburtskanal)
Kinder und Jugendliche	Haemophilus influenzae Neisseria meningitides Streptococcus pneumoniae
Erwachsene	Neisseria meningitidis Streptococcus pneumoniae Staphylococcus aureus

- Direkte Infektion: offenes Schädel-Hirn-Trauma, Liquorfisteln, ventrikuloperitoneale Shuntsysteme.

Symptomatik. Die Symptomatik ist abhängig vom Alter des Kindes:
- Neugeborene:
  - Häufig unspezifische Symptome: Apnoe, blassgraues Hautkolorit, Trinkschwäche; ▶ Kap. 3
- Säuglinge:
  - Fieber, Erbrechen
  - Berührungsempfindlichkeit
  - Schrilles Schreien
  - Gespannte Fontanelle
  - Vermehrtes Schlafbedürfnis
- Kinder >1. Lebensjahr:
  - Fieber, Kopfschmerzen, Nackensteifigkeit (Übersicht)
  - Erbrechen, Lichtscheu (Photophobie)
  - Evtl. Bewusstseinsstörungen
  - Evtl. Krampfanfälle

Klinische Zeichen einer meningealen Reizung
- **Meningismus**: schmerzhafter Widerstand bei Kopfbeugung, »Nackensteifigkeit«
- **Brudzinski-Zeichen**: reflektorische Hüftgelenks- und Kniebeugung bei passiver Beugung des Kopfs
- **Kernig-Zeichen**: sehr schmerzhafte passive Streckung des Kniegelenks bei gebeugtem Hüftgelenk
- **Lasègue-Zeichen**: schmerzbedingte Hemmung des passiven Anhebens des gestreckten Beins
- **»Kniekuss-Zeichen«**: schmerzbedingte Unfähigkeit, den Kopf bis zu den Knien zu beugen

---

Diagnostik.
- Klinik (abhängig vom Lebensalter)
- Labor: BB, Diff-BB, CRP, Blutkultur
- Liquorpunktion (◘ Tab. 17.18):
  - Bestimmung von Zellzahl, Zellart, Eiweiß und Glukose
  - Kultureller Erregernachweis und Resistenztestung
  - PCR: direkter Erregernachweis

❶ Bei Verdacht auf Hirndruck muss vor einer Liquorpunktion eine Stauungspapille (die jedoch selbst bei Hirndruck nur in 30% nachweisbar ist) ausgeschlossen werden oder eine Bildgebung des Schädels erfolgen (MRT oder CT), da eine Liquorpunktion bei Hirndruck zu einem lebensbedrohlichen Einklemmungssyndrom führen kann.

Komplikationen. Hydrozephalus (akut oder chronisch durch Verwachsungen), Hygrome, Abszesse, septische Sinusvenenthrombose, Waterhouse-Friderichsen-Syndrom bei Meningokokkensepsis (▶ Kap. 7), Hörschäden, zerebrale Krampfanfälle, psychomotorische Retardierung.

Therapie.
- Sofortige Klinikeinweisung, Isolation
- Überwachung
- Nach Abnahme des Erregermaterials sofortige i. v.-Antibiose über mindestens 10–14 Tage:
  - Neugeborene: z. B. Kombinationstherapie aus Cephalosporin, Ampicillin und Aminoglykosid.
  - Ältere Kinder: z. B. Monotherapie mit Cephalosporinen, z. B. Cefotaxim i. v.
  - Anpassung der Therapie nach Erhalt des Antibiogramms.
- Therapiekontrolle:
  - Lumbalpunktion bei hoher Zellzahl vor Absetzen der Antibiotika
  - CRP-Kontrollen

◘ Tab. 17.18. Liquorbefunde bei Meningitiden

	Normal	Bakterielle Meningitis	Virale Menigitis	Tuberkulöse Meningitis
Aussehen	klar	trübe bis eitrig	klar	klar, z. T. typische »Spinngewebsgerinsel«
Zellzahl/µl	0–4/µl	>1 000/µl bis >10 000/µl	20–1 000/µl	>100/µl
Zellart	mononukleär	granulozytär	mononukleär	mononukleär und granulozytär
Eiweiß (mg/dl)	<50 mg/dl	erhöht	leicht erhöht	mäßig erhöht
Glukose	2/3 der Blutglukose	erniedrigt	normal	stark erniedrigt

- 4–6 Wochen nach Erkrankungsbeginn: Hörprüfung
- Supportiv ggf. Dexamethason i. v.

> Die Abnahme des Erregermaterials muss vor Beginn der antibiotischen Therapie erfolgen, da die Erreger nach Therapiebeginn häufig nicht mehr nachweisbar sind.

Prävention.
- Impfung gegen Haemophilus influenza Typ B.
- Impfung gegen Meningokokken der Serogruppe C (bei Reisen ins Ausland), gegen die in Deutschland häufig vorkommende Serogruppe B gibt es derzeit keinen Impfstoff.
- Impfung gegen Pneumokokken (ab 2. Lebensmonat) seit 2006 allgemeine Impfempfehlung
- Kontaktpersonen von Patienten mit Meningokokkenmeningitis und Haemophilus influenza Meningitis müssen zügig eine Chemoprophylaxe mit Rifampicin p. o. erhalten.

> Rifampicin führt zur Orange-Färbung von Körperflüssigkeiten und Kontaktlinsen.

Prognose. Letalität: bis zu 20%; in ca. 25% bleibende neurologische Schäden: Hörminderung (v. a. nach Pneumokokkeninfektion), Intelligenzminderung, zerebrale Krampfanfälle.

Virale Meningitis

Definition. Virale Infektion der Meningen mit:
- Primär neurotropen Viren: Varizella-Zoster-Viren, Arboviren, Polioviren, Herpes-simplex-Viren
- Nicht primär neurotropen Viren: ECHO-, Coxsackie A- und B-, CMV-, Adeno-, Masern-, Mumps-Viren, EBV, HIV
- Am häufigsten ist eine Infektion mit ECHO- und Coxsackie-Viren.

Symptomatik.
- Plötzlicher Beginn mit Fieber, Erbrechen, Kopfschmerzen.
- Deutlich mildere Symptomatik als bei der bakteriellen Meningitis, schwerere Krankheitsverläufe sind Hinweis auf eine Enzephalitis.

Diagnostik.
- Labor: BB: lymphozytäres Blutbild als Zeichen einer viralen Infektion; Serologie: ggf. Nachweis viraler Antikörper gegen Enteroviren, Mumps, FSME oder Borrelien
- Lumbalpunktion: ◘ Tab. 17.18
- Virusisolierung: aus Liquor, Stuhl, Rachenspülwasser

Therapie. Symptomatisch: Bettruhe, Flüssigkeit, Antipyrese.

Prognose. Gut, in der Regel folgenloses Ausheilen.

Komplikationen. Meningoenzephalitis.

> Eine Neuroborreliose kann das Bild einer viralen Meningitis imitieren, muss aber mit Ceftriaxon i. v. behandelt werden. Daher bei Verdacht auf virale Meningitis immer auch Mitbestimmung der Borrelien-Antikörper.

17.8.2 Enzephalitis und Myelitis

Definition.
- **Enzephalitis:** Entzündung des Gehirns
- **Myelitis:** Entzündung des Rückenmarks

Epidemiologie. Häufigkeit: ca. 20:100 000 Einwohner.

Ätiopathogenese. Die Infektion erfolgt hämatogen oder durch direktes Eindringen der Erreger. Häufige Erreger sind:
- Masern-, Mumps-, Varizella zoster-, Herpes simplex-, Zytomegalie-, Influenza- und Enteroviren
- Mykoplasmen
- Bei immundefizienten Patienten Pilze
- In Risikogebieten FSME

Symptomatik.
- Akuter Beginn mit Fieber, Erbrechen, Kopfschmerzen und zerebralen Krampfanfällen.
- Meist rasche Progredienz: fluktuierende Bewusstseinstrübung bis zum Koma.
- z. T. zerebelläre Symptome, schlaffe Paresen und Blasen-Mastdarmstörungen.
- Selten organisches Psychosyndrom.
- Häufig auch symptomarmer, schleichender Verlauf.

Diagnostik.
- Serologie: Nachweis von Virusantikörpern; Liquor: ◘ Tab. 17.18.
- EEG: generalisierte oder fokale Verlangsamung der Grundaktivität.
- Ophthalmologische Untersuchung: Papillenschwellung (Stauungspapille) bei Gehirnödem.
- Bildgebung: MRT: Darstellung der enzephalitische Herde, Gehirnödem.

Therapie.
- Symptomatisch: Bettruhe, Analgetika, Antipyretika.
- Evtl. Kortikoide, Antikonvulsiva.
- Bei Verdacht auf Herpes-Enzephalitis: Aciclovir i. v.
- Bei Verdacht auf Zytomegalie-Enzephalitis: Ganciclovir i. v.

❶ Die **Herpesenzephalitis** ist eine meist temporal lokalisierte Enzephalitis aufgrund einer Infektion mit HSV 1 (bei Neugeborenen auch HSV 2) mit fulminanten, häufig letalen Verläufen oder Defektheilung. Jede akut auftretende Enzephalitis sollte daher bis zum Beweis des Gegenteils mit Aciclovir i. v. behandelt werden.

Prognose.
- Ungünstig, Regeneration erst nach Wochen.
- **Postenzephalitisches Syndrom:**
  - Delirantes Bild mit schwerer psychomotorischer Unruhe
  - In >50% Defektheilung, z. B. Paresen, Krampfanfälle, häufig persistierende Teilleistungsschwäche oder Verhaltensstörung.

Prophylaxe. Impfung gegen FSME, Poliomyelitis, Masern, Mumps, Röteln, bei Reisen nach Asien gegen Japanische Enzephalitis.

17.8.3 Hirnabszess

Definition. Intrakranielle Abszesse.

Ätiopathogenese.
- Häufige Erreger sind Staphylokokken, Streptokokken und Pneumokokken.
- Ursächlich sind septische Infektionen bei Osteomyelitis, Endokarditis, Tuberkulose oder Salmonellose (insbesondere des Säuglings) oder
- fortgeleitete Infektionen aus dem HNO-Bereich bei Sinusitis, Otitis, Mastoiditis oder bei offenem Schädelhirntrauma.

Symptomatik.
- Rasch progrediente, meningitische Symptomatik: Kopfschmerzen, Übelkeit, Bewusstseinstrübung, Fieber.
- Neurologische Herdsymptome: Krampfanfälle, Hemiparesen, z. T. Hirndruckzeichen.

Diagnostik. Bildgebung: MRT, CT.

Therapie. Chirurgisch: Abszessdrainage, bei abgekapselten Prozess Abszessentfernung, Herdsanierung, i. v. antibiotische Therapie.

17.8.4 Parainfektiöse und immunologische ZNS Erkrankungen

Akute zerebelläre Ataxie

Definition. Postinfektiöse Ataxie nach Virusinfekt, meist nach Varizelleninfektion.

Epidemiologie. Häufigkeit 1:4 000; häufigste parainfektiöse Erkrankung des ZNS; Häufigkeitsgipfel: Kleinkindesalter.

Symptomatik. Einige Tage nach Virusinfektion kommt es plötzlich zu Ataxie, Nystagmus, Dysarthrie und muskulärer Hypotonie. Die Diagnose ist eine Ausschlussdiagnose.

Therapie/Prognose. Symptomatisch; die Prognose ist gut, die Rückbildung der Symptomatik kann jedoch Wochen bis Monate dauern.

Multiple Sklerose – Enzephalomyelitis disseminata

Definition. Chronische, in Schüben verlaufende Erkrankung mit Demyelinisierung der weißen Substanz des Gehirns und des Rückenmarks.

Epidemiologie.
- In Deutschland: Inzidenz 80–100:100 000/Jahr, ca. 200 Neuerkrankungen im Kindesalter/Jahr.
- Manifestationsgipfel zwischen 25 und 40 Jahren, in 5% Erkrankungsbeginn vor dem 16. Lebensjahr.
- w>m=2–3:1.
- Betroffen ist v. a. die weiße Bevölkerung auf der nördlichen Halbkugel und in Australien, Farbige in den USA.

Ätiopathogenese. Ursache unbekannt, es gibt verschiedene Hypothesen:
- Autoimmunprozess gegen Myelinantigene
- Genetische Disposition (in 10% familiäre Häufung, 15% erhöhtes Risiko bei Erkrankung eines Verwandten).
- Virale Infektion, slow-virus-Genese, evtl. EBV, HHV-6 oder bakterielle Genese.

Entzündliche Demyelinisierung (Entmarkung) der weißen Substanz in Gehirn und Rückenmark an multiplen Stellen, Beginn oft periventrikulär. Ersatz durch narbiges Gewebe, z. T. auch axonale Schädigung.

Symptomatik. Es gibt verschiedene **Verlaufsformen** der MS:
- Schubförmiger Verlauf mit kompletter Remission
- Schubförmiger Verlauf mit inkompletter Remission
- Chronisch progredienter Verlauf ohne Remissionen (prognostisch ungünstig)

Die MS kann symptomfrei verlaufen, meist ist sie jedoch symptomatisch in Abhängigkeit von der Lokalisation der Demyelinisierungsherde:
Frühsymptome:
- Sehstörungen: Neuritis nervi optici (NNO), Augenmuskelparesen: Doppelbilder, Nystagmus, Retrobulbärneuritis, temporale Abblassung der Papille
- Sensibilitätsstörungen: Hypästhesien, Parästhesien, Erlöschen der Bauchhautreflexe

Im **Verlauf:**
- Hirnnervenstörungen: Sprechstörungen, Trigeminusneuralgien, Hypakusis, Geschmacksstörungen
- Kopfschmerzen, Erbrechen, Missempfindungen, Schwindel
- Muskelschwäche, Ataxie, Dysmetrie, spastische Paresen, gestörte Feinmotorik
- Blasen-/Mastdarmstörungen
- Psychische Störungen: Dysphorie, inadäquate Euphorie, Konzentrationsschwäche, Müdigkeit, emotionale Labilität

Diagnostik.
- Anamnese: frühere Schübe, evtl. ignorierte Symptome
- Labor: zum Ausschluss von Differenzualdiagnosen Bestimmung von Immunglobulinen, Autoantikörpern, Virusserologie, Borrelien, evtl. Stoffwechselscreening
- Lumbalpunktion: klarer Liquor, Pleozytose, Eiweiß normal oder ↑, Nachweis einer intrathekalen IgG-Synthese, Nachweis oligoklonaler Banden in 60%, Schrankenstörung

- Bildgebung: MRT-Schädel (nativ und mit Kontrastmittel), Nachweis entzündlicher Herde, v. a. periventrikulär und im Bereich des Corpus callosum
- Ophtalmologische Untersuchungen: NNO, Augenmuskellähmungen, Farbsehstörungen?
- Evozierte Potenziale: VEP, AEP, SSEP, MEP verlangsamt
- Evtl. EEG: Allgemeinveränderungen
- Evtl. Abdomen-Sonographie: Blasenentleerungsstörung?

Diagnosekriterien nach McDonald (vgl. Lehrbücher der Neurologie).

Therapie.
- Keine kausale Therapie möglich.
- Im akuten Schub: hochdosierte Glukokortikoide i. v. über 3 Tage.
- Bei häufigen Schüben Langzeittherapie: β-Interferone, evtl. Glatirameracetat, Azathioprin (für Kinder noch keine generelle Empfehlung).
- Symptomatische Therapie: Vemeidung von Belastungssituationen, psychosoziale Therapie, Physiotherapie, Behandlung orthopädischer Folgeprobleme, Einmalkatheterisieren bei Blasenentleerungsstörungen, regelmäßige Nachsorgetermine alle 6–12 Monate.

17.9   Verletzungen

17.9.1 Schädelhirntrauma

Definition. Schädelhirntrauma mit Schädel- oder Gesichtsfraktur und/oder epiduralen, subduralen oder intrazerebralen Blutungen.

Ätiopathogenese.
- Typische Verletzungsform im Kindesalter sind Stürze von Wickelkommoden, aus dem Hochbett oder aus Babytragen und Schütteltraumen.
- Bei älteren Kindern sind v. a. Verkehrsunfälle und Sportunfälle relevant.

Einteilung. ◘ Tab. 17.19.

◘ Tab. 17.19. Schädelhirntrauma: Einteilung nach der allgemeinen und neurologischen Symptomatik

Schwere	Gradeinteilung	Dauer der Bewusstseinsstörung
Leichtes Schädelhirntrauma	I (Commotio cerebri)	kurzzeitig (bis 4 Tage)
Mittelschweres Schädelhirntrauma	II (Contusio cerebri)	bis 3 Wochen
Schweres Schädelhirntrauma	III (Contusio cerebri)	3 Wochen

- Commotio cerebri: Gehirnerschütterung ohne oder mit nur geringen morphologischen Veränderungen des Gehirns
- Contusio cerebri: Hirnprellung mit morphologischer Gewebsschädigung: Rindenprellungsherden
- Compressio cerebri: Hirnquetschung, -kompression durch Blutungen
- Geschlossenes Schädelhirntrauma: ohne Schädeleröffnung
- Offenes Schädelhirntrauma: mit Verletzung der Dura mater

Ätiopathogenese. Bei Säuglingen und Kleinkindern sind die Schädelnähte noch offen und der Schädelknochen weicher, der Schädel ist bis zu einem gewissen Grad verformbar.

Beschleunigungs-, Rotations- oder Verzögerungstraumen führen zu »Coup«- (Stoßherd durch Anprall) und »Contre-Coup«-Herden (Gegenstoßherd: gegenüber liegender Rindenprellungsherd).

Symptomatik.
- Leichtes Schädelhirntrauma (◘ Tab. 17.20):
  - Benommenheit bis kurzzeitige Bewusstlosigkeit, retrograde Amnesie
  - Übelkeit, Erbrechen, Kopfschmerzen, Schwindel
- Schweres Schädelhirntrauma:
  - Primäre Bewusstlosigkeit
  - Neurologische Herdsymptome in Abhängigkeit von Lokalisation und Ausmass der Gewebeschädigung (zerbrale Anfälle, Lähmungen etc.)
  - Bei Schädelbasisfraktur: Blut-/Liquoraustritt aus Nase/Ohren, Monokel- oder Brillenhämatom

❶ Bei schwerem Schädelhirntrauma besteht die Gefahr einer intrakraniellen Drucksteigerung mit Minderperfusion von Gehirngewebe und Gefahr der Einklemmung des Hirnstamms.

Diagnostik.
- Anamnese, klinische Untersuchung, Hirnnervenprüfung, bei schweren Traumen Bestimmung der Glasgow Coma Scale und Dokumentation.
- Ophthalmologische Untersuchungen: Stauungspapille, Blutungen.
- Bildgebung:
  - Sonographie-Abdomen und Röntgen-Thorax zum Ausschluss weiterer Verletzungen.

◘ **Tab. 17.20.** Glasgow-Koma-Scale (GCS) zur Beurteilung des Ausmaßes einer Bewusstseinsstörung

		Punkte
Augen öffnen	Spontan	4
	Auf Ansprechen	3
	Auf Schmerzreiz	2
	Kein Augen öffnen	1
Körpermotorik	Adäquate Bewegung auf Aufforderung	6
	Gezielte Abwehr auf Schmerzreize	5
	Ungezielte Beugung der Extremitäten auf Schmerzreize	4
	Armbeugung und Beinstreckung auf Schmerzreize	3
	Streckung der Extremitäten auf Schmerzreize	2
	Keine (auch nicht auf Schmerzreize)	1
Verbale Reaktion	Patient orientiert und beantwortet Fragen	5
	Patient desorientiert, aber beantwortet Fragen	4
	Inadäquate verbale Antwort auf Ansprechen	3
	Unverständliche Sprache	2
	Keine	1

Bemerkung: bei Kindern, insbesondere Kleinkindern müssen die Reaktionen an die Fähigkeiten der Altersgruppe angepasst werden

- Bei Säuglingen Sonographie des Schädels: Mittellinienverlagerung, Blutung?
- CT-Schädel oder MRT bei Verdacht auf Blutung, Gehirnödem und Schädelbasisfraktur.
- Ggf. Röntgenuntersuchung des Schädels bei Frakturverdacht.

Therapie.
- Leichtes und moderates Schädelhirntrauma:
  - Stationäre Überwachung während der ersten 24–48 h
  - Regelmäßige Überwachung von Kreislauf, Atmung und Pupillenreaktion
- Schweres SHT:
  - Sicherung der Vitalparameter
  - Intubation und Beatmung, Schocktherapie

- Ggf. chirurgische Hebung von Kalottenimpressionen oder Ausräumung von epi- oder subduralen Hämatomen
- Schmerztherapie
- Rehabilitation

Prognose.
- Leichtes und moderates SHT: sehr gute Prognose.
- Schweres SHT: häufig letal oder neurologische Residualsymptome (Lähmungen, Verhaltensstörungen, posttraumatische Epilepsie).

17.9.2 Intrakranielle Blutungen

◻ Tab. 17.21. Intrakranielle Blutungen

Blutung	Charakteristik	Symptomatik	Therapie
Epiduralhämatom	Blutung zwischen Schädelknochen und Dura mater durch Einriss der A. meningea media	Oft mehrstündiges, weitgehend symptomfreies Intervall, dann zunehmende Bewusstseinstrübung, neurologische Herdzeichen, Krampfanfälle Schwere Hirndruckzeichen, Atemstörung	Bei raumforderndem Effekt sofortige operative Entlastung.
Subduralhämatom	Hämatom zwischen Dura mater und Gehirnoberfläche durch Einriss von Brückenvenen.	Akutes Subduralhämatom: uncharakteristische Allgemeinsymptome: Erbrechen, Kopfschmerzen. Chronisches Subduralhämatom: Hirndrucksymptome: Makrozephalie, gespannte Fontanelle, ggf. Nahtsprengung, Krampfanfälle, Stauungspapille.	Größere Subduralhämatome: operative Ausräumung. Chronische Subduralhämatome: rezidivierende Punktionen, ggf. Anlage von Shuntsystemen.
Subarachnoidalblutung	Blutung im Subarachnoidalraum, häufig bei Gefäßdysplasien oder hämorrhagischer Diathese.	Plötzlich einsetzende heftigste Kopfschmerzen Schwindel, Übelkeit, Erbrechen, Meningismus Bewusstseinstrübung bis Koma Im Verlauf neurologische Herdsymptome	Operation oder Abwarten je nach Lokalisation und Art der Blutungsquelle.
Intrazerebrale Blutung	Blutung innerhalb des Parenchyms des Gehirns, häufig auch sekundär in Kombination mit subduralen oder epiduralen Hämatomen.	Je nach Lokalisation und Ausdehnung: Kopfschmerzen, Hirndrucksymptomatik Bewusstseinstrübung bis Koma, neurologische Herdsymptome	Operation oder Abwarten, je nach Lokalisation und Ausdehnung.

17.10 Gehirntumoren

► Kap. 10.5.

17

18 Kindesmisshandlung und Kindesmissbrauch

Einteilung.
- Seelische Vernachlässigung oder Misshandlung
- Körperliche Vernachlässigung oder Misshandlung
- Sexuelle Gewalt (sexueller Übergriff, sexueller Missbrauch)

Definition.
- **Seelische Vernachlässigung:** von Vernachlässigung und Deprivation spricht man, wenn ein Kind von seiner näheren Umgebung zu wenig emotionale Zuwendung oder einen Mangel an Pflege, Anregung oder Schutz erfährt.
- **Körperliche Vernachlässigung:** unzureichende Ernährung und mangelhafte körperliche Pflege des Kindes mit Gefährdung von Gedeihen und Entwicklung. Häufig soziale Isolation der Familie, mangelnde Krisenbewältigung und elterliche Inkompetenz.
- **Körperliche Misshandlung** (non accidental injury, früher: battered child syndrome): Verletzungen durch Schläge oder andere Gewalteinwirkung.

> Dringender Verdacht auf Kindesmisshandlung besteht bei:
> - multiplen Hämatomen an ungewöhnlichen Körperpartien
> - radiologisch nachgewiesenen Frakturen unterschiedlichen Alters
> - wenn von Eltern unglaubwürdige Verletzungsursachen oder verharmlosende Erklärungen vorgebracht werden.

Epidemiologie. Hohe Dunkelziffer; in Deutschland ca. 1700 gemeldete Fälle/Jahr; v. a. Kinder <4 Jahren betroffen.

Klinik.
- Körperliche Befunde:
  - Hautveränderungen: Narben, Striemen, Hämatome, Abdrücke von Gegenständen, Würgemale am Hals, Bissverletzungen
  - Hämatome an ungewöhnlichen Stellen: Gesicht, behaarte Kopfhaut, oberer Rücken, Gesäß, Einblutungen in die Konjunktiven
  - Brandverletzungen (Zigarette), am Gesäß (Herdplatte) oder strumpfförmig an beiden Füßen (heißes Bad)
  - Frakturen (Schädel, Extremitäten, Rippen), Nebeneinander von mehreren Frakturen unterschiedlichen Alters
  - Schmerzhafte Bindegewebsschwellungen
  - Schädelhirntraumata
  - Subdurale Hämatome, Retinablutungen

- Bei stumpfen Bauchtraumen: Leber- oder Milzrupturen
- Unterernährung
- Verletzungen im Genital- und Analbereich
- Ungewöhnliche, nicht erklärbare körperliche Befunde
- Schwangerschaften, genitale Infektionen
- Psychische Befunde:
  - Auffällige Verhaltensmuster: Weglaufen, Suizidversuche, sexualisiertes Verhalten
  - Ängstlichkeit, Übervorsichtigkeit, eingeschränkte soziale Interaktion
  - Fehlendes Schutzsuchen bei den Eltern
  - Überanpassung, Überfreundlichkeit, auch Distanzlosigkeit
  - Autoaggression oder Aggression gegen Gleichaltrige
  - Teilnahmslosigkeit

> Als Todesursache misshandelter Kinder stehen Kopfverletzungen mit subduralen Hämatomen und Ventrikelblutungen an erster Stelle.

Sonderformen.
- **Schütteltraumata** (durch heftiges Schütteln der Kinder verursacht) führen zu:
  - Verletzungen der Halswirbelsäule
  - Subduralblutungen durch Brückenvenenabrisse, multiplen Schädelverletzungen, intrazerebralen Blutungen (Augenhintergrunduntersuchung!)
  - Bewusstseinsstörungen, Krampfanfällen, Blindheit, bleibenden Gehirnschäden
- **Münchhausen by proxy:** v. a. von Müttern (infolge einer psychischen Störung) verursachte Erkrankungen, z. B. durch Verabreichung von Medikamenten (z. B. Insulin, Diuretika), durch Vergiftungen oder durch rezidivierende Infektionen (z. B. Wundheilungsstörungen), auch Vortäuschen von Symptomen oder Befunden.

Diagnostik.
- Anamnese, Gespräch mit Patienten und Familie
- Dokumentation, Photodokumentation
- Sorgfältige körperliche Untersuchung
- Labor: BB, Gerinnung (Ausschluss Differenzialdiagnosen s. unten)
- Ophthalmologie: Funduskopie?
- Bildgebung:
  - Röntgenaufnahme des Schädels
  - Radiologischer »Skelettstatus«
  - Ältere Kinder: Skelettszintigraphie
  - Sonographie-Abdomen

18

- Bei Verdacht auf sexuellen Missbrauch: gynäkologische Untersuchung
- Einschaltung der Behörden (Jugenamt), evtl. Inobhutnahme: gesetzlich vorgeschriebene Herausnahme des Kindes aus seiner Familie und Unterbringung in einer Einrichtung zum Schutz des Kindes bei akuter Gefährdung.
- Einschaltung des Kinder- und Jugendpsychiatrischen Dienstes.

❗ Radiologisch verdächtige Befunde sind:
- subperiostale Verkalkungen
- Absprengung im Metaphysenbereich
- Spiralfrakturen an Röhrenknochen

❯ Eine detaillierte Dokumentation, inkl. Photodokumentation, ist bei Verdacht auf Kindesmisshandlung essenziell.

Differenzialdiagnostik.
- Leukämie (Knochenschmerzen, Hämatome)
- Gerinnungsstörung (Hämatome)
- Glutarazidurie Typ I (subdurale Hygrome)
- Rachitis, Osteogenesis imperfecta, metaphysäre Skelettdysplasien

Sexueller Missbrauch

Definition. Sexuelle Handlungen an Kindern, die der sexuellen Befriedigung von Erwachsenen (oder Jugendlichen) dienen. Beteiligung von Kindern an sexuellen Aktivitäten, die sie nicht oder nicht völlig verstehen und denen sie nicht verantwortlich zustimmen können.

Klinik.
- Häufig stammen die Täter aus dem familiären Umfeld: Väter, Stiefväter, Brüder oder Bekannte der Familie (nur in 12% der Fälle sind die Täter Fremde).
- Häufig werden Kinder und Jugendlich zum Verschweigen der sexuellen Handlung unter Straf- oder sogar Tötungsandrohung verpflichtet.
- z. T. Verletzungen in Genital- oder Analbereich
- z. T. Genitalinfektionen, häufig verschleppte Infektionen z. B. persistierender vaginaler Ausfluss, nässende Wunden, Ekzeme
- z. T. sexually transmitted diseases: Hepatitis B, HIV
- Schwere psychische Folgeerscheinungen, häufig erst nach Jahren, Manifestation als Persönlichkeitsstörungen, Probleme bei der Partnersuche bis hin zu Suizidversuchen

Diagnostik.
- Nachweis von Spermien bis zu 12 h nach dem Samenerguss möglich.
- Mit Spezialmethoden (molekulargenetische Untersuchungen) kann Spermaflüssigkeit unter Umständen noch nach Tagen, Wochen oder Monaten nachgewiesen werden.

Therapie.
- Akute Intervention: Entfernung des Kindes aus der Gefahrenzone
- Evtl. unter einem Vorwand Klinikeinweisung zum Schutz des Kindes, Deeskalation
- Erstellung eines Hilfsplans in Zusammenarbeit Psychologen, Kinder- und Jugendpsychiatern, Sozialpädagogen, Erziehern und Ärzten
- Benachrichtigung der zuständigen Behörden (u. a. Jugendamt), ggf. Inobhutnahme

19 Wichtige psychische Störungen bei Kindern und Jugendlichen

19.1 Essstörungen

19.1.1 Anorexia nervosa

Definition. Absichtlich herbeigeführter Gewichtsverlust durch Hungern (restriktive Form) oder durch Hungern und die Einnahme von Laxanzien (aktive Form), einhergehend mit einer ausgeprägten Körperschema-Störung.

Epidemiologie.
- Häufigkeit bei Frauen: ca. 0,5–1%
- Beginn der Erkrankung meist zwischen 10. und 18. Lebensjahr
- Gehäuft in der sozialen Mittel- und Oberschicht auftretend
- w:m ca. 10:1

Ätiopathogenese. Zugrunde liegt eine Kombination aus:
- Genetischen Faktoren (Serotonin $5HT_{2A}$-Rezeptor-Gen)
- Familienstörung: Bindung- und Beziehungsstörung, gestörter Loslösungsprozess
- Ablehnung der weiblichen Geschlechtsrolle
- Ungleichgewicht der Östrogen- und Leptinkonzentration
- Leistungsorientiertheit, niedriges Selbstwertgefühl
- Kulturelle Faktoren (Schönheitsideal)
- Häufig Komorbidität mit anderen psychischen Störungen: z. B. Zwangs- oder Angststörung, Depression

Klinik.
- Restriktives Diäthalten oder völlige Nahrungsverweigerung
- Extreme Gewichtabnahme, das durchschnittliche Gewicht beträgt etwa 45% des Ausgangsgewichts
- BMI <10. Perzentile, meist <3. Perzentile
- Gewichtsphobie: trotz ausgeprägtem Untergewicht besteht die tief verwurzelte Überzeugung, zu dick zu sein.
- Auffälliges Essverhalten: Zerpflücken der Nahrung, äußerst langsames Essen, Stochern
- Exzessives Sport treiben
- Krankheitsverleugnung
- Sozialer Rückzug
- Endokrinologische Folgen: Frauen: Amenorrhoe; Männer: Libido oder Potenzverlust; Plasmakortisol ↑ ohne physiologische Tagesschwankungen, Gonadotropine ↓
- Organische Symptome:
  - Bradykardie, Hypotonie
  - Lanugobehaarung, Ödeme, Haarausfall

◻ Tab. 19.1. Diagnosekriterien Anorexia nervosa nach ICD 10

Tatsächliches Körpergewicht liegt mindestens 15% unter dem zu erwartenden Gewicht oder Body-Mass-Index ≤17,5.
Der Gewichtsverlust ist selbst herbeigeführt durch: — selbstinduziertes Erbrechen — selbstinduziertes Abführen — übertriebende körperliche Aktivität — Gebrauch von Appetitzüglern und/oder Diuretika
Körperschema-Störung
Endokrine Störung der Hypothalamus-Hypophysenachse: bei Frauen Amenorrhoe, bei Männern Libido- und Potenzverlust
Verzögerte oder gestörte Pubertätsentwicklung

- Obstipation
- Pseudoatrophie des Gehirns

❶ Eine fortgeschrittene Anorexia nerviosa kann zu lebensbedrohlichen Elektrolytverschiebungen und Herzrhythmusstörungen führen. Häufig besteht begleitend eine depressive Verstimmung mit Suizidalität.

Diagnostik.
- Klinisches Bild, ausfuhrliche Anamnese
- Konsil der Kinder- und Jugendpsychiatrie (Diagnosebestätigung)
- Labor: evtl. erhöhte Transaminasen, Leukopenie, Hypokaliämie
- EKG: zum Ausschluss von Herzrhythmusstörungen

Differenzialdiagnostik.
- Andere Essstörungen, ◻ Tab. 19.2
- Organische Erkrankungen: Tumoren, Magendarmerkrankungen, Hyperthyreose, Diabetes mellitus
- Heißhungerattacken bei bestimmten Epilepsie-Formen
- Schizophrene Psychosen, affektive Störungen, Zwangsstörungen

Therapie.
- Psychotherapie (kognitive Verhaltenstherapie)
- Ernährungsberatung, Gewichtsrehabilitation, falls unter stationären Bedingungen in kinder- und jugendpsychiatrischer Klinik keine Gewichtszunahme: Sondenernährung
- Stationäre Aufnahme bei ausgeprägtem (>25%) Gewichtsverlust, Suizidalität, rapidem Gewichtsverlust, Komorbidität, Scheitern ambulanter Behandlungsversuche

Printing and Binding: Stürtz GmbH, Würzburg